# Vorwort zur 4. Auflage

Die vorliegende Auflage der „Medikamentösen Therapie" ist bereits die vierte innerhalb von gut zehn Jahren. Diese erfreulich schnelle Abfolge der Neuauflagen garantiert den Schwestern und Pflegern eine aktuelle Orientierung auf dem dynamischen Gebiet der Pharmakologie.

Bei aller Dynamik der Wissensentwicklung sind wir jedoch unserem Prinzip treu geblieben: eine am Krankheitsbild orientierte Arzneimittellehre zu schreiben, die dem Krankenpflegepersonal das ansonsten unübersichtliche und unübersehbare Gebiet der Pharmakologie erschließt.

Auf dem Fundament dieser Gliederung wurden die einzelnen Kapitel jedoch stark überarbeitet oder neu geschrieben. Hinzugekommen ist ein Kapitel zur Allergologie.

Das Buch kann und will nicht den Pharmakologieunterricht ersetzen, in dem der jeweilige Lehrer seine eigenen Schwerpunkte vorgeben wird. Die eingehenden Ausführungen sollen jedoch die Möglichkeit eröffnen, speziellen Fragestellungen selbständig nachzugehen.

Veränderungen haben sich auch hinsichtlich der Autorenschaft ergeben. Herr Dr. Schroedl hat sich als Autor zurückgezogen und fungiert nur noch als Mitarbeiter im Kapitel 18. Für seinen bisherigen Beitrag zum Gelingen des Buches sei ihm an dieser Stelle Dank gesagt. Als neuer Autor hat Herr Dr. Sebastian Reichenberger, Oberarzt in der Inneren Medizin, die vierte Auflage mit großem Engagement überarbeitet. Bedanken möchte ich mich bei Herrn Prof. Mestwerdt, Städtische Frauenklinik Berg, Stuttgart, für wertvolle Hinweise zum Kapitel 17 (Therapie mit Hormonen), Herrn Dr. Oster, Ludwigshafen, für die Durchsicht der Kapitel 19 und 20 (Neurologische und psychische Erkrankungen) und Frau Pflegedirektorin Goller, Olgahospital, Stuttgart, für die Durchsicht des Kapitels 9.11 (Rechtliche Probleme zur parenteralen Applikation durch das Pflegepersonal).

Dank möchte ich zudem herzlich Frau Dr. Meyer und Herrn Dr. Bieger für die Korrektur des Manuskriptes sowie Frau Schwarz für die Anfertigung des Sachwortverzeichnisses aussprechen.

Stuttgart, im Januar 1993                                       F.-J. Kretz

# Vorwort zur 1. Auflage

Die tägliche Versorgung des Patienten mit den vom Arzt verordneten Medikamenten steht u. a. im Mittelpunkt der Tätigkeit von Krankenschwestern und Krankenpflegern.

Für eine gute Betreuung des Patienten und eine vertrauensvolle Zusammenarbeit mit dem Arzt ist es notwendig, daß die Krankenschwester und der -pfleger Kenntnisse über die Wirkungsweise von Medikamenten, deren Verhalten im menschlichen Körper, ihre unerwünschten Wirkungen und den praktischen Umgang mit den Medikamenten besitzen. Dem Pflegepersonal sollten die Probleme einer richtigen Medikamentenversorgung und auch die Verantwortung bei der Verabreichung eines Medikamentes bewußt werden.

Da Schwester und Pfleger meist krankheitsbezogen denken, geht die vorliegende Arzneimittellehre nicht von den einzelnen Stoffgruppen aus, sondern vom Krankheitsbild; sie orientiert sich an der klinischen Praxis. Deshalb wurden nur die zum Verständnis der Wirkung von Medikamenten notwendigen pharmakologischen Mechanismen erläutert, auf chemische Formeln wurde verzichtet. Anatomische und physiologische Grundkenntnisse werden vorausgesetzt.

Als Einleitung sind jedem Kapitel eine kurze Bemerkung zur Pathophysiologie und eine Zusammenfassung der Therapieprinzipien vorangestellt. Die Besprechung der einzelnen Medikamente ist gegliedert, um die Übersichtlichkeit zu bewahren. Ergänzt wird die Darstellung durch Tabellen, Übersichten und Abbildungen.

Bei der Verfassung dieses Buches wurden wir von Herrn Prof. Dr. Braun, Pharmakologisches Institut der Universität Hamburg, in umfassender Weise beraten. Ihm danken wir wie auch zahlreichen Fachärzten des Klinikums Steglitz der Freien Universität Berlin, die die ihr Fachgebiet betreffenden Kapitel korrigierten. Kritische Anregungen erhielten wir von Schülerinnen und Schülern der Krankenpflegeschule Wertheim am Main und des Klinikums Steglitz.

Berlin und Göppingen, im Mai 1982
F.-J. Kretz
A. Kretz
P. Schroedl

# Inhaltsverzeichnis

**Allgemeine Arzneimittellehre**
A. Kretz und F.-J. Kretz ..................... 1

| | | |
|---|---|---|
| **1** | **Wesen der Arzneimittel** ..................... | 2 |
| **2** | **Entwicklung eines Arzneimittels** ................ | 4 |
| 2.1 | Tierexperimentelle Prüfung..................... | 4 |
| 2.2 | Humanpharmakologische Prüfung ............... | 5 |
| 2.3 | Ökologische Aspekte bei der Entwicklung von Arzneimitteln ............................... | 7 |
| **3** | **Wirkungen der Arzneimittel (Pharmakodynamik)**......................... | 9 |
| 3.1 | Hauptwirkung ............................... | 9 |
| 3.2 | Nebenwirkung ............................... | 9 |
| 3.3 | Wirkungsweise der Arzneimittel.................. | 9 |
| 3.3.1 | Rezeptortheorie ............................. | 9 |
| 3.3.2 | Enzymhemmung, Pufferung, Substitution .......... | 14 |
| **4** | **Schicksal der Arzneimittel im Organismus (Pharmakokinetik)**......................... | 16 |
| 4.1 | Aufnahme (Resorption)....................... | 16 |
| 4.1.1 | Parenterale Applikation ....................... | 16 |
| 4.1.2 | Orale Applikation ............................ | 17 |
| 4.1.3 | Rektale Applikation .......................... | 23 |
| 4.1.4 | Lokale Applikation ........................... | 23 |
| 4.1.5 | Inhalation .................................. | 23 |
| 4.2 | Verteilung................................... | 24 |
| 4.3 | Abbau ..................................... | 26 |
| 4.4 | Ausscheidung (Exkretion) ..................... | 27 |
| 4.5 | Graphische Darstellung pharmakokinetischer Sachverhalte ............................... | 29 |
| **5** | **Arzneiformen** .............................. | 32 |
| 5.1 | Flüssige Arzneiformen ....................... | 32 |
| 5.2 | Halbfeste Arzneimittel........................ | 33 |
| 5.3 | Feste Arzneiformen .......................... | 33 |
| 5.4 | Hilfsstoffe.................................. | 34 |

| | | |
|---|---|---|
| **6** | **Wechselwirkungen der Arzneimittel** | 36 |
| 6.1 | Pharmakodynamische Wechselwirkungen | 36 |
| 6.2 | Pharmazeutische Wechselwirkungen | 36 |
| 6.3 | Pharmakokinetische Wechselwirkungen | 37 |
| **7** | **Medikamentöse Therapie in der Schwangerschaft** | 38 |
| **8** | **Arzneimittelunverträglichkeit** | 41 |
| **9** | **Umgang mit Arzneimitteln** | 44 |
| 9.1 | Indikation | 44 |
| 9.2 | Kontraindikation | 44 |
| 9.3 | Probleme der Dosierung | 44 |
| 9.4 | Applikation und Tageszeit – Chronopharmakologie | 46 |
| 9.5 | Kooperation zwischen Arzt und Patient | 47 |
| 9.6 | Medikamente und Verkehr | 48 |
| 9.7 | Medikamentenbestimmung im Serum | 50 |
| 9.8 | Rechtliche Aspekte zum Umgang mit Arzneimitteln | 51 |
| 9.8.1 | Zweck und Inhalt des Arzneimittelgesetzes | 51 |
| 9.8.2 | Begriffsbestimmungen | 51 |
| 9.8.3 | Betäubungsmittel und Betäubungsmittelverschreibungsverordnung (BtMVV) | 52 |
| 9.9 | Kennzeichnung eines Arzneimittels | 54 |
| 9.10 | Abforderung, Aufbewahrung und Verabreichung von Arzneimitteln | 55 |
| 9.10.1 | Abforderung von Arzneimitteln | 56 |
| 9.10.2 | Allgemeine Richtlinien zur Aufbewahrung und zum Umgang mit Arzneimitteln | 56 |
| 9.10.3 | Verabreichung der Arzneimittel | 58 |
| 9.11 | Rechtliche Fragen zur parenteralen Arzneimittelapplikation durch das Pflegepersonal | 59 |

**Spezielle Arzneimittellehre**
F.-J. Kretz, A. Kretz und S. Reichenberger . . . . . . . . . . . . . . . 63

| | | |
|---|---|---|
| **10** | **Schmerzzustände** | 64 |
| 10.1 | Analgesie durch peripher wirkende Analgetika | 65 |
| 10.1.1 | Acetylsalicylsäure (Aspirin, Aspisol, ASS-Ratiopharm) | 65 |
| 10.1.2 | Diflunisal (Fluniget), Ibuprofen (Aktren) | 66 |
| 10.1.3 | Paracetamol (Ben-u-ron), Metamizol (Novalgin) | 66 |
| 10.2 | Analgesie durch zentral wirkende Analgetika | 67 |
| 10.2.1 | Morphin | 68 |
| 10.2.2 | Morphinartig wirkende Analgetika | 70 |
| 10.2.3 | Analgetika aus der Reihe der Agonisten/Antagonisten | 71 |

| | | |
|---|---|---|
| 10.2.4 | Analgesie durch zentral wirkende Analgetika unsicherer Zuordnung | 72 |
| 10.2.5 | Neue Applikationsweisen | 73 |
| 10.2.6 | Aufhebung der Opioidwirkung durch Opioidantagonisten | 74 |
| 10.3 | Begleitende Medikation | 75 |
| **11** | **Schlafstörungen** | **76** |
| 11.1 | Therapie mit Benzodiazepinen | 77 |
| 11.2 | Therapie mit pflanzlichen Schlafmitteln | 79 |
| 11.3 | Therapie mit Barbituraten | 79 |
| 11.4 | Therapie mit Thiamazolen | 81 |
| 11.5 | Therapie mit barbituratfreien, unspezifisch wirksamen Hypnotika | 82 |
| **12** | **Herz-Kreislauf-Erkrankungen** | **84** |
| 12.1 | Herzinsuffizienz | 84 |
| 12.1.1 | Kardial unterstützende Therapie | 86 |
| 12.1.2 | Kardial entlastende Therapie | 92 |
| 12.2 | Koronare Herzkrankheit | 100 |
| 12.2.1 | Entlastung des Herzens: Nitrate und verwandte Stoffe | 101 |
| 12.2.2 | Schutz vor dem Sympathikus: Betablocker | 103 |
| 12.2.3 | Schutz des Herzens durch Calciumblockade: Calciumantagonisten | 105 |
| 12.3 | Myokardinfarkt | 107 |
| 12.3.1 | Schmerzlinderung | 107 |
| 12.3.2 | Sedierung | 108 |
| 12.3.3 | Entlastung des Herzens: Nitrate | 108 |
| 12.3.4 | Unterstützung der Herzkraft beim Infarkt: positiv inotrope Substanzen | 109 |
| 12.3.5 | Therapie von Rhythmusstörungen beim Infarkt | 109 |
| 12.3.6 | Versuch der Myokarderhaltung: gerinnungsaktive Therapie | 110 |
| 12.3.7 | Sekundärprophylaxe des Myokardinfarktes | 112 |
| 12.4 | Herz-Kreislauf-Stillstand | 112 |
| 12.4.1 | Sympathikusstimulation: Katecholamine | 113 |
| 12.4.2 | Säurepufferung: Natriumbicarbonat | 114 |
| 12.4.3 | Behandlung von Rhythmusstörungen im Rahmen der Reanimation | 114 |
| 12.5 | Herzrythmusstörungen | 115 |
| 12.5.1 | Therapie bradykarder Rhythmusstörungen | 117 |
| 12.5.2 | Therapie tachykarder Rhythmusstörungen | 118 |
| 12.6 | Hypertonie | 123 |
| 12.6.1 | Antihypertensiva der 1. Wahl | 124 |
| 12.6.2 | Antihypertensiva der 2. Wahl | 127 |
| 12.6.3 | Antihypertensiva der 3. Wahl | 130 |

| | | |
|---|---|---|
| 12.6.4 | Medikamente zur Behandlung hypertensiver Notfälle | 131 |
| 12.7 | Hypotone Blutdruckregulationsstörungen | 133 |
| 12.7.1 | Tonisierung der peripheren Venen | 133 |
| 12.7.2 | Sympathikusstimulation | 134 |
| 12.7.3 | Kochsalzretention: Mineralcorticoide | 134 |
| 12.8 | Durchblutungsstörungen | 134 |
| 12.8.1 | Arterielle Durchblutungsstörungen | 134 |
| 12.8.2 | Venöse Durchblutungsstörungen | 142 |
| | | |
| **13** | **Bluterkrankungen** | **150** |
| 13.1 | Anämien | 150 |
| 13.1.1 | Therapie der Eisenmangelanämie | 151 |
| 13.1.2 | Therapie der Folsäuremangelanämie | 152 |
| 13.1.3 | Therapie der perniziösen Anämie | 153 |
| 13.1.4 | Therapie der sideroachrestischen Anämie | 153 |
| 13.1.5 | Therapie der renalen Anämie | 154 |
| 13.2 | Therapie von Leukämien, Plasmozytomen, Morbus Waldenström und Lymphomen | 154 |
| 13.3 | Gerinnungsstörungen | 154 |
| 13.3.1 | Substitution von Gerinnungsfaktoren | 155 |
| 13.3.2 | Hemmung der Fibrinolyse | 155 |
| | | |
| **14** | **Erkrankungen der Atemwege** | **156** |
| 14.1 | Therapie der Rhinitis acuta | 156 |
| 14.1.1 | Schleimhautabschwellende Medikamente | 156 |
| 14.2 | Therapie der Rhinitis allergica | 156 |
| 14.2.1 | Medikamente zur Prophylaxe eines allergischen Schnupfens | 157 |
| 14.2.2 | Lokal wirksame Corticoide | 157 |
| 14.3 | Therapie der akuten Bronchitis | 158 |
| 14.3.1 | Antitussiva | 158 |
| 14.4 | Therapie der chronischen Bronchitis | 159 |
| 14.4.1 | Lokal wirkende Expektoranzien und Mukolytika | 159 |
| 14.4.2 | Systemisch wirkende Expektoranzien und Mukolytika | 159 |
| 14.4.3 | Medikamente zur Lösung einer bronchialen Obstruktion (Bronchospasmolytika) | 160 |
| 14.4.4 | Antibiotika | 164 |
| 14.5 | Therapie von Asthma bronchiale und Status asthmaticus | 164 |
| 14.5.1 | Vorgehensweise beim akuten Asthmaanfall | 165 |
| 14.5.2 | Medikamente zur Anfallsprophylaxe und Therapie im „Intervall" | 166 |
| 14.6 | Lungenemphysem | 167 |
| 14.7 | Lungenfibrosen | 168 |
| 14.8 | Pneumonie | 168 |

## 15 Erkrankungen der Verdauungsorgane
S. Reichenberger ......................... 169
- 15.1 Magen- und Darmerkrankungen ............... 169
- 15.1.1 Peptische Läsionen, Magen- und Duodenalulzera, Refluxösophagitis, Erosionen, Gastritis, Duodenitis .... 169
- 15.1.2 Übelkeit und Erbrechen ..................... 180
- 15.1.3 Obstipation .............................. 181
- 15.1.4 Erkrankungen mit dem Leitsymptom Diarrhö ........ 185
- 15.1.5 Funktionelle Oberbauchbeschwerden ............. 190
- 15.2 Leber- und Gallenwegserkrankungen ............. 194
- 15.2.1 Therapieprinzipien bei akuter Virushepatitis ......... 194
- 15.2.2 Therapieprinzipien bei chronischen Hepatitiden ...... 195
- 15.2.3 Medikamentöse Therapieprinzipien bei alkoholischer Hepatitis und Leberzirrhose ................... 196
- 15.2.4 Medikamentöse Therapieprinzipien bei Leberzirrhose, chronischem und akutem Leberversagen ........... 196
- 15.2.5 Biliäre Erkrankungen ....................... 202
- 15.3 Pankreaserkrankungen ...................... 203
- 15.3.1 Akute Pankreatitis ......................... 203
- 15.3.2 Chronische Pankreatitis ..................... 205

## 16 Stoffwechselerkrankungen .................... 207
- 16.1 Diabetes mellitus ......................... 207
- 16.1.1 Orale Antidiabetika ........................ 208
- 16.1.2 Insulin ................................. 210
- 16.1.3 Diabetisches Koma ........................ 214
- 16.2 Störungen des Fettstoffwechsels: Hyperlipidämien ..... 215
- 16.2.1 Hemmung der HMG-CoA-Reduktase ............. 216
- 16.2.2 Hemmung der Gallensalzreabsorption ............. 217
- 16.2.3 Hemmung der Cholesterinresorption .............. 218
- 16.2.4 Beschleunigung des Lipoproteinabbaus ............ 219
- 16.2.5 Hemmung der Lipoproteinsynthese ............... 219
- 16.2.6 Stoffwechselsteigerung ...................... 220
- 16.2.7 Antioxidation ............................ 220
- 16.3 Gicht .................................. 220
- 16.3.1 Therapie des akuten Gichtanfalls ................ 221
- 16.3.2 Therapie der Gicht im Intervall ................. 222

## 17 Erkrankungen endokriner Organe: Therapie mit Hormonen und hormonantagonistische Therapie ...... 224
- 17.1 Schilddrüsenerkrankungen ................... 224
- 17.1.1 Medikamentöse Therapie der Struma ............. 224
- 17.1.2 Medikamentöse Therapie der Hypothyreose ......... 226
- 17.1.3 Medikamentöse Therapie der Hyperthyreose ........ 226

| | | |
|---|---|---|
| 17.2 | Therapie mit hypothalamischen und hypophysären Hormonen | 228 |
| 17.3 | Therapie mit Steroidhormonen | 230 |
| 17.3.1 | Glucocorticoide | 230 |
| 17.3.2 | Mineralocorticoide | 230 |
| 17.3.3 | Östrogene und Gestagene, Antiöstrogene und Antigestagene | 230 |
| 17.3.4 | Antikonzeptiva | 231 |
| 17.3.5 | Androgene und Anabolika | 232 |
| 17.3.6 | Antiandrogene | 233 |
| **18** | **Erkrankungen des Bewegungsapparates** | **234** |
| 18.1 | Entzündliche und degenerative Erkrankungen der Knochenverbindungen und der Weichteile P. Schroedl | 234 |
| 18.1.1 | Nichtsteroidale Antiphlogistika | 235 |
| 18.1.2 | Glucocorticoide | 239 |
| 18.1.3 | ACTH | 239 |
| 18.1.4 | Basistherapeutika | 240 |
| 18.1.5 | Immunsuppressiva | 241 |
| 18.2 | Entzündliche degenerative und maligne Erkrankungen der Knochen S. Reichenberger | 242 |
| 18.2.1 | Analgetische Antiphlogistika und Analgetika | 242 |
| 18.2.2 | Östrogene | 243 |
| 18.2.3 | Calcium | 243 |
| 18.2.4 | Fluoride | 243 |
| 18.2.5 | Calcitonin | 243 |
| 18.2.6 | Diphosphonate | 244 |
| 18.2.7 | Vitamin D | 244 |
| 18.2.8 | Therapie der Hyperphosphatämie | 245 |
| **19** | **Neurologische Erkrankungen** F.-J. Kretz und A. Kretz | **246** |
| 19.1 | Epilepsie | 246 |
| 19.1.1 | Prinzipien der Behandlung | 246 |
| 19.1.2 | Antiepileptika | 247 |
| 19.2 | Parkinsonismus | 248 |
| 19.2.1 | Dopaminrezeptorenstimulierende Substanzen | 249 |
| 19.2.2 | Anticholinerg wirkende Substanzen | 250 |
| 19.2.3 | Amantadin | 251 |
| 19.3 | Delir | 251 |
| 19.3.1 | Clomethiazol (Distraneurin), Haloperidol (Haldol) | 251 |

| | | |
|---|---|---|
| **20** | **Psychische Erkrankungen** | 253 |
| 20.1 | Neuroleptika | 253 |
| 20.2 | Antidepressiva | 256 |
| 20.2.1 | Trizyklische Antidepressiva | 256 |
| 20.2.2 | Tetrazyklische Antidepressiva | 257 |
| 20.2.3 | Monoaminooxidasehemmer (MAO-Hemmstoffe) | 257 |
| 20.2.4 | Lithium | 258 |
| 20.3 | Tranquilizer | 258 |
| **21** | **Erkrankungen durch Viren, Bakterien, Pilze, Protozoen und mehrzellige Parasiten** S. Reichenberger | 260 |
| 21.1 | Antivirale Chemotherapie | 260 |
| 21.1.1 | Hemmung der reversen Transcriptase | 261 |
| 21.1.2 | Einbau von Nucleinsäureanaloga in die DNA | 261 |
| 21.1.3 | Hemmung der viralen DNA-Polymerase | 262 |
| 21.1.4 | Hemmung der DNA-Polymerase und der reversen Transcriptase | 263 |
| 21.1.5 | Einbau fehlerhafter DNA-Bausteine | 263 |
| 21.1.6 | Behinderung der Viruszusammensetzung | 263 |
| 21.1.7 | Immunmodulation | 263 |
| 21.2 | Bakteriostatika und bakterizide Medikamente (Antibiotika) | 264 |
| 21.2.1 | Penicilline | 265 |
| 21.2.2 | Cephalosporine | 268 |
| 21.2.3 | Weitere Betalactamantibiotika | 270 |
| 21.2.4 | Aminoglykoside | 271 |
| 21.2.5 | Tetracycline | 272 |
| 21.2.6 | Makrolide | 273 |
| 21.2.7 | Sulfonamide | 274 |
| 21.2.8 | Gyrasehemmer | 275 |
| 21.2.9 | Nitroimidazole | 276 |
| 21.2.10 | Selten eingesetzte Antibiotika | 277 |
| 21.2.11 | Lokalantibiotika | 278 |
| 21.2.12 | Chemotherapeutika gegen Mykobakterien (Tuberkulostatika) | 279 |
| 21.3 | Antimykotika | 282 |
| 21.3.1 | Stark wirksame Antimykotika | 283 |
| 21.3.2 | Nebenwirkungsärmere Antimykotika | 284 |
| 21.3.3 | Antimykotika gegen oberflächliche Mykosen | 284 |
| 21.4 | Antiprotozoenmittel | 285 |
| 21.4.1 | Medikamente gegen Malaria | 285 |
| 21.5 | Medikamente gegen Wurmerkrankungen | 289 |

## 22 Allergische und immunologische Erkrankungen: immunmodulierende und immunsuppressive Therapie ... 291
22.1 Histaminantagonisten ... 291
22.2 Glucocorticoide ... 293
22.3 Zytotoxische Wirkstoffe ... 296
22.4 Mittel zur T-Lymphozyteninaktivierung ... 297
22.5 Interferone ... 297
22.6 Interleukin ... 298

## 23 Maligne Erkrankungen ... 299
23.1 Allgemeines zur Therapie maligner Erkrankungen ... 300
23.2 Therapie mit Zytostatika ... 300
23.2.1 Prinzipien der Therapie mit Zytostatika ... 300
23.2.2 Hinweise zum Umgang mit Zytostatika ... 302
23.2.3 Die einzelnen Zytostatikagruppen ... 304
23.3. Therapie mit Hormonen, hormonartigen Substanzen und Hormonantagonisten ... 313
23.3.1 Glucocorticoide ... 313
23.3.2 Aminoglutethimid (Orimeten) ... 313
23.3.3 Gestagene ... 314
23.3.4 Östrogene ... 314
23.3.5 Androgene ... 314
23.3.6 Antiöstrogene ... 314
23.3.7 Antiandrogene ... 314
23.3.8 Gonadotropin-releasing-Hormon-Analoga ... 315

## 24 Medikamente in der Anästhesie
F.-J. Kretz ... 316
24.1 Intravenöse Narkotika ... 316
24.1.1 Kurzwirkende Barbiturate ... 316
24.1.2 Etomidat (Hyponomidate) ... 317
24.1.3 Ketamin (Ketanest) ... 318
24.1.4 Benzodiazepine ... 318
24.2 Inhalationsnarkotika ... 319
24.2.1 Stickoxydul ($N_2O$, Lachgas) ... 319
24.2.2 Halothan (Halothan Hoechst) ... 319
24.2.3 Enfluran (Ethrane) ... 320
24.2.4 Isofluran (Forene) ... 320
24.3 Medikamente zur Neuroleptanästhesie ... 321
24.3.1 Analgetika ... 321
24.3.2 Neuroleptika ... 321
24.4 Muskelrelaxanzien ... 322
24.4.1 Depolarisierende Muskelrelaxanzien ... 322
24.4.2 Nichtdepolarisierende Muskelrelaxanzien ... 323
24.5 Lokalanästhetika ... 325

## 25 Infusionstherapie ... 327
- 25.1 Infusionslösungen zur Deckung des Wasser- und Elektrolytbedarfs ... 329
- 25.2 Infusionslösungen zur parenteralen Ernährung ... 330
- 25.2.1 Aminosäurelösungen ... 331
- 25.2.2 Kohlenhydratlösungen ... 331
- 25.2.3 Fettemulsionen ... 332
- 25.3 Infusionslösungen zur Korrektur von Entgleisungen des Säure-Basen-Haushaltes ... 332
- 25.4 Infusionslösungen zum Volumenersatz, Transfusionen ... 333
- 25.4.1 Volumenersatz durch Elektrolytlösungen ... 333
- 25.4.2 Volumenersatz durch Plasmaersatzmittel ... 333
- 25.4.3 Volumenersatz durch Plasmaeiweiße ... 335
- 25.4.4 Volumenersatz durch Blut ... 335

## 26 Desinfektion ... 337
- 26.1 Desinfektionsverfahren ... 337
- 26.2 Desinfektionsmittel ... 338
- 26.2.1 Alkohol ... 338
- 26.2.2 Phenole ... 339
- 26.2.3 Formaldehyd ... 339
- 26.2.4 Chlor und Chloramine ... 339
- 26.2.5 Jodverbindungen ... 339
- 26.2.6 Quecksilberverbindungen ... 339

## 27 Vergiftungen ... 340
- 27.1 Verdachtsdiagnose „Vergiftung", Diagnostik und symptomatische Therapie ... 340
- 27.2 Giftelimination ... 341
- 27.2.1 Giftbindung vor Resorption ... 341
- 27.2.2 Giftelimination nach erfolgter Resorption ... 341
- 27.3 Antidottherapie ... 342
- 27.3.1 Benzodiazepinintoxikation ... 342
- 27.3.2 Sedativa- und Hypnotikaintoxikation mit zentralanticholinergem Syndrom ... 343
- 27.3.3 Paracetamolintoxikation ... 343
- 27.3.4 Digitalisvergiftung ... 344
- 27.3.5 Intoxikation mit Neuroleptika ... 344
- 27.3.6 Intoxikation mit trizyklischen Antidepressiva ... 344
- 27.3.7 Pflanzenschutzmittelintoxikation ... 344

Weiterführende Literatur ... 345
Sachverzeichnis ... 347

# Allgemeine Arzneimittellehre
A. Kretz und F.-J. Kretz

# 1 Wesen der Arzneimittel

Arzneimittel sind Substanzen, mit denen biologische Wirkungen erzielt werden können und durch die der Arzt in die Lage versetzt wird, Krankheiten zu verhüten, zu lindern und zu heilen, sofern er sich bei der Anwendung an dem gegenwärtigen Stand der medizinischen Erkenntnisse orientiert. Die Begriffe „Pharmakon" und „Medikament" sollen in diesem Buch in gleichem Sinne verwandt werden, obschon es für sie in der Literatur unterschiedliche Bedeutungen gibt.

Das medizinische Fachgebiet, das sich mit der Erforschung von Arzneimitteln beschäftigt, nennt man Arzneimittellehre oder Pharmakologie. Da jede Substanz in Abhängigkeit von ihrer Dosis auch als Gift wirken kann, beschäftigen sich die Pharmakologen auch mit schädlichen Wirkungen der Arzneimittel. Das Teilgebiet der Pharmakologie, das sich speziell mit den Giften beschäftigt, nennt man Toxikologie.

Arzneimittel haben im allgemeinen drei Namen: Der *chemische Name* der in einem Medikament enthaltenen Substanz ist kompliziert (z. B. Dexamethason-21-dihydrogenphosphat) und nur für Chemiker und Apotheker von Bedeutung. Auf chemische Namen wollen wir in diesem Buch verzichten und uns auf *Freinamen*, auch „free names" oder „generics" genannt, beschränken. Der Freiname der chemischen Substanz Dexamethason-21-dihydrogenphosphat z. B. heißt Dexamethason. Er ist verständlich und kann von jedermann verwendet werden. Das Dexamethason wird von verschiedenen Firmen unter den *Handelsnamen* Fortecortin, Auxiloson, Decadron und Dexamed in den Handel gebracht. Diese Handelsnamen sind patentrechtlich geschützt und dürfen nur vom Hersteller benutzt werden.

Die von den Firmen in den Handel gebrachten Arzneimittel sind mit dem Zeichen ® versehen (R = registered = eingetragenes Warenzeichen). Der Arzt verordnet die Arzneimittel unter ihrem Handelsnamen und muß bei gleichwertigen Präparaten wirtschaftliche Erwägungen in den Vordergrund stellen.

Der Patentschutz währt 20 Jahre – und zwar vom Zeitpunkt der Anmeldung an. Die pharmazeutischen Firmen sind gezwungen, eine Substanz sofort beim Patentamt anzumelden, sobald sich auch nur ein Anschein von Wirkung zeigt, um als erste das Patent für diese Substanz zu erhalten. Zeigt sich in der tierexperimentellen und klinischen Prüfung ein unzureichendes oder ungünstiges Wirkungsprofil, so ist der Patentschutz bedeutungslos. Im Falle einer erfolgreichen tierexperimentellen und klinischen Prüfung bedeutet dies jedoch, daß dieses Medikament nur vom Hersteller, der dieses Medikament entwickelt hat, vertrieben werden darf. Die Entwicklung nimmt jedoch in der

Regel acht Jahre, die Zulassung beim Bundesgesundheitsamt in Berlin meist zwei Jahre in Anspruch. Ökonomisch wirksam für den Hersteller, sprich gewinnbringend, ist das Medikament dann für den Rest des Patentschutzes, also etwa zehn Jahre.

Nach Ende des Patentschutzes kann jede pharmazeutische Firma dieses Medikament, wenn auch unter anderem Handelsnamen, herstellen. Auf die Fertigung dieser sog. Nachahmerpräparate haben sich bestimmte Firmen spezialisiert. Da ihnen nur geringe Entwicklungskosten entstehen, können diese Firmen Arzneimittel kostengünstig anbieten. Es steht außer Zweifel, daß diese Firmen mit ihren Nachahmerpräparaten einen wesentlichen Beitrag zur Kostendämpfung im Gesundheitswesen leisten. Den forschenden, arzneimittelentwickelnden Firmen entgehen dadurch jedoch erhebliche Einnahmen. Die Folge davon sind überhöhte Preise bei den Medikamenten, die noch unter Patentschutz stehen. Aus diesen Gewinnen werden unter anderem jene Mittel erwirtschaftet, die in die Forschung investiert werden.

# 2 Entwicklung eines Arzneimittels

Das Arzneimittelgesetz von 1961 steckte den Rahmen für die Entwicklung von Arzneimitteln nur locker ab. Dieser Mißstand auf einem sensiblen Gebiet, das Gesundheit und Leben tangiert, rief nach einer Reform, die mit dem Arzneimittelgesetz von 1976 verwirklicht wurde. Ziel dieses Arzneimittelgesetzes war es, nur noch Medikamente zuzulassen, deren Wirksamkeit und Unbedenklichkeit nachgewiesen war. Der Arzt sollte in Kenntnis der Nutzen-Risiko-Abwägung das Medikament verschreiben können. Außerdem führte es Standards zur Herstellung, zum Vertrieb und zur korrekten Kennzeichnung der Arzneimittel ein.

Für die Entwicklung eines Arzneimittels wurden mehrere Phasen festgelegt.

## 2.1 Tierexperimentelle Prüfung

Die tierexperimentelle Prüfung umfaßt

- *pharmakodynamische Untersuchungen:* Wirkungsnachweis!
- die Überprüfung der *akuten Toxizität:* Führt die Substanz zu akuten Vergiftungserscheinungen beim Tier?
- die Überprüfung der *chronischen Toxizität:* Zeigen die Tiere nach Langzeiteinnahme der Substanz Vergiftungserscheinungen?
- die Überprüfung der *teratogenen* (embryonenschädigenden) oder *mutagenen* (erbgutschädigenden) *Wirkungen;*
- *pharmakokinetische Untersuchungen:* Wie wird die Substanz aufgenommen (Resorption), verteilt (Verteilung), verstoffwechselt (Metabolisierung) und ausgeschieden (Exkretion)?

Die Tierversuche werden unter Standardbedingungen bei bestimmten Tierarten durchgeführt. Diese Tiere sollten einem Tierstamm angehören. Sie werden meist von der Industrie selbst oder staatlich kontrollierten speziellen Zuchtanstalten gezüchtet.

Zwischen Mensch und Tier bestehen zwar große Unterschiede, dennoch sind 70 bis 80% aller unerwünschten Wirkungen bereits im Tierexperiment erkennbar. Substanzen, bei denen das Risiko sich bereits im Tierexperiment als zu hoch erweist, kommen erst gar nicht zur Anwendung am Menschen – es sei denn, der Nutzen ist sehr groß (z. B. Zytostatika).

Gegen die Tierversuche sind in den letzten Jahren in zahlreichen Diskussionen nicht nur Bedenken geäußert worden, es gab auch viele

Demonstrationen und z. T. kriminelle Handlungen (Zerstörungen von Tierlabors), die mit ethischen Argumenten gerechtfertigt wurden. Sieht man von diesen Exzessen ab, so verdienen die Tierschützer die Sympathie all jener, die das Leben lieben. Für die meisten Mitbürger steht die Liebe zum Tier in der Werteskala doch niedriger als die Liebe zum Menschen. Deshalb erscheinen bei medizinischen Fragestellungen Tierversuche in begrenztem Umfang gerechtfertigt.

Die moderne Medizin ist ohne Tierversuche nicht denkbar. Tierversuche dienen:

- der *Diagnostik:* Die Tuberkulosediagnostik z. B. läßt sich in seltenen Fällen nur im Tierexperiment sichern.
- der *Entwicklung neuer Operationsmethoden:* Herz-, Leber- oder Knochenmarkstransplantationen z. B. wären ohne Tierexperimente nie möglich gewesen.
- der *Arzneimittelentwicklung:* Hier ist das Tierexperiment ein wesentlicher Teil der Entwicklung, in Teilbereichen ist ausschließlich das Tierexperiment möglich (z. B. bei Zytostatika), wo die Anwendung an freiwilligen Probanden sich von selbst verbietet (hohe Rate gefährlicher Nebenwirkungen) und die Anwendung auch beim Patienten nur nach sorgfältiger Nutzen-Risiko-Abwägung möglich ist.

Dennoch haben die von den Tierschützern entfachten Diskussionen, aber auch wirtschaftliche Erwägungen bereits zu einer erheblichen Reduktion der Tierversuche geführt (Abnahme von 1977–1990: 60%). Untersuchungen werden, soweit es geht, mit Alternativmethoden (z. B. Zellkulturen) durchgeführt. Viele Fragen – wie reagieren Nervensystem, Lunge, Herzkreislauf, Leber, Niere auf die Substanz – können aber auch in Zukunft nicht von Zellkulturen, sondern nur vom gesamten Organismus beantwortet werden.

Die Tierversuche erfordern ein hohes Maß an Verantwortung – dem Tier wie auch dem Menschen als zukünftigem Medikamentenkonsumenten gegenüber. Selbstverständlich darf das Tier unter den Untersuchungen nicht leiden. Deshalb müssen alle schmerzhaften Eingriffe in Narkose durchgeführt werden. Die Kontrolle über die Tierversuche liegt beim Tierschutzbeauftragten, den jede forschende Einrichtung nach dem Tierschutzgesetz von 1986 haben muß.

## 2.2 Humanpharmakologische Prüfung

*Phase I:* In dieser Phase hat das zukünftige Medikament den ersten Kontakt zum Menschen. Diese Untersuchungen werden an gesunden Probanden mittleren Alters durchgeführt (Ausnahme: wenn Effekt am Gesunden nicht erwartet werden kann oder wenn die Untersuchungen bei Versuchspersonen zu gefährlich sind). Die Phase I ist die Phase mit dem höchsten Risiko. Die Probanden müssen über das Risiko aufgeklärt werden, schriftlich ihr Einverständnis erklärt haben und die Möglichkeit erhalten, vom Versuch zurückzutreten.

Diese Phase I soll klären:

- Tritt beim Menschen die gleiche Wirkung wie im Tierexperiment auf? Treten noch andere Wirkungen auf?
- Was ist die optimale Dosierung? Es werden Dosisfindungsstudien (meist bei 10–50 Probanden) durchgeführt.
- Wie verträglich ist die Substanz? Arzneimittelsicherheit.
- Wie verhält sich die Substanz im Körper? Pharmakokinetische Aspekte.

*Phasen II und III:* Sie umfassen kontrollierte klinische Studien. Das neue Medikament wird nun gegenüber der bisherigen Standardtherapie oder gegenüber einem Plazebo überprüft. Unter Plazebo versteht man ein Medikament, in dem kein Wirkstoff enthalten ist. Wenn weder der Arzt, noch die Schwester, noch der Patient wissen, ob es sich um Wirkstoff (Verum) oder um Plazebo handelt, so spricht man von einer Doppelblindstudie. Mit ihr lassen sich Fehlbeurteilungen durch Suggestion (Droge „Arzt" bzw. Droge „Schwester") oder Erwartungshaltungen von seiten der Versuchsleiter vermeiden.

In der Phase II werden klinische Studien an kleinen Patientenkollektiven durchgeführt. Zeichnet sich ein Erfolg ab, dann schließt sich die Phase III mit multizentrischer Anwendung bei tausenden Patienten an.

Für die Patienten gilt das gleiche wie für die freiwilligen Probanden: Auch sie müssen über den Sinn der Studie aufgeklärt sein, ebenso auch über das zu erwartende Risiko. Sie müssen ihr Einverständnis schriftlich gegeben haben und es muß ihnen möglich sein, vom Versuch zurückzutreten. Studien an Patienten müssen von einer Ethikkommission gebilligt worden sein.

Die Unterlagen aus tierexperimentellen Untersuchungen und klinischer Prüfung sind nun dem Bundesgesundheitsamt in Berlin einzureichen. Das Zulassungsverfahren dauert zwei Jahre.

*Phase IV:* Nach Zulassung beginnt die breite Anwendung, durch die allein ein gesichertes Wissen über unerwünschte Wirkungen, insbesondere über solche, die selten auftreten, zu erhalten ist. Ärzte und Schwestern sind aufgerufen, unerwünschte Wirkungen der Arzneimittelkommission der deutschen Ärzteschaft mitzuteilen. Dazu sind im Deutschen Ärzteblatt in jeder Ausgabe Fragebogenvordrucke enthalten. Allein im Jahr 1984 wurden auf diese Weise 5000 gravierende unerwünschte Wirkungen dokumentiert. Überwiegend handelt es sich dabei um:

- Überempfindlichkeitsreaktionen (25,6%; davon 7,6% anaphylaktische Schockreaktionen),
- Hautreaktionen (16,2%; davon schwere Hautreaktionen 3%),
- Störungen des zentralen und peripheren Nervensystems (11,7%; davon psychotische Reaktionen 7,9%),
- Medikamentenmißbrauch (5%),
- Magen-Darm-Trakt (13,4%),
- hämatologische Reaktionen (u. a. Agranulozytose 7,3%).

Auch wenn diesen Erhebungen keine statistische Bedeutung zukommt, so haben diese Meldungen doch Signalwirkungen. Allein im Jahr 1984 veröffentlichte die Arzneimittelkommission aus diesen Gründen 27 Warnhinweise, zahlreiche Medikamente wurden daraufhin vom Markt genommen oder nur noch für bestimmte Indikationen zugelassen.

## 2.3 Ökonomische Aspekte bei der Entwicklung von Arzneimitteln

Die Gesundheit kostet ihren Preis (Gesamtausgaben der gesetzlichen Krankenkassen 1990 141 Mrd. DM). Der Anteil an Arzneimitteln lag 1990 bei 21,7 Mrd. (15,4%). Die Entwicklung eines Arzneimittels kostet z. Z. etwa 250 Mio. DM und dauert 8−10 Jahre. Die Chance einer im Labor entwickelten Substanz, als Arzneimittel auf den Markt zu kommen, beträgt 1:5000−10000.

Die Rote Liste gibt 8500 Arzneimittelspezialitäten an. Von dieser Vielzahl von Medikamenten werden

- 500 Medikamente sehr oft benötigt und verordnet (Anteil von 64%),
- 500 häufig verordnet (Anteil von 16%),
- 1000 selten verordnet (Anteil von 12%).

Die restlichen 6500 Medikamente haben einen Anteil von 8% am Verbrauch. Das muß nicht heißen, daß es sich um schlechte Medikamente handelt. Eine Vielzahl von Medikamenten sind sehr seltenen Erkrankungen vorbehalten und haben bei diesen Patienten eine große Bedeutung.

Bei den ökonomischen Überlegungen muß man bedenken, daß Medikamente nicht nur Krankheiten heilen, Leiden lindern und Schäden beheben, sondern auch helfen, Kosten zu sparen. Beispiele dafür sind:

- *Kinderlähmung:* Die einfache Impfung gegen Poliomyelitis erspart nicht nur viel Leid, sondern auch erhebliche Kosten (Sozialleistungen);
- *Bluthochdruck:* Eine konsequente Blutdrucktherapie dient der Prophylaxe schwerer Komplikationen wie apoplektischer Insult oder Herzinfarkt mit Invalidität als Folge; was viel Leid, aber auch hohe Kosten erspart.

- *Psychiatrische Erkrankungen:* Patienten mit Schizophrenie sind unter konsequenter medikamentöser Therapie resozialisierbar, ein kostspieliger, lebenslanger Krankenhausaufenthalt entfällt.

# 3 Wirkungen der Arzneimittel (Pharmakodynamik)

## 3.1 Hauptwirkung

Unter der Hauptwirkung werden alle Wirkungen des Arzneimittels verstanden, die ein Krankheitsbild objektiv und subjektiv bessern. Diese ist an eine optimale Dosierung gebunden. Wenn man höher dosiert, können toxische Wirkungen auftreten. Ein Beispiel bieten die Schlafmittel, deren schlafherbeiführende Wirkung erwünscht ist, die jedoch in höherer Dosierung zu komatösen Zuständen führen, was eine Gefährdung des Patienten bedeutet.

## 3.2 Nebenwirkung

Unter Nebenwirkungen versteht man alle unerwünschten Wirkungen, die bei Einnahme und als Folge dieser Einnahme auftreten. Unerwünschte Wirkungen müssen bei der Einnahme eines jeden Medikaments riskiert werden, denn eine alte Erfahrung besagt, daß ein Medikament ohne unerwünschte Wirkungen auch keine erwünschten Wirkungen hat. Beim Lesen der einzelnen Abschnitte „unerwünschte Wirkungen" wird häufig die Frage aufkommen, ob es bei dieser Liste von unerwünschten Wirkungen überhaupt noch verantwortbar ist, diese Medikamente zu verordnen. Bei der Beschreibung der unerwünschten Wirkungen muß immer wieder bedacht werden, daß diese Wirkungen nicht immer und nicht bei jedem Patienten auftreten, sondern daß nur mit einer gewissen Wahrscheinlichkeit – manchmal nur in Einzelfällen – mit diesen Wirkungen gerechnet werden muß.

## 3.3 Wirkungsweise der Arzneimittel

### 3.3.1 Rezeptortheorie

Über die molekulare Wirkungsweise der Arzneimittel gibt es zahlreiche Vorstellungen. Sehr einleuchtend beschreibt das Rezeptormodell Arzneimittelwirkungen.

Proteine an den Zellmembranen stellt man sich als Rezeptoren (Empfänger) für Wirkstoffe (Sendboten) vor. Die Bindungsstelle am Rezeptor knüpft den festen Kontakt mit dem Wirkstoff; die Effektorstelle (Wirkbereich) vermittelt die zelluläre Reaktion auf den Wirkstoff. Körpereigene Wirkstoffe, Übertragersubstanzen des Nervensystems oder Hormone, vermögen sich an die Haftungsstelle zu binden und über die Effektorstelle die spezifische Reaktion auszulösen. Mime-

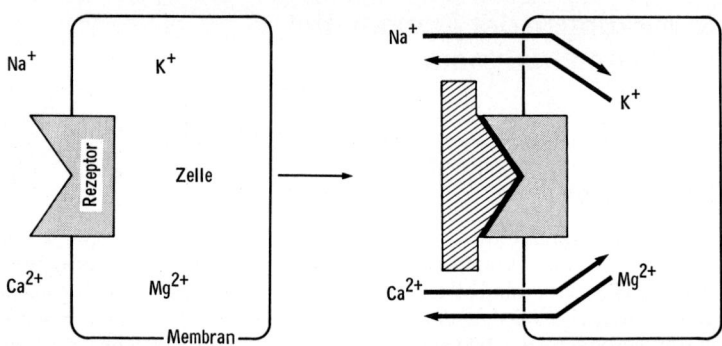

Abb. 1 Möglicher Wirkungsmechanismus eines Medikamentes. Durch die Verbindung von Medikament und Rezeptor ändert sich die Permeabilität der Zellmembran für Elektrolyte

tika (= Nachahmer) haften ebenfalls und bewirken eine gleichartige, oft stärkere Reaktion. Blocker besetzen den Rezeptor, „kleben" an der Haftungsstelle, passen aber nicht zum Wirkabschnitt des Rezeptors und lösen daher keine Reaktion aus. Bei einer schwachen Beeinflussung des Effektors durch den Blocker bleibt eine Restaktivität („intrinsic activity") – schwächer als bei einer physiologischen Stimulation – erhalten. Körpereigene Wirkstoffe, auch Übermittlerstoffe oder Transmitter genannt, sind unter anderem Acetylcholin, Adrenalin, Noradrenalin und Dopamin. Treten sie mit den entsprechenden Rezeptoren an einer der Nerven-, Muskel- und Drüsenzellen in Kontakt, so kann sich die Durchlässigkeit der Zellmembranen für Elektrolyte ändern und eine Depola-

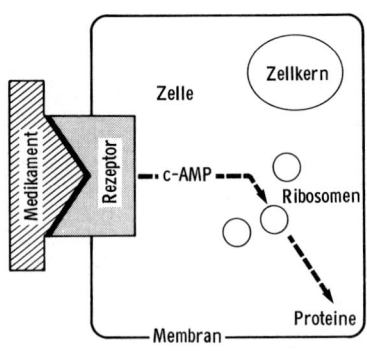

Abb. 2 Möglicher Wirkungsmechanismus eines Medikamentes. Nach Verbindung von Rezeptor und Medikament entsteht intrazellulär c-AMP, das Ribosomen zur Proteinbildung stimuliert

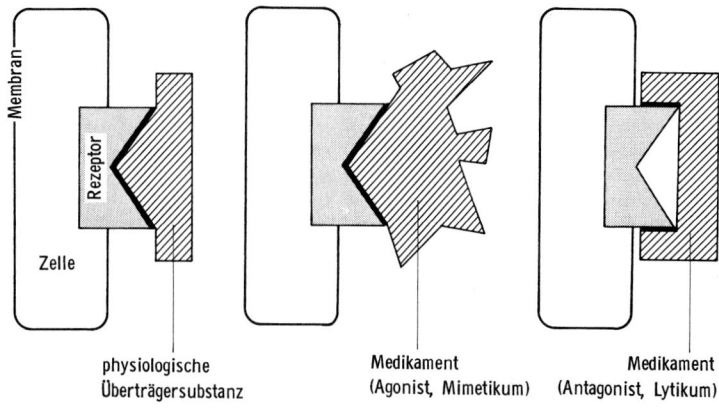

physiologische Überträgersubstanz · Medikament (Agonist, Mimetikum) · Medikament (Antagonist, Lytikum)

**Abb. 3** Schlüssel-Schloß-Vorstellungen über die Wirkungen eines Medikamentes an einem Rezeptor

risation stattfinden (Abb. 1) oder der Spiegel an intrazellulärem c-AMP erhöht werden. Das c-AMP ist ein intrazellulärer Überträgerstoff, der Informationen an untergeordnete Zellstrukturen weitergibt, die u. a. mit einer Steigerung des Energieumsatzes oder der Proteinsynthese reagieren (Abb. 2). Die körpereigenen Wirkstoffe und Rezeptoren passen zusammen wie Schlüssel und Schloß. Medikamente, die dem Wirkstoff ähnlich sind und sich ebenfalls wie ein Schlüssel zum Schloß verhalten, nennt man Agonisten, jene, die den Rezeptor blockieren und dem Schlüssel den Weg zum Schloß verbauen, bezeichnet man als Antagonisten. Die Agonisten nennt man auch Mimetika, die Antagonisten Lytika oder Blocker (Abb. 3).

### 3.3.1.1 Rezeptoren, die durch Acetylcholin stimuliert werden

Acetylcholin ist Überträgersubstanz der Neuronen des parasympathischen Nervensystems sowie an der Muskelendplatte. Daneben spielt Acetylcholin auch im sympathischen Nervensystem als Überträgersubstanz eine Rolle: nämlich in den übergeordneten Abschnitten („präganglionär": vor dem unmittelbar organsteuernden Nervenknoten) und an den Schweißdrüsen. Hinzu kommt seine Bedeutung als neuronaler Botenstoff im Zentralnervensystem.

Die Rezeptoren an den parasympathischen Neuronen unterscheiden sich jedoch von denen der Muskelendplatte: Jene parasympathischen Neuronen reagieren auch auf Muscarin; deshalb nennt man die Wirkung von Acetylcholin an den parasympathischen Rezeptoren mus-

Tabelle 1  Rezeptoren, Agonisten und Antagonisten (Beispiele)

| Rezeptoren | Agonist<br>Mimetikum (Stimulans) | Antagonist<br>Lytikum (Blocker) |
|---|---|---|
| Acetylcholin-rezeptoren<br>(muscarinartig) | Neostigmin (Prostigmin)<br>Pyridostigmin<br>(Mestinon) | Atropin |
| α-Rezeptoren<br>$β_1$-Rezeptoren<br>$β_2$-Rezeptoren | Norfenefrin (Novadral)<br>Orciprenalin (Alupent)<br>Fenoterol (Berotec) | Phentolamin (Regitin)<br>Acebutolol (Prent)<br>Pindolol (Visken) |
| Histaminrezeptoren<br>$H_1$-Rezeptoren<br>$H_2$-Rezeptoren | Histamin<br>Histamin | Clemastin (Tavegil)<br>Cimetidin (Tagamet) |
| Dopaminrezeptoren<br>Gehirn<br>Magen<br>Niere | Dopamin<br>Dopamin<br>Dopamin | Haloperidol (Haldol)<br>Domperidon (Motilium) |
| Opioidrezeptoren | Morphin<br>Fentanyl | Naloxon (Narcanti)<br>Naloxon (Narcanti) |
| GABA/Benzodiazepinre-<br>zeptoren | Diazepam<br>Flunitrazepam<br>(Rohypnol)<br>Midazolam<br>(u.a. Dormicum) | Flumazenil<br>(Anexate) |

carinartig, die Wirkung an der muskulären Endplatte jedoch nicotinartig, da die Wirkung des Acetylcholins dort durch Nicotin imitiert werden kann.

Acetylcholin entfaltet seine muscarinartige Wirkung an den vegetativen Organen. Es senkt die Herzfrequenz, die Bronchien werden enger, die Bronchialsekretion nimmt zu. Seröser Schleim wird produziert, im Magen-Darm-Trakt setzt die Peristaltik ein, der Verschlußdruck der Schließmuskeln am After und an der Blase nimmt ab. Die Pupillen werden eng.

Alle Medikamente, die in gleicher Weise die Acetylcholinrezeptoren stimulieren, nennt man Parasympathomimetika, Medikamente, die den Parasympathikus hemmen, Parasympatholytika (Tab. 1).

### 3.3.1.2 Rezeptoren, die auf Adrenalin und Noradrenalin ansprechen

Die Katecholamine Adrenalin und Noradrenalin regulieren als physiologische Botenstoffe wichtige Kreislauf- und Streßreaktionen. Adrenalin kommt aus dem Nebennierenmark und wirkt als Hormon über den Blutweg, Noradrenalin agiert als Überträgerstoff des sympathischen

Nervensystems. Spezielle Rezeptoren an den Erfolgsorganen reagieren jeweils auf den Katecholaminstimulus. $\alpha_1$-Rezeptoren der Gefäße bewirken eine Gefäßengstellung auf einen Katecholaminreiz hin. Sie erhöhen auch den Tonus der Schließmuskeln im Magen-Darm-Trakt und an der Blase, und sie hemmen die Speichelsekretion. (Die Schweißdrüsen übrigens stimuliert der Sympathikus, allerdings über cholinerge Fasern.) $\alpha_2$-Rezeptoren dämpfen die Aktivität von Sympathikusnerven (= Selbsthemmung). Das Herz antwortet, vermittelt durch $\beta_1$-Rezeptoren, auf einen solchen Stimulus mit einer Tachykardie und einer kräftigeren Kontraktion. – Alpharezeptoren und $\beta_1$-Rezeptoren sprechen auf Adrenalin und Noradrenalin an. Ein weiterer Rezeptortyp – $\beta_2$ – reagiert nur auf Adrenalin. Er vermittelt eine Weitstellung von Gefäßen und Bronchien und eine vermehrte Glucosebereitstellung.

Der Gesamtorganismus reagiert komplexer als das Einzelorgan: Adrenalin steigert deutlich das Herzminutenvolumen ($\beta_1$-Effekt), den Blutdruck zunächst wenig ($\beta_2$-Gefäßweitstellung), in hohen Dosen aber ausgeprägt ($\alpha_1$-Rezeptor). Noradrenalin stellt die Peripherie eng und erhöht den Blutdruck (Alpha$_1$-Rezeptor-Stimulation ohne $\beta_2$-Effekt); Herzfrequenz und Herzminutenvolumen ändern sich kaum, da der Druckanstieg über einen Vagusreflex das Herz bremst. Dieses Beispiel zeigt, wie vielschichtig man in der Pharmakologie bisweilen denken muß.

Substanzen, die die Katecholaminrezeptoren stimulieren, bezeichnet man als Sympathicomimetika. Hemmt eine Substanz die $\alpha_1$-Rezeptoren, so spricht man von einem α-(Rezeptoren-)Blocker, bei einer β-Rezeptoren-Hemmung entsprechend von β-(Rezeptoren-)Blockern (Tab. 1).

### 3.3.1.3 Rezeptoren, die auf Dopamin ansprechen

Dopamin ist seit längerem als Zwischenprodukt der körpereigenen Katecholaminsynthese bekannt. Es ist eine Vorstufe von Adrenalin und Noradrenalin. Rezeptoren, die ausschließlich auf Dopamin ansprechen, findet man im Gehirn, in der Niere und am Magen. Im Gehirn spielt Dopamin die Rolle eines Neurotransmitters, am Magen läßt Dopamin die Muskulatur von Magenfundus und -korpus erschlaffen, während sich der Pförtnerabschnitt kontrahiert. Die Magensekretion bleibt unbeeinflußt. Schon niedrige Dosen von Dopamin führen zu einer verbesserten Nierendurchblutung und zu einer Steigerung der Urinausscheidung. Medikamente, die die zerebralen Dopaminrezeptoren stimulieren, nennt man Dopaminergika (Tab. 1).

### 3.3.1.4 Rezeptoren, die auf Histamin ansprechen

Histaminrezeptoren findet man an der glatten Muskulatur der Bronchien, des Magens, des Uterus und der kleinen Gefäße. Untersuchungen ergaben, daß die Histaminrezeptoren an den verschiedenen Organen in unterschiedlicher Weise blockierbar sind. Histaminrezeptoren an den Bronchien, an den kleinen Gefäßen und am Uterus werden von Antihistaminika aus der Reihe des Clemastins blockiert; diese Substanzen nennt man $H_1$-Rezeptoren-Blocker. Am Magen dagegen ist die Histaminwirkung nur durch Antihistaminika aus der Reihe des Cimetidins (s. S. 174) blockierbar; sie nennt man $H_2$-Rezeptoren-Blocker (Tab. 1).

### 3.3.1.5 Rezeptoren, die auf Opioide ansprechen

In den letzten Jahrzehnten konnte man Rezeptoren nachweisen, die im zentralen Nervensystem und im Rückenmark lokalisiert sind. Sie werden durch körpereigene Substanzen, die sog. Endorphine, stimuliert. Morphin führt über eine Stimulation dieser Rezeptoren zu einer Schmerzdämpfung. Andere Opioide sind dazu ebenfalls in der Lage. Diese Rezeptoren können durch Morphinantagonisten geblockt werden, z. B. durch Naloxon (Tab. 1).

### 3.3.1.6 Rezeptoren, die auf Benzodiazepine ansprechen

Die Gamma-Aminobuttersäure (GABA) ist ein Neurotransmitter, der mit spezifischen Rezeptoren an Neuronen reagiert. Die Impulsübertragung zwischen diesen Neuronen wird dadurch gehemmt. Man nennt GABA einen inhibitorischen Transmitter. Die Benzodiazepine wirken ähnlich wie GABA: Sie reagieren mit Benzodiazepinrezeptoren, die in engem räumlichen Kontakt zu den GABA-Rezeptoren stehen, und hemmen die Erregungsüberleitung. Benzodiazepine haben eine sedierende, angstmindernde und krampflösende Wirkung (s. S. 77).

### 3.3.2 Enzymhemmung, Pufferung, Substitution

So faszinierend die Rezeptortheorie ist, sie kann jedoch nicht darüber hinwegtäuschen, daß es für die Wirkung einer Vielzahl von Medikamenten keine Erklärungsmöglichkeiten gibt (z. B. Inhalationsnarkotika). Es gibt jedoch noch andere Wirkungsmechanismen, die die Wirksamkeit von Medikamenten erklären können.

*Enzymhemmung:* Acetylsalicylsäure hemmt ein Enzym der Prostaglandinsynthese. Die Prostaglandine haben bei der Schmerzweiterleitung vom geschädigten Gewebe zu den Nervenendigungen eine große Bedeutung. Durch die Hemmung der Enzymaktivität wird die Produktion von Prostaglandinen unterdrückt, die Schmerzen werden gemildert.

*Pufferung:* Durch Störungen des Säure-Basen-Haushaltes ist der menschliche Organismus vital bedroht. Der Körper besitzt zur Korrektur von Azidosen und Alkalosen zwar wirksame Pufferungssysteme

(Bicarbonatpuffer des Blutes; Lunge; Niere), dennoch ist bei schweren Entgleisungen eine Korrektur dieser Störungen, eine Puffertherapie notwendig. Grundsatz ist, daß respiratorische Azidosen und Alkalosen durch eine Verbesserung der Lungenfunktion (Atemgymnastik, Beatmung usw.), metabolische dagegen durch die Gabe von Pufferlösungen therapiert werden. Bei metabolischen Azidosen gibt man Natriumbicarbonat oder Trispuffer, bei metabolischen Alkalosen Argininhydrochlorid oder verdünnte HCl-Lösung (s. S. 332).

Eine besondere Art der Puffertherapie ist die Neutralisation des Magensaftes. Der saure Magensaft ist der wesentlichste Faktor für die Entstehung von Ulzera im Magen und Duodenum. Durch Antazida kann die Magensäure neutralisiert werden. Dadurch ist eine Prophylaxe von Ulzera, die Linderung von Schmerzen und die beschleunigte Abheilung bestehender Ulzera möglich.

*Substitution:* Fehlen dem Körper Hormone, Elektrolyte, Substrate, so können die daraus entstehenden Mangelerscheinungen und Krankheiten durch Substitution dieser Faktoren beseitigt werden. Der Mangel an Kalium z. B. äußert sich in Herzrhythmusstörungen, neurologischen Ausfällen und Neigung zur Obstipation. Nach ausreichender Substitution von Kalium verschwinden diese Krankheitserscheinungen.

# 4 Schicksal der Arzneimittel im Organismus (Pharmakokinetik)

## 4.1 Aufnahme (Resorption)

Unter Resorption versteht man die Aufnahme des Medikaments in den Körper. Der Arzt kann verschiedene Verabreichungsformen (Applikationsarten) wählen.

### 4.1.1 Parenterale Applikation

Ist ein möglichst rascher Wirkungseintritt des Medikaments erwünscht, so empfiehlt es sich, das Medikament unter Umgehung des Magen-Darm-Traktes (= parenteral) an den Ort der Wirkung zu bringen. Am schnellsten erreicht das Medikament den Wirkungsort, wenn es direkt ins Blut injiziert, d. h. intravenös verabfolgt wird.

Medikamente werden auch dann parenteral appliziert,

- wenn sie oral nicht (oder nicht nennenswert) resorbierbar sind (z. B. Aminoglykoside),
- wenn sie im Verdauungstrakt zerstört werden (z. B. Insulin),
- wenn sie nach der Resorption schon bei der ersten Leberpassage weitgehend abgebaut werden (z. B. Katecholamine),
- wenn schnell hohe Wirkspiegel erreicht werden müssen (z. B. Isoptin in einer Notfallsituation),
- wenn gleichmäßige Wirkspiegel nur durch eine kontinuierliche Infusion zu erreichen sind (z. B. Antiarrhythmika),
- wenn bei der enteralen Gabe unvertretbare Nebenwirkungen zu erwarten sind (z. B. viele hochdosierte Antibiotika),
- wenn die enterale Resorption zu unsicher erscheint (z. B. bei Erbrechen),
- wenn das Krankheitsbild eine enterale Applikation nicht erlaubt (z. B. Ileus),
- wenn eine bessere Therapieakzeptanz von der parenteralen Applikation erwartet werden darf (Ausnutzung eines Placeboeffektes).

Einen ebenfalls raschen Wirkungseintritt verspricht die Injektion ins gut durchblutete Muskelgewebe. Nach der intramuskulären Injektion wird das Medikament aus dem Muskelgewebe ins Blut resorbiert, der Wirkungseintritt ist etwas verzögert, die Wirkungsdauer oft länger als bei intravenöser Applikation.

Die Wirkungsdauer einer intramuskulären Injektion wird von einer subkutanen Applikation eines Medikaments weit überboten. Allerdings setzt auch die Wirkung nach subkutaner Applikation später ein.

Das subkutane Fettgewebe ist nur schlecht durchblutet; deshalb wird ein in dieses Gewebe appliziertes Medikament nur langsam ins Blut aufgenommen.

Im Schockzustand wird subkutanes Fettgewebe fast nicht mehr durchblutet. In diesem Zustand ist eine subkutane Arzneimittelapplikation nutzlos, ja sogar gefährlich, denn nach erfolgreicher Therapie des Schockzustandes wird das Fettgewebe wieder hinreichend durchblutet und möglicherweise kommt das Medikament gerade dann wieder konzentriert in den Kreislauf, wenn seine Wirkung nicht mehr erwünscht ist. Gleiches gilt im Schockzustand auch für intramuskuläre Injektionen.

Eine intraarterielle Applikation ist äußerst selten angezeigt. Bei den meisten Medikamenten verbietet sich eine intraarterielle Applikation. Versehentliche intraarterielle Injektionen führen oft zur Nekrose, z. B. des Armes, und in letzter Konsequenz zu einer Amputation der betroffenen Extremität.

### 4.1.2 Orale Applikation

Die häufigste Form der Arzneimittelverabreichung ist die orale Applikation. Die Resorption nach oraler Applikation ist abhängig von:

- dem Dissoziationsgrad des Medikamentes,
- der Funktionstüchtigkeit des enterohepatischen Kreislaufes,
- der Passagezeit des Medikamentes im Magen-Darm-Trakt und
- der Interaktion mit Nahrungsbestandteilen und anderen Medikamenten.

Die Aufnahme des Medikaments erfolgt über die Schleimhaut des Magen-Darm-Traktes. Die Membranen, die die Epithelzellen des Magen-Darm-Traktes umgeben, bestehen aus Lipiden und Proteinen. Die Lipide lassen in der Regel nur fettlösliche, sog. lipophile Substanzen passieren; nicht fettlösliche dagegen weisen sie ab.

Die meisten Arzneimittel sind schwache Basen oder schwache Säuren. Im sauren Milieu des Magens liegen schwache Säuren undissoziiert vor. Weil sie so auch besser lipid- und weniger wasserlöslich sind, können sie in dieser Form besser resorbiert werden. Bei schwachen Basen ist es umgekehrt. Daher werden sie im alkalischen Milieu des Dünndarms besser resorbiert.

Viele Medikamente werden vom Darm resorbiert und über die Pfortader der Leber zugeleitet. Dort – bei der ersten Leberpassage (= first-pass effect) – beginnt bereits der Abbau der Pharmaka (Abb. **4**). Aus diesem Grund entfalten oral applizierte Pharmaka manchmal keine (nennenswerte) Wirkung oder wirken erst bei sehr viel höheren Dosen als bei der parenteralen Zufuhr. Vollständigkeit oder Unvollständigkeit der enteralen Resorption und Ausmaß des Abbaus bei der ersten Leberpassage (first-pass effect) bestimmen, welche Substanzmenge für die

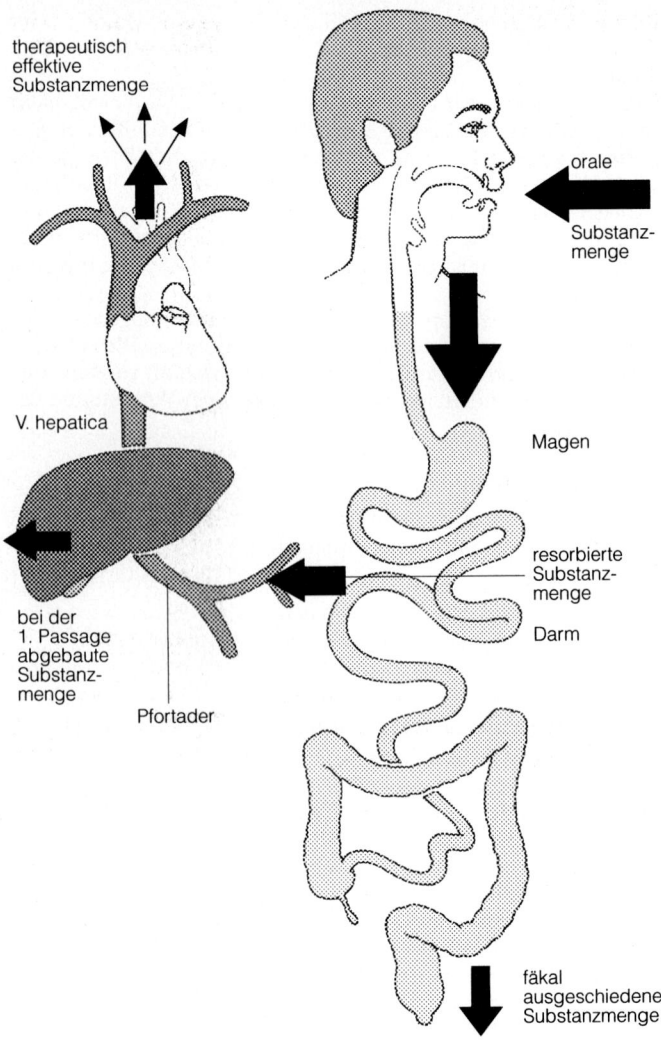

Abb. 4   First-pass-Effekt bei der oralen Medikamentenapplikation

pharmakologische Wirkung zur Verfügung steht; man faßt dies zusammen als Bioverfügbarkeit.

Ein ähnlich klingender Begriff, der der Bioäquivalenz, hat in der aktuellen Arzneimitteldiskussion große Bedeutung erlangt. Bioäquivalent nennt man Medikamentenpräparationen, die, bei gleicher Applikationsweise, in einem gleichartigen zeitlichen Ablauf eine qualitativ und quantitativ gleichartige Wirkung hervorrufen. So weisen für viele Calciumantagonisten Originalpräparate und Nachahmerprodukte bei gleicher Dosierung sehr ähnliche Spiegel und Blutdruckwirkungen auf. Die besondere Galenik von Euglucon (zur Blutzuckersenkung) hingegen läßt sich offenbar nicht so ohne weiteres immitieren, so daß Nachahmerpräparationen für ein bioäquivalentes Produkt statt 3,5 mg (wie beim Euglucon) oft 5 mg der Wirksubstanz benötigen.

Medikamente höheren Molekulargewichts (beginnend mit 300, recht vollständig ab 400) transformiert die Leber (z. B. durch Glukuronidierung) in eine wasserlösliche Struktur und scheidet sie mit der Galle aus – zur definitiven Ausscheidung mit dem Stuhl. Durch Verdauungsvorgänge im Darm und durch Bakterieneinwirkung können sie ihre Fettlöslichkeit zurückgewinnen, erneut resorbiert und über die Pfortader der Leber zugeleitet werden – für einen weiteren Ausscheidungszyklus oder für die Weitergabe in die systemische Blutzirkulation. Die Sequenz hepatobiläre Ausscheidung, enterale Rückgewinnung und erneute Ausscheidung nennt man enterohepatischen Kreislauf. Er kann zu langen Wirkungszeiten eines Medikamentes beitragen. Substanzen wie Cholestyramin (Quantalan) halten Medikamente wie das Digitoxin für die endgültige Ausscheidung im Darmlumen zurück, durchbrechen also den enterohepatischen Kreislauf und erweisen sich so als nützlich bei Intoxikationen (z. B. mit Digitoxin [Digimerck] oder Phenprocoumon [Marcumar]).

Viele Medikamente verhalten sich wie mittel- und kurzkettige Fettsäuren und werden wie beschrieben resorbiert und über die Pfortader weitergeleitet. Einige Substanzen (z. B. fettlösliche Vitamine: E, D, A, K) schließen sich den langkettigen Fettsäuren an. Sie bilden mit Gallensäuren und Phospholipiden Fettkügelchen, Mizellen, und werden so über die Lymphwege (Ductus lymphaticus) in den Organismus aufgenommen. Ein Gallensäurestopp (Verschlußikterus) oder ein Gallensäureverlust (bei schwerem Morbus Crohn oder nach Ileumresektion) beeinträchtigt ihre Resorption.

Zeigt die Magen-Darm-Peristaltik eine erhöhte Aktivität, so verkürzt sich die Zeit, die dem Medikament zum Kontakt mit der Schleimhaut verbleibt – eine vollständige Resorption ist dann nicht mehr möglich. Eine träge Darmtätigkeit dagegen führt zu einer vollständigen, aber verzögerten Resorption.

Kenntnisse darüber, wie gleichzeitige Nahrungsaufnahme oder die gleichzeitige Einnahme anderer Arzneimittel die Medikamentenresorption beeinflussen, sind für die Krankenpflegeperson von großer Bedeutung.

Nahrungs- und Genußmittel

- können die *Magenentleerung* und *Darmpassage* verzögern, was zu einer Minderung der Arzneimittelresorption und zu einer Verlangsamung der Resorptionsgeschwindigkeit führen kann; Ausnahmen machen Carbamazepin (Tegretal), Hydralazin, Nitrofurantoin (Furadantin) und Propranolol (Dociton);
- können *Auflösungsgeschwindigkeit* und *Löslichkeit* der Arzneimittel *verändern* und damit die Resorption hemmen;
- können die *Medikamentenaufnahme* dadurch *mindern*, daß sie Arzneimittel chemisch binden und mit Unverdaulichem über den Fäzes ausscheiden;
- *beeinflussen* den *Metabolismus* der *Arzneistoffe* in der *Leber;* gleichzeitige Nahrungsaufnahme vermindert z. B. den First-pass-Effekt der Betablocker Propranolol (Dociton), Metoprolol (Beloc), Labetalol (Trandate);
- *stimulieren* die *Gallensekretion:* Die Aufnahme lipophiler Medikamente wird dadurch erleichtert;
- *verändern* die *Zusammensetzung* der *Magen-Darm-Sekrete*, in denen sich die Arzneimittel lösen.

Dazu einige konkrete Beispiele:
• Der Einfluß von *Milch:* Das Calcium der Milch geht mit Tetracyclinen eine Verbindung ein und verhindert dadurch die Resorption. Bisacodyl (Dulcolax) sollte nicht mit Milch eingenommen werden, da sich der magenresistente Überzug der Dragees unter dem Einfluß von Milch löst, so daß das Abführmittel nicht mehr den Dickdarm erreicht und deshalb ohne Effekt bleibt. Die Resorption von Eisensalzen, Methotrexat (Methotrexat-Lederle) und Sotalol (Soltalex) wird durch Milch ebenfalls gemindert. Die Aufnahme von Griseofulvin dagegen (Fulcin S) wird durch Milch gefördert.
• Der Einfluß von *Alkohol:* Die Magen-Darm-Motilität wird durch Alkohol gehemmt, die Magensäureresekretion und die Membranpermeabilität im Magen-Darm-Trakt gesteigert. Schlußfolgerung: Verbesserung der Medikamentenresorption durch Alkohol.
• Der Einfluß von *Wasser:* Flüssigkeitsaufnahme verbessert die Medikamentenaufnahme, weil die Medikamente rascher aufgelöst und besser über die riesigen Resorptionsflächen im Magen-Darm-Trakt verteilt werden.

Optimale Wirkung erfordert optimale Resorption – zu dem dazu richtigen Zeitpunkt. Grobe Orientierung darüber gibt Tab. **2**.

Die Medikamentenresorption ist auch durch die gleichzeitige Einnahme anderer Arzneimittel beeinflußbar. Bedeutsam ist vor allem die

Tabelle 2  Hinweis zur oralen Applikation von Arzneimitteln, modifiziert nach *Merkus*

| Medikament | Handelsname | 1. | 2. Milch | 3. | 4. | 5. Milch/Butter | 6. Antazida |
|---|---|---|---|---|---|---|---|
| Allopurinol | Zantic |  |  |  | × |  |  |
| Amantadin | PK-Merz |  |  |  | × |  |  |
| Analgetika | z. B. Aspirin | × |  |  |  |  |  |
| Antihistaminika | mit Ausnahme von Clemastin |  |  |  | × |  |  |
| Biperiden | Akineton |  |  |  | × |  |  |
| Bisacodyl | Dulcolax |  |  | × |  |  | × |
| Captopril | Copirin |  |  | × |  |  |  |
| Cephalosporine | z. B. Panoral |  |  |  | × |  |  |
| Cimetidin | Tagamet |  |  |  |  |  | × |
| Clemastin | Tavegil |  |  | × |  |  |  |
| Dicumarol | Marcumar |  |  |  | × |  |  |
| Digoxin | Lanitop |  |  |  |  |  | × |
| Eisensalze | Ferro Sanol |  | × |  | × |  | × |
| Glibenclamid | Euglucon |  |  |  | × |  |  |
| Griseofulvin | Fulcin S |  |  |  |  | × |  |
| Hydrochlorothiazid | Esidrix |  |  |  | × |  |  |
| Indometacin | Amuno | × |  |  | × |  |  |
| Nitrate | Ismo |  |  |  | × |  |  |
| Lithium | Quilonum |  |  |  | × |  |  |
| Metclopropamid | Paspertin |  |  | × |  |  |  |
| Pirenzepin | Gastrozepin |  |  | × |  |  |  |
| Propranolol | Dociton |  |  |  | × |  |  |
| Ranitidin | Zantic |  |  |  |  |  | × |
| Tetracycline | z. B. Klinomycin | × | × | × |  |  | × |
| Theophyllin | Euphyllin | × |  |  |  |  |  |

Erklärung der Symbole:
1. = mit viel Wasser und in aufrechter Körperhaltung (zur Vermeidung von Reizungen und Ulzerationen der Speiseröhre) einzunehmen;
2. = nicht mit Milch nehmen;
3. = eine halbe bis eine Stunde vor der Mahlzeit und mit viel Wasser einzunehmen;
4. = während oder direkt nach dem Essen mit ausreichender Flüssigkeit einzunehmen;
5. = mit Milch und/oder fettreicher Nahrung einzunehmen;
6. = nicht gleichzeitig mit Antazida einzunehmen.

Wirkung von Antazida sowie Abführmitteln; letztere stimulieren die Motilität des Magen-Darm-Traktes.

Antazida dagegen:

- puffern die Magensäure und hemmen somit die Resorption saurer Arzneimittel, z. B. Acetylsalicylsäure (Aspirin);
- bilden mit Tetracyclinen Komplexe, die Resorption wird vermindert bzw. verhindert;
- vermindern die Resorption von Isoniazid (Neoteben), Chlorpromazin (Megaphen), Prednison (Decortin), Digoxin (Lanitop), Eisensalze, D-Penicillamin (Trovolol), Ketonazol (Nizoral), Cimetidin (Tagamet) und Ranitidin (Zantic).

Von größter Bedeutung ist die Körperhaltung bei der Medikamentenaufnahme. Nimmt ein Patient in liegender Position ein Medikament ein, möglicherweise ohne mit Flüssigkeit nachzuspülen, so kann es zu einem medikamentös bedingten Ösophagusgeschwür kommen. Symptome dieser Ösophagusgeschwüre sind stärkste retrosternale Schmerzen, häufig in den Nacht- und Morgenstunden. Endoskopisch zeigen sich oft zirkulär angeordnete Geschwüre, die bis tief in die Muskularis reichen. Komplikationen sind Strikturen und Perforationen.

Zu den Arzneimitteln, die in dieser Hinsicht besonders gefährlich sind, zählen

- *Antibiotika und Chemotherapeutika:* Penicillin, Ampicillin (Amoxi-Wolff), Clindamycin (Sobelin), Doxycyclin (Vibramycin), Tetracyclin (Hostacyclin), Trimoxazol (Bactrim), Fluorouracil (Fluorouracil-Roche);
- *Antiphlogistika und Analgetika:* Indometacin (Amuno), Phenylbutazon (Butazolidin), Prednison (Decortin), Acetylsalicylsäure (Aspirin);
- *Kardiaka:* Alprenolol (Aptin), Chinidin (Optochinidin), Mexiletin (Mexitil), Kaliumchlorid;
- *Psychopharmaka und Sedativa:* Thioridazin (Melleril), Clomethiazol (Distraneurin), Chloralhydrat;
- *Eisenpräparate, Theophyllin.*

Die Diagnose wird gewöhnlich endoskopisch gestellt. Man wird versuchen, das anzuschuldigende Medikament fortzulassen oder auf eine andere Applikationsweise (rektal, parenteral), vielleicht auch nur auf eine andere Zubereitungsform (flüssig) umzustellen. Allenfalls bei leichtgradigen Läsionen erscheint es vertretbar, Substanz und Zufuhrweg beizubehalten, mit der strengen Auflage, beim Einnehmen auf eine aufrechte Körperhaltung und reichliche Flüssigkeitszufuhr zu achten. Sucralfat (Ulcogant) beschleunigt die Abheilung, Xylocain viskös (Lidocain) lindert die Schmerzen.

Wichtiger ist die Prophylaxe:

- Medikamente sollten oral nur in aufrechter Position eingenommen werden;
- bei bettlägerigen, älteren Patienten sollten Medikamente, wenn möglich, in Tropfenform gegeben werden;
- Patienten ausführlich unterrichten.

### 4.1.3 Rektale Applikation

Zahlreiche Medikamente können auch rektal appliziert werden. Da das Rektum über die Iliakavenen, nicht ausschließlich über Pfortaderzuflüsse, drainiert wird, kommt der First-pass-Effekt, der Substanzabbau in der Leber noch vor jeglicher Wirkungsentfaltung, weniger zum Tragen. Andererseits bleibt der Blutabstrom über die Leber oder unter Aussparung derselben häufig im ungewissen, und es kann das Zäpfchen durch den After wieder verloren gehen. Diese Applikationsweise empfinden manche Patienten als besonders unangenehm, insbesondere wenn Analleiden bestehen (Hämorrhoiden, Fissuren o. ä.). Indiziert ist die rektale Applikation bei Patienten, vorwiegend Kindern, die keine Tabletten schlucken wollen oder können. Medikamente, die Magenulzera verursachen und die deshalb rektal appliziert wurden (z. B. Antirheumatika), haben auch nach rektaler Applikation ulzerogene Wirkungen gezeigt. Ursache dafür ist, daß auch das rektal applizierte Medikament nach Aufnahme ins Blut die Prostaglandinsynthese in der Magenschleimhaut hemmt, dieser wird dadurch der Schutz der Prostaglandine genommen, was zu Ulzera führen kann.

### 4.1.4 Lokale Applikation

Die lokale Anwendung von Arzneimitteln besitzt weite Verbreitung in der gesamten Medizin (Tab. 3), größte Bedeutung aber sicherlich in der Dermatologie bei der Behandlung von Hauterkrankungen, wo die Medikamente häufig in Form von Salben, Gelen, Tinkturen und Pasten appliziert werden. Mit der lokalen Verabreichung von Wirkstoffen erreicht man hohe Konzentrationen am Wirkort; die in den Organismus resorbierten Stoffmengen sind nicht immer zu vernachlässigen (z. B. Tremor und Tachykardie durch inhalierte β-Mimetika).

### 4.1.5 Inhalation

Die Inhalationstherapie bei bronchopulmonalen Erkrankungen gehört zu den Sonderformen lokaler Therapie. Die inhalative Anwendung von Narkosegasen hingegen hat die pulmonale Aufnahme der Stoffe und die systemische Wirkungsentfaltung zum Ziel, gehört also eigentlich zur parenteralen Medikamentenapplikation.

Die gute Durchblutung und die Resorptionsbefähigung des Respi-

Tabelle 3  Lokale Applikation

Direkt:
- in der Dermatologie und Venerologie (Salben usw.),
- bei Analleiden, Rektumerkrankungen (Suppositorien, Klysmen usw.),
- in der Hals-, Nasen-, Ohrenheilkunde (Ohrentropfen, Nasensprays)
- in der Pneumonologie (Inhalation, Sprays),
- in der Augenheilkunde (Augentropfen, -salben),
- in der Anästhesiologie:
  Leitungsanästhesie
  Regionalanästhesie
    intrathekal
    peridural
    intravenös
- in der Angiologie: intraarteriell
- in der Orthopädie: intraartikulär
- in der Gynäkologie: intravaginal
- in der Gastroenterologie:
  Lokalantibiotika (Humatin)
  Lokalantimykotika (Ampho-Moronal)
  Lokalantiphlogistika (Salofalk)
  Magenschleimhauttherapie (Antazida, Sucralfat, Wismutpräparate)
  Lokalhämostyptika, Sklerosierungen (bei inneren Blutungen [Äthoxysklerol])
- Spülbehandlung bei Abszessen, Empyemen, über Harnblasenkatheter, über Nierenfisteln

Indirekt:
- Harnwegsdesinfizienzien (Barazan)

rationssystems nützt man in Notfallsituationen (Reanimation) für eine transbronchiale Medikamentenzufuhr (Xylocain, Adrenalin).

## 4.2 Verteilung

Nach der Aufnahme ins Blut werden die Medikamente z.T. an Plasmaproteine gebunden und über die Pfortader in die Leber transportiert. Dort wird der nicht gebundene Anteil unterschiedlich stark verstoffwechselt. Dies kann so weit führen, daß die Wirksamkeit der Medikamente insgesamt in Frage gestellt wird. Dieses Schicksal trifft vor allem die wenig an Plasmaproteine gebundenen Medikamente (= First-pass-Effekt, vgl. S. 17). Solche Medikamente müssen, auch bei guter Resorption, oral sehr viel höher dosiert werden als parenteral (z.B. Isoptin). Die sublinguale Anwendung (auch die Mundschleimhaut kann resorbieren!) umgeht den First-pass-Effekt (die Mundgefäße münden nicht in die Pfortader), ebenso, zumindest teilweise, die rektale Applikation (da das Rektum zu einem großen Teil – unter Umgehung der Leber – über die Iliakalgefäße drainiert wird).

Hat das Medikament die „Hürde" Leber ohne Schaden genommen, so werden die Medikamente in die verschiedenen Körperregionen verteilt. Um in die Zellen der einzelnen Gewebe eindringen zu können, müssen erneut Membranen überwunden werden. Die Arzneimittelmoleküle können dazu je nach chemischer Eigenschaft verschiedene Mechanismen nutzen, um ins Zellinnere zu gelangen: Bei der Phagozytose schließt die Zelle Makropartikel in Membranen ein und schleust dies „Paket" ins Innere – für die intrazelluläre Verdauung. Durchwandert das Membran-Partikel-Paket die Zelle unversehrt, so spricht man von Pinozytose. Spezifische Transportmechanismen benützen einen Carrier (einen Träger), eingerichtet für bestimmte Stoffe oder Stoffgruppen. Dieser aktive Transport kann gegen ein Konzentrationsgefälle arbeiten (also aus niedrigen extrazellulären hohe intrazelluläre Konzentrationen aufbauen) und verbraucht entsprechend Energie. Die erleichterte oder beschleunigte Diffusion befördert Stoffe hoher extrazellulärer Konzentration in das stoffarme Zellinnere bedeutend schneller als der passive Übertritt. Die spezifischen Mechanismen haben vor allem für körpereigene oder für körperähnliche Stoffe Bedeutung. Bei der üblichen (nicht carriergeförderten) Diffusion treten Stoffe entsprechend dem Konzentrationsgefälle und nach den Permeabilitätseigenschaften (der Durchlässigkeit) der Membranen von extrazellulär nach intrazellulär über.

Über die Konzentrationen am Wirkungsort entscheiden chemisch-physikalische Größen, Löslichkeitsverhalten, Molekülgröße, der lokale pH-Wert sowie Affinität (Bindungsfähigkeit) zum Rezeptor.

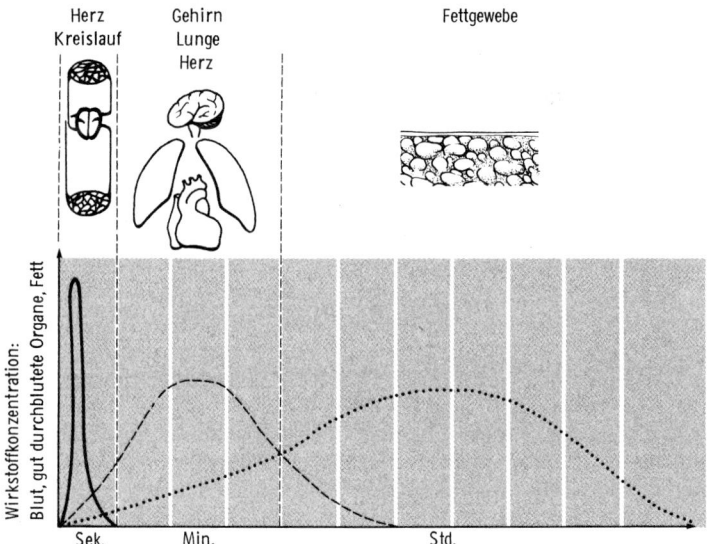

Abb. 5  Umverteilung von Medikamenten am Beispiel von Thiopental (s. Text)

Wie stark das Löslichkeitsverhalten die Verteilung eines Medikamentes im Körper beeinflußt, zeigen die fettlöslichen Medikamente. Sie reichern sich im Fettgewebe an, werden von dort langsam ins Blut abgegeben und haben deshalb eine lange Wirkungsdauer. Das Fettgewebe bildet ein Depot, in das die fettlöslichen Medikamente umverteilt werden. Ein Beispiel dafür gibt das kurz wirksame Barbiturat Thiopental. Nach intravenöser Injektion steigt sein Blutspiegel in den gut durchbluteten Organen (Herz, Lunge, Gehirn) an, fällt dann aber durch Umverteilung ins Fettgewebe wieder ab (Abb. 5). Aus dem Fettgewebe wird das Thiopental langsam wieder ins Blut abgegeben, so daß über längere Zeit mit einem Wirkspiegel gerechnet werden muß.

Verschiedene Membranen sind jedoch außerordentlich schwer zu überwinden. Die Membran beispielsweise zwischen Blutgefäßen und Gehirnzellen, bezeichnenderweise Blut-Hirn-Schranke genannt, läßt nur wenige Medikamente passieren. Die Passage erfolgt reibungsloser im entzündeten Zustand.

## 4.3 Abbau

Der Abbau der Medikamente kann in verschiedenen Organen stattfinden. Die größte Abbaukapazität besitzt jedoch die Leber. Der Abbau eines Medikamentes ist eine Möglichkeit der Elimination eines Medikamentes. Diese Verstoffwechselung nennt man auch Metabolisierung oder Biotransformation.

In den Leberzellen ist ein unspezifisches Enzymsystem lokalisiert, dessen Aufgabe es ist, körpereigene Stoffe wie Steroide und Fettsäuren sowie Toxine (u. a. Alkohol) abzubauen. Da dieses Enzymsystem unspezifisch wirkt, hat man es mit verschiedenen Namen versehen: mikrosomales arzneimittelabbauendes Enzymsystem, mikrosomale mischfunktionelle Oxidase usw. Die Enzyme dieses Systems in der Leber bauen Medikamente ab (u. a. durch Hydroxylierungsprozesse) oder binden sie an körpereigene Substanzen wie Glucuronsäure, Schwefelsäure, Essigsäure (Konjugationsprozesse), um dadurch die Ausscheidung über die Niere oder die Gallenflüssigkeit zu erleichtern.

Werden in der Leber Medikamente abgebaut, so muß dies nicht immer mit einem Wirkungsverlust einhergehen. Vielmehr können aus dem Abbauprozeß Medikamente mit stärkerer oder verlängerter Wirksamkeit hervorgehen. Möglich ist auch ein Abbau, der zu einer toxischen Substanz führt. Dies nennt man „Giftung".

Die Bildung von Enzymen in der Leber kann durch Arzneimittel gefördert werden. Dies nennt man „Enzyminduktion". Bemerkenswert scheint, daß die Enzymbildung nicht nur durch Medikamente, sondern auch durch Genußmittel, wie z. B. Alkohol, induziert werden kann. Durch die Enzyminduktion wird der Abbau von Arzneimitteln gefördert, weswegen sich die Wirkungszeit verkürzt. Während die Enzyminduktion den Abbau von Arzneimitteln fördert, können Medikamente auch Enzyme hemmen. Diesen Vorgang nennt man „Enzymhemmung". Eine Auswahl von enzyminduzierenden und enzymhemmenden Substanzen ist den aufgeführten Beispielen zu entnehmen.

*Beispiele für Substanzen, die die Aktivität des mikrosomalen Enzymsystems in der Leber induzieren können:*
Phenobarbital (Luminal)
Diphenylhydantoin (Epanutin)
Glutethimid (Doriden)
Rifampicin (Rimactan)
Alkohol

*Beispiele für Substanzen, die die Aktivität des mikrosomalen Enzymsystems hemmen:*
Chloramphenicol (Paraxin)
Phenobarbital (Luminal)
Phenylbutazon (Butazolidin)
Disulfiram (Antabus)
Alkohol

Interessant dabei ist, daß der Alkohol gleich zweimal auftaucht: Chronisch eingenommen, induziert Alkohol die Enzymbildung, in hoher Konzentration akut eingenommen, hemmt Alkohol den Abbau einiger Arzneimittel, da er die Abbaukapazität des Enzymsystems voll für sich in Anspruch nimmt. Gleiches gilt für Phenobarbital.

## 4.4 Ausscheidung (Exkretion)

Die Ausscheidung (Exkretion) der Medikamente über die Niere kennt zwei verschiedene Wege: die glomeruläre Filtration und die tubuläre Sekretion. Die glomeruläre Filtration ist ein passiver Vorgang, bei dem nur der freie, nicht plasmaeiweißgebundene Teil des Medikaments oder seine Abbauprodukte die Membranporen der Glomeruli passieren. Energie benötigt dagegen die tubuläre Sekretion, ein aktiver Ausscheidungsprozeß über die Zellen der Nierentubuli. Glomerulär filtrierte und tubulär sezernierte Pharmaka und Abbauprodukte können jedoch im Tubulus auch wieder reabsorbiert werden. Diesen Vorgang nennt man tubuläre Reabsorption oder Rückresorption (Abb. **6**).

Über Filtration, Sekretion oder Reabsorption entscheiden vor allem die chemischen Eigenschaften der Medikamente. Die Ausscheidung eines Medikaments ist am größten, die tubuläre Reabsorption am geringsten, wenn das Medikament dissoziiert vorliegt. Der Dissoziationsgrad wiederum ist abhängig vom pH-Wert. Deshalb kann eine Ansäuerung oder eine Alkalisierung des Urins die Ausscheidung von Medikamenten steuern. Ein saurer Urin vermindert den Dissoziationsgrad einer schwachen Säure und verringert die Ausscheidung; ein alka-

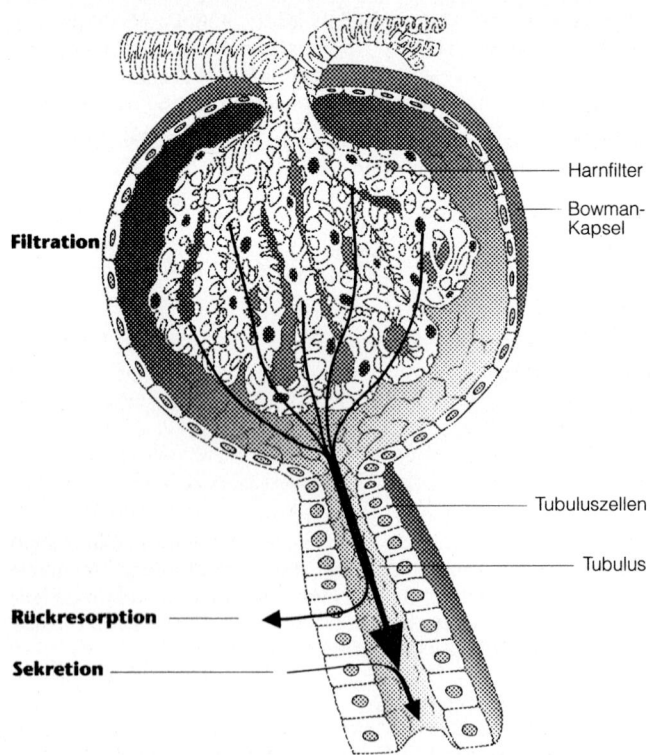

**Abb. 6** Ausscheidung von Medikamenten über die Niere

lischer Urin vergrößert den Dissoziationsgrad einer schwachen Säure und steigert damit die Ausscheidung.

Der Urin kann durch folgende Stoffe verfärbt werden:

- *rot:* Para-Aminosalicylsäure, Anthrachinone, Diphenylhydan, Indandion, Phenolphthalein, Phenothiazine, Rifampicin;
- *grün:* Chloroquin;
- *dunkel:* L-Dopa bei längerem Stehen, Metronidazol;
- *braun:* Nitrofurantoin (Furadantin).

Im Falle einer Rotfärbung muß eine Laboruntersuchung des Harns veranlaßt werden, damit nicht eine Blutung in Niere und harnableitenden Organen oder eine Hämolyse bzw. Myolyse übersehen wird.

Medikamente können auch über die Gallenflüssigkeit und den Darm ausgeschieden werden. Dazu zählen eine ganze Reihe von Antibiotika (z. B. Tetracycline, Ampicillin).

Die Ausscheidung über die Lunge spielt nur bei den Inhalationsnarkotika eine Rolle sowie nach Vergiftungen mit Kohlenwasserstoffen.

## 4.5 Graphische Darstellung pharmakokinetischer Sachverhalte

Die graphische Darstellung pharmakokinetischer Sachverhalte bereitet vielen Krankenpflegepersonen Probleme. In aller Kürze sollen einige wichtige Grundzüge aufgezeigt werden.

Nach intravenöser Applikation hat der Wirkstoff unmittelbar nach der Injektion in das Blut die höchste Konzentration, seinen höchsten Blutspiegel. Aus dem Ort der höchsten Konzentration, dem Blut, wird er nun aufgrund des Konzentrationsgradienten in das Gewebe umverteilt, die Konzentration im Blut nimmt ab. Diese Phase, gekennzeichnet durch den steil abfallenden Teil der Kurve, nennt man Verteilungsphase oder $\alpha$-Elimination. Diese steil abfallende Kurve geht über in eine langsam abfallende Kurve; sie beschreibt Metabolisierung und Ausscheidung des Medikamentes und wird auch $\beta$-Elimination genannt (Abb. 7).

Bei der intramuskulären Applikation sind bereits Resorptionsvorgänge notwendig: die Aufnahme aus dem Muskel in das Blut. Nach intramuskulärer Applikation steigt deshalb die Blutspiegelkurve je nach physikochemischen Eigenschaften mehr oder weniger steil an (besonders schnell bei hydrophilen Substanzen). Nach dem Blutspiegelmaximum kommt es zu einem Abfall der Blutspiegelkurve, der die Verteilung ($\alpha$-Elimination) und die Metabolisierung sowie die Ausscheidung ($\beta$-Elimination) beschreibt.

Bei der oralen, sublingualen und rektalen Applikation muß das Medikament zuerst aus dem Verdauungstrakt resorbiert werden. Es kommt zu einem langsamen Anstieg der Blutspiegelkurve bis zu einem Maximum; dieser Kurvenanstieg beschreibt die Invasion, die Aufnahme des Medikaments in das Blut. Von diesem maximalen Blutspiegel gibt es je nach chemisch-physikalischen Eigenschaften des Medikamentes einen mehr oder weniger starken Abfall, der, wie bei der intravenösen Applikation, die Verteilung ($\alpha$-Elimination) beschreibt und in eine abgeflachte Kurve übergeht, die die Zeitdauer von Metabolisierung und Ausscheidung widerspiegelt ($\beta$-Elimination).

Eine Wiederholungsdosis nach vollständiger Elimination der Fol-

## 30  Allgemeine Arzneimittellehre

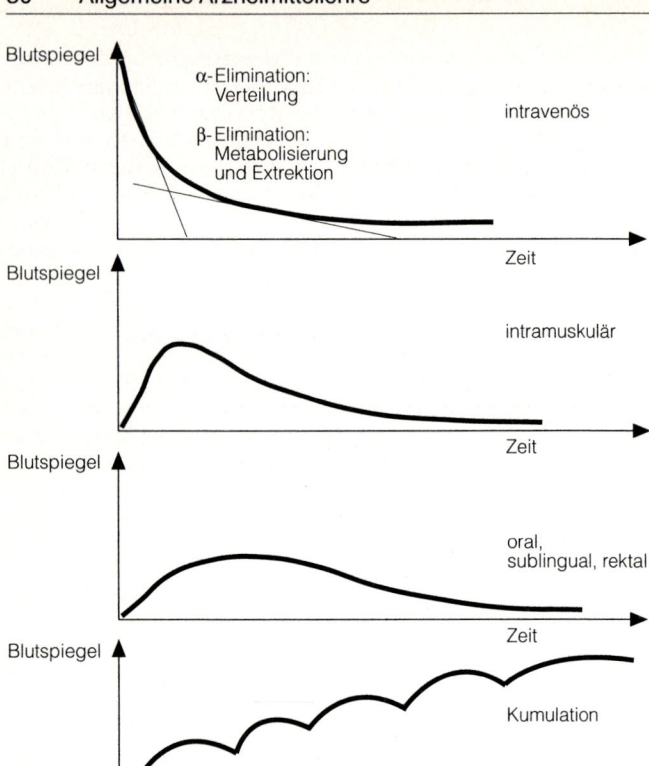

Abb. 7  Graphische Darstellung pharmakokinetischer Sachverhalte

gedosis gegeben, wiederholt die vorherige Spiegelkurve. Solch unruhige Medikamentenspiegel gelten oft als therapeutisch gar nicht wünschenswert (Schaukeltherapie). Folgt die Wiederholungsdosis eines Medikamentes noch vor der vollständigen Elimination der vorangegangenen Medikamentengabe, so wird (bei gleicher Dosis) der Pharmakonspiegel im Blut höher ansteigen als vorher: Das Medikament kumuliert, es häuft sich an (cumulus, lat.: Haufen, Hügel). Gewöhnlich steigt die eliminierte Stoffmenge mit dem Substanzspiegel: Die Pharmakokonzentration wächst nicht unablässig weiter, sondern schwenkt in eine relative Plateauphase ein, im Idealfall im Bereich des angestrebten Wirkungsoptimums, im ungünstigen Fall weit darunter (subtherapeutischer Bereich) oder darüber (toxischer Bereich). Unablässig – bis zum Exitus – steigen könnte eine Dosiskurve nur, wenn die Zufuhr die maximal eliminierbare Substanzmenge überschreitet. Um rasch den benötigten Wirkspiegel zu erreichen, wählt man die erste(n) Medikamentengabe(n) oft in einer höheren Dosis (Sättigungsdosis), später nur die Menge, die durch die Elimination gegenüber dem Wirkspiegel verlorengeht (Erhaltungsdosis). Stark schwankende Blutspiegel können z. B. bei der Antibiotikatherapie erwünscht sein (da sie Vermehrungsphasen der Keime – mit besonderer Empfindlichkeit der Keime gegen den nächsten Dosisstoß – erlauben) oder etwa bei der Nitrattherapie (wo nitratfreie Intervalle einer Nitrattoleranz vorbeugen). Beispiele für die Kumulation hin zu einem möglichst gleichmäßigen Wirkspiegel sind etwa die Digitalistherapie oder die Marcumarisierung.

# 5 Arzneiformen

## 5.1 Flüssige Arzneiformen

*Lösungen (Solutio; Abkürzung: Sol.):* Sie enthalten eine oder mehrere Substanz(en) in Wasser oder Lösungsmittel (s. Hilfsstoffe) gelöst. Lösungen für Injektionen und Infusionen müssen pyrogenfrei sein und sollten die gleiche Osmolarität (wasseranziehende Kraft) wie das Blut haben. Andernfalls ist die intravenöse Applikation sehr schmerzhaft, es können Thrombophlebitiden und Thrombosen entstehen. Um lipophile Substanzen injizierbar zu machen, sind Lösungsvermittler notwendig (wie z. B. Propylenglycol oder Benzylalkohol), die selbst nicht nebenwirkungsfrei sind (Allergie, Schmerzen bei der Injektion, Thrombophlebitis, Thrombose usw.; s. u.).

*Tinkturen (Tinctura; Abkürzung: tinc.):* Es handelt sich dabei um alkoholische oder alkoholwäßrige Extrakte aus Drogen oder frischen Arzneimitteln (z. B. Baldriantinktur; Extrakt aus Baldrian).

*Tropfen (Guttae, Abkürzung: gtt.):* Es sind stärker konzentrierte flüssige Zubereitungen von Wirkstoffen in wäßriger, alkoholischer oder öliger Lösung. Anhand der Tropfenzahl läßt sich bei bekannter Konzentration aus dem Volumen die Dosis berechnen. Für Wasser gilt: 1 g Wasser = 20 Tropfen).

Tropfenflaschen müssen fest verschlossen gehalten werden, da das Lösungsmittel rasch verdunsten und damit das Lösungsverhältnis auf gefährliche Weise verändert werden kann: Zunahme der Konzentration, Gefahr der Überdosierung!

Für Augentropfen ist besonders streng auf Sterilität zu achten (die Haltbarkeit ist meist auf einen Monat begrenzt!).

*Mixturen (Mixtura, Abkürzung: Mxt.):* Es sind Mischungen aus festen oder flüssigen Arzneimitteln mit wäßrigen Lösungsmitteln, die nur begrenzt haltbar, vor Gebrauch gut zu schütteln und mit dem Löffel einzunehmen sind.

Löffelmaße:
1 Tee- oder Kaffeelöffel = 5 ml,
1 Dessert- oder Kinderlöffel = 10 ml,
1 Eßlöffel = 12–15 ml.

*Schüttelpinselungen (Suspensiones cutaneae):* Das sind Mischungen aus Glycerin, Ethanol und Wasser, die, mit puderförmigen Zusätzen wie Talg oder Zinkoxid versehen, auf Hautausschläge aufgepinselt werden. Da die Lösungsmittel verdunsten, verbleibt ein Konzentrat von Wirkstoffen auf der Haut.

*Emulsion (Emulsiones):* Aufschwemmung von Öl und Fetten in Wasser; dazu sind Lösungsvermittler notwendig (s. u.).

*Extrakte, Elixiere, Sirupe:* Bei den Extrakten handelt es sich um konzentrierte, eingedampfte, flüssige Auszüge aus Drogen. Sind Extraktlösungen mit Zucker versetzt, so spricht man von Elixieren, handelt es sich um dickflüssige Zuckerlösungen, so spricht man von Sirup.

## 5.2 Halbfeste Arzneimittel

*Salben (Unguentum, Abkürzung: Ungt.):* Sie bestehen aus dem Wirkstoff und der Grundsubstanz, der sog. Salbengrundlage, in die der Wirkstoff eingebettet ist. Bei nicht abwaschbarer Grundlage spricht man von einer Salbe, bei abwaschbarer Grundlage von einer Creme. Salbengrundlagen sind heute meist künstliche oder pflanzliche Öle (vor allem gehärtetes Arachidöl, Gelatine, Glycerin, Wachs, Paraffin und Vaseline. Letzteres ist ein Destillat von Kohlenwasserstoffen aus Petroleum).

*Pasten:* Das sind Salben, die pulverförmige Zusätze wie Zinkoxid, Caolin, Kieselgur oder Dextrin enthalten. Nach Verdunstung der Flüssigkeit entstehen feste Beläge, die als Schutz- oder als Decksalben dienen.

*Zäpfchen (Suppositorien; Abkürzung Supp.):* Sie bestehen aus einer bei Körpertemperatur schmelzenden Grundlage, der Wirkstoff wird unterdessen bis zu einem gewissen Grad resorbiert.

*Klistiere:* Sie entfalten ihre Wirkung lokal als Abführmittel und dienen nicht dem Medikamententransport.

## 5.3 Feste Arzneiformen

*Pulver (Pulveres, Abkürzung: pulv.):* Sie entstehen durch Zerkleinern von Arzneistoffen. Granulierte (gekörnte) Pulver haben eine grobkörnige Beschaffenheit, die die Einnahme erleichtert (z. B. die Aktivkohle). Wegen ihrer Art, Wasser anzuziehen, werden Pulver relativ schnell feucht, so daß die Haltbarkeit eingeschränkt ist.

*Tabletten (Compressi, Abkürzung: comp.):* In dieser Form sind die pulverförmigen Arzneimittel besser einnehmbar und haltbar. Zur Herstellung von Tabletten mit Tablettiermaschinen sind Füll- und Bindemittel sowie Schmier- und Formenmittel (s. u.) notwendig.

*Dragees (Abkürzung: Drg.):* Dies sind lackierte Tabletten, deren Zerfallsdauer wesentlich länger ist als die der Tabletten.

Wirkstoffe, die längere Zeit wirksam sein sollen, werden als Medikamente mit Retardwirkung auf den Markt gebracht. Eine verzögerte Resorption aus dem Magen-Darm-Trakt erreicht man beispielsweise dadurch, daß man eine Tablette mit einer Matrix überzieht, aus deren Poren der Wirkstoff nur langsam abgegeben wird.

*Lutschtabletten (Pastillen):* Dies sind Arzneibonbons zur lokalen Behandlung von Infekten im Hals-Nasen-Rachen-Raum.

*Kapseln:* Sie bestehen aus einer Kunststoffhülle, die im Körper aufgelöst wird und dann den pulverisierten Wirkstoff freigibt. Man unterscheidet Stärke- und Gelatinekapseln.

Bei den Kaukapseln liegt der Wirkstoff meist in flüssiger Form vor. Die Kapselhülle wird zerkaut und ausgespuckt, der Wirkstoff resorbiert (z. B. Nitrokapseln).

## 5.4 Hilfsstoffe

Fast alle Arzneimittel enthalten neben dem Arzneistoff einen oder meist mehrere Hilfsstoff(e). Die Zahl der Hilfsstoffe ist unüberschaubar. Sie sind von fester, flüssiger, selten von gasförmiger Konsistenz.

Die Hilfsstoffe sind notwendig,

- um Medikamente *einnahmefähig* zu machen: Zahlreiche Medikamente sind in kleinsten Mengen einzunehmen; 0,2 mg Digoxin beispielsweise wären nur mit Lupe und Pinzette einnehmbar. Deshalb wird diesen Kleinstmengen an Wirkstoff als Füllmittel Stärke oder Milchzucker beigegeben. Aus diesem Pulver werden dann durch Bindemittel wie Gelatine und Polyvinylpyrrolidon Tabletten oder Dragees hergestellt;
- um Medikamente *herstellbar* zu machen: Der Preßvorgang der Tabletten erfordert weitere Hilfsstoffe. Die modernen Tablettiermaschinen stellen eine halbe Million Tabletten pro Stunde her. Damit sich die Tabletten schneller aus der Matrize lösen, werden geringe Mengen von Schmier- und Formentrennmittel hinzugegeben;
- um einen *schnelleren Wirkungseintritt* zu erreichen: Stärke z. B. quillt in wäßriger Lösung und kann als Hilfsstoff eine Tablette sprengen, so daß die Resorption rascher erfolgt;
- um *Medikamente wasserlöslich* zu machen: Lösungsvermittler, sog. Solubilisatoren, wie Propylenglycol oder Benzylalkohol, lösen lipophile Substanzen, machen sie dadurch wasserlöslich und damit erst intravenös applizierbar;
- um *Medikamente gegen Magensaft resistent* zu machen: Die Medikamente sind dann mit einem säurefesten Überzug versehen, der sich jedoch im alkalischen Milieu des Dünndarms auflöst; somit erfolgt die Resorption erst im Dünndarm;
- um eine *Depotwirkung* zu erreichen: Ist eine Tablette z. B. mit dem schwer löslichen Stoff Polyvinylchlorid verarbeitet, so wird aus diesem Polyvinylchloridgerüst sehr langsam das Medikament in den Magen-Darm-Trakt abgegeben, daraus erklärt sich die Depotwir-

kung. Eine Depotwirkung bei intramuskulärer Applikation erreicht man nur durch visköse, ölige Flüssigkeiten;
- um *Medikamente zu konservieren:* Oft sind den Medikamentenlösungen mikrozide (antibakterielle) Konservierungsstoffe hinzugegeben.

Die Hilfsstoffe können zu zahlreichen unerwünschten Wirkungen führen: Allergie, Thrombophlebitis, Thrombose. Beispielsweise können Injektions- und Infusionslösungen, die Poly(oxyäthylen)-40-Rhizinusöl als Lösungsvermittler haben (z.B. Dactar, Amuno, Konakion, Trinitrosan usw.), zu Überempfindlichkeitsreaktionen mit Blutdruckabfall, Luftnot sowie Hitzewallung führen. Diese Reaktion kann lebensbedrohlich sein. Nach längerer Anwendung kann aufgrund dieses Lösungsvermittlers eine Erhöhung der Blutfettwerte entstehen, die die Fließeigenschaft des Blutes verschlechtert.

Die Hilfsstoffe müssen im Beipackzettel und in den Fachinformationen zum Medikament sowie in der Roten Liste deklariert sein.

# 6 Wechselwirkungen der Arzneimittel

## 6.1 Pharmakodynamische Wechselwirkungen

Medikamente können sich in ihrer Wirkung verstärken oder abschwächen. Wirken zwei Medikamente zusammen und erreichen sie dadurch eine Wirkungsverstärkung, so spricht man von einem Synergismus. Hebt ein Medikament jedoch die Wirkung eines anderen auf, so nennt man dies Antagonismus.

Ein Beispiel für synergistische Wirkungen bieten die Antihypertensiva. Gleich mehrere Gruppen von Medikamenten mit unterschiedlichen Wirkungsprinzipien sind im Gebrauch. Die Verabreichung von mehreren Antihypertensiva zugleich verspricht einen verbesserten blutdrucksenkenden Effekt; die synergistische Wirkung ist erwünscht. Es können sich aber auch Nebenwirkungen – synergistisch – so unglücklich überlagern, daß Effekte, die für die Einzelsubstanz gut zu tolerieren wären, in einer Kombinationstherapie ernste klinische Bedeutung gewinnen. So könnte z. B. die Kombination eines Calciumantagonisten (Isoptin) mit einem β-Blocker (Beloc) – bei durchaus guter blutdrucksenkender Wirkung – zu kritischen Bradykardien führen.

Arzneimittel, die um den Platz an einem Rezeptor konkurrieren, schwächen sich oft in ihrer Wirkung ab; sie sind Antagonisten. Beispiele bieten Arzneimittel, die die β-Rezeptoren des Sympathikus hemmen (β-Rezeptoren-Blocker), und solche, die β-Rezeptoren des Sympathikus stimulieren (β-Rezeptoren-Stimulantia).

## 6.2 Pharmazeutische Wechselwirkungen

Medikamente können bei der Zubereitung chemische Reaktionen eingehen. Zieht man zwei verschiedene Medikamente in einer Spritze auf, so kann in dieser Mischspritze ein Medikament das andere chemisch neutralisieren oder ausfällen, was den Wirkungsverlust beider zur Folge hat. Die chemischen Reaktionen können auch in Infusionslösungen stattfinden, wenn in diese Medikamente gegeben werden. Ein Beispiel bietet Dusodril P. Der Wirkstoff liegt als oxalsaures Salz vor. Wird er Infusionen mit hohem Calciumgehalt zugemischt (wie z. B. Tutofusin), so kommt es zu Ausfällungen, die nach einer Standzeit von 2 Std. noch erheblich zunehmen können.

Die chemische Unverträglichkeit von Wirkstoffen und Infusionslösungen oder verschiedenen Wirkstoffen untereinander nennt man Inkompatibilität. Dieses Problem wird in der Praxis oft unterschätzt. Eine Mischung von Wirkstoffen in einer Mischspritze oder die Zugabe von Medikamenten in Infusionslösungen sollte prinzipiell unterbleiben.

Wenn die Zugabe von Wirkstoffen zu Infusionslösungen notwendig wird (z. B. Elektrolyte), so kommen dafür Kohlenhydratlösungen, nicht aber Aminosäuren- und Fettlösungen in Betracht. Calcium- und phosphathaltige Lösungen dürfen nicht miteinander gemischt werden, es fällt Calciumphosphat aus (milchige Trübung der Lösung). Auch sollten Katecholamine und Natriumbicarbonat nicht gemeinsam infundiert werden, denn der alkalische pH von Natriumbicarbonat beeinträchtigt die Wirksamkeit der Katecholamine. Inkompatibilitäten müssen nicht immer an Ausfällungen sichtbar sein, sondern sind oft nur mit komplizierten analytischen Methoden nachweisbar. Um so mehr sind deshalb die entsprechenden Hinweise auf dem Begleitzettel der Medikamente und Infusionslösungen zu beachten.

## 6.3 Pharmakokinetische Wechselwirkungen

Wechselwirkungen von Arzneimitteln treten auch bei der Resorption, Verteilung und Elimination auf. Die Resorption eines Arzneimittels kann gestört werden durch andere Medikamente, die den Dissoziationsgrad beeinflussen oder den enterohepatischen Kreislauf stören.

Bei der Verteilung im Körper spielen die Plasmaproteine eine entscheidende Rolle. Die Transportkapazität der Plasmaproteine ist jedoch beschränkt, zumal sie auch noch die Aufgabe haben, körpereigene Hormone und Abbauprodukte des Körpers zu transportieren. So kann ein Medikament das andere aus seiner Plasmabindung verdrängen. Wenn beispielsweise orale Antidiabetika die Antikoagulantien aus ihrer Plasmaproteinbindung verdrängen, kann die Blutgerinnung gestört werden. Auch können Antikonzeptiva durch Schlafmittel aus ihrer Plasmaproteinbindung verdrängt werden, wodurch der Konzeptionsschutz beeinträchtigt wird.

Wechselwirkungen bei der Metabolisierung von Medikamenten treten dann auf, wenn durch Enzymhemmung in der Leber die Medikamente langsamer oder durch Enzyminduktion schneller abgebaut werden.

Außerdem gibt es Medikamente, die die Rückresorption oder die Sekretion von Medikamenten in der Niere hemmen und dadurch die Ausscheidung fördern oder hemmen.

# 7 Medikamentöse Therapie in der Schwangerschaft

Jedes Arzneimittel wirkt möglicherweise schädigend auf das Erbgut (mutagene Nebenwirkungen) oder auf den Embryo (teratogene Nebenwirkungen). In der Frühschwangerschaft werden die Organe des Embryos angelegt; Arzneimittel können ihn in dieser Phase schädigen und zu Mißbildungen führen (Abb. 8). Gesichert ist eine embryoschädigende, teratogene Wirkung beim Thalidomid (Contergan) und bei den Zytostatika. Ein großer Verdacht, teratogene Wirkungen zu besitzen, besteht bei Phenytoin (Epanutin), Glutethimid (Doriden) und Rifampicin (Rimactan).

Die in der Frühschwangerschaft angelegten Organe reifen und wachsen in der Spätschwangerschaft. Medikamente können dann zu Störungen der Organfunktion beim Fetus führen: Überdosierte Thyreostatika, die der Mutter verordnet wurden, bewirken beim Kind eine Struma; orale Antidiabetika stimulieren nicht nur die Pankreaszellen der Mutter, sondern auch die des Kindes und lassen Riesenbabys entstehen, deren Sterblichkeitsrate erhöht ist. Antibiotika aus der Reihe der Tetracycline (z.B. Vibravenös, Klinomycin) verbieten sich in der Schwangerschaft, da sie sich in die Knochen und Zähne des Kindes einlagern; Aminoglycosidantibiotika (z.B. Gentamicin) führen zu Hörstörungen. Einige Schlafmittel und Antibiotika sind fettlöslich und gehen mit der Muttermilch auf den Säugling über.

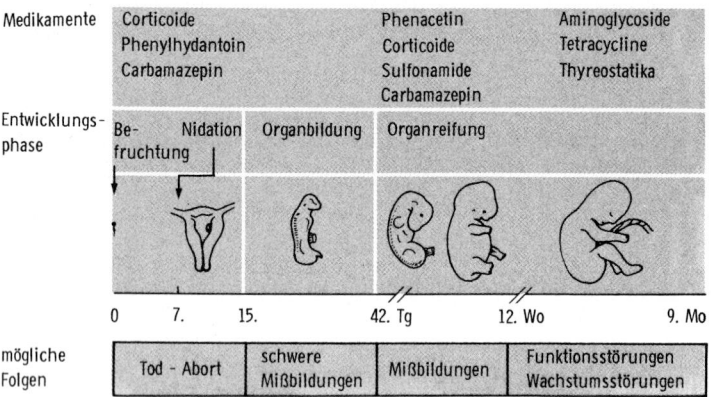

Abb. 8 Schwangerschaftsverlauf, Medikamenteneinnahme und mögliche Folgen

Tabelle 4  Übersicht über Indikationen und Kontraindikationen von Medikamenten in der Schwangerschaft (nach Kuemmerle)

| Arzneimittel | Frühschwangerschaft | 2. und 3. Trimenon | bei der Geburt | Stillzeit |
|---|---|---|---|---|
| **Analgetika:** | | | | |
| Acetylsalicylsäure (Aspirin) | ▽ | ▽ | ▽ | ▽ |
| Paracetamol (Benuron) | (V) | (V) | (V) | (V) |
| Metamizol (Novalgin) | ▽ | ▽ | ▽ | ▽ |
| Opioide | ∅ | ▽ | ▽ | ▽ |
| Antirheumatika | ∅ | ∅ | ∅ | ∅ |
| Corticoide | ∅ | ▽ | ▽ | ▽ |
| Narkotika | V | V | V | V |
| $H_2$-Antagonisten | ∅ | ▽ | ▽ | ▽ |
| $H_1$-Antagonisten | ▽ | ▽ | ▽ | ▽ |
| Eisenpräparate, Folsäure, Vitamin $B_{12}$ | V | V | V | V |
| Antiasthmatika | (V) | (V) | (V) | (V) |
| Insulin | V | V | V | V |
| Orale Antidiabetika | ∅ | ∅ | ∅ | ∅ |
| **Antiemetika:** | | | | |
| Antihistaminika | ▽ | ▽ | ▽ | ▽ |
| Phenothiazine (z.B. Psyquil) | ∅ | ∅ | V | V |
| Domperidon (Motilium) | V | V | V | V |
| Antiepileptika | ∅ | (V) | (V) | (V) |
| **Antihypertonika:** | | | | |
| β-Blocker | (V) | (V) | (V) | (V) |
| **Antibiotika:** | | | | |
| Penicillin, Cephalosporine | (V) | V | V | V |
| Aminoglycoside | ∅ | ∅ | ∅ | ∅ |
| Tetracycline | ∅ | ∅ | ∅ | ∅ |
| Chloramphenicol | ∅ | ∅ | ∅ | ∅ |
| Sulfonamide | ∅ | ∅ | ∅ | ∅ |
| Tuberkulostatika | ∅ | ▽ | ▽ | ▽ |
| **Antikoagulantien:** | | | | |
| Heparin | V | V | V | V |
| Cumarin | ∅ | ∅ | ∅ | ∅ |
| Thyreostatika | ▽ | ▽ | ▽ | ▽ |
| Kardiaka (z.B. Digitalis) | (V) | (V) | (V) | (V) |
| Laxantien | (V) | (V) | (V) | (V) |
| Psychopharmaka (z.B. Lithium) | ▽ | ▽ | (V) | (V) |
| Zytostatika | ∅ | ∅ | ∅ | ∅ |

Zeichenerklärungen:
V = unbedenklich, (V) = mit Zurückhaltung, ▽ = strengste Indikationsstellung, nur wenn absolut notwendig, ∅ = kontraindiziert.

Diese Mittel dürfen Schwangeren und stillenden Müttern nicht verordnet werden. Für alle anderen Arzneimittel gilt in der Schwangerschaft und Stillperiode, die Indikation streng zu überdenken. Detailliertere Informationen über Bedenklichkeit und Unbedenklichkeit von Medikamenten in Schwangerschaft und Stillzeit gibt Tab. 4. Eine solche Tabelle kann nur grobe Hinweise geben. Im Einzelfall muß der Arzt zwischen Behandlungsnotwendigkeit der Erkrankung und dem möglichen Risiko für das Kind entscheiden.

# 8 Arzneimittelunverträglichkeit

Der Begriff der Arzneimittelunverträglichkeit umfaßt *Arzneimittelnebenwirkungen* – Wirkungen, die neben der erwünschten Hauptwirkung schon im therapeutischen Bereich (z. B. Übelkeit bei Digitalis) auftreten können –, *toxische Wirkungen*, bei überhöhter Dosis auftretend, im Sinne übersteigerter Nebenwirkungen (z. B. Erbrechen bei Digitalis) oder im Sinne einer überzogenen Hauptwirkung (z. B. Tachyarrhythmie bei Katecholaminen) sowie relativ dosisunabhängige *pseudoallergische* und *allergische Reaktionen.*

Am häufigsten beobachtet man auf die Gabe von Medikamenten Übelkeit, Erbrechen, Magenbeschwerden, Schwindelgefühl usw. Dies zwingt oft zur Dosisreduktion oder zum Absetzen des Medikamentes.

Arzneimittelunverträglichkeit meint im engeren Sinne allergische Reaktionen gegenüber dem Arzneimittel. Aber nicht nur das Arzneimittel selbst, auch Spaltprodukte, Lösungs- und Konservierungsmittel vermögen allergische Reaktionen zu verursachen. Dabei ist die Allergiebildung keine Frage der Dosierung. Allergien entstehen dosisunabhängig: Wenige Milliliter von Dextranen können beispielsweise eine starke allergische Reaktion auslösen.

Es gibt verschiedene Arten der allergischen Reaktionen. Als besonders kritisch, da akut in Szene gesetzt, gilt die anaphylaktische Reaktion. Grundlage der Anaphylaxie ist – wie bei anderen allergischen Reaktionen auch – eine Antigen-Antikörper-Reaktion.

Die allergische Reaktion kann allein an die Haut gebunden sein; man sieht Rötungen (Exantheme) verbunden mit Juckreiz. Ebenso können umschriebene, subkutane Ödeme entstehen, die man als Quaddeln bezeichnet (Abb. **9**).

Die Einteilung von Ring und Messmer erlaubt eine Graduierung der allergischen Reaktion:

Grad I: Es ist nur die Haut betroffen: Rötung, Quaddelbildung, Juckreiz.

Grad II: Neben der Haut sind geringgradig auch die Atmung und das Herz-Kreislauf-System betroffen. Haut: Rötung, Quaddelbildung, Juckreiz; Atmung: Atemnot; Herz-Kreislauf: geringgradige Tachykardie, leichter Blutdruckabfall.

Grad III: Neben der Haut sind stärkergradig bronchopulmonales System und Herz-Kreislauf-System betroffen. Haut: Rötung, Quaddelbildung, Juckreiz; Atmung: Bronchospasmus, Zyanose; Herz-Kreislauf-System: Schock.

Grad IV: Dieser Grad der allergischen Reaktion ist durch Atmungs- und Herz-Kreislauf-Stillstand geprägt.

## 42 Allgemeine Arzneimittellehre

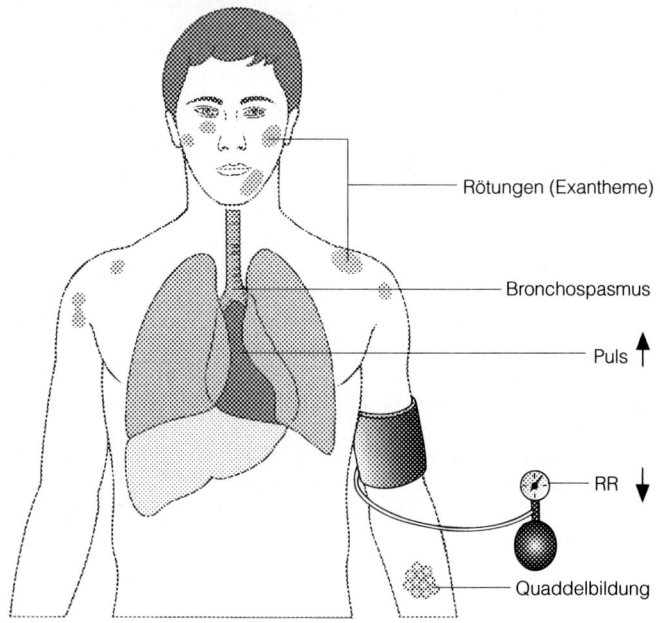

Abb. 9 Symptome eines anaphylaktischen Schocks

Nicht immer müssen die Organsysteme in dieser Staffelung reagieren. Es kann durchaus ein Bronchospasmus oder ein allergischer Schock ohne nennenswerte Hautreaktionen auftreten.

Allergische Reaktionen treten nach intravenöser Anwendung einer Substanz oft mit besonderer Heftigkeit auf. Hohe Allergieraten verzeichnet man nach Gabe von Penicillinen und anderen Antibiotika. Die Acetylsalicylsäure kann zu allergieartigen Bronchospasmen führen, da die bronchodilatierende Prostaglandinsynthese gehemmt wird, oder, wie die modernere Theorie sagt, da durch die Prostaglandinsynthesehemmung mehr Arachnoidonsäure für die Synthese von Leukotrien, einem aggressiven Entzündungsmediator, zur Verfügung steht. Echte Allergien sind wohl eher selten. Röntgenkontrastmittel vermögen eine Allergiereaktion bis zum Schock nachzuahmen, obwohl strenggenommen oft eine nichtallergische Arzneimittelunverträglichkeit („Idiosynkrasie") vorliegt. Allergieähnliche Reaktionen können schon bei der ersten Exposition gegenüber einer unverträglichen Substanz auftreten, „echte" Allergien infolge eines oder wiederholter vorhergehender Kontakte mit dem Allergen, die den Organismus „sensibilisieren", für den betreffenden Stoff erst empfindlich machen.

In therapeutischer Hinsicht steht die Unterbrechung der Antigenzufuhr an erster Stelle. Antihistaminika (am besten $H_1$- und $H_2$-Blocker kombiniert) heben die Wirkung des ausgeschütteten Histamins auf, doch sollten sie (z. B. bei unverzichtbarer Kontrastmittelgabe trotz bekannter Allergiegefährdung) am besten schon prophylaktisch eingesetzt werden. Eine eher noch längere Anlaufzeit besitzen die antiallergisch wirksamen Glucocorticoide, woraus sich wieder die Empfehlung für einen – nach Möglichkeit – prophylaktischen Einsatz ergibt. Bei anaphylaktischem Schock kommt natürlich der Kreislaufstützung durch eine energische Volumensubstitution (am besten mit Humanalbumin) eine zentrale Bedeutung zu. Unter den Katecholaminen gebürt dem Adrenalin der Vorzug. Es bewirkt eine positive Inotropie sowie eine Gefäßverengung und insgesamt eine Blutdrucksteigerung. Adrenalin liegt in einer Verdünnung von 1:1000 vor und sollte vor der Injektion nach Möglichkeit nochmals um 1:10 mit physiologischer Kochsalzlösung verdünnt werden. Diese Verdünnung kann allenfalls im extremen Notfall unterbleiben. Findet sich beim Patienten mit anaphylaktischem Schock kein venöser Zugang, dann kann man Adrenalin auch unverdünnt in die Zunge spritzen. Ist der Patient intubiert, so ist auch eine Applikation in den Bronchialbaum über den Tubus möglich.

Der Bronchospasmus macht meist eine gesicherte Sauerstoffzufuhr über einen endotrachealen Tubus notwendig. Sauerstoffzufuhr, Adrenalin, Corticoide und Theophyllin helfen häufig diesen Zustand zu beherrschen, der sich durch ein giemendes Atemgeräusch und einen hohen Beatmungsdruck bemerkbar macht. Den niedrigen Blutdruck, den man bei einem anaphylaktischen Schock mißt, bringt man am besten mit Adrenalin (Suprarenin) wieder in den Normbereich.

Wenn auch die anaphylaktischen und anaphylaktoiden Reaktionen durch ihren dramatischen Ablauf als besonders kritisch imponieren, so können andere allergieartige Reaktionen ebenfalls zu ernsten Schädigungen des Patienten führen, und – da als Allergie und als Medikamentennebenwirkung häufig nicht sofort zu erkennen – erhebliche diagnostische Probleme bereiten. Es seien hier erwähnt: die Serumkrankheit, Glomerulonephritiden, der Pseudo-Lupus-erythematodes-generalisatus, Hepatitiden, Hämolysen, Leukopenien, Thrombopenien, Panzytopenien, Knochenmarksdepressionen. Auch hier wirken die Medikamente in der Regel als Allergene. Ihre Bindung an Körperstrukturen (z. B. an Thrombozyten) führt dazu, daß die Allergiereaktion, die eigentlich nur dem Medikament gilt, auch die jeweilige Trägerstruktur mitangreift. Die Suche nach dem auslösenden Wirkstoff und die Expositionsprophylaxe stellen die Schlüssel zur Therapie dar.

# 9 Umgang mit Arzneimitteln

## 9.1 Indikation

Unter Indikation versteht man Gründe, die nahelegen, ein Medikament einzusetzen. Eine Indikation für Antibiotika sind beispielsweise bakterielle Infektionen.

## 9.2 Kontraindikation

Liegen Gründe vor, ein Medikament nicht einzusetzen, so spricht man von einer Kontraindikation. Ketamin (Ketanest) beispielsweise ist ein Narkosemittel für stark schmerzhafte, kurze Eingriffe, wirkt aber blutdrucksteigernd und ist deshalb bei Hypertonikern nicht angebracht und damit kontraindiziert. Digitalis führt zu einer Bradykardie. Deshalb sind Bradykardien eigentlich Kontraindikationen für Digitalis. Erscheint Digitalis dennoch unverzichtbar, so müßte ein zu implantierender Herzschrittmacher die Bradykardie verhindern. Aus diesem Grund ist Bradykardie nur eine relative Kontraindikation für Digitalis.

Relativ kontraindiziert sind alle Medikamente in der Schwangerschaft, wo Medikamente nur nach kritischer Abwägung vom Arzt verordnet werden sollten.

## 9.3 Probleme der Dosierung

Die Wirkung eines Arzneimittels hängt von seiner Dosis ab. Über der Schwellendosis (kleinste Wirkdosis) nimmt sie bis zu einem Maximalwert zu. Dann ist eine weitere Steigerung der Hauptwirkung nicht mehr möglich. Unerwünschte Wirkungen können aber verstärkt auftreten.

Bei der Dosierung muß man die Halbwertszeit des Medikaments berücksichtigen. Unter der Halbwertszeit versteht man die Zeit, in der die Hälfte der Dosis des Medikaments aus dem Körper eliminiert wurde. Abhängig ist diese Eliminationsgeschwindigkeit von dem Abbau in der Leber und der Ausscheidung in der Niere. Scheidet der Körper ein Medikament, das kontinuierlich eingenommen wird, weniger schnell aus, als es ihm in gleicher Weise zugeführt wird, so entsteht im Blut und Gewebe ein ständig zunehmender Wirkspiegel des Medikaments. Diesen Vorgang nennt man Kumulation (s. S. 30). Die Tendenz eines Medikaments zur Kumulation muß bei der Dosierung berücksichtigt werden.

Die Dosisangabe bezieht sich immer auf das Körpergewicht. Die Hersteller haben bei der Dosisberechnung einen mitteleuropäischen Standardmenschen mit einem mittleren Körpergewicht von 70 kg vor

Tabelle 5 Dosierungen bei Kindern (aus G.-A. von Harnack: Kinderheilkunde, 4. Aufl. Springer, Berlin 1977)

| Alter in Jahren | Kinderdosis als Anteil der Erwachsenendosis |
|---|---|
| ¼ | ⅙ |
| ½ | ⅕ |
| 1 | ¼ |
| 3 | ⅓ |
| 7½ | ½ |
| 12 | ⅔ |
| Erwachsene | 1 |

Augen. Dies muß der Arzt bei der Dosierung von Medikamenten berücksichtigen, insbesondere dann, wenn der Patient stark unter- oder übergewichtig ist. Dosierungsprobleme bieten Kinder mit geringem Körpergewicht, aber in der Regel erhöhtem Bedarf pro kg Körpergewicht. Zur Berechnung der Dosierung werden bei Kindern Alter, Körpergewicht und Körperoberfläche herangezogen. Als Merkregel für die Dosierung bei Kindern dient die Tab. 5.

Bei älteren Patienten komplizieren die eingeschränkten Organleistungen die Dosierung. So nimmt beispielsweise die Nierenfunktion im Alter erheblich ab. Dies muß man bei der Dosierung berücksichtigen.

Ebenso bereitet die Dosierung von Arzneimitteln bei Patienten mit Niereninsuffizienz Probleme. Die Niere ist bei diesen Patienten nicht mehr hinreichend in der Lage, Medikamente und deren Abbauprodukte (Metabolite) zu eliminieren, sofern sie über die Niere ausgeschieden werden müssen. Bei der Dosierung orientiert man sich am Kreatininwert, der eine Aussage über die Leistungsfähigkeit der Niere zuläßt. Besonders wichtig ist die Korrektur der Digitalis-, Antibiotika- und Heparindosierung bei Niereninsuffizienz. Die Medikamentendosierung bei Dialysepatienten muß der Speziallitteratur entnommen werden; Aussagen zur Dialysierbarkeit einer Substanz lassen sich nicht generell treffen. Auch eine Leistungsschwäche der Leber, die im Abbau- und Ausscheidungsprozeß von Medikamenten eine bedeutende Rolle spielt, sollte bei der Dosierung in Betracht gezogen werden. Leider gibt es keinen dem Kreatininwert bei der Niereninsuffizienz ähnlichen Orientierungswert in der Leberdiagnostik, der eine Aussage über die Leistungsfähigkeit der Leber zuläßt. Außerdem verfügt die Leber über große Abbau- und Ausscheidungskapazitäten, so daß mit einer Einschränkung der Metabolisierung von Medikamenten erst bei fortgeschrittener Leberfunktionsstörung zu rechnen ist. Medikamente, die dann die Restabbaukapazität der Leber in Anspruch nehmen, sollten vorsichtig dosiert werden. Auf Medikamente, die ohnehin zur Kumulation neigen (z. B. Phenobarbital), sollte man ganz verzichten.

## 9.4 Applikation und Tageszeit – Chronopharmakologie

Das Leben verläuft in Rhythmen. Das Jahr, der Tag kennt Rhythmen, ebenso der menschliche Organismus. So unterliegt auch die Wirksamkeit, Wirkdauer, die Resorption, die Metabolisierung und die Ausscheidung von Medikamenten tageszeitlichen Rhythmen. Der Tagesrhythmik in der Arzneimittelwirkung wurde bisher nur marginale Aufmerksamkeit gewidmet. Beispiele für eine tageszeitliche Wirksamkeit und Wirkdauer sind:

- *Lidocain:* Die Wirkdauer ist nachmittags und abends gegenüber morgens um das 2,5fache verlängert. Möglicherweise liegt die Ursache in tagesrhythmischen Variationen der Schmerzempfindung; dies deckt sich auch mit der Erkenntnis, daß Morphin bei gleicher Dosierung nachts stärker wirkt als morgens.
- *Corticosteroide:* ein klassisches Beispiel für zirkadiane Rhythmik; die höchsten Plasmaspiegel der körpereigenen Corticosteroide sind am Morgen nachzuweisen. Die Nebenwirkungen der Corticoide sind weniger ausgeprägt, die biologischen Regelkreise am geringsten tangiert, wenn das Prinzip der Therapie lautet: die größere Corticoiddosis am Morgen, die kleinere am Abend.
- *Adrenalin, Orciprenalin, Theophyllin und Corticoide beim Asthma bronchiale:* Lungenfunktion und die Empfindlichkeit gegenüber Allergenen sowie bronchokonstriktorische Substanzen zeigen beim Asthmatiker ausgeprägte Tagesrhythmen. Die Wirksamkeit der Therapie mit Theophyllin scheint um die Mittagszeit größer zu sein als am frühen Morgen oder in der Nacht. Adrenalin und Orciprenalin entfalten ihre Wirksamkeit am besten nachts, möglicherweise weil zu diesem Zeitpunkt der Parasympathikus überwiegt und dadurch sogar ein Asthmaanfall provoziert werden kann. Die Glucocorticoide scheinen ihre maximale Wirkung zu einem unphysiologischen Zeitpunkt, nämlich am frühen Nachmittag, zu entfalten.
- *Heparin:* Trotz konstanter Infusion über 48 Stunden streuen die Antikoagulantieneffekte von Heparin, nachgewiesen durch die partielle Thromboplastinzeit, Thrombinzeit und einen spezifischen Hemmtest um 60% mit einer maximalen Wirkung um Mitternacht; dieser Rhythmus ist auch noch am zweiten Tag der konstanten Infusion nachweisbar.
- *Kalium:* Die Nierenfunktion weist ausgeprägte zirkadiane Rhythmen auf. Die Elimination von Kalium ist beispielsweise nachts geringer als am Tag. Die Kaliumspiegel steigen nachts bei gleicher Infusionsmenge um 10% stärker als am morgens.
- *Cisplatin:* Dieses Zytostatikum wird morgens stärker über den Urin ausgeschieden als abends, die Nephrotoxizität dieses Mittels war bei Patienten, die abends das Zytostatikum erhielten, um 25% geringer als bei jenen, bei denen die Applikation morgens erfolgte.

Wie zu sehen ist, unterliegen Pharmakodynamik, Pharmakokinetik und unerwünschte Wirkung tageszeitlichen Schwankungen, die in Zukunft in der Klinik häufiger Beachtung finden sollten (Literatur s. S. 345).

## 9.5 Kooperation zwischen Arzt und Patient

Die Verordnung eines Medikamentes bedeutet noch keine zuverlässige Einnahme. Die Beziehung zwischen Arzt und Patient bei der Verordnung und regelgerechten Einnahme von Medikamenten ist von großer Bedeutung und kann auf vielfältige Weise gestört sein:

- Der Patient nimmt die Medikamente nach kritischer Überlegung, nach Lektüre des Beipackzettels oder aufgrund von Informationen aus Bekanntenkreis oder Medien nicht ein.
- Der Patient nimmt die Medikamente aus Vergeßlichkeit nicht ein.
- Der Patient ist verwirrt und nimmt seine Medikamente nicht, zum falschen Zeitpunkt, in falscher Dosierung ein.
- Der Patient nimmt seine Medikamente in suizidaler Absicht ein.

Die Compliance (engl.: die Bereitschaft des Patienten, mitzuwirken) ist besonders im Alter gestört. Die Vielzahl der Altersleiden wird mit einer Vielzahl von Medikamenten therapiert. Der alte Mensch nimmt im Durchschnitt täglich 4 Medikamente ein; betagte Patienten mit einer täglichen Aufnahme von über 10 Medikamenten sind keine Seltenheit. Die gegenseitige Beeinflussung dieser Vielzahl von Medikamenten ist schon bei regelrechter Einnahme unüberschaubar. Bei gestörter Arzt-Patienten-Beziehung (40% der alten Patienten können keines der von ihnen eingenommenen Medikamente mit Handelsnamen nennen!) kann es zu schweren unerwünschten Arzneimittelwirkungen kommen, die zu einer stationären Behandlung zwingen und in besonders schweren Fällen zum Tod führen können. Besonders gefährdend ist die Kombination von Diuretika, die eine Hypokaliämie verursachen, und Digitalispräparaten, deren Toxizität durch Hypokaliämie erhöht wird (s. S. 89).

Um unerwünschte Arzneimittelwirkungen zu vermeiden,

- sollte die Verordnung von Medikamenten auf das wesentliche beschränkt werden;
- sollte die medikamentöse Therapie gerade beim alten Menschen immer wieder neu überdacht werden;
- sollten die betagten Patienten bei Entlassung aus dem Krankenhaus über ihre Medikation in verständlicher Sprache aufgeklärt werden; für den Zeitpunkt der Medikamenteneinnahme sollte ein Kalender mitgegeben werden;
- sollten verwirrte Patienten, Patienten mit eingeschränkter Sehkraft und hilfsbedürftige Patienten von Schwestern und Pflegern aus Sozialstationen engmaschig ambulant betreut werden.

## 9.6 Medikamente und Verkehr

Der Anteil von Verkehrsteilnehmern, die sich eines Vergehens im Verkehr schuldig gemacht haben und dies unter dem Einfluß von Arzneimitteln taten, stieg von 10% im Jahre 1960 auf 21% im Jahre 1976. Heute dürfte der Anteil weit höher liegen. Insbesondere gefährdet sind Patienten, die vigilanz- und konzentrationsmindernde Medikamente in Kombination mit Alkohol einnehmen oder nicht wissen, daß bestimmte homöopathische Mittel einen hohen Alkoholgehalt besitzen können (z. B. Klosterfrau Melissengeist 60%).

Betont muß jedoch werden, daß bei bestimmten Erkrankungen durch die medikamentöse Therapie erst die Teilnahme am Straßenverkehr wieder ermöglicht wird (z. B. bei Epilepsie, Diabetes, Bluthochdruck, Schizophrenie, Depressionen).

Eine Gefährdung entsteht besonders durch folgende Medikamente:

*Hypnotika und Sedativa:* Barbiturate und Benzodiazepine sind (s. S. 77f) besonders wegen ihrer z. T. sehr langen Wirkdauer gefährlich. Am Morgen nach der Einnahme empfindet der Patient oft einen Überhang (hang-over), der es unmöglich und gefährlich macht, ein Fahrzeug zu führen, ein Flugzeug zu fliegen oder an sich schnell bewegenden Maschinen zu arbeiten. Vorsicht ist auch geboten bei Benzodiazepinen mit kurzer Halbwertszeit, denn im Einzelfall sind die Effekte nicht abschätzbar. Bei wiederholter Einnahme ist prinzipiell mit einer Kumulation zu rechnen.

*Narkosemittel:* Soweit es geht, werden heute Narkosen ambulant durchgeführt. Der Patient kann zwar zur Narkose und Operation mit dem eigenen Auto anreisen, muß aber dann mit Taxi oder Krankentransport nach Hause gebracht werden. Innerhalb von 24 Std. nach der Narkose ist der Patient weder verkehrstüchtig noch geschäftsfähig. Neben der sedierenden Wirkung schränkt auch das Anticholinergikum Atropin, das meist Teil der Prämedikation ist, durch eine mögliche Akkommodationsstörung die Sehkraft und damit die Verkehrstüchtigkeit ein.

*Antidepressiva:* Die klinisch erfolgreiche Therapie der Depression ermöglicht es dem Kranken erst wieder, am Straßenverkehr teilzunehmen. Kritische Phasen der Therapie sind jedoch die Initialphase der Behandlung, die sechs Wochen und länger dauern kann, und Therapieumstellungen. In diesen Phasen ist keine Verkehrstüchtigkeit gegeben. Störend wirken zusätzlich noch die anticholinergen Wirkungen der Antidepressiva (Sehstörungen).

*Neuroleptika:* In der Initialphase der Neuroleptikatherapie bei Schizophrenen ist an eine Fahrerlaubnis nicht zu denken: Einmal deshalb, weil es sich meist vom Krankheitsverlauf her um eine Phase der zugespitzten Krise handelt, zum andern aber auch, weil die Neuroleptika in der initial hohen Dosis sedierend wirken und zu erheblichen orthostatischen Beschwerden (Blutdruckabfall bei Veränderungen der Körperlage) führen können. Eine Teilnahme am Verkehr verbietet sich auch bei Früh- und Spätdyskinesien (s. S. 254). Ein mit Neuroleptika ausreichend und nebenwirkungsfrei behandelter Patient bedeutet jedoch keine Verkehrsgefährdung und erhält auch im Regelfall Fahrerlaubnis.

*Antihistaminika* (s. S. 291): Sie wirken mit Ausnahme von Astemizol (Hismanal) sedierend. Gefährlich ist, daß sie in nicht rezeptpflichtigen Schnupfen- und Grippemitteln enthalten sein können. Gefährlich ist besonders die Kombination dieser Mittel mit Alkohol und anderen zentralwirkenden Substanzen.

*Analgetika* (s. S. 64ff): Zu differenzieren ist zwischen

- peripher wirkenden Analgetika; sie führen zu keiner Einschränkung der Verkehrstauglichkeit;
- Antirheumatika; sie können zu Kopfschmerzen und Benommenheit führen und
- zentralwirksamen Analgetika; sie schließen wegen der schlafinduzierenden Wirkung eine Teilnahme am Straßenverkehr aus. Bei Dauertherapie adaptiert sich der Patient in Einzelfällen jedoch an die Analgetikatherapie und kann evtl. am Straßenverkehr teilnehmen. Zu beachten ist, daß es nach Absetzen zu Entzugssymptomen kommen kann, die natürlich eine Teilnahme am Straßenverkehr ausschließen.

Sorgen machen bei peripher wirkenden Analgetika und Antirheumatika die Kombinationspräparate, in denen zusätzlich noch Schlafmittel oder Coffein enthalten sein können. Besonders der Coffeinzusatz ist bedenklich, da sich der Patient möglicherweise in Sicherheit wiegt (er könnte der Auffassung sein, daß durch Coffein die sedierende Wirkung der Schlafmittel ausgeglichen ist). Die Coffeinwirkung ist jedoch nur auf kurze Zeit beschränkt und führt dann verstärkt zu Müdigkeit, die den Verkehrsteilnehmer auf das höchste gefährden kann.

*Antidiabetika* (s. S. 209ff): In der Initialphase der Therapie, bei Diätfehlern, bei interkurrenten Infekten und dem Genuß hoher Alkoholmengen ist der Patient durch Hypo- und Hyperglykämien gefährdet.

*Antiepileptika* (s. S. 246): Sie wirken dämpfend auf das ZNS, der Patient adaptiert sich jedoch an die sedierende Wirkung und kann dann am Straßenverkehr teilnehmen. Davon auszunehmen sind Anfallskranke mit epileptischen Wesensveränderungen, unzureichender oder unzuverlässiger Antiepileptikatherapie und Patienten, die sich in der Phase einer Therapieumstellung befinden.

*Antihypertensiva* (s. S. 123): Von seiten dieser Medikamente drohen zweierlei Gefahren. Eine sedierende Wirkung geht von Clonidin, α-

Methylmedopa und Reserpin aus, orthostatische Dysregulation von Guanethidin, α-Methyl-Dopa, Prazosin, Urapidil, Labetolol, Dihydralazin, Captopril und Calciumantagonisten. Die günstigste Kombination sind die Basistherapeutika Betablocker und Diuretika.

*Ophthalmika:* Kleine Wirkung am Auge, großer Effekt auf die Verkehrstüchtigkeit: Mydriatika wie Atropin, aber auch das systemisch applizierte Magenmedikament Gastrozepin (s. S. 175) und trizyklische Antidepressiva (s. S. 256) können durch ihre anticholinerge Wirkung Akkommodationsstörungen und damit Sehstörungen auslösen (unscharfes Sehen; Gefahr, geblendet zu werden).

## 9.7 Medikamentenbestimmung im Serum

Es gibt hochwirksame Medikamente,

- die eine geringe *therapeutische Breite* haben (z. B. Digitalis); dies bedeutet, daß bereits eine geringfügige Erhöhung des Serumspiegels die Zahl unerwünschter Wirkungen sprunghaft ansteigen läßt;
- die bei *Organfunktionsstörungen* (Leber, Niere) *kumulieren* (z. B. Digitalis, Aminoglycoside); der Medikamentenspiegel im Serum steigt an, weil die Metabolisierung und Ausscheidung gestört ist, toxische Effekte treten häufiger auf;
- die *langfristig* eingesetzt werden und deren *Wirkung* an einen *bestimmten Blutspiegel* gebunden ist (z. B. Antiepileptika);
- deren *Serumspiegel durch andere Medikamente beeinflußt* werden kann (z. B. Digitalis durch das Antiarrhythmikum Chinidin).

Bei diesen Medikamenten ist eine Bestimmung des Serumspiegels angezeigt. Zur Interpretation der Serumspiegel müssen folgende Parameter bekannt sein:

- Menge, Zeitpunkt der letzten Applikation, Dosierungsschema;
- Zeitpunkt der Probenentnahme;
- Körpergewicht, Geschlecht (geschlechtsspezifische Eliminationskonstanten), Alter (unterschiedliche Pharmakokinetik im Kindes- und Greisenalter);
- Wechselwirkung mit anderen Medikamenten, Proteinbindung;
- Organfunktionsstörungen (Leber, Niere).

Bestimmungsmethoden für den Serumspiegel im Blut gibt es für folgende Medikamente:

- Digitalis: Digoxin, Digitoxin;
- Antikonvulsiva: Phenobarbital, Phenytoin, Carbamazepin, Ethosuximid, Valproinsäure, Clonazepam;
- Antiarrhythmika: Lidocain, Procainamid, Chinidin;
- Antiasthmatika: Theophyllin;

- Antibiotika: Gentamicin, Tobramycin, Amikacin;
- Immunsuppressiva: Cyclosporin (Sandimmun)

Durch die Möglichkeit, Medikamentenspiegel im Serum zu bestimmen, wird die Sicherheit der medikamentösen Therapie erhöht. Für besondere Fragestellungen und kritische klinische Situationen, etwa bei einem Vergiftungsverdacht, stehen heute Wirkspiegelbestimmungen (z. T. beim Hersteller) für fast alle Medikamente zur Verfügung.

## 9.8 Rechtliche Aspekte zum Umgang mit Arzneimitteln

Aufschluß über rechtliche Probleme im Umgang mit Arzneimitteln geben vor allem zwei Gesetzestexte: das Arzneimittelgesetz und die Betäubungsmittelverschreibungsverordnung.

### 9.8.1 Zweck und Inhalt des Arzneimittelgesetzes

Zweck des Arzneimittelgesetzes (AMG) ist es, den Verbraucher beim Umgang mit Arzneimitteln zu schützen. Dies soll dadurch erreicht werden, daß nur qualitativ einwandfreie, wirksame und unbedenkliche Arzneimittel in den Verkehr gelangen. Außerdem strebt das Gesetz auch eine umfassende Unterrichtung der Ärzte, Apotheker und Verbraucher über die Arzneimittel an.

Neben allgemeinen Begriffserklärungen enthält das Arzneimittelgesetz insbesondere Vorschriften über die Abforderungen von Arzneimitteln, Arzneimittelherstellung, Zulassung von Arzneimitteln, Registrierung, klinische Prüfung und Qualitätssicherung, Abgabe von Arzneimitteln, Überwachung sowie Haftung für Arzneimittelschäden.

### 9.8.2 Begriffsbestimmungen

#### 9.8.2.1 Arzneimittel

Arzneimittel im Sinne des Arzneimittelgesetzes sind „Stoffe und Zubereitungen aus Stoffen, die dazu bestimmt sind, durch Anwendung am oder im menschlichen oder tierischen Körper

a) Krankheiten, Leiden, Körperschäden oder krankhafte Beschwerden zu heilen, zu lindern, zu verhüten oder zu erkennen,
b) die Beschaffenheit, den Zustand oder die Funktion des Körpers oder seelische Zustände erkennen und beeinflussen zu lassen,
c) vom menschlichen oder tierischen Körper erzeugte Wirkstoffe oder Körperflüssigkeiten zu ersetzen,
d) Krankheitserreger, Parasiten oder körperfremde Stoffe abzuwehren, zu beseitigen oder unschädlich zu machen" (AMG § 2).

Zu den Arzneimitteln gehören weiterhin auch noch die Verbandsstoffe und chirurgisches Nahtmaterial.

## 52 Allgemeine Arzneimittellehre

### 9.8.2.2 Fertigarzneimittel

In früheren Zeiten war die Zubereitung von Arzneimitteln Aufgabe des Apothekers. Dies ist zunehmend von pharmazeutischen Firmen übernommen worden, die Arzneimittel fertiggestellt und verpackt in den Handel bringen (Originalpackung, Klinikpackung).

### 9.8.2.3 Sera und Impfstoffe

Sera im Sinne des AMG sind „Arzneimittel, die aus Blut, Organen, Organteilen oder Organsekreten gesunder, kranker, krankgewesener oder immunisatorisch vorbehandelter Lebewesen gewonnen werden und spezifische Antikörper enthalten". „Impfstoffe sind Arzneimittel, die Antigene enthalten und die dazu bestimmt sind, bei Mensch und Tier zur Erzeugung von spezifischen Abwehr- und Schutzstoffen angewendet zu werden" (AMG § 4).

### 9.8.2.4 Blutzubereitungen

Blutzubereitungen sind im Sinne des AMG „Arzneimittel", die aus Blut gewonnene Blut-, Plasma- oder Serumkonserven, Blutbestandteile oder Zubereitungen aus Blutbestandteilen sind oder enthalten" (AMG § 4).

### 9.8.2.5 Radioaktive Arzneimittel

Radioaktive Arzneimittel sind im Sinne des AMG „Arzneimittel, die radioaktive Stoffe enthalten und ionisierende Strahlen spontan aussenden und die dazu bestimmt sind, wegen dieser Eigenschaften angewendet zu werden" (AMG § 4).

### 9.8.3 Betäubungsmittel und Betäubungsmittelverschreibungsverordnung (BtMVV)

#### 9.8.3.1 Definition

Betäubungsmittel sind Stoffe, die stark unlustbetonte Empfindungen wie Schmerzen, Atemnot, Hunger, Durst und das Todesangstgefühl aufheben und dabei Euphorie (Zustand innerer Entspannung, Zufriedenheit, Sorglosigkeit) hervorrufen. Sie erzeugen bei vielen Menschen ein dauerndes Verlangen nach diesen Stoffen. Wegen dieser Suchtgefahr sind die Betäubungsmittel und ihre Zubereitungen strengen gesetzlichen Regelungen (Betäubungsmittelverschreibungsverordnung) unterworfen. Durch das Gesetz soll sichergestellt werden, daß diese Stoffe nur für medizinische und wissenschaftliche Zwecke verwendet werden.

In der BtMVV sind z. Z. folgende Betäubungsmittel(-zubereitungen) aufgelistet:

1. Alfentanil (Rapifen)
2. Amphetamin
3. Buprenorphin (Temgesic)
4. Cocain
5. Dextromoramid (Jetrium)
6. Fenetyllin (Captagon)
7. Fentanyl (Fentanyl, Thalamonal = Fentanyl + DHB)
8. Hydrocodon (Dicodid)
9. Hydromorphon (Dilaudid, Dilaudid-Atropin)
10. Levomethadon (L-Polamidon, L-Polamidon C)
11. Methamphetamin
12. Methaqualon (Normi-Nox)
13. Methylphenidat (Ritalin)
14. Morphin (Amphiolen Morphinum hydrochloricum)
15. Nabilon
16. Normethadon
17. Opium
18. Oxycodon (Eukodal, Scophedal)
19. Papaver somniferum (Paverysat Bürger)
20. Pentazocin (Fortral)
21. Pentobarbital
22. Pethidin (Dolantin, Psyquil comp.)
23. Piritramid (Dipidolor)
24. Phenmetrazin
25. Secobarbital (Vesparax)
26. Tilidin (Valoron)

### 9.8.3.2 Betäubungsmittelverschreibung

Betäubungsmittel sollten von Ärzten nur verschrieben werden, wenn der beabsichtigte Zweck nicht auf andere Weise erreicht werden kann (z.B. bei Karzinomschmerzen). Andererseits sollen die Gesetzesvorschriften dem ordnungsgemäßen Gebrauch der Betäubungsmittel dienen, nicht dazu, dem Patienten eine notwendige Therapie vorzuenthalten.

Der Arzt in der Praxis darf einem Patienten an einem Tag nur eine festgesetzte Höchstmenge verschreiben. Er muß dazu die genaue Gebrauchsanweisung mit Einzel- und Tagesangaben aufschreiben. Für den Krankenhausbedarf müssen diese Höchstmengen nicht berücksichtigt werden. Bei besonderer Kennzeichnung des Rezeptes – entsprechende Indikation vorausgesetzt – dürfen die üblichen Tageshöchstdosen auch in der freien Praxis überschritten werden.

Die Verschreibung darf nur auf besonderen Rezepten im Durchschreibeverfahren erfolgen. Diese Rezepte werden als dreiteilige amtliche Formblätter von der Opiumstelle des Bundesgesundheitsamtes in

Berlin an die Ärzte abgegeben. Die Teile I und II des Formblatts sind zur Vorlage in der Apotheke bestimmt; Teil III verbleibt bei dem Verschreibenden. Die Durchschrift ist 3 Jahre, nach Ausstellungsdatum geordnet, aufzubewahren und auf Verlangen dem Bundesgesundheitsamt oder der nach Landesrecht zuständigen Behörde vorzulegen.

### 9.8.3.3 Umgang mit Betäubungsmitteln

In jedem Medikamentenschrank ist ein spezielles abschließbares Fach für Betäubungsmittel vorgesehen. Die Stationsschwester/der -pfleger und deren/dessen Vertretung sollten den Schlüssel bei sich tragen und sind für diesen verantwortlich.

Die Pflegeperson darf dem Patienten ein Betäubungsmittel wie übrigens auch jedes andere Medikament nur auf ärztliche Verordnung verabreichen. Jedes verabreichte Medikament muß ins Betäubungsmittelbuch eingetragen werden. Auch zu Bruch gegangene Ampullen müssen vermerkt werden.

Der jeweils verantwortliche Arzt muß mindestens einmal monatlich die vorschriftsmäßige Führung der Betäubungsmittelbücher oder der Karteikarten überprüfen und sein Namenszeichen und das Datum anbringen.

Karteikarten und Betäubungsmittelbücher sind ebenfalls 3 Jahre, von der letzten Eintragung an gerechnet, aufzubewahren.
Folgende Angaben müssen vermerkt sein:

1. Art und Menge des Medikaments,
2. Anwendungsform,
3. Name des Patienten,
4. Name der Pflegeperson, die das Medikament entnimmt und verabfolgt (Vor- und Zuname),
5. Name des verordnenden Arztes,
6. Datum der Verabreichung.

### 9.9 Kennzeichnung eines Arzneimittels

Arzneimittel dürfen nach dem Arzneimittelgesetz (§ 10) nur in den Verkehr gebracht werden, wenn sie ausreichend gekennzeichnet sind. Eine Originalpackung ist wie folgt beschriftet:

1. Name und Anschrift des pharmazeutischen Unternehmers;
2. Bezeichnung des Arzneimittels;
3. Chargenbezeichnung mit der Abkürzung „Ch. B." (Durch Entschlüsselung der Chargennummer kann der Apotheker das Herstellungsdatum ablesen. Eine Charge ist die jeweils in einem einheitlichen Herstellungsgang erzeugte Menge eines Arzneimittels. Kann das Arzneimittel nicht in Chargen in den Verkehr gebracht werden, ist das Herstellungsdatum vermerkt);

4. Zulassungsnummer mit der Abkürzung „Zul. Nr.";
5. Inhalt in g, mg, ml, Stck. usw.;
6. Anwendungsweise (oral, parenteral, i. m. – Aufdruck rot unterlegt, i. v. – Aufdruck blau unterlegt);
7. Wirksame Bestandteile nach Art und Menge (z. B. Beta-Acetyldigoxin 0,2 mg);
8. Darreichungsform (Tabl., Drg., Saft usw.);
9. Lagerhinweise (z. B. kühl lagern, vor Licht schützen u. a.);
10. Verfalldatum. Ein Verfalldatum ist aufgedruckt, wenn das Präparat nur bis zu 3 Jahren haltbar ist. Die Packungsbeilage enthält den Hinweis, daß nach Ablauf dieses Datums das Präparat nicht mehr angewandt werden soll. Wenn die Dauer der Haltbarkeit mehr als 3 Jahre beträgt, ist kein Verfalldatum angegeben. Hier gilt, daß das Präparat im Laufe von 5 Jahren nach der Herstellung zur Anwendung kommen soll;
11. Bei Arzneimitteln, die nur auf ärztliche Verschreibung abgegeben werden dürfen, steht der Hinweis „Verschreibungspflichtig", bei sonstigen Arzneimitteln, die nur in Apotheken abgegeben werden dürfen, der Hinweis „Apothekenpflichtig" auf der Packung;
12. Bei Mustern ist der Hinweis „Unverkäufliches Muster" vermerkt.

## 9.10 Abforderung, Aufbewahrung und Verabreichung von Arzneimitteln

Die Organisation der Arzneimittelverteilung ist in den Krankenhäusern unterschiedlich. Ein großes Krankenhaus mit einer eigenen Krankenhausapotheke stellt die ideale Form der Arzneimittelversorgung dar.

Der gesamte Arzneimittelverkehr wird hier von der Apotheke abgewickelt; außerdem kann durch die Beratung der Schwestern, der Pfleger und der Ärzte ein Beitrag zur größtmöglichen Arzneimittelsicherheit geleistet werden.

In Arzneimittelkommissionen, die von jeder Klinik mit einem ärztlichen Vertreter beschickt werden, können in großen Krankenhäusern die Einführung und die Verwendung von Medikamenten koordiniert werden.

Heute spielt immer mehr neben der Arzneimittelsicherheit das Kostenbewußtsein und die Wirtschaftlichkeit im Krankenhaus eine Rolle. Die Ärzte werden verpflichtet, wirtschaftlich zu therapieren. In diesem Bemühen kann das Pflegepersonal sie entscheidend unterstützen.

## 9.10.1 Abforderung von Arzneimitteln

Jede Station verfügt über Materialanforderungsformulare oder ein „Apothekenheft", in das die Medikamente nach Menge, Art und Dosierung eingetragen werden. Die Stationsschwester/der Stationspfleger hat die Verantwortung für eine ordnungsgemäße Führung dieses Heftes.

Die Arzneimittelabforderung muß immer von einem Arzt zusätzlich unterschrieben werden. Die Pflegeperson sollte die Medikamente rationell bestellen und die Menge so bemessen, daß ein Vorrat für eine Woche angelegt ist.

Eine Abgabe zweimal wöchentlich hat sich in vielen Krankenhäusern bewährt. In Ausnahmefällen muß es jedoch auch möglich sein, zwischenzeitlich Arzneimittel anzufordern (z. B. bei Neuzugängen und Therapieänderungen).

Die Aufbewahrung größerer Mengen an Arzneimitteln auf der Station ist unökonomisch und erschwert eine genaue Übersicht über die Bestände. Auch der Apotheker darf nach betriebswirtschaftlichen Grundsätzen kein zu großes Lager unterhalten, weil dieses unnötig Kosten verursacht (Zinsen, Kosten durch Verfall).

## 9.10.2 Allgemeine Richtlinien zur Aufbewahrung und zum Umgang mit Arzneimitteln

### 9.10.2.1 Aufbewahrung der Arzneimittel

1. Der Medikamentenschrank muß abschließbar und der Schlüssel darf für Unbefugte nicht erreichbar sein (bes. in der psychiatrischen Klinik und in der Kinderklinik).
   Bei Medikamentenentnahme aus einem unverschlossenen Schrank durch Unbefugte kann die verantwortliche Pflegeperson wegen Fahrlässigkeit belangt werden.
2. Die Medikamente können nach verschiedenen Gesichtspunkten eingeordnet sein:
   a) nach dem Alphabet,
   b) nach der Indikation (Herz-Kreislauf-Medikamente, Magen-Darm-Medikamente usw.),
   c) nach der Applikationsart (oral, parenteral, enteral),
   d) nach der Wirkung (Abführmittel, Schmerzmittel).
3. Der Medizinschrank muß übersichtlich eingeordnet, sauber und leicht zu reinigen sein.
4. Die Behältnisse müssen immer verschlossen sein.
5. Medikamente, die der Betäubungsmittelverschreibungsverordnung unterliegen, müssen getrennt von den übrigen Medikamenten und besonders gesichert aufbewahrt werden.
6. Die Medikamente müssen nach Vorschrift aufbewahrt werden (Zim-

mertemperatur: 15–25 °C; Kalt 6–15 °C; Kühlschrank 0–6 °C; Tiefgekühlt −15–0 °C). Durch die Kälte wird das Wachstum von Mikroorganismen unterdrückt. Es ist jedoch auch möglich, daß ein Medikament durch eine zu tiefe Temperatur Schaden nimmt.
Der Kühlschrank ist regelmäßig zu warten, d. h., er muß von Zeit zu Zeit abgetaut werden, und die Temperatur ist in regelmäßigen Abständen zu prüfen.
Im Kühlschrank werden z. B. folgende Substanzen aufbewahrt:
a) alle Seren und Impfstoffe,
b) eiweißhaltige, leicht verderbliche Substanzen (4 °C), z. B. Eiweißfraktionen, Hormone wie z. B. Insulin (bei den modernen Pen-Insulinen nicht mehr zwingend notwendig) usw.,
c) bestimmte Antibiotika (z. B. Clamoxyl-Saft),
d) Suppositorien mit niedrigem Schmelzpunkt.
Neben der Temperatur ist bei vielen Medikamenten auch der Lichtschutz zu beachten (z. B. Katecholamine). Grundsätzlich sind die Medikamente am besten in der Originalpackung geschützt. Stechampullen (z. B. Insulin, Heparin) sollten stets mit einem Anbruchdatum versehen werden und in kürzester Zeit verbraucht werden.
7. Feuergefährliche Stoffe (z. B. Alkohol, Äther, Benzin, Aceton) dürfen nur verschlossen und nie in der Nähe von Heizkörpern oder offenen Flammen abgestellt werden, da die Dämpfe schon durch kleine Funken zu Bränden und Explosionen führen können. Die Dämpfe sind schwerer als Luft, sammeln sich am Boden an und sind als Gas-Luft-Gemisch sehr leicht explosiv. Besondere Vorsicht ist auch in Operationssälen beim Umgang mit diesen Stoffen in Nähe des Elektrokauters zu wahren. Sobald in geschlossenen Räumen ein Geruch dieser Stoffe wahrzunehmen ist, ist der Raum unverzüglich zu lüften.

### 9.10.2.2 Verfallsdatum

Das Verfallsdatum wird vom Hersteller angegeben und garantiert die Vollwirkung des Medikaments bis zum genannten Datum. Nach Ablauf des Verfallsdatums ist in den überwiegenden Fällen mit einer Wirkungsminderung zu rechnen. In seltenen Fällen kann auch eine Zersetzung des Präparates eintreten, wodurch dem Patienten Schaden zugefügt werden kann.

Verfallene Medikamente müssen in die Apotheke zurückgegeben werden. Um dieses aber zu vermeiden, sollte man die Medikamente rationell bestellen und den Medikamentenschrank mindestens einmal monatlich auf die gelagerten Medikamente überprüfen. Beim Einordnen stellt man die neuen Präparate immer nach hinten.

Überlagerte Arzneimittel kann man z. T. an der äußeren Beschaffenheit und evtl. am Geruch des jeweiligen Medikaments erkennen. Auf folgende Veränderungen sollte die Pflegeperson achten:

- Verfärbungen,
- Bildung von Flecken und Kristallen bei Tabletten,
- aufgeplatzte Dragees,
- verklebte Weichgelatinekapseln,
- Fällungen und Trübungen bei Lösungen,
- nicht aufschüttelbare Suspensionen,
- unstabile Emulsionen,
- Geruchsveränderungen.

Andere Veränderungen sind nur durch chemisch-physikalische Untersuchungen erfaßbar. In Zweifelsfällen ist immer der Apotheker zu befragen.

### 9.10.2.3 Gebrauchsinformation

Die Gebrauchsinformation gibt Auskunft über:

1. genaue Zusammensetzung des Präparates,
2. Eigenschaften,
3. Indikationen,
4. Anwendungsweise,
5. Dosierung,
6. Nebenwirkungen und Begleiterscheinungen,
7. Wechselwirkungen,
8. Kontraindikationen,
9. spezielle Hinweise (z.B. Fahrtüchtigkeit, Alkohol, Schwangerschaft),
10. Darreichungsform und Packungsgrößen.

### 9.10.3 Verabreichung der Arzneimittel

Um die beabsichtigte therapeutische Wirkung zu erreichen, müssen folgende Faktoren gewährleistet sein:

1. richtiges Arzneimittel,
2. richtiger Patient,
3. richtige Dosierung,
4. richtige Darreichungsform,
5. richtiger Zeitpunkt.

Da bei unsachgemäßem und unvorsichtigem Umgang mit Arzneimitteln die Patienten Schaden nehmen können, muß die Verantwortung der Schwester und des Pflegers immer wieder ins Bewußtsein gebracht werden.

Viele Fehlerquellen sind bei der Verabreichung möglich, die zum Wohle des Patienten ausgeschaltet werden müssen. Eine Schwester oder ein Pfleger, die/der am Abend mit einem Tablett von Patient zu Patient geht und ohne ärztliche Anweisung Beruhigungs-, Schlaf- und

Abführmittel austeilt, handelt fahrlässig. Ebenso fahrlässig handelt eine Pflegeperson, wenn sie von sich aus die Präparate in stärkerer Dosierung abgibt, als vom Arzt angeordnet. Festzustellen ist, daß jegliche Art der Verabreichung eines Medikaments nur nach schriftlicher ärztlicher Anordnung erfolgen darf. Es ist außerdem darauf zu achten, daß sowohl die genaue Dosierung als auch die Verabreichungsform sowie der Zeitpunkt der Verabreichung schriftlich fixiert wird.

## 9.11 Rechtliche Fragen zur parenteralen Arzneimittelapplikation durch das Pflegepersonal

Im Rahmen ihrer klinischen Tätigkeit führen Schwestern und Pfleger seit einigen Jahren parenterale Arzneimittelapplikationen durch. Sie injizieren vorwiegend intramuskulär, subkutan, aber auch intravenös (meist Injektionen über das Infusionssystem).

Während ihrer Ausbildung lernt die Schwester/der Pfleger die Vorbereitung und Überwachung von Injektionen, Infusionen, Transfusionen und Blutentnahmen, sie übt die Durchführung der i. m. und s. c. Injektion.

Die Frage, ob bzw. welche Injektionen, Infusionen und Blutentnahmen ausschließlich durch den Arzt erfolgen müssen oder auch von Angehörigen der medizinischen Assistenzberufe durchgeführt werden können, ist bis jetzt gesetzlich noch nicht klar geregelt.

Verschiedene Institutionen haben zu dieser Problematik Stellungnahmen abgegeben. So heißt es z. B. in der Stellungnahme der Bundesärztekammer vom Februar 1974: „Injektionen, Infusionen und Blutentnahmen sind Eingriffe, die zum Verantwortungsbereich des Arztes gehören. Der Arzt kann mit der Durchführung dieser von ihm angeordneten Maßnahmen sein medizinisches Assistenzpersonal beauftragen, soweit nicht die Art des Eingriffs sein persönliches Handeln erfordert. Da Injektionen, Infusionen und Blutentnahmen nicht zu dem üblichen Aufgabenbereich des ausgebildeten Assistenzpersonals gehören, bleibt der Arzt in jedem Fall für die Anordnung und ordnungsgemäße Durchführung der Eingriffe verantwortlich. Der Arzt darf daher die Durchführung nur solchen examinierten Pflegekräften übertragen, die in der Punktions- und Injektionstechnik besonders ausgebildet sind und von deren Können und Erfahrungen er sich selbst überzeugt hat. Die Durchführung von Injektionen, Infusionen und Blutentnahmen außerhalb des ärztlichen Verantwortungsbereiches ist nur in Notfällen vertretbar, in denen der Arzt nicht erreichbar ist."

Der Arzt kann die Durchführung von subkutanen, intramuskulären und intravenösen Injektionen Krankenpflegepersonen übertragen, wenn die beschriebenen Voraussetzungen gegeben sind. Dem Arzt obliegt die Anordnungsverantwortung.

Der Deutsche Berufsverband für Krankenpflege vertritt grundsätzlich die Auffassung, daß die Verabreichung von intramuskulären, intrakutanen und subkutanen Injektionen in den Tätigkeitsbereich der dreijährig ausgebildeten Krankenpflegepersonen fällt (Deutsche Krankenpflegezeitschrift 4/1980).

Intravenöse Injektionen können vom Arzt an eine dreijährig ausgebildete Krankenpflegeperson delegiert werden; da diese dann jedoch u. a. auch nach Auffassung des Deutschen Berufsverbandes für Krankenpflege für die Durchführung allein haftbar ist, ist sie berechtigt, die Tätigkeit abzulehnen, ohne daß ihr daraus arbeitsrechtliche Konsequenzen erwachsen. Sie muß die Durchführung von Injektionen aber in jedem Fall ablehnen, wenn sie sich nicht in der Lage fühlt, diese Injektion durchzuführen. Lehnt sie die Aufgabe jedoch nicht ab, bedeutet das für die Pflegeperson ein Übernahmeverschulden, d. h. sie macht sich strafbar, wenn sie die Injektion trotzdem übernimmt.

Krankenpflegeschüler(innen) können im Rahmen der Ausbildung unter unmittelbarer Aufsicht und Anleitung eines Arztes subkutane, intrakutane und intramuskuläre Injektionen sowie venöse Blutentnahmen vornehmen. Die Verantwortung für die Durchführung trägt der anleitende Arzt.

Krankenpflegehelferinnen und Krankenpflegehelfer dürfen nach gründlicher praktischer Berufserfahrung und entsprechender Unterweisung subkutane Injektionen durchführen.

Das Anlegen von Infusionen ist ausschließlich Aufgabe des Arztes. Der Wechsel von Infusionslösungen bei liegendem Infusionssystem darf nur nach schriftlicher ärztlicher Anordnung durch dreijährig ausgebildete Krankenpflegepersonen vorgenommen werden. Zusätzliche Medikamente dürfen ebenfalls nur nach schriftlicher ärztlicher Anordnung in die Infusionslösung gegeben werden. Diese Medikamente sind an der Infusionsflasche zusätzlich zu vermerken. Injektionen in den Infusionsschlauch mit direktem Venenzugang sind intravenösen Injektionen gleichzusetzen.

Die Injektionen müssen schriftlich und unmißverständlich angeordnet sein. Dazu gehört:

- Name und Vorname des Patienten,
- die genaue Dosierung in mg und ml,
- Zeitpunkt der Injektion,
- Art der Injektion (s. c., i. m., i. v.).

Dies schließt pauschale Dauerverordnungen (z. B.: Schmerzmittel nach Bedarf) aus!

Die Übertragung von Blut und Blutbestandteilen fällt ausschließlich in den Aufgabenbereich des Arztes.

Der Patient begibt sich in die Behandlung des Arztes und erwartet zu Recht, daß ärztliche Maßnahmen auch von dem Arzt ausgeführt werden. Delegiert der Arzt die Durchführung dieser Maßnahmen an

Krankenpflegepersonen, so muß dies auch dem Patienten mitgeteilt werden. Duldet der Patient stillschweigend ärztliche Maßnahmen, durchgeführt durch nichtärztliche Mitarbeiter, so gilt, daß sein Einverständnis vorliegt. Lehnt er dies ab, so muß der Arzt informiert werden. Eine Injektion von Krankenpflegepersonen gegen den erklärten Willen des Patienten erfüllt den Straftatbestand der Körperverletzung. Die Aufklärung über die Komplikationen der Applikation und die unerwünschten Wirkungen des Medikamentes ist Aufgabe des Arztes.

# Spezielle Arzneimittellehre

F.-J. Kretz, A. Kretz und S. Reichenberger

# 10 Schmerzzustände

Schmerzen sind Signale geschädigter Organe oder Ausdruck einer psychischen/psychosomatischen Notlage und müssen vom Arzt interpretiert werden. Lokalisation, Art und Intensität des Schmerzes weisen dem Arzt den Weg zur Krankheitsursache. Stets sollte die Ursache des Schmerzes geklärt und eine die Ursache behebende Behandlung angestrebt werden. Schmerzlindernden Medikamenten sollte in der Regel nur eine überbrückende, unterstützende Funktion zukommen.

Der Schmerz entsteht durch das Zusammenwirken peripherer Rezeptoren, der Schmerzimpulsleitung über die Nerven und der zentralen Verarbeitung im Gehirn.

An der Entstehung der Schmerzen sind Prostaglandine beteiligt, die durch eine Vielzahl von chemischen und physikalischen Reizen im Gewebe freigesetzt werden und dort lokale Schmerzrezeptoren erregen oder diese Rezeptoren für Schmerzreize sensibilisieren (empfindlich machen). Deshalb ist ein Prinzip der Schmerzbekämpfung die Hemmung der Prostaglandinsynthese.

Der Schmerz wird über sensible Nervenfasern weitergeleitet zu den Hinterstrangbahnen, von dort ins Gehirn, wo er im Thalamus registriert und modifiziert an das Großhirn weitergeleitet wird. Dort kommt der Schmerz zum Bewußtsein. Die Beeinflussung zentraler Schmerzzentren ist deshalb ein weiteres Prinzip der Schmerzbekämpfung.

Zu den Analgetika, die peripher die Prostaglandinsynthese hemmen, zählen die Salicylate, p-Aminophenol- und Pyrazolderivate. Diese Medikamente beeinflussen auch das Temperaturzentrum und wirken fiebersenkend. Man nennt sie deshalb auch Antipyretika. Salicylate und Pyrazolderivate hemmen zudem noch Entzündungsprozesse; deshalb führen sie auch die Bezeichnung Antiphlogistika. Die Prostaglandine greifen nicht nur ins Schmerz- un Entzündungsgeschehen ein, sondern steuern als Gewebehormone vielerlei Organprozesse. Die Prostaglandinsynthesehemmung läßt daher eine Reihe von Nebenwirkungen erwarten: asthmaartige Bronchospasmen (Prostaglandine und die verwandten Leukotriene wirken mit am Atemwegswiderstand), Oberbauchbeschwerden (Prostaglandine vermitteln eine Schleimhautschutzfunktion), Störungen der Nierenfunktion, des Wasser- und Elektrolythaushalts (Prostaglandine greifen in die Regulation des Flüssigkeits- und Elektrolythaushalts ein).

Zu den zentral wirkenden Analgetika zählen das Morphin, seine Abkömmlinge und einige Substanzen aus der Reihe der Agonisten/Antagonisten (s. S. 71). Hier ergeben sich vor allem Probleme mit einer möglichen Atemdepression, Gefahren eines Arzneimittelmißbrauchs und einer Abhängigkeitsentwicklung.

Man spricht von einem somatischen Schmerz, wenn der Schmerz von Haut, Bindegewebe, Gelenken oder Knochenhaut ausgeht, von einem viszeralen dagegen, wenn er von den Eingeweideorganen ausgeht. Somatische Schmerzen sprechen gut auf peripher wirkende Analgetika, viszerale Schmerzen dagegen auf zentral wirkende Analgetika an.

## 10.1 Analgesie durch peripher wirkende Analgetika

### 10.1.1 Acetylsalicylsäure (Aspirin, Aspisol, ASS-Ratiopharm)

**Wirkungsweise:** Salicylate hemmen die Synthese von Prostaglandinen; die Synthese dieser Substanzen, die die Schmerzempfindung sensibilisieren, unterbleibt. Acetylsalicylsäure wirkt ebenfalls fiebersenkend und in höheren Dosen entzündungshemmend. Kopfschmerzen, Zahnschmerzen sowie Fieber bei Infekten sind Indikationen für Acetylsalicylsäure.

**Verhalten des Medikamentes im Körper:** Die Salicylate werden im Magen rasch resorbiert und in den Zellen des Magenepithels konzentriert und nur langsam in das Blut abgegeben. Mikroläsionen, also lokale Schleimhautdefekte, begünstigen eine Säurerückdiffusion aus dem Lumen in die Schleimhaut und damit oberflächliche Defekte. Aber auch nicht enteral applizierte Acetylsalicylsäure reichert sich (pH-Effekt!) in der Magenschleimhaut an, hemmt dort die Prostaglandinsynthese und somit die Schleimhautprotektion und begünstigt die Entstehung erster Läsionen bis hin zu Ulzerationen, zum Teil mit klinisch manifesten Blutungen, zum Teil auch mit okkultem Blutverlust. – Nach dem Abbau in der Leber werden die Metaboliten über die Niere ausgeschieden.

**Unerwünschte Wirkungen:** Acetylsalicylsäure reizt den Magen; Folge sind Übelkeit und Brechreiz. Bei ulkusgefährdeten Patienten kann nach längerer Einnahme ein Ulkus provoziert werden. Bei Langzeiteinnahme muß mit Sickerblutungen aus dem Magenepithel gerechnet werden, welche zu einer Anämie führen können. Durch Hemmung der Thrombozytenaggregation kann zusätzlich die Blutungsgefahr steigen. Acetylsalicylsäure kann Asthmaanfälle provozieren. Wie alle Prostaglandinsynthesehemmer kann Acetylsalicylsäure bei empfindlichen, vorgeschädigten Patienten die Natriumausscheidung hemmen, ein Nierenversagen (oder hepatorenales Syndrom) oder eine kardiale Dekompensation begünstigen oder den Blutdruck erhöhen. Selten sieht man Leberfunktionsstörungen, häufiger einen Anstieg des Harnsäurespiegels. Gerade bei höheren Dosierungen (~ 10 g/Tag) können sich zentrale Nebenwirkungen in den Vordergrund spielen: Benommenheit, Hörstörungen, Ohrklingeln, Kopfschmerzen.

### 10.1.2 Diflunisal (Fluniget), Ibuprofen (Aktren)

**Wirkungsweise und unerwünschte Wirkungen:** Diflunisal ähnelt der Acetylsalicylsäure hinsichtlich der Schmerzbefreiung und der Entzündungshemmung. Da es kaum in das Zentralnervensystem penetriert, fehlen weitgehend fiebersenkende Eigenschaften. Es besitzt aber vielleicht die bessere Magenverträglichkeit und beeinflußt weniger die Thrombozyten.

Ibuprofen wurde parallel zu anderen Rheumatika entwickelt, besitzt aber eine gute allgemeinanalgetische Wirkung, weniger vordergründig antirheumatische antientzündliche Eigenschaften. Die Unverträglichkeit teilt es im wesentlichen mit anderen Prostaglandinhemmern.

### 10.1.3 Paracetamol (Ben-u-ron), Metamizol (Novalgin)

**Wirkungsweise:** Paracetamol wirkt schmerzlindernd und fiebersenkend, hat jedoch keinen starken entzündungshemmenden Effekt. Paracetamol entsteht im Körper auch als Abbauprodukt des Phenacetins.

Phenacetin, eine dem Paracetamol verwandte Substanz, galt lange Zeit als Paradebeispiel für einen Wirkstoff mit einem Abhängigkeitspotential und schweren Nebenwirkungen bei langer verordnungsgemäßer, vor allen Dingen aber auch bei mißbräuchlicher Anwendung: (chronische) Kopfschmerzen mit Methämoglobinbildung und vor allem eine Niereninsuffizienz droht. Phenacetin ist ganz aus der medizinischen Verordnungspraxis verschwunden, seinen Platz hat Paracetamol eingenommen. Die Nebenwirkungen der Substanzen sind gleichwohl ähnlich, wenn auch bei Paracetamol weniger häufig. Bei der letzteren Substanz fürchtet man vor allen Dingen schwerste Leberschädigungen bei akuten Vergiftungen.

Novalgin wirkt stärker analgetisch und besser fiebersenkend als die Salicylate, aber weniger entzündungshemmend.

**Verhalten der Medikamente im Körper:** Die Substanzen werden vollständig resorbiert und erreichen schnell das Gewebe. In der Leber metabolisiert, werden sie über die Niere ausgeschieden.

**Unerwünschte Wirkungen:** Bei Metamizol konnten Leukopenien und Agranulozytosen als unerwünschte Wirkungen nachgewiesen werden.

Durch zu schnelle intravenöse Applikation kann ein Kreislaufkollaps ausgelöst werden.

Paracetamol ist relativ untoxisch; bei mißbräuchlicher Anwendung und Dosierungen über 15 g/Tag können schwere Leberschädigungen im Sinne eines Leberversagens auftreten. Antidot ist das Acetylcystein (s. S. 343).

Verwandte Substanzen wie Aminophenazol wurden wegen potentieller schwerer Nebenwirkungen (Agranulozytosen) in der Bundesrepublik Deutschland vom Markt genommen. Phenylbutazon, ebenfalls ein chemischer Verwandter des Metamizols wird vorwiegend als entzündungshemmende Substanz nur noch bei schwersten rheumatischen Schmerzen eingesetzt. Wegen der möglichen Nebenwirkungen ist die Therapie begrenzt auf allenfalls eine Woche. Diese Beschränkung für ähnliche Substanzen mahnen zur Vorsicht im Umgang mit Analgetika.

## 10.2 Analgesie durch zentral wirkende Analgetika

Zu den zentral wirkenden Analgetika zählen das Morphin und seine Abkömmlinge. Die mit dem Opium/Morphin verwandten Analgetika nennt man Opioide. Opioide wirken über Opioidrezeptoren im Gehirn und im Rückenmark (Tab. 6). Für die angestrebte analgetische Hauptwirkung dieser Medikamentengruppe kommt den $\mu$- und den $\varkappa$-Rezeptoren die entscheidende Bedeutung zu.

Tabelle 6   Opioidrezeptoren und die über sie vermittelten Wirkungen

| $\mu$ | $\varkappa$ | $\delta$ | $\sigma$ |
|---|---|---|---|
| Analgesie | Analgesie | Schmerzverarbeitung | Dysphorie |
| Euphorie | Sedierung | endokrine Steuerung | Exzitation |
| Bradykardie | geringe Abhängigkeit | | |
| Atemdepression | | | |
| Obstipation | | | |
| Miosis | | | |
| Abhängigkeit | | | |

Tabelle 7   Opioide und ihre Wirkungsweise am Rezeptor

| Substanz | $\mu$ | $\varkappa$ | |
|---|---|---|---|
| Morphin / morphinartige Substanzen | ++(+) | + | Agonist |
| Buprenorphin | −/++ | − | partieller Agonist |
| Pentazocin | − | ++ | partieller Antagonist |
| Naloxon | − | − | Antagonist |

+ = Rezeptorstimulation    − = Rezeptorhemmung

Entsprechend ihrer Wirkung auf die verschiedenen Rezeptoren lassen sich die Opioide einteilen in Agonisten, partielle Agonisten/Antagonisten und in Antagonisten (Tab. **7**).

Diese Einteilung hilft verstehen, warum sich bestimmte Analgetikakombinationen verbieten: Morphin und Pentazozin behindern sich in ihrer Wirkung. – Naloxon eignete sich als Antidot bei Überdosierungen.

### 10.2.1 Morphin

**Wirkungsweise:** Morphin hemmt die Schmerzempfindung im Bereich des Thalamus und des Stammhirns, wodurch eine Schmerzregistrierung weiterhin möglich ist, der Schmerz aber nicht mehr als subjektiv störend empfunden wird.

Eingesetzt wird Morphin bei sehr starken Schmerzen, insbesondere bei Karzinomschmerzen und bei Schmerzen in den Körperhöhlen, z. B. postoperativ.

Morphine haben auch eine antitussive, d. h. hustenstillende Wirkung; die Hemmung des Hustenreflexes läuft meist mit der analgetischen Wirkung parallel. Es gibt jedoch auch schwächer analgetisch wirkende Opioide wie Codein, die eine stark hustendämpfende Wirkung besitzen. Morphine beeinträchtigen auch die Temperaturregulation. Man kann daher mit Morphinen einen schweren Schüttelfrost durchbrechen.

Neben einer gesteigerten Schlafbereitschaft registriert man bei vielen Patienten eine Veränderung der Stimmung. Nicht immer tritt jedoch eine euphorische Stimmung auf; es kann auch zu einer dysphorischen Stimmung mit Angst- und Spannungszuständen kommen.

**Praktischer Hinweis:** Morphin ist ein Betäubungsmittel. Seine Verordnung ist deshalb an die strengen Bedingungen der Betäubungsmittelverschreibungsverordnung gebunden. Die Pflichten der Schwester im Umgang mit diesen Arzneimitteln sind auf S. 52 beschrieben.

**Verhalten des Medikaments im Körper:** Morphin wird enteral gut resorbiert, unterliegt jedoch einem First-pass-Effekt in der Leber (Bioverfügbarkeit 15–30%); damit es nach oraler Applikation ausreichend wirkt, muß die orale Dosis gegenüber der intravenösen verdreifacht werden. Die maximale analgetische Wirkung ist bei intravenöser Applikation 20–30 Min. und bei intramuskulärer Applikation 60–90 Min. nach der Injektion zu erwarten. Abgebaut wird das Morphin in der Leber; es wird nach Glukuronidierung über die Niere ausgeschieden. Abbau und Ausscheidung begrenzen die Wirkung des Morphins auf 2–3 Std.

**Unerwünschte Wirkungen:** Morphin stimuliert das zentrale Brechzentrum; Übelkeit und Erbrechen treten deshalb häufig nach Morphingabe auf. Die Pupille wird verengt (Miosis), was eine Pupillendiagnostik unmöglich macht. Der Blutdruck sinkt beim Gesunden geringgradig ab, was beim Patienten im Schock und bei Herzinsuffizienz jedoch ernste Folgen haben kann; aufgrund eines Volumenmangels kann es zu einem starken Blutdruckabfall kommen. Auch beim kreislaufstabilen Patienten tritt häufig eine orthostatische Labilität auf.

Bei der schweren akuten Herzinsuffizienz bis hin zum Lungenödem hingegen kann sich der Morphineffekt einer Vor- und Nachlastsenkung sehr günstig auswirken; zudem wird, wegen der Dämpfung des Atemzentrums, die Luftnot nicht mehr als so belastend empfunden. Doch müssen in dieser Situation natürlich Gegenmaßnahmen gegen kritische Nebenwirkungen – Ateminsuffizienz – sofort ergriffen werden können. Ein erhöhter Muskeltonus im Magendarmtrakt mit einem Rückgang der propulsiven Peristaltik begünstigt eine spastische Obstipation; häufig benötigen die Patienten (bei einer längerfristigen Therapie) Laxantien.

Der Tonus des Sphincter Oddi nimmt zu und läßt den Druck im Gallengangsystem ansteigen. Gallenkoliken sind deshalb eine Kontraindikation für Morphin. Man gibt ein Spasmolytikum (s. S. 191). Morphinbedingte Spasmen des Harnblasenschließmuskels können zu einem (u. U. schmerzlosen) Harnverhalt führen. Die Kontrolle der Blasenfunktion gewinnt daher Bedeutung in der Pflege.

Die bedeutendste unerwünschte Wirkung des Morphins ist die Atemdepression. Der Patient atmet nicht ausreichend, ohne daß er Atemnot verspürt. Die Atemdepression läßt sich an einem erhöhten Kohlendioxidpartialdruck $PaCO_2$ und erniedrigtem Sauerstoffpartialdruck $PaO_2$ in der Blutgasanalyse feststellen.

Da die Morphine überwiegend Euphorie hervorrufen, ist die Gefahr, daß eine psychische und zusätzlich eine physische Abhängigkeit bei Langzeitanwendung entsteht, sehr groß. Der psychisch abhängige Patient empfindet einen überwältigenden Drang zu der Droge und versucht sie mit allen, auch kriminellen Mitteln zu beschaffen. Physisch abhängig ist ein Patient dann, wenn eine kontinuierliche Einnahme notwendig ist, um Entzugssymptome, wie Unruhe, Spannungszustände, Übelkeit, Schweißausbruch, Blutdruckanstieg, Atemfrequenzsteigerung, erhöhte Speichelsekretion, Husten und Diarrhöen, zu vermeiden. Die Angst davor, daß ein Patient abhängig werden könnte, darf jedoch nicht dazu führen, ihm eine adäquate Schmerztherapie zu verweigern.

## 10.2.2 Morphinartig wirkende Analgetika

Zahlreiche Analgetika wirken morphinartig und fallen ebenfalls unter die Betäubungsmittelverschreibungsverordnung. Zum Morphin bestehen meist keine prinzipiellen, sondern nur graduelle Unterschiede. Alle morphinartig wirkenden Analgetika haben eine atemdepressive Wirkung, die in direktem Verhältnis zum analgetischen Effekt steht. Eine Ausnahme bildet das Codein, das nur eine geringe analgetische Wirkung besitzt.

### 10.2.2.1 Pethidin (Dolantin)

**Wirkungsweise und Verhalten des Medikaments im Körper:** Pethidin hat den gleichen Wirkungsmechanismus wie Morphin, bietet jedoch den Vorzug gegenüber Morphin, daß es enteral in größerem Umfang resorbiert wird. Die Wirkdauer ist dagegen kürzer.

**Unerwünschte Wirkungen:** Pethidin wirkt stark emetisch (häufiges Erbrechen). Auf den Tonus der glatten Muskulatur des Magen-Darm-Traktes hat Pethidin weniger ausgeprägte Wirkungen, so daß eine Obstipation seltener auftritt als nach Morphingabe.

### 10.2.2.2 Piritramid (Dipidolor)

**Wirkungsweise und Verhalten des Medikaments im Körper:** Piritramid ist ein stark wirkendes Analgetikum mit sedierendem Effekt. Die Wirkung tritt schnell ein (1−2 Min. nach i. v. Gabe, 10−15 Min. nach i. m. Gabe), die Wirkdauer liegt bei 6−8 Std.

**Unerwünschte Wirkungen:** Die klinische Erfahrung bestätigt die Untersuchungen, daß Piritramid außerordentlich gut verträglich ist (geringe emetische Wirkung) und nur geringe respiratorische (geringgradige Atemdepression) und kardiozirkulatorische Nebenwirkungen hat (die Koronardurchblutung und damit die Sauerstoffversorgung des Herzens nimmt sogar kurzfristig zu!).

### 10.2.2.3 Tilidin (in Valoron N)

**Wirkungsweise:** Tilidin ähnelt dem Morphin in Wirkungsweise, unerwünschten Wirkungen und seinem Verhalten im menschlichen Körper. Da die Gefahr der Suchtentwicklung, obwohl anfänglich verneint, doch besteht, bietet es im Vergleich zu den Morphinen, den Morphinabkömmlingen und den Analgetika aus der Reihe der partiellen Morphinantagonisten keinen wesentlichen Vorteil. Tilidin ist im Handel nur noch als Valoron N (Tilidin mit einem Antagonisten) und unterliegt in dieser Kombination nicht der Betäubungsmittelverschreibungsverordnung. Eine orale Applikation ist möglich.

### 10.2.2.4 Levomethadon (Polamidon)

**Wirkungsweise:** Durch die neuen Opioidanalgetika Piritramid und Buprenorphin hat das Levomethadon an Bedeutung verloren. Es hat gegenüber Morphin den Vorzug einer guten oralen Wirksamkeit. Die Gewöhnung an das Medikament soll langsamer erfolgen und Entzugssyndrome sollen schwächer ausgeprägt sein. Diese letztgenannten Vorzüge haben klinisch eine geringe Bedeutung, da Levomethadon, wenn überhaupt, nur noch bei Karzinompatienten im Finalstadium gegeben wird. Als noch sehr umstritten gilt die Verordnung von Levomethadon als Ersatzdroge bei Morphinabhängigen. Als Vorteile werden angegeben: Geringere Gesundheitsgefährdung (AIDS!), da oral applizierbar, bessere soziale Einbindung, Wegfall der Beschaffungskriminalität. Diese Indikation bleibt kontrollierten medizinisch-sozialen Programmen vorbehalten.

### 10.2.2.5 Fentanyl

**Wirkungsweise und unerwünschte Wirkung:** Fentanyl wirkt 70mal stärker als Morphin, findet aber wegen des wesentlich stärkeren atemdepressiven Effektes nur im Rahmen einer Intubationsnarkose mit Beatmung und in der Intensivmedizin Anwendung (s. S. 320).

### 10.2.3 Analgetika aus der Reihe der Agonisten/Antagonisten

#### 10.2.3.1 Pentazocin (Fortral), Tramadol (Tramal), Nalbuphin (Nubain), Meptazinol (Meptid)

**Wirkungsweise:** Pentazocin wirkt als Morphinantagonist, hat jedoch eine starke analgetische Eigenwirkung (es wirkt über den $\varkappa$-Rezeptor!) und wird als Antagonist nicht verwendet. Mit der Einführung des Pentazocins war die Hoffnung verbunden, ein Medikament zur Verfügung zu haben, das weder atemdepressiv wirkt, noch die Gefahr einer Suchtentwicklung in sich birgt. Diese Hoffnungen wurden nicht erfüllt: Zwar ist die Suchtgefahr deutlich geringer als beim Morphin – aber sie besteht. Ähnliches gilt für die Atemdepression: In Relation zur analgetischen Wirkung wirkt das Pentazocin in gleichem Umfang atemdepressiv.

Tramadol und Nalbuphin sind mittelstark wirksame Analgetika aus der gleichen Reihe und ähnlich einzuschätzen wie Pentazocin. Meptazinol besitzt durch seine längere Wirkungszeit vielleicht Vorteile.

**Verhalten des Medikaments im Körper:** Pentazocin wird oral resorbiert und in der Leber abgebaut. Der Wirkungseintritt erfolgt nach ½–1 Std., je nach Applikationsart; die Wirkung hält 2–3 Std. an.

**Unerwünschte Wirkungen:** Suchtentwicklung und Atemdepression sind unerwünscht; ungünstig wirkt sich aus, daß Pentazocin Blutdruck und Puls ansteigen läßt ($\alpha$-mimetische Wirkung). Pentazocin wird deshalb beim Herzinfarkt meist nicht gegeben. Schwindelgefühle, Benommenheit und Sedation sind weitere unerwünschte Wirkungen.

**Praktischer Hinweis:** Pentazocin soll nicht im Wechsel mit µ-Agonisten gegeben werden. Es handelt sich ja um einen µ-Antagonisten, der die Restanalgesie eines Morphinanalogons aufhöbe.

Pentazocin, nicht aber Tramadol, Nalbuphin und Meptazinol sind der Betäubungsmittelverschreibungsverordnung unterstellt.

### 10.2.3.2 Buprenorphin (Temgesic)

**Wirkungsweise und Verhalten des Medikaments im Körper:** Buprenorphin ist ein Abkömmling des Opiumalkaloids Thebain und wirkt am µ-Rezeptor antagonistisch, sofern er von Morphin oder seinen Abkömmlingen besetzt ist, hat aber auch eine stark µ-agonistische Wirkung. Es ist stark analgetisch wirksam und hat zusätzlich einen hypnotisch-sedativen Effekt. Die Wirkung tritt erst nach ca. ½–2 Std. ein. Buprenorphin wird i. v., i. m., sublingual oder peridural appliziert. Durch die sublinguale Applikation wird verhindert, daß das Medikament nach der Resorption bei der ersten Passage der Leber abgebaut und damit unwirksam gemacht wird (First-pass-Effekt s. S. 17). Mit der Wirkdauer von 6–8 Std. ist es dem Piritramid gleichwertig und Pethidin sowie Morphin deutlich überlegen.

Wird Buprenorphin zur Behandlung von Karzinomschmerzen gegeben, so ist darauf zu achten, daß Buprenorphin in regelmäßigen Abständen eingenommen wird, auch wenn keine Schmerzen bestehen. Dieses Therapiekonzept garantiert permanente Schmerzfreiheit und verhindert eine Gewöhnung; eine Dosissteigerung wird nicht notwendig!

**Unerwünschte Wirkungen:** Manche Patienten klagen über Schwindelgefühl, Erbrechen, Übelkeit, Störungen der Darmmotilität (Obstipation) – unerwünschte Wirkungen aller Opioidanalgetika. Besonders lästig ist aber ein stärkergradiges Schwitzen, das bei 40% aller Patienten auftritt.

Buprenorphin hat geringe Kreislaufwirkungen, atemdepressorische Wirkungen sind jedoch vorhanden. Tritt eine Atemdepression auf, so muß sie mit dem unspezifisch wirkenden Antagonisten Doxapram (Dopram) antagonisiert werden. Wegen der Suchtgefahr ist Buprenorphin seit 1. September 1984 dem Betäubungsmittelrecht unterstellt.

### 10.2.4 Analgesie durch zentral wirkende Analgetika unsicherer Zuordnung
Nefopam (Ajan), Flupirtin (Katadolon)

**Wirkungsweise:** Nefopam ist ein zentral wirksames Analgetikum, wohl ohne Affinität zu Opioidrezeptoren, ohne wesentliche sedierende Wirkung, in der Analgesie dem Morphin unterlegen. Ebenfalls zentral, aber nicht über Opioidrezeptoren wirkt das Flupirtin.

**Verhalten der Medikamente im Körper:** Berücksichtigt man eine oral doppelt bis dreifach höhere Dosis als parenteral, so läßt sich auch bei oraler Applikation von Nefopam eine befriedigende Wirkung erzielen. Die Eliminationshalbwertszeit liegt bei 3–8 Stunden. Flupirtin steht für die orale Applikation und als Rektalsuppositorium zur Verfügung.

**Unerwünschte Wirkungen:** Benommenheit, Schwindel, Schwitzen, Übelkeit und trockener Mund können zu den subjektiven Unannehmlichkeiten einer Nefopammedikation gehören; als klinisch kritisch könnte sich die mögliche Atemdepression erweisen. Kreislaufstabilität, ja Ansteigen von Herzfrequenz und Blutdruck, erscheinen zunächst vorteilhaft, erhöhen aber den myokardialen Sauerstoffverbrauch, lassen das Medikament bei koronarer Herzkrankheit deshalb als bedenklich erscheinen. Für das Flupirtin besitzen wir bisher noch keine hinreichende klinische Erfahrung.

### 10.2.5 Neue Applikationsweisen

In der postoperativen Schmerztherapie, aber auch in der Therapie chronischer Schmerzen, vornehmlich von Tumorschmerzen, werden zunehmend neue Applikationsweisen genützt: Periduralkatheter, intrathekale Katheter, subkutane Dauerinfusion.

Mittels präziser Pumpen lassen sich morphinartige Analgetika (aber auch Lokalanästhetika) unmittelbar im Bereich des Zielorgans zentrales Nervensystem applizieren. Auf diese Weise werden oft noch schwerste, anderweitig resistente Schmerzen beeinflußt und – im Vergleich zu anderen Applikationsweisen – erhebliche Dosiseinsparungen möglich. Dies ist insbesondere im Hinblick auf Darmnebenwirkungen der Opioide (Obstipation) von Vorteil, nicht allerdings hinsichtlich einer möglichen Blasenentleerungsschwäche! Vorteilhaft ist die zielgerichtete Applikation morphinartiger Analgetika auch im Hinblick auf zentrale Nebenwirkungen, da das Rückenmark bereits Opioidrezeptoren besitzt. Als Nachteile stehen diesen Vorzügen technische Probleme, Entzündungsgefährdung und der hohe Preis (insbesondere für implantierbare Pumpensysteme) gegenüber.

Die Analgetikazufuhr über Subkutannadeln mittels einer Pumpe verbindet die Vorteile einer effektiven Schmerztherapie, eines gleichmäßigen Wirkspiegels (ohne atemkritische Spitzen wie beim reinen Bolusprinzip) und einer möglichen Steuerung durch den Patienten (Bolusabruf) mit einer relativ einfachen Technik. Dies könnte ein vielversprechendes Konzept für eine – auch ambulant praktikable – Schmerztherapie darstellen.

## 10.2.6 Aufhebung der Opioidwirkung durch Opioidantagonisten

Levallorphan (Lorfan), Naloxon (Narcanti), Naltrexon (Nemexin)

**Wirkungsweise:** Naloxon antagonisiert Morphin und seine Derivate an allen Opioidrezeptoren. Insbesondere hilft es, eine opioidbedingte Atemdepression zu korrigieren. Durch eine langsame Injektion versucht man, die benötigte Dosis zu titrieren, also möglichst viel von der analgetischen Wirkung der Morphine zu erhalten. Levallorphan besitzt neben dem Antagonismus eine Intrinsic activity, eine analgetische und atemdepressive Eigenwirkung. Eine nicht opioidbedingte Atemdepression verstärkt das Medikament also sogar. Naloxon hat das Levallorphan daher weitgehend aus der Therapie verdrängt.

**Indikation:** Opioidantagonisten kommen zum Einsatz bei suizidalen oder akzidentiellen Opioidintoxikationen mit schwerer Atemdepression, zur Opioidantagonisierung nach Neuroleptanästhesien oder balanzierten Narkosen (Inhalationsnarkosen, bei denen zur Unterstützung Fentany hinzugegeben wurde), zur Opioidantagonisierung nach endoskopischen oder vergleichbaren Eingriffen, selten zur Opioidantagonisierung in der Intensivmedizin, z.B. in der Respiratorentwöhnungsphase. Das Naltrexon könnte als medikamentöse Unterstützung in der Nachbehandlung nach einer Entzugstherapie Opioidabhängiger Bedeutung gewinnen: da es die Opioidrezeptoren blockiert, löst ein einmaliger Rückfall keine angenehmen Opioidsensationen mehr aus.

**Verhalten des Medikaments im Körper:** Die Morphinantagonisten werden in der Regel intravenös verabfolgt. (Naloxon wäre wegen des Firstpass-Effektes auch nicht für eine orale Applikation geeignet.) Nach 1–2 Min. sollte Naloxon schon einen Effekt (Steigerung der Atemfrequenz) zeigen. Mit 20–30 Min. fällt die Halbwertszeit deutlich kürzer aus als die der gängigen Opioide (Die klinisch relevante Wirkzeit liegt höher: bei 60–90 Min.). Die initial wirksame Dosis wird daher oft noch zusätzlich intramuskulär verabfolgt. Eine intensive Nachüberwachung bleibt gleichwohl unverzichtbar. Für das Naltrexon sind Halbwertszeit (und Wirkzeit) etwa doppelt so lang. Zudem läßt es sich (zusätzlich) oral verabfolgen, dann mit einer Wirkzeit von nahezu 24 Stunden.

**Unerwünschte Wirkungen:** Zwar spricht die Atemdepression schon auf geringere Dosen des Antidots an als die Analgesie, doch erweist sich bisweilen auch die Schmerzbefreiung als reversibel. Noch kritischer könnte sich die Auslösung akuter Entzugserscheinungen bei Opioidabhängigen auswirken, mit Schwitzen, Tachykardie, Hypertonie, Durchfällen, abdominellen Krämpfen, Unruhe und Angstzuständen.

**Grenzen der Wirksamkeit:** Morphinantagonisten sind keineswegs universelle Atemanaleptika oder Antidota (Gegengifte) für Intoxikationen mit zentralnervös wirkenden Medikamenten. Auch innerhalb der

Opioidgruppe sprechen nicht alle Substanzen in gleicher Weise an: Am besten reagieren µ-Agonisten, weniger gut die Präparate aus der Agonisten-Antagonisten-Gruppe (ϰ-Agonisten); wegen der großen Rezeptoraffinität (Rezeptorhaftung) erweist sich Buprenorphin als refraktär (Naloxon antagonisiert auch Buprenorphin – wenn es vor dem Buprenorphin gegeben wird – von Interesse freilich nur im pharmakologischen Experiment).

## 10.3 Begleitende Medikation

Häufig benötigen die Schmerzpatienten zur Schmerztherapie eine begleitende Medikation. Übelkeit und Erbrechen durch opioidartige Analgetika lassen sich manchmal nur durch Neuroleptika bessern. Diese Kombination verbessert, wenn auch nicht unbedingt die Analgesie, so doch oft die Distanzierung vom Schmerz. Schwere Krankheit und chronischer Schmerz führen leicht zur depressiven Verstimmung; die Depression verstärkt das Schmerzerleben. Sofern nicht eine effektive Schmerztherapie diesen unglücklichen Zirkel aufzubrechen vermag, benötigt der Patient meist eine antidepressive Therapie, die oft nicht nur die Stimmung aufhellt, sondern auch – pharmakologisch – die Analgesie unterstützt. Da die sedierende Wirkung der Analgetika gerade im Langzeitgebrauch meist nachläßt, verlangt der Patient oft nach einem Schlafmittel. Bei dieser, wie bei den anderen Begleitmedikationen, beachte man stets die einander überschneidenden Nebenwirkungen: Sedierung, Bewußtseinstrübung, Atemdepression, Kreislaufdepression.

# 11 Schlafstörungen

Schlaflosigkeit kann verschiedene Ursachen haben. Schmerz kann den Schlaf stören; hier helfen Analgetika, bei Angst und Spannung Tranquilizer oder Psychotherapie, bei endogenen Psychosen Neuroleptika oder Thymoleptika. Die Ursache der Schlafstörungen beim alten Menschen liegt oft in einer verminderten nächtlichen Gehirndurchblutung, die auf einer Herzinsuffizienz basiert und auf Digitalisierung gut anspricht. Daneben finden wir bei diesen Menschen einen geänderten Schlaf-Wach-Rhythmus und eine physiologische Verringerung des Schlafbedarfs – ohne die Notwendigkeit einer Behandlung.

Der natürliche und erholsame Schlaf ist gekennzeichnet durch verschiedene Phasen: orthodoxe und paradoxe Schlafphasen. Die orthodoxe Schlafphase umfaßt vier Phasen unterschiedlicher Tiefe, die vom Menschen beim Einschlafen durchlaufen werden. Der orthodoxe Schlaf wird durch paradoxe Schlafphasen unterbrochen, in denen der schlafende Mensch schnelle Augenbewegungen durchführt. Diese Augenbewegungen geben der paradoxen Schlafphase, in der auch spezielle EEG-Muster ableitbar sind, die Bezeichnung „Rapid-eye-movement-Phase" (REM-Phase). In dieser Phase träumt der Mensch. Ohne REM-Phasen, die ca. alle 90 Min. ablaufen und insgesamt 20–25% der Schlafzeit ausmachen, führt der Schlaf nicht zur Erholung.

Die Verordnung von Beruhigungsmitteln (Sedativa) und von Schlafmitteln (Hypnotika) hat in unserer Gesellschaft ein unverantwortliches Ausmaß erreicht; Schlafmittelsucht ist weit verbreitet. Häufig besteht eine falsche Vorstellung über den Schlafbedarf. Vor allem spielen aber unvernünftige Verhaltensweisen eine Rolle (zu späte Mahlzeiten, Bewegungsarmut, Nikotin- und TV-Konsum usw.). Beratung ist meist sinnvoller als ein Schlafmittel. Sollten aber Schlafmittel angezeigt sein, so muß der Patient darauf hingewiesen werden, daß

1. der Schlaf nur geborgt ist (die meisten Schlafmittel unterdrücken die für die Erholung im Schlaf wichtigen REM-Phasen);
2. die Wirkung von Schlafmitteln durch den Genuß von Alkohol und die Einnahme von Psychopharmaka verstärkt wird;
3. die regelmäßige Einnahme von Schlafmitteln zur Abhängigkeit führen kann;
4. die Wirkung besonders von langwirkenden Schlafmitteln am nächsten Morgen noch nicht abgeklungen zu sein braucht und ein

Überhang („hang-over") befürchtet werden muß (Folge ist eine Gefährdung im Verkehr und bei bestimmten Arbeiten);
5. nach Absetzen der Schlafmittel, insbesondere nach langem Gebrauch, Unruhezustände, Schlaflosigkeit und Krämpfe zu befürchten sind (Entzugssyndrom).

## 11.1 Therapie mit Benzodiazepinen

Diazepam (Valium, Diazepam Ratiopharm), Flurazepam (Dalmadorm), Oxazepam (Adumbran), Nitrazepam (Imeson), Flunitrazepam (Rohypnol), Lorazepam (Tavor), Lormetazepam (Noctamid), Triazolam (Halcion), Temazepam (Planum)

**Wirkungsweise und Anwendungsmöglichkeiten:** Benzodiazepine wirken über sog. Benzodiazepinrezeptoren, für die ein natürlicher Ligand noch nicht gefunden wurde. Die Benzodiazepinrezeptoren stehen in unmittelbarer räumlicher und funktioneller Beziehung zu den GABA-Rezeptoren. Die Gamma-Aminobuttersäure (GABA) ist ein inhibitorischer Neurotransmitter. Benzodiazepine verstärken die hemmende GABA-Wirkung, ohne selbst am GABA-Rezeptor stimulierend zu wirken. Die Bindung der Benzodiazepine am Benzodiazepinrezeptor verstärkt jedoch die Wirkung von GABA am GABA-spezifischen Rezeptor. Bildhaft kann gesagt werden, GABA ist die Bremse, Benzodiazepine sind Bremskraftverstärker.

Die Wirkungskomponenten der Benzodiazepine sind angstlösend (anxiolytisch), sedierend-hypnotisch, antikonvulsiv, amnestisch (Unterdrückung der Erinnerung) und muskelrelaxierend. Benzodiazepine haben eine schlafanstoßende Wirkung. Der REM-Schlaf wird durch Benzodiazepine in relativ geringem Umfang unterdrückt.

Zwischen den einzelnen Benzodiazepinen gibt es diskrete Unterschiede in einzelnen Wirkungskomponenten, einen prinzipiellen Unterschied in der Wirksamkeit gibt es jedoch nicht.

**Verhalten der Medikamente im Körper:** Benzodiazepine sind lipophil, eine Ausnahme macht Midazolam, das erste hydrophile Benzodiazepin. Die Lipophilie garantiert eine rasche Resorption und eine rasche Verteilung im Gewebe. Nach intramuskulärer Applikation ist bei den lipophilen Benzodiazepinen mit einer schlechteren Bioverfügbarkeit zu rechnen als nach oraler Applikation. Grund dafür ist die schlechtere Resorption des lipophilen Benzodiazepins aus dem muskulären Depot.

Bedeutsam ist, daß bei der Verstoffwechselung der Benzodiazepine Metabolite mit sedierender Eigenwirkung entstehen können. Bei den Benzodiazepinen liegen sehr unterschiedliche Halbwertszeiten vor. In Kombination mit den sedativ wirkenden Metaboliten ist immer an eine Kumulation zu denken.

Alkohol, Neuroleptika und Barbiturate verstärken die Wirkung der Benzodiazepine. Die Wirkung von Muskelrelaxantien wird durch Benzodiazepine ebenfalls verstärkt. Vorteilhaft ist, daß Benzodiazepine zu keiner nennenswerten Enzyminduktion führen.

Im Kindes- und Greisenalter kommt es nach Benzodiazepinapplikation relativ oft zu paradoxen Reaktionen.

**Unerwünschte Wirkungen:** Dazu zählen

- *Überhang (hang-over):* Er zeigt sich in Tagesmüdigkeit, Benommenheit, Beeinträchtigung von Antrieb und Reaktionsvermögen, Konzentrations- und Aufmerksamkeitsstörungen. Der Patient muß darauf hingewiesen werden, daß seine Reaktionsfähigkeit im Straßenverkehr und bei seiner beruflichen Tätigkeit beeinträchtigt sein kann.
- *Anterograde Amnesie:* Oft besteht eine Erinnerungslücke vom Zeitpunkt der Tabletteneinnahme (bzw. der ersten Wirkungsentfaltung) bis zum Ende des Schlafes (bis zum Abklingen der Wirkung). Nach der Medikamenteneinnahme soll sich der Schlafgestörte daher unverzüglich zur Ruhe begeben. Dennoch gibt die Erinnerungslücke den Betroffenen häufig Anlaß zur Besorgnis.
- *Rebound-Phänomen:* Kurzwirkende Benzodiazepine führen bisweilen zu vorzeitiger, als quälend empfundener Wachheit in den frühen Morgenstunden und tagsüber zu Angst- und Unruhezuständen. Sie verführen empfängliche Persönlichkeiten zum Mißbrauch.
- *Mißbrauch und Abhängigkeit:* Das Mißbrauchs- und Abhängigkeitspotential ist niedriger einzuschätzen als bei den Barbituraten. Es darf jedoch nicht unterschätzt werden.
- *Entzugssymptome:* Schwache Entzugssymptome sind Angst, Unruhe und Schlafstörungen, schwerwiegender sind Tremor, Schweißausbruch, Krampfanfälle, delirante und psychotische Wahrnehmungsstörungen.
- *Vegetative Funktionen:* Sie sind in sedierend und hypnotischen Dosen meist nicht tangiert. Eine zu schnelle intravenöse Gabe von hohen Benzodiazepindosen kann jedoch über eine Atemdepression zum Tod führen. – Der Appetit kann unter Benzodiazepindauertherapie zunehmen, die Libido beeinträchtigt sein.
- *Muskulatur:* Reduzierter Muskeltonus bedingt nicht nur Akkommodationsstörungen mit Doppelsehen, sondern auch Gangstörungen (weiches Knie).
- *Venenreizung:* Benzodiazepine sind mit Ausnahme von Midazolam lipophile Substanzen. Zur parenteralen Applikation sind Lösungsvermittler notwendig. Die intravenöse Applikation ist aufgrund der Lösungsvermittler schmerzhaft. Durch die Verwendung neuerer, gewebsneutraler Darreichungsformen wie Valium MM Roche oder Diazemuls können schmerzhafte Venenreizungen vermieden werden.

## 11.2 Therapie mit pflanzlichen Schlafmitteln

Baldrian-Phyton, Valdispert

Schlaf und Schlaflosigkeit sind eng mit der Psyche verbunden. Es nimmt daher nicht Wunder, daß bisweilen Suggestivmaßnahmen und Placebogaben bereits einen günstigen Effekt haben. Eine geringe beruhigende und schlafanstoßende Wirkung kann auch von Baldrian- und Hopfenpräparaten ausgehen. Bei schwer zu beeinflussender Insomnie (Schlaflosigkeit) oder in klinisch wichtiger Indikation (z. B. anästhesiologische Prämedikation, Sicherung der Nachtruhe nach Myokardinfarkt) wird man wohl eher auf stärkere Schlafmittel bauen. Andererseits besitzen diese pflanzlichen Präparationen keine schwerwiegenden Nebenwirkungen. Stets freilich prüfe man kritisch, ob es sich bei dem als harmlos deklarierten Produkt nicht doch um eine der gar nicht so seltenen Präparationen mit Zusatzstoffen – wie Barbituraten! – oder um einen stark alkoholischen Extrakt handelt.

## 11.3 Therapie mit Barbituraten

Phenobarbital (Luminal), Pentobarbital (Nembutal), Hexobarbital (Evipan), Heptabarbital (Medomin), Cyclobarbital (Phanodorm), Propallylonal (Noctal)

**Wirkungsweise und Anwendungsmöglichkeiten:** Die Barbiturate leiten sich von der Barbitursäure ab, die aus Harnstoff und Malonsäure entsteht. Die Barbitursäure selbst ist nicht hypnotisch wirksam. Erst chemische Veränderungen am Barbitursäuremolekül führen zu Substanzen mit hypnotischer und antikonvulsiver (krampflösender) Wirksamkeit.

Barbiturate unterdrücken die Aktivität von Nervenzellen mit GABA-(Gamma-Aminobuttersäure-)Synapsen durch eine Steigerung der Chloridleitfähigkeit. In höheren Dosen wirken sie calciumantagonistisch und unterdrücken die Nervenaktivität GABA-unabhängig. Sie gelten als (dosisabhängig) „schlaferzwingende" Hypnotika (im Gegensatz zu den nur „schlafanstoßenden" Benzodiazepinen).

Der Einfluß der Barbiturate auf das EEG ist dosisabhängig. In sedierend-hypnotischer Dosierung kommt es zu einer schnellen Aktivität mit niedriger Voltzahl ($\alpha$-Wellen). In höherer Sedierung wird diese verdrängt durch langsame Wellen mit großer Amplitude ($\vartheta$- oder $\delta$-Wellen). In Dosierungen, die zum Koma führen, ist nur noch eine Nullinie nachweisbar.

In hypnotisch-wirksamen Dosierungen – z. B. Phenobarbital (Luminal) 0,1 g – werden

- die Einschlafzeit verkürzt,
- das oberflächliche Schlafstadium 2 verlängert,
- die Tiefschlafstadien 3 und 4 verkürzt,
- der REM-Schlaf und die REM-Aktivität dramatisch gesenkt und
- die totale Schlafdauer verlängert.

**Verhalten der Medikamente im Körper:** Die Pharmakokinetik ist abhängig von der Fettlöslichkeit (Lipophilie). Gute Fettlöslichkeit bedeutet

- schnellere Resorption und schnellere Wirksamkeit,
- stärkere Proteinbindung,
- Verlängerung der Eliminationshalbwertzeit,
- Zunahme der Metabolisierungsrate.

Stark lipophile Barbiturate sind beispielsweise Phenobarbital, Pentobarbital und Propallylonal.

Die Metabolisierung erfolgt im mikrosomalen, arzneimittelabbauenden Enzymsystem der Leber. Betroffen sind vor allem die lipophilen Barbiturate. Diese auch stark eiweißgebundenen Barbiturate werden nur in geringem Umfang in der Niere filtriert, ein großer Teil wird rückresorbiert. Nur die hydrophilen Barbiturate werden vollständig ausgeschieden (Barbital). Beschleunigt werden kann die renale Ausscheidung durch eine forcierte Diurese und eine Alkalisierung des Urins (s. S. 341).

Die Wirkung der Barbiturate wird verstärkt durch Alkohol, Antihistaminika (s. S. 291), Benzodiazepine, Neuroleptika mit sedierender Komponente, Analgetika und Antiepileptika (s. S. 247).

Die Pharmakokinetik der Barbiturate ist wie folgt beeinflußbar:

- Antazida vermindern die Aufnahme von Phenobarbital,
- Barbiturate verdrängen Antikonzeptiva, orale Antikoagulantien, Antiepileptika und peripher wirkende Analgetika aus der Plasma-Eiweiß-Bindung, so daß es zu kurzfristiger Verstärkung und zu einer verkürzten Wirkungszeit der genannten Arzneimittel kommt.

**Unerwünschte Wirkungen:** Barbiturate führen

- zu *Toleranz:* Sie tritt bereits nach wenigen Tagen auf; der Effekt auf die totale Schlafdauer wird nach zwei Wochen bereits auf 50% reduziert. Aus dieser raschen Toleranzentwicklung resultiert die Tendenz zur Dosissteigerung;
- *zur hepatischen Enzyminduktion:* Das mikrosomale arzneimittelabbauende Enzymsystem der Leber entwickelt eine stärkere Aktivität. Barbiturate, aber auch andere Stoffe – Hormone, Medikamente – werden schneller abgebaut und damit in ihrem Wirkverhalten nicht mehr sicher beurteilbar;
- *zu Überhang (hang-over):* Er zeigt sich besonders bei langwirkenden Barbituraten (z. B. Phenobarbital [Luminal]) in Schläfrigkeit am Tag und morgendlichem Schwindelgefühl. Als Folge der Kumulation langwirkender Barbiturate sind Gleichgewichtsstörungen (Ataxie), unklare Sprache (Dysarthrie) und Stimmungsveränderungen aller Schattierungen (läppische Euphorie, Aggressivität, Depression) zu registrieren;

– *zu Mißbrauch und Abhängigkeit:* Das akute Mißbrauchspotential liegt in der Möglichkeit von Barbituratvergiftungen, die auch heute noch mit einer relativ hohen Letalität belastet sind. Folge einer Langzeittherapie können auch Veränderungen mit emotionaler Abgestumpftheit und Persönlichkeitsveränderungen sein;
– *zu Rebound-Phänomenen und Entzugssyndromen:* Abhängig von der Dosis können leichte Entzugssymptome (Schlaflosigkeit, Übelkeit, Appetitlosigkeit) und schwerere Entzugssymptome (Tremor, Psychosen, Krämpfe, im schwersten Fall ein Status epilepticus) auftreten;
– *zu paradoxen Reaktionen:* Alte Patienten werden nach Einnahme von Barbituraten oft agitiert und enthemmt;
– *zu vital bedrohlichen Intoxikationen bei Überdosierungen:* Die Beeinflussung vegetativer Funktionen wie Atmung und Kreislauf ist in sedierenden und hypnotischen Dosierungen von untergeordneter Bedeutung. Bei Intoxikationen jedoch kommt es nicht nur zur Bewußtlosigkeit bis zum tiefen Koma, sondern auch zur Depression von Atmung und Kreislauf, zum Lungenödem, zum Nierenversagen, zur Aspirationsgefährdung, zur Hypothermie – zum Exitus.

Barbiturate können ein schweres Krankheitsbild, die Porphyrie, induzieren. Sauerstoff wird im Organismus meist komplexgebunden für Stoffwechselvorgänge bereitgehalten. Ein solcher Komplexbildner ist das Häm (allgemein bekannt aus dem *Häm*-o-Globin). Die stoffwechselaktive Leber stellt einen wichtigen Bildungsort für das Häm und seine Vorstufen, die Porphyrine, dar. Eine Anhäufung dieser Porphyrine führt zur Rotfärbung des Urins, zu Koliken, zur Tachykardie, zu Bluthochdruck, Erbrechen, neurologischen Veränderungen *(akute intermittierende Porphyrie)*, unter Umständen kombiniert mit Hautveränderungen wie Bläschen, Erosionen, Ulzerationen, Pigmentierung *(Variegataporphyrie)*. Ein Verarbeitungsdefekt für Porphyrine gilt als angeborene Krankheitsgrundlage, eine Porphyrinsynthesesteigerung hervorgerufen durch Barbiturate und andere Stoffe (aber auch Hormonschwankungen, Infektionen, Hunger bzw. Kohlenhydratmangel) als denkbarer Auslöser.

Das ungünstige Wirkungsprofil der Barbiturate (REM-Depression), der niedrige therapeutische Index (Intoxikationsgefahr), die Induktion von Toleranz, die zahlreichen Arzneimittelinteraktionen und die Gefahr von Mißbrauch und Abhängigkeit haben dazu geführt, daß die Barbiturate nur noch Schlafmittel zweiter Wahl sind.

### 11.4 Therapie mit Thiamazolen
Clomethiazol (Distraneurin)

**Wirkungsweise und Anwendungsmöglichkeiten:** Der Wirkungsmechanismus der Substanz ist nicht bekannt. Sie besitzt sedierende, hypnotische und antikonvulsive Eigenschaften. Clomethiazol ist ein Thiamin-(Vitamin-$B_1$-)Abkömmling.

Clomethiazol wird bei Einschlafstörungen geriatrischer Patienten mit Erfolg eingesetzt. Bei diesen Patienten mit z. T. erheblichen Störungen des Schlaf-Wach-Rhythmus sowie Verwirrtheits- und Unruhezuständen ist Clomethiazol das Mittel der Wahl. Kontraindiziert ist es bei Überempfindlichkeit gegen Clomethiazol und bei Patienten mit obstruktiven Ventilationsstörungen. Als weitere Indikation gilt das Alkoholdelir (s. S. 251).

**Verhalten des Medikaments im Körper:** Die Halbwertszeit von Clomethiazol beträgt 3−5 Stunden, maximale Serumspiegel werden 30 Min. nach oraler Aufnahme der Kapsel und 70 Min. nach Verabreichen der Tabletten erreicht. Clomethiazol wird fast völlig metabolisiert.

**Unerwünschte Wirkungen:** *ZNS.* Das Abhängigkeitspotential gegenüber Clomethiazol ist bei Suchtgefährdeten genauso hoch wie gegenüber Alkohol. Diese Patienten sind von einer Verordnung auszuschließen. Die Anwendungszeit sollte auf 1−2 Wochen begrenzt sein. Eine Potenzierung durch Alkohol, Barbiturate und andere sedativ oder hypnotisch wirkende Medikamente muß berücksichtigt werden.

*Gastrointestinaltrakt:* Ein retrosternaler Schmerz und Sodbrennen nach oraler Clomethiazolgabe kann Folge einer Ösophagitis sein. Ursache ist eine Medikamentendeposition oder ein medikamentös bedingter Ulkus im Ösophagus. Distraneurin sollte deshalb nur in Oberkörperhochlage bzw. im Sitzen mit Wasser eingenommen werden.

*Atmung:* Eine Zunahme der Speichel- und Bronchialsekretion sowie Husten und Niesreiz sind weitere unerwünschte Wirkungen. Bei der intravenösen Applikation steht eine Atemdepression im Vordergrund, die bei Unkenntnis dieser vital bedrohlichen unerwünschten Wirkung sehr schnell zu Hypoxie und Tod führen kann.

## 11.5 Therapie mit barbituratfreien, unspezifisch wirksamen Hypnotika

Alkohole: Chloralhydrat (Chloraldurat).
Bromharnstoffderivate: Carbromal (Betadorm).
Chinazolone: Methaqualon (Normi-Nox).
Histaminantagonisten: Diphenhydramin (Sekundal-D).
Cyclopyrrolone: Zopiclon (Ximovan)

**Wirkungsweise und Anwendungsmöglichkeiten:** Die Bezeichnung „barbituratfreie, unspezifische Hypnotika" kann nicht darüber hinwegtäuschen, daß es sich um Hypnotika mit ähnlichen Risiken wie bei den Barbituraten selbst handelt und daß gegenüber den Barbituraten meist nur unwesentliche therapeutische Vorteile bestehen. Die Wirkungsweise ist die gleiche wie bei den Barbituraten: unspezifische Hemmung der Membranfunktion von Nervenzellen.

*Chloralhydrat* bietet diskrete Vorteile gegenüber den Barbituraten, da das physiologische Schlafmuster weitgehend erhalten bleibt. Die Toleranzentwicklung ist geringer ausgeprägt, psychische Abhängigkeit und Mißbrauch sind seltener. – Das Wirkungsprofil von *Methaqualon* geht über das der Barbiturate deutlich hinaus: Methaqualon hat antikonvulsive, antispastische, antitussive und lokalanästhetische Wirkungskomponenten. – *Meprobamat* ähnelt in seiner Wirkungsweise den Benzodiazepinen, wird jedoch nicht zu den Benzodiazepinen gezählt. Es hat eine muskelrelaxierende Wirkung, die bei Patienten, die sehr verspannt sind, erwünscht sein kann. Zopiclon verstärkt – ähnlich wie die Benzodiazepine – die Wirkung des dämpfenden endogenen Neurotransmitters Gamma-Aminobuttersäure und beeinflußt wenig das Schlafmuster. – Histamin(H-1-)Rezeptor-Antagonisten besitzen eine sedierende Wirkung. Beim Diphenhydramin und einigen Verwandten steht sie ganz im Vordergrund und läßt sich für die Schlafinduktion ausnützen.

**Unerwünschte Wirkungen:** Der bittere, brennende Geschmack von *Chloralhydrat* allein reizt schon oft zum Erbrechen. Geschmackkorrigentien können dies nur schwer verhindern. Die Magenbeschwerden haben ihre Ursache in Schleimhautirritationen. Deshalb wird Chloralhydrat meist rektal appliziert. Bei schweren Leberschäden ist es kontraindiziert. Das Reizleitungssystem im Herzen und die Myokardkontraktilität werden durch Chloralhydrat ungünstig beeinflußt.

*Bromide* werden nur noch selten (und nur noch als Bestandteil von Kombinationspräparaten) verordnet. Brom kann im Körper kumulieren. Die Bromismuszeichen umfassen geistigen Abbau, Neuropathien, Schmerzen, gastrointestinale Beschwerden und Reizungen von Haut und Schleimhäuten. Intoxikationen können vital bedrohlich verlaufen.

Die gravierendste Folge langfristiger *Methaqualoneinnahme* ist die Polyneuropathie. Nach vierwöchiger Einnahme ist mit Parästhesien, Hyperreflexie, Hypermotorik und myoklonischen Krämpfen zu rechnen. Da zudem ein hohes Mißbrauchs- und Abhängigkeitspotential besteht, das auf eine marihuanaähnliche Euphorie und einen aphrodisischen Effekt zurückzuführen ist, wurde Methaqualon 1981 der BTMVV unterstellt.

*Diphenhydramin* besitzt neben dem Histaminantagonismus auch anticholinerge Eigenschaften, verantwortlich für Nebenwirkungen (wie Mundtrockenheit) und einen kritischen Verlauf bei schweren Intoxikationen.

*Zopiclon* soll nicht eingesetzt werden bei Myasthenie, respiratorischer Insuffizienz, dekompensierter Herzinsuffizienz und herabgesetzter Leberleistung (darin vielen anderen Schlafmitteln nicht unähnlich).

## 12 Herz-Kreislauf-Erkrankungen

### 12.1 Herzinsuffizienz

Unter Herzinsuffizienz versteht man die Unfähigkeit des Herzens, seiner Pumpfunktion gerecht zu werden. Es kommt zu einem Blutrückstau (Rückwärtsversagen) in die Lunge mit erschwerter Atmung (Dyspnoe), in die Körperperipherie mit Organstauung, Ergüssen und Ödemen, schließlich zu einer verminderten Sauerstoffversorgung des Organismus mit entsprechenden Organschwächen: nachlassende zerebrale Leistung (Verwirrtheit), Stauungsgastritis, kardiale Kachexie, Nierenschwäche. Eine erhöhte Sympathikusaktivität versucht, der Herzinsuffizienz gegenzusteuern, spitzt – im Übermaß – die Situation aber weiter kritisch zu: Tachykardie, Arrhythmie, erhöhter peripherer Widerstand (erschwerte Organdurchblutung und erschwerte Herzarbeit). Ursache einer Herzinsuffizienz können folgende pathologische Prozesse sein:

– chronische Druck- und Volumenbelastungen (Bluthochdruck, Herzfehler),
– Stoffwechselstörungen und Degenerationserscheinungen des Herzens,
– koronare Durchblutungsstörungen,
– Lungenveränderungen (Embolie, Emphysem usw.),
– Herzmuskelentzündung.

Therapeutische Ansätze zur Behebung einer Herzinsuffizienz sind Unterstützung des Herzens einerseits und seine Entlastung andererseits.

Entlastung des Herzens bedeutet, seine Vorlast (Preload) und Nachlast (Afterload) zu vermindern. Unter Preload versteht man alle Faktoren, die den Blutdruck im Ventrikel am Ende der Diastole beeinflussen; dies sind vor allem der venöse Druck und das intravasale Blutvolumen. Der Faktor, der die Nachlast wesentlich beeinflußt, ist die Wandspannung in den arteriellen Gefäßen, gegen die das Herz anarbeiten muß.

Die traditionelle Stufentherapie der Herzinsuffizienz sieht wie folgt aus (Abb. **10**):

– Digitalispräparate oder Diuretika,
– Digitalispräparate und Diuretika,
– Digitalispräparate und Diuretika und Vasodilatanzien.

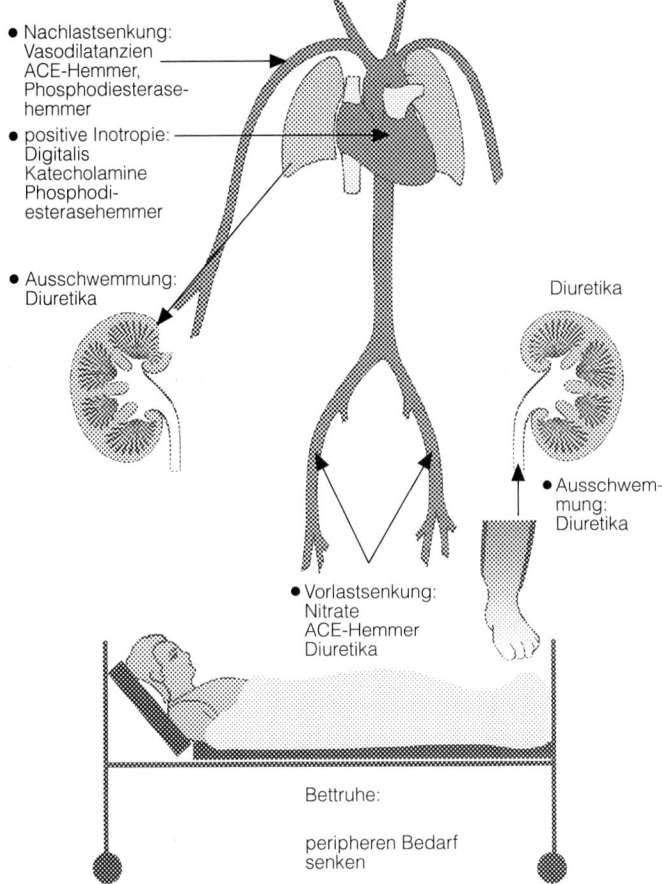

Abb. 10  Therapieprinzipien bei Herzinsuffizienz

Für Herzinsuffizienzkrisen gelten als Therapieleitlinien:

– beim Rückwärtsversagen (Lungenödem): Nitrate (Vorlastsenker) und (Diuretika) und (Katecholamine) und (Nachlastsenker), (Beatmung), (Hämofiltration);

– beim Vorwärtsversagen (kardiogener Schock): Katecholamine, (Phosphodiesterasehemmer), (Vorlast- und Nachlastsenker), (Diuretika), (Ballongegenpulsation), (Spiralpumpe).

Die Klammersetzungen im obigen Text weisen auf einzelfallbezogene Therapieentscheidungen hin. Die Digitalisierung leitet schon zur Dauertherapie über. Manche Kardiologen geben den Vasodilatanzien schon in einem früheren Herzinsuffizienzstadium den Vorzug.

### 12.1.1 Kardial unterstützende Therapie

#### 12.1.1.1 Digitalispräparate

Digitoxin (Digimerck), Digoxin (Lanicor, Lanitop [Metildigoxin], Novodigal [β-Acetyldigoxin]), Strophanthin (Kombetin), Meproscillarin (Clift)

**Wirkungsweise und Anwendungsmöglichkeiten:** Zu den Digitalispräparaten zählen Digitoxin und Digoxin (Inhaltsstoffe der Blätter des roten und wollhaarigen Fingerhutes). Manchmal wird auch noch Strophanthin für die intravenöse Therapie angewendet. Zwar sind auch noch andere Herzglycoside im Handel, sie haben gegenüber Digitoxin und Digoxin jedoch keine Vorteile. Die Herzglycoside unterscheiden sich nur in ihrer Pharmakokinetik. Sie wird bei den einzelnen Verbindungen besprochen. Alle Herzglycoside haben den gleichen Wirkmechanismus.

Eine Ionenpumpe in der Zellmembran tauscht intrazelluläres Natrium entgegen dem Konzentrationsgefälle – der Extrazellulärraum enthält ja reichlich Natrium – gegen Kalium aus. Dies hält das Ruhemembranpotential aufrecht, als Voraussetzung für die elektrischen Erregungsabläufe am Herzen. Andererseits verbessert intrazelluläres Natrium die Bereitstellung von Calcium, dem Schlüsselmineral für eine kräftige Herzaktion. – Digitalis hemmt die Natrium-Kalium-Ionenpumpe (Na-K-ATPase), sorgt für mehr intrazelluläres Natrium und für eine leichtere Calciumverfügbarkeit. Auf diese Weise bewirkt es eine verstärkte Kontraktion der Herzmuskulatur („positiv inotrop") und erhöht so die Auswurfleistung des Herzens. Die Organdurchblutung nimmt zu; Herzinsuffizienzsymptome bessern sich.

Der als Folge der Herzinsuffizienz erhöhte Ruhepuls normalisiert sich wieder. Daneben entfaltet Digitalis – vor allem in höheren Konzentrationen – eine direkte Dämpfung des Sinusknotens und damit eine Verlangsamung der Herzschlagfolge („negativ chronotrop").

Auch die Reizleitung des Herzens wird beeinflußt: Digitalis hemmt die AV-Überleitung. Ein weiteres Zeichen der Digitaliswirkung im EKG ist die ST-Senkung (Abb. **11a–d**). Da auch die Erregbarkeit des

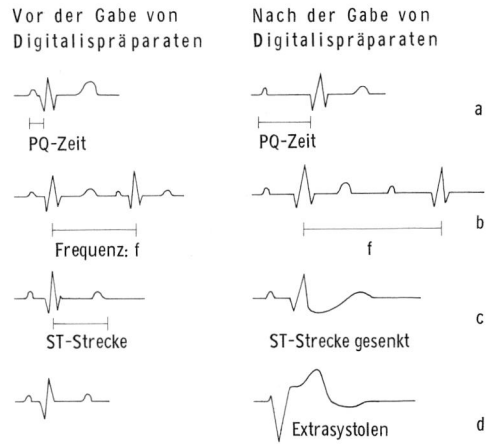

Abb. **11a–d** EKG vor und nach der Gabe von Digitalispräparaten

Kammermyokards verstärkt wird, können Digitalispräparate Extrasystolen verursachen.

Digitalispräparate gelten als Basistherapie der Herzinsuffizienz. Dennoch erscheint eine Digitalistherapie für einige Herzerkrankungen problematisch oder gar ungeeignet, z. B. bei Perikardverschwielung, Endokardfibrose, Mitralstenose, hypertrophe Kardiomyopathie.

**Praktische Hinweise:** Die Therapie der Herzinsuffizienz mit Digitalispräparaten muß mit besonderer Sorgfalt durchgeführt werden, da therapeutische und toxische Dosis sehr nahe beieinanderliegen. Die Digitaliswirkung wird registriert anhand der Besserung der Symptome wie Zyanose, Belastungs- und Ruhedyspnoe, an der Rückentwicklung der Ödeme, an dem röntgenologisch erfaßbaren Rückgang der Herzgröße sowie an der Gewichtsabnahme. Zur Überprüfung der hinreichenden Digitaliswirkung gehört deshalb die routinemäßige, tägliche Gewichtskontrolle.

Durch verschiedene Tests kann man den Digitalisspiegel im Blut messen. Der Digitalisspiegel schwankt jedoch individuell und zwischen einzelnen Personen sehr stark. Seine Aussage kann deshalb nur eine klinische Einschätzung untermauern.

**Verhalten der Medikamente im Körper:** Wenn sich die einzelnen Digitalispräparate auch nicht in ihrem Wirkungsmechanismus unterscheiden, so doch in ihren pharmakokinetischen Eigenschaften:

1. *Aufnahme in den Körper*
   Strophanthin wird oral ganz unzureichend resorbiert. Die Resorptionsquote von Digoxin liegt bei 80%, die von Digitoxin bei fast 100%.
   Strophanthin wird nur intravenös injiziert, Digoxin und Digitoxin können ebenfalls intravenös injiziert werden, werden meist aber oral gegeben.
2. *Plasmabindung*
   Im Blut werden über 90% des Digitoxins, 20—40% des Digoxins und 10% des Strophanthins an Plasmaeiweiße gebunden.
3. *Wirkungseintritt und -dauer*
   Die Strophanthinwirkung setzt schon nach wenigen Minuten ein, die Wirkung des Digoxins nach intravenöser Applikation ebenfalls in der gleichen Zeit, bei oraler Verabreichung nach 120—180 Min. Bei Digitoxin erfolgt der Wirkungseintritt später; nach oraler Aufnahme ca. 2 Std., bei parenteraler Verabfolgung ca. 1 Std. nach Applikation.
4. *Metabolisierung und Ausscheidung*
   Die Metabolisierung der Digitalispräparate erfolgt in der Leber; sie spielt bei Strophanthin und Digoxin keine nennenswerte Rolle. Die Ausscheidung erfolgt vorwiegend über die Nieren, hängt also weitgehend von der Nierenfunktion ab.
   Dagegen wird das Digitoxin in der Leber abgebaut und in konjugierter und z. T. inaktivierter Form über die Niere ausgeschieden.

Aus dem Verhalten der Digitalisglycoside im Körper ergeben sich wichtige Konsequenzen für die Therapieführung:

1. Zu Beginn der Digitalistherapie kann man mit einer höheren Dosis versuchen, schnell den Wirkspiegel zu erreichen (Sättigungsdosis).
2. Entsprechend der Abklingquote (jene Menge an Digitalis, die täglich eliminiert wird) bemißt sich die Dosis, die täglich verabfolgt werden muß, um den Wirkspiegel zu halten (Erhaltungsdosis). Sie beträgt nach der unterschiedlichen Abklingquote für Strophanthin etwa 0,25—0,375 mg/Tag, für Digoxin etwa 0,15—0,4 mg/Tag und für Digitoxin 0,07—0,1 mg/Tag.
3. Jeder Patient benötigt seine individuelle Dosierung
   – abhängig von Schweregrad und Art des Herzschadens;
   – abhängig vom Verteilungsraum des Medikaments (Muskelmasse);
   – abhängig von der Begleitmedikation;
   – abhängig von der Eliminationsrate.

   Praktisch bedeutet dies vor allem die Notwendigkeit der Dosisreduktion für Digoxinpräparate (und für Strophanthin) bei Niereninsuffizienz, während Digitoxinpräparate in dieser Situation unvermindert eliminiert werden.

4. Präparate wie Strophanthin mit rascher Abklingquote führen zu unruhigen Wirkspiegeln, langsam abklingende Substanzen wie Digitoxin garantieren gleichmäßige Wirkspiegel. Digoxinpräparate erlauben mit ihren mittelschnellen Eliminierungsraten eine stetige Therapieführung, Überdosierungen werden ausreichend rasch wieder ausgeschieden (gute Steuerbarkeit).

**Unerwünschte Wirkungen:** Von der wünschenswerten Wirkung des Digitalis bis zur toxischen ist es nur ein kurzer Weg. Die therapeutische Breite ist sehr klein. Schon im therapeutischen Bereich können toxische Erscheinungen auftreten. Man unterscheidet toxische Wirkungen am Herzen von toxischen Wirkungen an anderen Organsystemen.

Digitalispräparate können die Sinusknotenaktivität bis zu einer kritischen Bradykardie verlangsamen und die atrioventrikuläre Überleitung bis zum kompletten Block beeinträchtigen. Doch treten auch supraventrikuläre tachykarde Rhythmusstörungen auf. Als digitalischarakteristisch gilt dabei die gleichzeitig im AV-Knoten behinderte Überleitung („Tachykardie mit Block"). Ventrikuläre Extrasystolen (digitalistypisch gepaart mit normalen Herzaktionen als „Bigeminus") treten auf, womöglich als Vorboten von Kammerflattern und Kammerflimmern, also maligner Rhythmusstörungen.

Weiterhin zeigt sich die Digitalisintoxikation in verschiedenen Organsystemen. Appetitlosigkeit, Übelkeit und Erbrechen können erste Frühsymptome einer Digitalisvergiftung sein. Neurotoxische Symptome sind Störungen des Farbsehens (Gelbsehen), aber auch Schlaflosigkeit und Halluzinationen.

Die therapeutische Konsequenz aus Digitalisnebenwirkungen und -intoxikationserscheinungen wird sich an deren Schweregrad orientieren. Oft genügt es, das Präparat abzusetzen und den Patienten unter Monitorkontrolle zu beobachten. Als weitere Maßnahmen bieten sich an:

1. bei Sinusbradykardie: Versuch mit Atropin bzw. Ipratropiumbromid (Itrop); wenn die Atropinwirkung unzureichend ist, wird eine Schrittmachertherapie notwendig.
2. Kaliummangel verstärkt die Digitalistoxizität, Calciumüberschuß ebenso. Deshalb ist eine zügige Kaliumsubstitution (20 mmol/h) zu empfehlen, um die Digitaliswirkung zu vermindern (Monitorkontrolle!). Vor der Kaliumsubstitution sollte jedoch ein aktueller Serumkaliumwert bekannt sein. Bei schweren Digitalisintoxikationen ist der Kaliumspiegel oft hoch, eine Kaliumgabe wäre fatal.
3. Zur Therapie von digitalisbedingten Extrasystolen ist Phenytoin (Zentropil, Phenhydan) ebenso gut wirksam wie Lidocain (Xylocain). In der Klinik wird dem Lidocain der Vorzug gegeben. Es hat weniger unerwünschte Wirkungen (Phenytoin: Blutdruckabfall!) und eine kürzere Halbwertszeit.

Bei Kammerflimmern gelten die üblichen Regeln der Reanimation.
4. Für Digitoxin wurde ein ausgeprägter enterohepatischer Kreislauf (s. S. 19) nachgewiesen. Cholestyramin (Quantalan, s. S. 218) unterbricht diesen Kreislauf, indem es Digitoxin bindet und über den Stuhl zur Ausscheidung bringt.
5. Als apparative Entgiftungsmethoden stehen Plasmapherese und Hämoperfusion zur Verfügung.
6. Seit einiger Zeit ist es auch möglich, mit Hilfe von Antikörpern Digoxin zu eliminieren. Diese Therapie muß jedoch früh einsetzen, denn die Antikörper sind nur im Blut wirksam, nicht aber, wenn das Digoxin bereits am Gewebe fixiert ist.
7. Die Bestimmung von Serumspiegeln für Digoxin und Digitoxin erleichtert die Steuerung einer Digitalistherapie und die Beurteilung von Überdosierungssituationen (wenngleich klinische Kriterien unverzichtbar bleiben).

### 12.1.1.2 Katecholamine

Adrenalin (Suprarenin), Dopamin (Dopamin Giulini), Dobutamin (Dobutrex)

**Wirkungsweise und Anwendungsmöglichkeiten:** Katecholamine wirken positiv inotrop; dies äußert sich in einer Steigerung der Herzkraft; außerdem kommt es häufig zu einer Tachykardie. Zu den körpereigenen positiv inotropen Katecholaminen zählen Adrenalin und Dopamin, in geringerem Ausmaß wirkt auch Noradrenalin positiv inotrop. Herzkraftsteigernd wirkt ebenfalls ein chemischer Abkömmling des Dopamins, das Dobutamin. Alle genannten Katecholamine üben ihre Wirkung über β-Rezeptoren am Herzen aus. Sie aktivieren die Adenylatcyclase für eine verstärkte Produktion des Second-messengers Cyclo-AMP und erhöhen dabei die Calciumbereitstellung für eine kraftvollere Herzaktion. Dosisabhängig aktivieren sie α-Rezeptoren in der Peripherie und steigern auch auf diesem Weg den Blutdruck. Unter den genannten Katecholaminen führt Dobutamin bei guter positiver Inotropie am wenigsten zu Tachykardien, Arrhythmien, Hypertonus und erhöhtem peripherem Widerstand.

Anwendung finden die Katecholamine nur zur Behandlung schwerer Herzinsuffizienzen, bei Schockzuständen und bei der Reanimation (Tab. **8**). Dabei müssen die Kreislaufparameter stetig überwacht werden. Je kritischer sich die Blutdrucksituation darstellt, umso mehr wird man α-stimulierende Katecholamine (bzw. α-wirksame Dosen) benötigen.

**Praktischer Hinweis:** Alle Katecholamine sind lichtempfindlich und oxidieren, wenn sie längere Zeit Sonnenstrahlen ausgesetzt sind. Bei intravenöser Applikation ist darauf zu achten, daß nicht gleichzeitig

Tabelle 8  Medikamentöse Stimulation der Katecholaminrezeptoren

| Rezeptor | Adren | Norad | Dopam | Dobut | Orci | Fenot | Norfe | Cloni |
|---|---|---|---|---|---|---|---|---|
| $\alpha_1$ | ++ | +++ | ++ | + | 0 | 0 | +++ | (+) |
| $\alpha_2$ | 0 | 0 | 0 | 0 | 0 | 0 | 0 | +++ |
| $\beta_1$ | +++ | ++ | +++ | +++ | ++ | + | 0 | 0 |
| $\beta_2$ | +++ | 0 | 0 | ++ | +++ | +++ | 0 | 0 |
| Dopamin | 0 | 0 | +++ | 0 | 0 | 0 | 0 | 0 |
| Anwendung | Rean | Scho | NV Scho | Scho HI | Brad | Asth Toko | Hypo | Hyper |

Wirkstoffe: Adrenalin (Suprarenin), Noradrenalin (Arterenol), Dopamin (Dopamin), Dobutamin (Dobutrex), Orciprenalin (Alupent), Fenoterol (Berotec, Partusisten), Norfenefrin (Novadral), Clonidin (Catapresan)

Anwendungen: Rean = Reanimation, Scho = Schock, NV = Nierenversagen, HI = Herzinsuffizienz, Brad = Bradykardie, Asth = Asthma, Toko = Tokolyse, Hypo = Hypotonie, Hyper = Hypertonie

Relative Wirkungsstärke: + bis +++
  0 keine (nennenswerte) Wirkung
  (Z.B. besitzen die Katecholamine durchwegs eine geringe $\alpha_2$-Wirkung: Eigenhemmung).

Bei einigen Substanzgruppen wurde nur ein Vertreter repräsentativ aufgeführt.

über dieselbe Vene Natriumbicarbonat infundiert wird. Natriumbicarbonat vermindert die Wirksamkeit der Katecholamine.

**Verhalten der Medikamente im Körper:** Die positiv inotrop wirkenden Katecholamine werden über Perfusoren oder Infusomaten intravenös verabfolgt, da sie oral nicht ausreichend nutzbar sind. Der Abbau erfolgt zellulär über spezielle Enzyme.

**Unerwünschte Wirkungen:** Alle positiv inotrop wirkenden Katecholamine führen dosisabhängig zu einer Tachykardie, welche wiederum dem Herzen schadet, weil dadurch die Diastole, also jene Zeit, in der der Herzmuskel gut durchblutet ist, verkürzt wird. Soweit eine α-Stimulation entscheidend zum Tragen kommt, belastet auch eine erhöhte Nachlast das Herz. Ein nur unzureichend mit Sauerstoff versorgtes Herz aber verträgt die Katecholamine sehr schlecht und reagiert mit Extrasystolen, manchmal mit Kammerflattern und -flimmern. Mit länger währender Anwendungszeit läßt wegen eines Abstumpfens (engl.: down-regulation = Herabregelung) der Rezeptoren die Wirkung nach.

### 12.1.1.3 Phosphodiesterasehemmer
Amrinon (Wincoram), Enoximon (Perfan), Milrinon, Piroximon, Fenoximon

**Wirkungsweise:** Amrinon und Enoximon gehören zu einer neuen Substanzklasse positiv inotroper Pharmaka. Sie hemmen die Phosphodiesterase, das Abbauenzym für den intrazellulären Second-messenger Cyclo-AMP. Die höheren Cyclo-AMP-Spiegel sorgen für eine bessere Calciumbereitstellung und so für eine effektivere Kontraktion des Herzens. Gleichzeitig dilatiert der Cyclo-AMP-Mechanismus die peripheren Gefäße, senkt also Nachlast und auch Vorlast und erleichtert so die Herzarbeit. Milrinon steht unmittelbar vor der Zulassung zur Therapie; weitere Substanzen aus dieser Gruppe werden noch erprobt.

**Verhalten der Medikamente im Körper:** Amrinon, Enoximon und Milrinon werden parenteral verabfolgt. An eine Aufsättigungsphase (über 3 Min. [Bolusgabe] bis 3 Std. [Kurzinfusion]) schließt sich eine Dauerinfusion an. Die Halbwertszeit beträgt 3–4 Stunden, bei schwerer Herzinsuffizienz bis zu 6 Std. Phosphodiesterasehemmer können auch oral angewandt werden, doch haben Langzeitstudien bisher enttäuscht. Eine Überbrückungsfunktion bis zu einer Herzoperation bzw. -transplantation wird sich vielleicht herauskristallisieren. Der verlangsamte Cyclo-AMP-Abbau kommt natürlich besonders dann zum Tragen, wenn gleichzeitig β-Mimetika (wie Dobutrex) die Adenylatcyclase stimulieren und das Cyclo-AMP-Angebot erhöhen. (Die Nebenwirkungen [s. u.] können unter dieser Kombinationstherapie freilich zunehmen.)

**Praktischer Hinweis:** Amrinon darf nur mit Kochsalzlösung verdünnt werden; es könnten sonst chemische Wechselwirkungen mit der Trägerlösung auftreten.

**Unerwünschte Wirkungen:** Die Gefäßdilatation kann einen Blutdruckabfall bewirken. Wie andere Herzstimulatoren kann auch diese Stoffgruppe Tachykardien und Tachyarrhythmien auslösen und den Sauerstoffverbrauch des Herzens erhöhen. Die Mobilisation der letzten Reserven erschöpft anscheinend den Organismus; beim Absetzen muß mit einer neuerlichen Verschlechterung gerechnet werden. An weiteren Nebenwirkungen beobachtet man (vor allem beim Amrinon) Thrombozytopenien, ansteigende Leberwerte, Cholestasesyndrome, Kopfschmerzen und Geschmacksstörungen.

Als Kontraindikationen gelten die hypertrophe obstruktive Kardiomyopathie, medikamentös nicht beherrschbare tachykarde Rhythmusstörungen, große Herzwandaneurysmen, Thrombozytopenien, eine schwere renale Insuffizienz.

Die Therapie erweist sich mithin als problematisch. Die Indikation beschränkt sich daher streng auf schwerste Herzinsuffizienzen. Die Therapiedauer soll 2 Wochen nicht überschreiten.

## 12.1.2 Kardial entlastende Therapie

### 12.1.2.1 Diuretika

Diuretika sind harntreibende Medikamente. Sie entlasten das Herz, indem sie das intravasale Volumen vermindern und Ödeme beseitigen.

Der Kochsalzverlust begünstigt – für eine begrenzte Anwendungsdauer – eine Arteriolenerschlaffung und somit eine Nachlastsenkung. Auf die Herzkraft selbst haben sie keine Wirkung. Man unterscheidet Distaltubulusdiuretika (Benzothiazinderivate), Schleifendiuretika, Aldosteronantagonisten und andere kaliumsparende Diuretika sowie Kombinationen von Diuretika.

### 12.1.2.1.1 Distaltubulusdiuretika
Chlortalidon (Hygroton), Mefrusid (Baycaron), Hydrochlorothiazid (Esidrix), Butizid (Saltuzin), Clopamid (Brinaldix), Indapamid (Natrilix), Xipamid (Aquaphor)

**Wirkungsweise und Anwendungsmöglichkeiten:** Benzothiazinderivate hemmen in der Niere am distalen Tubulus die Rückresorption von Natrium und Chlorid. Die Ausscheidung von Natrium nimmt deshalb zu. Dies führt über den osmotischen Effekt des Natriums zu einer vermehrten Ausscheidung von Wasser, so daß sich das Urinvolumen vergrößert. Auch Kalium wird zusätzlich ausgeschieden (Abb. **12**). Diese Substanzen können bei allen Formen der Ödembildung angewandt werden, hauptsächlich jedoch bei einer Herzinsuffizienz.

**Praktischer Hinweis:** Die Gefahr einer Hypokaliämie bei Patienten mit Diuretika-Dauermedikation läßt diätetische Empfehlungen sinnvoll erscheinen, insbesondere bei gleichzeitiger Gabe von Digitalis: Nahrungsmittel, die einen hohen Kaliumgehalt besitzen, wie z.B. Bananen können dem Patienten empfohlen werden. Dies macht oft die Gabe von Kalinor-Brausetabletten entbehrlich, die zwar verträglicher sind als frühere Kaliumpräparate, aber immer noch häufig Übelkeit und Erbrechen hervorrufen.

**Verhalten der Medikamente im Körper:** Die Benzothiazinderivate unterscheiden sich untereinander nicht in der Wirkungsweise, wohl aber in ihrer Pharmakokinetik und Dosierung. Die Wirkung setzt bei den meisten Benzothiazinderivaten nach 4 Std., beim Chlorthalidon nach 6–8 Std. ein; die Wirkdauer beträgt 6–12 Std. Bei Chlorthalidon klingt die Wirkung erst nach 24–48 Std. ab.

**Unerwünschte Wirkungen:** Diese Diuretika fördern auch die Ausscheidung von Kalium, so daß mit einer Hypokaliämie gerechnet werden muß, die im übrigen eine Digitalistoxizität verstärken kann. Gleichzeitig stellt sich gerne ein Magnesiummangel ein und verstärkt die Kaliumverlustsymptome. Außerdem können Blutzucker-, Cholesterin- und Harnsäurespiegel ansteigen. Der Volumen- und Kochsalzverlust durch die Diuretika vermindert das Glomerulusfiltrat (verschlechtert mithin die Nierenfunktion) und aktiviert das Renin-Angiotensin-Aldosteronsystem und Sympathikusreflexe, also pressorische (d.h. blutdrucksteigernde Mechanismen: Der periphere Widerstand, die Nach-

## 94 Spezielle Arzneimittellehre

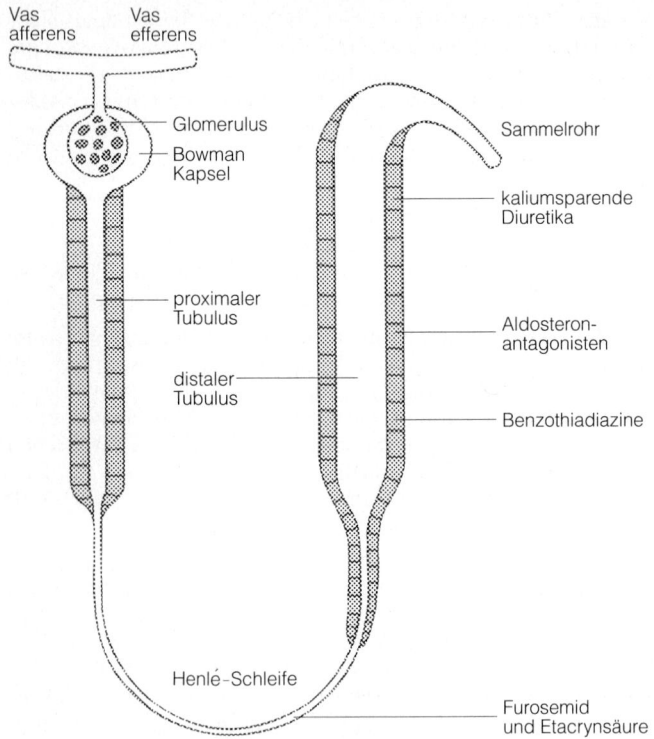

Abb. 12 Wirkungsorte der Diuretika

last, die Herzbelastung nimmt zu, das Herzminutenvolumen kann abfallen, das Gesamtbefinden sich – trotz einer effektiven Ausschwemmung – verschlechtern. Daher neigt man heute vielfach zu einer frühzeitigen Kombination mit Vasodilatanzien.

### 12.1.2.1.2 Schleifendiuretika
Furosemid (Lasix), Etacrynsäure (Hydromedin), Bumetamid (Fordiuran), Piretanid (Arelix), Etozolin (Elkapin)

**Wirkungsweise und Anwendungsmöglichkeiten:** Die genannten Substanzen steigern (initial) die Nierendurchblutung – zugunsten des Nierenmarks: Das Glomerulusfiltrat nimmt eher ab, die Fähigkeit zur Harnkonzentration nimmt ab. Vor allem aber behindern diese Substanzen die Kochsalzrückresorption und ähneln darin den Benzothiazinverbindungen. Doch wirken die Schleifendiuretika – wie ihr Name sagt – vorwiegend im Bereich der aufsteigenden Henle-Schleife. Die Wirkung fällt wesentlich stärker aus als die der Tubulusdiuretika, hält aber durchwegs kürzer an. Auch diese Präparate führen zu einer Kaliummehrausscheidung.

Anwendungsgebiet ist die schwere, vor allem akute kardiale Dekompensation (Lungenödem). Dabei unterstützt eine kurzzeitige Venendilatation die Vorlastsenkung. Schleifendiuretika entfalten auch bei Nierenfunktionsstörungen durchaus noch eine gewisse Wirksamkeit, wenn Distaltubulusdiuretika die Ausscheidung kaum noch steigern. – Die Steigerung der Calciumausscheidung macht man sich bei hyperkalzämischen Krisen zunutze.

**Praktische Hinweise:** Furosemid sollte nur langsam injiziert werden; höhere Dosen (ab 250 mg) bleiben einer Anwendung bei Anurie vorbehalten. Bei der Langzeittherapie mit Furosemid gelten die gleichen Hinweise wie bei den Benzothiazinderivaten.

**Verhalten der Medikamente im Körper:** Bei intravenöser Applikation setzt die Wirkung schnell ein. Zudem trägt ein vasodilatierender Effekt im Lungengefäßbett zur „Sofortwirkung" beim Lungenödem bei. Nach oraler Applikation setzt die Wirkung in 30−60 Min. ein. Die Wirkdauer beträgt 2−3 Std. nach intravenöser Gabe, bis zu 6 Std. nach oraler Applikation. Die Ausscheidung von Furosemid erfolgt zu einem Drittel über die Galle, zu zwei Dritteln über die Niere. Um die kurze Wirkungszeit auszugleichen, wurden retardierte Präparationen auf den Markt gebracht (Lasix long, Arelix RR).

**Unerwünschte Wirkungen:** Schleifendiuretika verändern den Elektrolyt- und Wasserhaushalt drastischer als Distaltubulusdiuretika. Hypokaliämie (und Hypomagnesämie) können vor allem auch Herzrhythmusstörungen begünstigen. Der starke Wasserverlust dickt das Blut ein und bedingt damit eine erhöhte Thrombosebereitschaft. Der rasche Volumenverlust kann einen Abfall von Herzminutenvolumen und Blutdruck hervorrufen. Das Renin-Angiotensin-Aldosteron-System und Sympathikusreaktionen werden eher stärker als durch Benzothiazine aktiviert und behindern dadurch möglicherweise die Herzleistung.

Einer induzierten Hyperurikämie (Harnsäure ↑) kommt meist keine klinische Bedeutung zu. Glucosetoleranz und Fettstoffwechsel werden weniger ungünstig als durch Distaltubulusdiuretika beeinflußt. Eine hohe Dosierung von über 3 g Furosemid/Tag ruft möglicherweise eine Taubheit hervor, die jedoch nach Absetzen des Medikamentes reversibel ist. Gerade in hohen Dosierungen darf man eine mögliche Nephrotoxizität nicht außer Acht lassen, vor allem wenn weitere potentiell nephrotoxische Pharmaka gegeben werden müssen (Cephalosporine, Aminoglykoside).

### 12.1.2.1.3 Aldosteronantagonisten
Spironolacton (Aldactone, Osyrol)

**Wirkungsweise und Anwendungsmöglichkeiten:** Aldosteron wirkt am distalen Tubulus und an den Sammelrohren und fördert Natriumrückresorption und Kaliumausscheidung; der Natriumanstieg im Serum führt zur Ausschüttung von antidiuretischem Hormon (ADH), das die Wasserausscheidung herabsetzt: Es resultiert eine Volumenretention. Entsprechend stimulieren Volumenmangel (genauer: eine verminderte Nierendurchblutung), Streßhormone (Sympathikus) und vermehrtes Natriumangebot an der Macula densa (= drohender Natriumverlust) über Renin und Angiotensin die Aldosteronausschüttung – es handelt sich also um einen physiologischen Schutzmechanismus.

Mit nachlassender Herzleistung sinkt die Nierendurchblutung; der Sympathikustonus nimmt deshalb zu; das Renin-Angiotensin-Aldosteron-System wird stimuliert, vor allem bei gleichzeitigem Einsatz von Diuretika. Deshalb ergeben sich hier sinnvolle Einsatzmöglichkeiten für Aldosteronantagonisten.

Aldosteronantagonisten führen durch Hemmung der Aldosteronwirkung zu einer Natriumausscheidung und zu einer Kaliumerhaltung Aldosteronantagonisten gehören deshalb zu den kaliumsparenden Diuretika. Der diuretische Effekt fällt deutlich geringer aus als bei den anderen Diuretika; er setzt langsam ein (ab dem 2. Tag mit einem Wirkungsanstieg bis zum 5. Tag) und sinkt – vor allem bei Ausscheidungsstörungen der Niere – sehr langsam (über eine Woche) wieder ab. Aldosteronantagonisten finden sich wegen ihres kaliumsparenden Effektes häufig in einer diuretischen Kombinationstherapie.

**Unerwünschte Wirkungen:** Als Überdosierungserscheinung fürchtet man vor allen Dingen eine Hyperkaliämie, zu erwarten namentlich bei einer renalen Insuffizienz (Nierenfunktionsstörungen sind deshalb Kontraindikationen für Aldosteronantagonisten). Gynäkomastie (Vergrößerung der Brust) und Impotenz bei Männern, Amenorrhoe (Ausbleiben der Monatsblutung) und Hirsutismus (männlicher Behaarungstyp, Damenbart) bei Frauen als Nebenwirkungen gehen auf die Strukturähnlichkeit mit Sexualhormonen zurück.

### 12.1.2.1.4 Weitere kaliumsparende Diuretika
Triamteren (Jatropur), Amilorid (Tensoflux)

**Wirkungsweise, Anwendungsmöglichkeiten und unerwünschte Wirkungen:** Triamteren und Amilorid behindern den Natriumeintritt aus dem distalen Tubulus in die Nierenzelle (zur Weitergabe an das Blut); ein ausreichender Kaliumausstrom unterbleibt dementsprechend: Na-

Tabelle 9  Vasodilatatoren

|  | Herzfrequenz | Nachlast | Vorlast | HZV |
|---|---|---|---|---|
| Nitrate | 0(+) | 0(−) | −− | 0(+ −) |
| Na-Nitroprussid | + | −−− | − | ++ |
| Hydralazin | + | −− | 0 | ++ |
| Prazosin | 0(+) | − | (−) | + |
| ACE-Hemmer | 0 | −− | − | + |

trium wird ausgeschieden, Kalium bleibt erhalten. Die diuretische Wirkung ist allerdings gering, so daß sie gewöhnlich in Kombination mit anderen Diuretika eingesetzt werden. Wadenkrämpfe wurden mit der Applikation der Medikation in Zusammenhang gebracht. Lebensbedrohliche Hyperkaliämien können auftreten.

#### 12.1.2.1.5 Kombinationen von Diuretika

Eine Kombination von Diuretika erscheint sinnvoll, wenn sich die erwünschten Wirkungen addieren und die unerwünschten egalisieren. So ist insbesondere die Kombination von Diuretika, die Kalium einsparen, mit Diuretika, die unerwünschterweise Kalium ausscheiden, sinnvoll. Beispiele dafür sind Spironolacton kombiniert mit Furosemid (Osyrol Lasix) und Triamteren mit Hydrochlorothiazid (Dytide H).

### 12.1.2.2 Vasodilatanzien

Vasodilatanzien bessern die Arbeitsmöglichkeiten des Herzens durch Senkung der Vor- und der Nachlast. Tabelle 9 zeigt ihre wesentlichen hämodynamischen Effekte.
Ein Vasodilatator sollte die Herzfrequenz unbeeinflußt lassen (0), Nachlast und Vorlast senken (−) und das Herzzeitvolumen (HZV) steigern (+) (vgl. Tab. 9). In der Langzeitanwendung genügen ACE-Hemmer noch am ehesten diesen Vorgaben.

#### 12.1.2.2.1 Vorlastsenkung: Nitrate und verwandte Stoffe
Nitroglycerin (Nitrolingual), Isosorbidmononitrat (Ismo), Isosorbiddinitrat (Isoket)

**Wirkungsweise und Anwendungsmöglichkeiten:** Nitrate erweitern venöse Kapazitätsgefäße. Das venöse Pooling (Blutrückhalt im Venensystem) vermindert den Blutrückstrom zum Herzen; der kardiale Füllungsdruck, die Vorlast, sinkt; Durchblutung und Sauerstoffbilanz des Herzens – zu einem großen Teil abhängig von der diastolischen Wandspannung – verbessern sich, die Überdehnung des Herzens geht zurück, die mechanischen Arbeitsbedingungen des Herzens gestalten sich günstiger, das Herzzeitvolumen kann ansteigen.

Zur Behandlung schwerster Herzinsuffizienzen (Lungenödem) im stationären Bereich gibt man die Nitrate, vorzugsweise Nitroglycerin, intravenös über einen Perfusor, zur Überbrückung bis zur Intensivversorgung auch als Spray oder Zerbeißkapsel. Die Bedeutung der Nitrate für die Langzeittherapie der Herzinsuffizienz bleibt eher umstritten. Wegen ihrer günstigen Wirkung auf die der Herzinsuffizienz meist zugrundeliegenden koronaren Herzerkrankung fehlen sie im Therapiesystem meist nicht.

Durchwegs ergänzen weitere Therapieprinzipien den Nitrateinsatz: positiv inotrope Pharmaka, Diuretika, unter Umständen Nachlastsenker (s. unten).

Je kritischer sich die Kreislaufsituation darstellt, um so notwendiger erscheint eine (apparative) Intensivüberwachung, um ernste Nebenwirkungen (Blutdruckabfall) zu vermeiden bzw. therapieren zu können.

### 12.1.2.2.2 Kombinierte Vor- und Nachlastsenkung
Nitroprussidnatrium (Nipride)

**Wirkungsweise und Anwendungsmöglichkeiten:** Nitroprussidnatrium bewirkt eine Erschlaffung der Muskulatur der Blutgefäße im arteriellen und venösen Gefäßgebiet, wobei der periphere Gefäßwiderstand und die Wandspannung des Herzens vermindert werden (Verminderung des afterloads und des preloads). Dadurch wird die Arbeit des Herzens erleichtert und das Herzminutenvolumen gesteigert. Meist kommt es zu einem Blutdruckabfall. Kardiale Grunderkrankungen, die Indikation für diese Therapie – nämlich schwerste kardiale Entgleisungen – und die diffizile Steuerung der Therapie verlangen eine Intensivüberwachung, in der Regel mit kontinuierlicher arterieller Blutdruckmessung und meist wohl auch mit einem Rechtsherzkatheter (Swan-Ganz-Katheter).

**Praktischer Hinweis:** Nitroprussidnatrium ist äußerst lichtempfindlich und kann nur für kurze Zeit aufbewahrt und verwendet werden. Um Nitroprussidnatrium vor Licht zu schützen, muß die Infusion einschließlich Infusionsschlauch in eine Aluminiumfolie gewickelt werden.

**Unerwünschte Wirkungen:** Durch zu starke Blutdruckabfälle können Herzinfarkt und apoplektische Insulte provoziert werden. Außerdem ist ein Metabolit des Nitroprussidnatriums, das Thiozyanat, ein starkes Zellgift, das bei intravenöser Verabfolgung leicht kumuliert. Eine engmaschige Kontrolle des pH-Wertes läßt den toxischen Spiegel erkennen, denn der pH-Wert fällt in den sauren Bereich ab, sobald eine zellschädigende Wirkung eintritt. In dieser Situation ist es notwendig, das Mittel abzusetzen oder ein Antidot anzusetzen (Thiosulfat).

## 12.1.2.2.3 Nachlastsenkung

Angiotensin-converting-Enzym-Hemmer (ACE-Hemmer): Captopril (Tensobon), Enalapril (Pres), Ramipril (Delix), Lisinopril (Acerbon); Vasodilatatoren: Hydralazin (Nepresol); $\alpha_1$-Antagonist: Prazosin (Minipress).

**Entwicklung des Therapieprinzips:** Die Senkung des peripheren Widerstandes, der Nachlast (afterload), erleichtert die Arbeit des Herzens, steigert die Auswurfleistung, erhöht das Herzminutenvolumen – ohne unmittelbar die Herzkraft zu steigern – und ohne unmittelbar den Sauerstoffverbrauch hochzutreiben. Da das Herzminutenvolumen bei sinkender Nachlast steigt, fällt der Blutdruck meist nicht kritisch ab. Vasodilatatoren nach dem Prinzip des Hydralazins erweitern die Arteriolen, lassen die Vorlast aber weitgehend unbeeinflußt; sie rufen eine Gegenregulation durch das sympathische Nervensystem hervor: vor allem eine Tachykardie schränkt die Anwendung ein. Der $\alpha_1$-Antagonist Prazosin tritt der durch den N. sympathicus vermittelten peripheren Gefäßengstellung bei Herzinsuffizienz entgegen; Toleranzeffekte und gegenläufige Mechanismen wie eine Flüssigkeitsretention begründen häufig eine therapeutische Enttäuschung in der Langzeitanwendung. Erst die Angiotensin-Converting-Enzym-Hemmer zeigen erfreulich günstige Langzeiteffekte.

**Wirkungsweise und Anwendungsmöglichkeiten:** Die Aktivierung des Renin-Angiotensin-Aldosteron-Systems gehört neben dem erhöhten Sympathikotonus zu den wichtigsten regulativen Reaktionen bei einer Herzinsuffizienz. Angiotensin-Converting-Enzym-Hemmer (ACE-Hemmer s. S. 127f) unterbinden die Angiotensinbildung aus Angiotensinogen und vermindern den Abbau vasodilatierender Kinine: Die Gefäßspannung der Arteriolen und damit die Nachlast sinken, aber auch der venöse Tonus und damit die Vorlast nehmen ab. Die Herzentlastung läßt das Auswurfvolumen und damit das Herzminutenvolumen ansteigen. Bessere Nierendurchblutung (Gefäßweitstellung) und sinkende Aldosteronspiegel begünstigen die Ausscheidung von Ödemen. Wechselwirkungen mit dem sympathischen Nervensystem unterdrücken eine vasokonstriktorische oder tachykarde Gegenregulation.

**Verhalten der Medikamente im Körper:** ACE-Hemmer stehen zur Zeit nur für orale Anwendung zur allgemeinen Verfügung. Parenterale Präparationen befinden sich in der klinischen Erprobung. Die Ausscheidung erfolgt über die Nieren, verzögert bei Niereninsuffizienz. Die Substanzen unterscheiden sich in ihrer Wirkungsstärke (die Dosierung wird entsprechend angepaßt), vor allen Dingen aber in ihrer Wirkdauer: Captopril wird entsprechend 2- bis 3mal täglich verordnet, Enalapril und die noch länger wirksamen Substanzen Lisinopril und Ramipril nur einmal am Tag. Wegen der leichten Steuerbarkeit zieht man in der Herzinsuffizienztherapie oft das kürzer wirksame Captopril vor.

**Praktische Hinweise:** Captopril sollte eine Stunde vor dem Essen eingenommen werden. Die Nahrungsaufnahme behindert die Resorption. Die übrigen ACE-Hemmer sind in dieser Hinsicht nicht so empfindlich. Für die Behandlung der Herzinsuffizienz genügen in der Regel niedrigere Dosen als für die Therapie der Hypertonie; eine einschleichende Dosierung vermeidet oft Nebenwirkungen. Die erste Dosis am Abend gegeben und Dosissteigerung in der Abenddosis vorgenommen, hilft oft hypotone Reaktionen – ohne subjektive Beeinträchtigungen – in die Schlafenszeit zu verlegen.

**Unerwünschte Wirkungen:** Im Sinne einer überstarken Hauptwirkung kann der Blutdruck abfallen. Besonders sind Patienten mit einer Diuretikavorbehandlung und schwerster Herzinsuffizienz gefährdet. Bei Patienten mit einer beidseitigen Nierenarterienstenose (oder Nierenarterienstenose an einer Einzelniere), seltener bei schwerer Herzinsuffizienz, bewirkt der sinkende Blutdruck womöglich eine Niereninsuffizienz. Als seltene Nebenwirkung sind zu erwähnen das Angioödem (mit Zungenschwellung), ein lästiger Reizhusten, Agranulozytosen Hautefloreszenzen und Geschmacksverlust.

## 12.2 Koronare Herzkrankheit

Arteriosklerotische Veränderungen der Koronararterien – bisweilen akzentuiert durch Vasospasmen – beeinträchtigen zunächst die Anpassungsfähigkeit der Herzdurchblutung an Belastungssituationen, an körperlichen oder psychischen Streß („eingeschränkte Koronarreserve"). Durch die inadäquate, ungenügende Sauerstoffversorgung sinkt die Dehnbarkeit des Herzens, der kardiale Füllungsdruck steigt; es treten EKG-Veränderungen auf (ST-Senkung im Belastungs-EKG); es kommt zum kardialen Oppressionsgefühl, zum Thoraxschmerz (mit Ausstrahlung), zur Angina pectoris, zum Absterben einzelner Herzmuskelzellen (in der Summation mit der Folge einer Herzinsuffizienz), schließlich – beim thrombotischen Koronararterienverschluß (lat.: infarctus = verstopft) zum Absterben von Herzmuskelabschnitten, zum Myokardinfarkt.

Therapeutische Leitlinien bei der koronaren Herzkrankheit sind:

– Korrektur der Risikofaktoren,
– Entlastung des Herzens durch Vorlastsenkung (Nitrate),
– Schutz des Herzens durch Calciumblockade,
– Schutz des Herzens durch Sympathikusblockade (β-Blocker),
– Schutz der Koronarien durch Thrombozytenaggregationshemmung,

- Verbesserung der Myokarddurchblutung durch:
  - Senkung der Wandspannung (Nitrate),
  - Verlängerung der Diastole (Calciumantagonisten, β-Blocker),
  - Aufhebung von Vasospasmen (Nitrate, Calciumantagonisten)
  - Lysetherapie,
  - perkutane transluminale koronare Angioplastie,
  - Bypass-Operation.

### 12.2.1 Entlastung des Herzens: Nitrate und verwandte Stoffe

Nitroglycerin (Nitrolingual, Trinitrosan, Nitroderm TTS-Pflaster), Isosorbidmononitrat (Ismo, Mono-Mack), Isosorbidinitrat (Isoket, Maycor), Molsidomin (Corvaton)

**Wirkungsweise und Anwendungsmöglichkeiten:** Nitrate, Abkömmlinge des Nitroglycerins, auch Nitrokörper genannt, setzen NO (ein Stickstoff-Sauerstoff-Radikal) frei, einen vasodilatierenden Faktor, den auch gesundes Gefäßendothel – nicht aber eine arteriosklerotische Gefäßwand – zu bilden vermag (englische Fachsprache: endothelium derived relaxing factor, abgekürzt ERDF). Er steigert die Bildung von Cyclo-GMP, einem Second messenger, der schließlich zur Vasodilatation führt. Für die NO-Freisetzung bedürfen die Nitrate, nicht aber das Molsidomin, einer Aktivierung durch Thiolgruppen (Schwefelgruppen). Durch periphere Gefäßerweiterung, vor allem im venösen Gefäßbett, entlasten die Nitrate das Herz. Damit muß es weniger Arbeit leisten und kommt mit dem reduzierten Sauerstoffangebot zurecht. Die geringere diastolische Wandspannung erleichtert auch den koronaren Blutfluß. Der durch Sauerstoffmangel entstandene Schmerz nimmt ab. Die Gefäßerweiterung führt zu einer Abnahme sowohl des zentralvenösen als auch des arteriellen Druckes. Eine Wirkung direkt an den Koronarien im Sinne einer Vasospasmolyse läßt sich bei lokaler Applikation im Rahmen einer Koronarangiographie bzw. einer intrakoronaren Thrombolyse nachweisen und dürfte wohl auch bei systemischer Anwendung eine gewisse Bedeutung haben (Abb. **13**).

**Verhalten der Medikamente im Körper:** Die Nitrolingualkapsel muß im Munde zerkaut werden; die Resorption des Wirkstoffes erfolgt dann schon über die Schleimhaut des Mundes. Der Wirkstoff gelangt dadurch nicht in das Pfortaderblut, so daß eine vorzeitige Inaktivierung der Nitrate durch die Leber umgangen werden kann. Der gleiche Gedanke liegt der Verabfolgung durch Spray oder Pflaster zugrunde. Die Wirkung tritt prompt ein und hält etwa 10 Min. an. Mittlerweile ist es gelungen, Nitroverbindungen zu synthetisieren, die, oral verabfolgt, eine längere Wirkungsdauer besitzen (Isoket, Ismo).

Möglich ist auch eine intravenöse Applikation. Sie erfolgt im stationären Bereich meist über einen Perfusor.

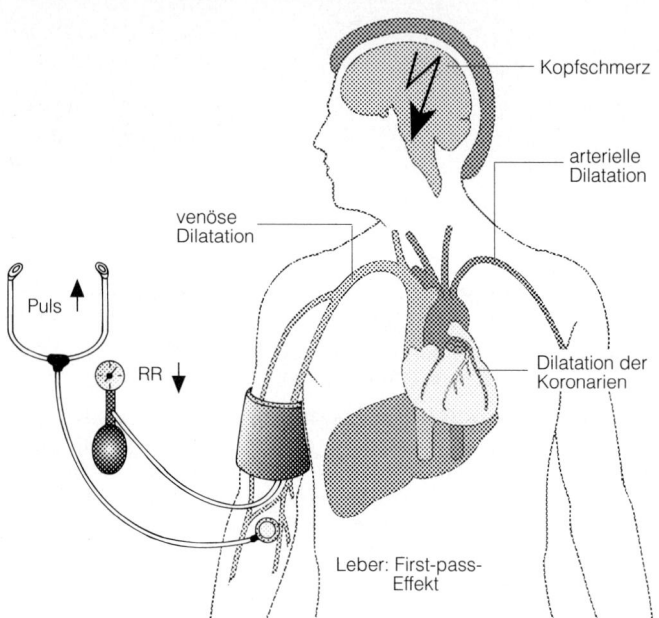

Abb. 13   Erwünschte und unerwünschte Wirkungen der Nitrate

**Praktischer Hinweis:** Der Patient muß angehalten werden, die Nitrolingualkapsel zu zerbeißen. Sollte er sie verschlucken, tritt keine oder eine nur abgeschwächte Wirkung ein. Die leere Hülle darf ausgespuckt werden (anders als bei den Nifedipinkapseln!). Der Patient muß die Nitrokapsel bereits bei Schmerzbeginn einnehmen, nicht erst beim Maximum des Schmerzes. Nitrokapseln sollen bei jedem Angina-pectoris-Anfall genommen werden; es gibt keine Tageshöchstdosis. Der Schmerz führt zu einer Tachykardie und zu einem Blutdruckanstieg, der den Angina-pectoris-Anfall verstärkt. Vor Belastungssituationen sollen Angina-pectoris-Patienten Nitrokapseln prophylaktisch einnehmen.

Wie schon ausgeführt, benötigen Nitrokörper für ihre Wirksamkeit die Mithilfe körpereigener Schwefelgruppen. Damit sich diese regenerieren können, ist ein therapiefreies Intervall erforderlich; Retardpräparate werden daher möglichst vermieden oder nur einmal täglich (morgens) verabfolgt; nichtretardierte Langzeitnitrate werden „asymmetrisch" eingenommen: um 8.00 Uhr und um 14.00 Uhr; Nitropflaster werden nach 12 Std. wieder abgenommen; auch die intravenöse Nitrotherapie bedarf einer Therapiepause. Bei schwerer koronarer Herzkrankheit kann das „schwefelunabhängige" Molsidomin die zur Vermeidung einer Nitrattoleranz nötigen Pausen überbrücken (soweit man nicht von vornehrein mit Molsidomin einstellen will).

**Unerwünschte Wirkungen:** Durch Verminderung des Widerstandes in den Blutgefäßen sinkt der arterielle Druck. Eine zu starke Blutdrucksenkung kann zu Schwindelgefühlen oder gar zu einem orthostatischen Kollaps führen (Nitratsynkope). Reflektorisch kann sich bei niedrigem Blutdruck die Herzfrequenz erhöhen. Typisch ist der nitratbedingte Kopfschmerz (durch Erweiterung intrakranieller Gefäße), der sich meist nach einigen Tagen verliert (Nitrattoleranz). Acetylsalicylsäure lindert die Nebenwirkung für gewöhnlich.

Zusatzbemerkung: Molsidomin (Corvaton) hat nitratähnliche Wirkungen. Es wird zur Akuttherapie und zur Langzeitprophylaxe eingesetzt und soll weniger Kopfschmerzen verursachen.

### 12.2.2 Schutz vor dem Sympathikus: Betablocker

Pindolol (Visken), Propranolol (Dociton), Metoprolol (Beloc), Acebutolol (Prent), Atenolol (Tenormin)

**Wirkungsweise und Anwendungsmöglichkeiten:** Das Herz steht unter dem Einfluß des Sympathikus und des Parasympathikus. Unter physischer und psychischer Belastung wird das Herz durch den Sympathikus zu hohen Leistungen angetrieben. Es kommt unter anderem zu einer Tachykardie, die zu einem erhöhten Sauerstoffverbrauch führt. Ein koronarinsuffizientes Herz sollte jedoch vor Belastungen und damit vor dem Einfluß des Sympathikus geschützt werden. Da der Sympathikus am Herzen über $\beta_1$-Rezeptoren wirkt, eignen sich dazu besonders β-Rezeptoren-blockierende Substanzen wie Pindolol, Propranolol, Metoprolol, Acebutolol und Atenolol.

Die β-Blocker lassen sich einteilen nach ihrer vorwiegenden Wirkung auf $\beta_1$-Rezeptoren („kardioselektiv") bzw. ihrer unspezifischen $\beta_1$- und $\beta_2$-Blockade sowie nach dem Vorhandensein oder Fehlen einer Intrinsic activity, einer leichten β-mimetischen Wirkung (Tab. **10**). β-Blocker senken Herzfrequenz (vor allem einen belastungsinduzierten Frequenzanstieg) und Blutdruck sowie Herzminutenvolumen und -minutenvolumenanstieg bei Belastung, wenngleich der niedrigere Blutdruck die Auswurfleistung pro Herzaktion verbessert (Abb. **14**). Insgesamt nimmt der Sauerstoffbedarf des Herzens ab. β-Blocker haben sich bei der koronaren Herzkrankheit bewährt.

**Verhalten der Medikamente im Körper:** β-Blocker werden oral gut und rasch resorbiert. Die meisten β-Blocker werden in der Leber metabolisiert, ein Teil aber auch unverändert über die Niere ausgeschieden.

## 104  Spezielle Arzneimittellehre

Tabelle 10  β-Rezeptoren-Blocker

| Intrinsic activity | kardioselektiv ($\beta_1$) | nicht selektiv ($\beta_1 + \beta_2$) |
|---|---|---|
| Ohne Intrinsic acitivity | Atenolol (Tenormin), Betaxolol (Kerlone), Bisoprolol (Concor), Metoprolol (Beloc) | Bupranolol (Betadrenol), Carazolol (Conducton), Carteolol (Endak), Mepindolol (Corindolan), Metipranolol (Disorat), Nadolol (Solgol), Propranolol (Dociton), Sotalol (Sotalex), Timolol (Temserin) |
| Mit Intrinsic activity | Acebutolol (Prent), Celiprolol (Selectol) | Alprenolol (Aptin), Bunitrolol (Stresson), Oxprenolol (Trasicor), Penbutolol (Betapressin), Pindolol (Visken) |

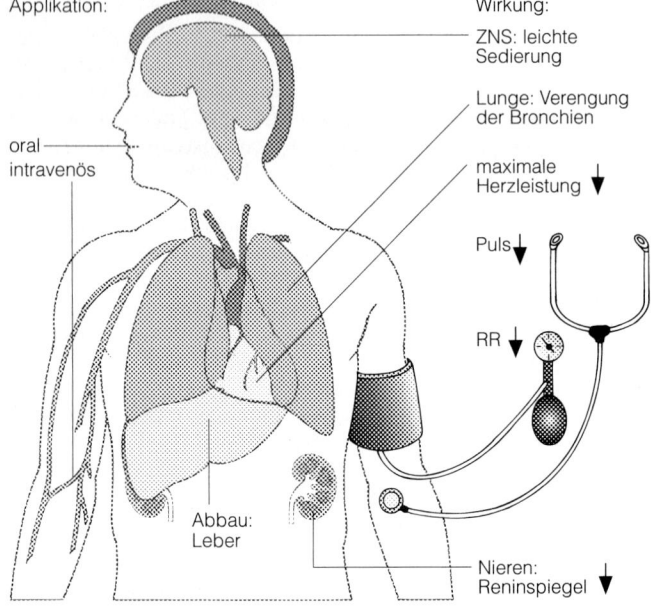

Abb. 14  Applikationsmöglichkeiten und Wirkungen der β-Blocker

**Unerwünschte Wirkungen:** β-Blocker beeinträchtigen die kardiale Leistungsfähigkeit vor allem bei Patienten, die Reserven bereits über eine Sympathikusstimulation mobilisieren müssen; eine latente Herzinsuffizienz kann sich manifestieren, eine schon vorhandene sich weiter verschlechtern. Meist wird man in solchen Situationen auf eine β-Blocker-Therapie verzichten, ebenso bei Patienten mit einer niedrigen Pulsfrequenz (Sinusbradykardie) oder mit Reizleitungsstörungen (AV-Überleitungsstörungen). β-Blocker mit intrinsic activity senken die Herzfrequenz weniger deutlich, ja erhöhen die Ruhepulsfrequenz bisweilen sogar.

Unter einer β-Blocker-Therapie steigt – gleichsam als Ausreißversuch des Organismus – die Zahl der β-Rezeptoren. Um überschießende Effekte der endogenen Katecholamine zu vermeiden („rebound effect"), sollen β-Blocker daher nicht abrupt abgesetzt werden.

An den Bronchien wirkt der Sympathikus ebenfalls über β-Rezeptoren, die sich jedoch von den β-Rezeptoren des Herzens unterscheiden ($β_2$-Rezeptoren). Ihre Erregung erweitert Bronchien und Bronchiolen. β-Blocker hemmen auch diese Funktion des Sympathikus und können Bronchospasmus und Asthmaanfälle provozieren.

Dieses Risiko soll bei speziell auf das Herz wirkenden $β_1$-Blockern wie Acebutolol und Atenolol vermindert sein.

Über $β_2$-Rezeptoren steigert der Organismus die Glucosebereitstellung. Hypoglykämien werden unter unspezifischen β-Blockern daher weniger leicht überwunden. Alle β-Blocker dämpfen die Warnsymptome einer Hypoglykämie, Schwitzen und Tachykardie. Sie erscheinen bei hypoglykämiegefährdeten Diabetikern daher nicht unbedenklich.

Unspezifische β-Blocker können die Triglyceridspiegel im Plasma erhöhen und die Spiegel der „gefäßprotektiven" HDL-Lipoproteine senken, also eine potentiell koronargefährdende Stoffwechsellage begünstigen.

$β_2$-Rezeptoren vermitteln eine periphere Vasodilatation. Manche Patienten verspüren unter einer β-Blocker-Therapie daher Durchblutungsstörungen: Kältegefühl in Fingern und Zehen, Parästhesien („abgestorbene Füße"). Eine arterielle Verschlußkrankheit stellt dennoch keine obligate Kontraindikation dar.

β-Blocker können sedieren. Manche Patienten beklagen ein Nachlassen der Potenz.

### 12.2.3 Schutz des Herzens durch Calciumblockade: Calciumantagonisten

Nifedipin (Adalat), Verapamil (Isoptin), Diltiazem (Dilzem), Gallopamil (Procorum), Fendilin (Sensit), Nicardipin (Antagonil), Nisoldipin (Baymycard), Nitrendipin (Bayotensin), Isradipin (Vascal), Nimodipin (Nimotop), Felodipin (Modip)

Tabelle 11  Wirkungsweise der Calciumantagonisten

| Substanz | Vasodilatation | negative Inotropie | Frequenzsenkung | Überleithemmung |
|---|---|---|---|---|
| Verapamil | ++++ | ++++ | +++++ | +++++ |
| Diltiazem | +++ | ++ | +++++ | ++++ |
| Nifedipin | +++++ | + | + | 0 |
| Nicardipin | +++++ | 0 | + | 0 |

**Wirkungsweise:** Die Reizbildung im Sinusknoten des Herzens und die Reizleitung im Atrioventrikularknoten sowie die elektromechanische Koppelung, also die Herzkraftentfaltung hängen von Calciumströmen ab, ebenso der Tonus der glatten Gefäßmuskulatur. Calciumantagonisten (Calciumkanalblocker) verlangsamen daher die Herzschlagfolge, bremsen die Überleitung tachykarder supraventrikulärer Rhythmusstörungen auf die Herzkammer, dämpfen die Herzkraftentfaltung (negativ inotrop) und dilatieren die Gefäße – Koronarien und Widerstandsgefäße – entlasten also das Herz, setzen seinen Sauerstoffbedarf herab und fördern seine Sauerstoffversorgung. Die verschiedenen Calciumantagonisten unterscheiden sich in ihrem Wirkprofil, wie dies Tabelle 11 für die wichtigsten Substanzen zeigt. Im wesentlichen lassen sich also verapamilartige „kardiodepressive" und nifedipinartige, vorwiegend vasodilatierende Calciumantagonisten unterscheiden.

Die Senkung des peripheren Widerstands erhält auch bei negativer Inotropie das Herzminutenvolumen meist aufrecht. Zudem begrenzt eine sympathische Gegenregulation Herzkraft- und -Frequenzdämpfung.

Calciumantagonisten steigern die Herzdurchblutung. Sie wirken koronarospasmolytisch. Nifedipin und Nicardipin eignen sich besonders für die Behandlung einer durch Koronarspasmen ausgelösten Prinz-metal-Angina. Verapamil und Diltiazem wirken sich günstig bei supraventrikulär gesteuerter tachykarder Herzaktion aus. Für diese beiden Substanzen weisen inzwischen Studien eine Prognoseverbesserung bei schwerer koronarer Herzkrankheit nach. Alle Calciumantagonisten wirken dem kardialen Risikofaktor „arterielle Hypertonie" entgegen.

**Verhalten der Medikamente im Körper:** Calciumantagonisten müssen für die orale Therapie hoch dosiert werden, weil sie nach der Resorption bei der ersten Leberpassage bereits weitgehend abgebaut werden (First-pass-Effekt).

**Unerwünschte Wirkungen:** Am häufigsten treten Nebenwirkungen durch eine überstarke Vasodilatation auf, vor allem bei den nifedipinartigen Calciumblockern: niedriger Blutdruck, Müdigkeit, Schwäche,

Schwindel, Gesichtsrötung, Kopfschmerz (erweiterte meningeale Gefäße). Periphere Ödeme beobachtet man recht oft, eine Verschlechterung einer Herzinsuffizienz selten (wenn man schwere kardiale Dekompensationen von vorneherein als Kontraindikation akzeptiert). Kritische Bradykardien sieht man fast nur nach intravenöser Applikation bei vorbestehender Schädigung des Sinusknotens und/oder des AV-Knotens. Eine Kombinationsbehandlung mit β-Blockern gilt nur für die nifedipinartigen Substanzen als erlaubt. Eine paradoxe Verstärkung kardialer Ischämien kann – vorwiegend bei nifedipinartigen Calciumantagonisten – vorkommen bei starker Hypotension, bei sympathischer Gegenregulation mit Tachykardie, bei koronaren Steal-Effekten (steal engl.: stehlen; vorwiegende Dilatation gesunder Gefäßabschnitte; dies führt zur Verschlechterung der Durchblutung bereits schlecht versorgter Herzmuskelareale).

## 12.3 Myokardinfarkt

Arteriosklerotische Plaques behindern bei der koronaren Herzkrankheit die Herzdurchblutung. Koronarspasmen können das Gefäßlumen weiter einengen. Schließlich verstopft eine Gerinnselbildung ein Herzkranzgefäß; es kommt zum Koronarinfarkt (infarctus, lat.: verstopft). Das zugeordnete Myokardareal stirbt ab (Myokardnekrose) – im Laufe von 4–6 Std. und mehr. Der Myokardinfarkt erweist sich mithin nicht als Drama in einem Akt, sondern als akuter Krankheitsprozeß, der die Möglichkeit zur therapeutischen Einflußnahme noch offenläßt. Schmerz, Angst und Unruhe verlangen nach Linderung; Herzrhythmusstörungen, Herzschwäche und kardiogener Schock, als wichtigste Komplikationen, gilt es abzuwenden. Als Therapieleitlinien sind herauszustellen:

- Schmerzlinderung,
- Sedierung,
- Prophylaxe und Behandlung von Komplikationen,
- Versuch der Myokarderhaltung: Fibrinolyse, perkutane transluminale Koronarangioplastie (PTCA), Bypass-Operation,
- Sekundärprophylaxe.

### 12.3.1 Schmerzlinderung
Morphin (Amphiolen), Pethidin (Dolantin), Tilidin (Wirksubstanz in Valoron N), Buprenorphin (Temgesic)

**Wirkungsweise:** Die mit dem Herzinfarkt verbundenen starken Schmerzen erfordern ein wirkungsvolles Schmerzmittel. Angezeigt sind

Schmerzmittel aus der Reihe der Morphine bzw. verwandte, stark wirkende Analgetika (s. S. 67f). Morphin selbst beeinträchtigt das Kreislaufsystem (beim liegenden Patienten) wenig und erleichtert die Herzarbeit durch Vasodilatation.

**Unerwünschte Wirkungen:** Brechreiz, Atemdepression und Kreislaufdepression (Blutdruckabfall) gelten in Zusammenhang mit der Infarktsituation als wichtige denkbare Nebenwirkungen.

### 12.3.2 Sedierung
Diazepam (Valium, Diazemuls)

**Wirkungsweise:** Meist ist ein Herzinfarkt mit starken Todesängsten verbunden. Sedativa können diese Angst mindern. Dadurch wird auch der mit der Angst verbundene Streß beseitigt und das Herz entlastet. Bewährt haben sich die Sedativa aus der Reihe der Benzodiazepine; z.Z. wird meist Diazepam gegeben.

**Praktische Hinweise:** Bei der intravenösen Applikation klagen die Patienten oft über Schmerzen in der Armvene; von Thrombophlebitiden wurde berichtet. Deshalb sollte Diazepam nur langsam in einen Infusionsschlauch bei laufender Infusion gespritzt werden. Unter dem Handelsnamen Diazemuls steht eine besser verträgliche Präparation zur Verfügung.

**Verhalten des Medikaments im Körper:** Diazepam wird oral gut resorbiert; in der Herzinfarkttherapie wird es anfänglich jedoch intravenös verabfolgt. Intramuskuläre Injektionen verbieten sich beim Infarkt wegen der zu langsamen Anflutung, wegen der Beeinträchtigung der Infarktdiagnostik (durch die Freisetzung von Skelettmuskelenzymen: CPK!) und um Nebenwirkungen einer gerinnungsaktiven Therapie (Einblutung bei einer Fibrinolyse) zu vermeiden.

**Unerwünschte Wirkungen:** Diazepam wirkt nach intravenöser Applikation atemdepressiv; es kann zu einer Verstärkung der atemdepressorischen Wirkung des Morphins kommen.

### 12.3.3 Entlastung des Herzens: Nitrate
Isoket, Trinitrosan

**Wirkungsweise und unerwünschte Wirkungen:** Nitrate entlasten das Herz durch eine vorwiegend venöse Vasodilatation; sie senken die Vorlast, die Wandspannung, den Sauerstoffbedarf und helfen, die Infarktausdehnung gering zu halten. Sie unterstützen die Therapie bei einer Stauungsinsuffizienz des Herzens. In der Infarktsituation gilt einer möglichen kritischen Blutdrucksenkung besonderes Augenmerk.

## 12.3.4 Unterstützung der Herzkraft beim Infarkt: positiv inotrope Substanzen

Dobutamin (Dobutrex), Dopamin (Dopamin Giulini), Noradrenalin (Arterenol), Adrenalin (Suprarenin), Amrinon (Wincoram), β-Acetyldigoxin (Novodigal)

**Wirkungsweise:** Katecholamine steigern die Herzkraft (der noch aktiven Herzmuskelzellen) besonders intensiv. Sie erhöhen aber auch den Sauerstoffbedarf des Herzens, führen zur Tachykardie und können Arrhythmien auslösen. Dobutrex erhöht die Nachlast nicht, die Herzfrequenz eher mäßig, hebt aber zum Teil den Blutdruck nicht ausreichend an. Dopamin fördert in niedriger Dosierung die Nierendurchblutung, steigert in höheren Dosierungen den Blutdruck, zeigt dann aber auch deutliche Nebenwirkungen: Tachykardie, Arrhythmie. Arterenol erhöht den Blutdruck vorwiegend durch eine Arteriolenkonstriktion; Tachykardien und Arrhythmien sind weniger zu befürchten, doch erscheint die Zunahme der Nachlast als ungünstig. Adrenalin gilt als Notfallmedikament für Reanimation. Wincoram stellt – unabhängig vom Digitalismechanismus oder von β-Rezeptoren – mehr intrazelluläres Calcium zur Verfügung und stärkt so die Herzkraft; es senkt die Nachlast, bisweilen auch den Blutdruck; es wirkt proarrhythmogen (d. h. es kann selbst Rhythmusstörungen hervorrufen).

Mit der Digitalisierung ist man in der frühen Infarktphase vorsichtiger geworden: Digitalis ist schlecht steuerbar und zeigt in kritischen Situationen nur eine unzureichende Wirkung. Die Digitalisierung erfolgt, wenn notwendig, ab dem 3. und 4. Tag nach dem Infarkt.

**Unerwünschte Wirkungen:** (s. S. 90 ff).

## 12.3.5 Therapie von Rhythmusstörungen beim Infarkt

Lidocain (Xylocain)

**Wirkungsweise:** Ischämie, „Verletzungsströme", Sympathikusaktivierung, Störungen im Säurebasen- und im Elektrolythaushalt, instabile Reperfusionssituationen und medikamentöse Maßnahmen erhöhen die Rhythmusinstabilität des infarzierten Herzens. Ob Rhythmusstörungen auftreten und welcher Art sie sein könnten, läßt sich nicht vorhersagen. Eine „prophylaktische" antiarrhythmische Therapie des Myokardinfarktes konnte sich daher nicht durchsetzen; eine rhythmologische Dauerüberwachung (Monitor) hingegen erscheint in der akuten Infarktsituation unerläßlich. Die rhythmologische Therapie erfolgt einzelfallbezogen. Eine besondere Bedeutung kommt sicher dem Lidocain (Xylocain) zu mit seiner guten Wirkung auf ventrikuläre tachykarde Rhythmusstörungen und seiner – wegen der kurzen Halbwertszeit von 15 Min. – flexiblen Handhabung.

### 12.3.6 Versuch der Myokarderhaltung: gerinnungsaktive Therapie

Urokinase, Streptokinase (Streptase), Rekombinant-Gewebe-(tissue-)Plasminogenaktivator (rtPA; Actilyse), acylierter Plasminogen-Streptokinase-Aktivatorkomplex (APSAC; Eminase), Heparin (Liquemin), Phenprocoumon (Marcumar), Acetylsalicylsäure (Aspirin)

**Wirkungsweise der fibrinolytischen Therapie:** Fibrinolytische Therapiemaßnahmen vermögen einen Koronarthrombus aufzulösen. Fibrinolytika aktivieren Plasminogen zu Plasmin, das dann Fibrin (im Thrombus) und die Vorstufe Fibrinogen zu spalten vermag und so Blutgerinnsel auflöst. Fibrinogenspaltprodukte hemmen die neuerliche Blutgerinnung. Zwar läßt sich in der Kernzone des Infarktes minderdurchblutetes Herzgewebe nicht vor dem Untergang bewahren, doch rettet man so häufig Gewebe der Randbezirke. Als besonders wirkungsvoll erweist sich der Einsatz der fibrinolytischen Therapie innerhalb von 4–6 Std. nach Eintritt des Infarktereignisses, doch wird der Zeitraum für eine sinnvolle Fibrinolyseintervention mittlerweile immer weiter ausgedehnt, auf 12 Stunden und mehr: Man versteht den Infarkt nunmehr eben als dynamischen Ablauf, nicht als Momentereignis, und man baut auf die allgemeine Verbesserung der Fließgeschwindigkeit des Blutes durch die begleitende Fibrinogenolyse.

Besonders hohe Gefäßwiedereröffnungsraten erzielt die intrakoronare Gabe von Fibrinolytika im Rahmen einer akut durchzuführenden Koronarangiographie. Wegen des enormen apparativen und personellen Aufwandes muß dieses Verfahren auf große kardiologische Zentren beschränkt bleiben. Als Alternative bietet sich die systemische intravenöse Lyse an, weniger aufwendig, weniger invasiv, mit weniger technischen Komplikationsmöglichkeiten, allerdings mit einer höheren Gefahr systemischer Nebenwirkungen behaftet (s. u.).

Als Fibrinolytika stehen zur Verfügung:
– die Urokinase,
– die Streptokinase,
– der Rekombinant-Tissue-Plasminogenaktivator (rtPA = gentechnologisch hergestellter Plasminogenaktivator),
– der acylierte Plasminogen-Streptokinase-Aktivatorkomplex (APSAC).

Die Urokinase bleibt wegen ihres hohen Preises meist Sonderfällen vorbehalten (Streptokinaseallergie). Sie soll von Beginn an mit Heparin kombiniert werden; die Streptokinase entfaltet eine gute lokale (d. h. im Koronargefäß) und systemische Lyse. Die Heparinisierung schließt sich meist später an. Mit der teuren rtPA läßt sich das Wirkungsschwergewicht zugunsten der lokalen Lyse verschieben. Wieder empfiehlt sich die Kombination mit Heparin; die Therapie mit APSAC ähnelt der

Streptokinasetherapie, bietet aber wegen der längeren Wirkungszeit den Vorteil der Bolusinjektion (u. U. schon im Notarztwagen). In jedem Fall gilt heute der Therapiemodus der hochdosierten Kurzzeitlyse.

**Wirkungsweise der gerinnungshemmenden Therapie:** Eine Heparinisierung soll ein Thromboswachstum und eine Infarktausweitung bzw. Rethrombosierung nach erfolgreicher Lyse verhindern. Sie soll eine Thrombenbildung auf dem infarktgeschädigten Herzwandareal und damit arterielle Embolien unterbinden. Daneben dient sie natürlich der Prophylaxe venöser Thromben.

Herkömmliches Heparin wirkt hauptsächlich als Katalysator des Antithrombin III und behindert die Umwandlung von Thrombinogen in Fibrin und die Gerinnselverfestigung. Modernere niedermolekulare Heparine (für die Thromboseprophylaxe) hemmen schon in niedrigen Dosierungen Faktor X und damit die Prothrombinaktivierung.

Noch früher in die Gerinnungskaskade greift Phenprocoumon ein: Es unterdrückt als Gegenspieler des für die Gerinnungsfaktorensynthese erforderlichen Vitamin K die gewebsseitige Aktivierung der Gerinnungskaskaden (s. S. 137). Für die Langzeitantikoagulation zur Verhinderung des Reinfarktes mit Marcumar gibt es nach wie vor Stimmen pro und contra. Als gesicherte Indikation gelten thromboembolische Komplikationen, besonders bei Herzwandaneurysmen, Vorhofdilatation und Vorhofflimmern.

Eine immer bedeutendere Rolle gewinnt Acetylsalicylsäure, sowohl um ein Frührezidiv des Infarktes (nach Lyse) zu vermeiden, als auch zur Rezidivprophylaxe auf lange Sicht. Als Prostaglandinsynthesehemmer unterdrückt sie die Bildung von Thromboxan in den Thrombozyten und behindert damit deren Teilhabe an der Gerinnselbildung (s. S. 138).

Als besonders wichtige Therapieergänzung – namentlich nach erfolgreicher Lyse – kristallisiert sich die perkutane transluminäre Koronarangioplastie heraus, in instabilen Fällen durchaus schon am 2. und 3. Tag nach dem Infarkt. Dazu wird in die Koronararterien über die A. femoralis ein Katheter geschoben. Mit Hilfe dieses Katheters werden die Koronarien erweitert (dilatiert). Bisweilen bezieht man selbst die frühe koronare Bypass-Operation in das therapeutische Repertoire mit ein. Die situationsgerechte Methodenauswahl bessert die Prognose des Myokardinfarktes.

**Verhalten der Medikamente im Körper:** Die Fibrinolytika eignen sich natürlich nur für die intravasale Applikation. Im Laufe weniger Stunden klingt die Lysewirkung ab, der gerinnungshemmende Effekt mit Ausnahme von rtPA und Urokinase hält etwas länger vor.

Eine höher dosierte Heparintherapie erfolgt intravenös, die reine Thromboseprophylaxe subkutan; Marcumar entfaltet seine Wirkung erst nach einer mehrtägigen Sättigungsphase mit hohen Dosen, gefolgt von einer Erhaltungsphase mit niedrigerem Dosisbedarf. Die Erholungsphase bis zur Normalisierung der Gerinnung nach dem Absetzen einer Marcumartherapie zieht sich oft über mehr als eine Woche hin.

Acetylsalicylsäure hemmt die Thromboxansynthese im Thrombozyten – irreversibel; erst die Thrombozytenneuproduktion über einige Tage stellt wieder voll leistungsfähige Blutplättchen zur Verfügung. Wählt man eine niedrige Dosis, so erholen sich komplett ausgestattete Zellen wie die Endothelien rasch und stellen Prostaglandine wieder unbeeinträchtigt (zu ihrem Schutze) her.

**Unerwünschte Wirkungen:** Blutungskomplikationen belasten jede fibrinolytische oder gerinnungshemmende Therapie, die Fibrinolyse stärker als die Antikoagulation. Namentlich fürchtet man zerebrale Blutungen, aber auch gastrointestinale oder urologische.

Bei der Streptokinase und bei der ABSAC können allergische Reaktionen auftreten. – Die lange Nachwirkung einer Marcumarisierung erweist sich bei Komplikationen (z. B. Gehirnblutung) als problematisch. – Bei Acetylsalicylsäure befreit auch die niedrige Dosierung nicht ganz von gastrointestinalen Nebenwirkungen (bis hin zu hämorrhagischen Erosionen und Ulzera).

### 12.3.7 Sekundärprophylaxe des Myokardinfarktes

Acetylsalicylsäure (Aspirin, Colfarit), Phenprocoumon (Marcumar), β-Blocker (s. S. 103), Verapamil (Isoptin), Diltiazem (Dilzem)

Acetylsalicylsäure unterdrückt die Thrombozytenaggregation und soll erneute koronare Thrombusformationen verhindern.

Die Problematik und Bedeutung der Marcumarisierung wurde ebenfalls schon besprochen; (s. o.) β-Blocker, aber auch frequenzsenkende Calciumantagonisten wie Verapamil und Diltiazem schützen das Herz vor Überbelastung.

### 12.4 Herz-Kreislauf-Stillstand

Ein Herz-Kreislauf-Stillstand kann als Folge einer Herzschädigung (Herzinfarkt, Herzinsuffizienz, toxischer Herzschaden, Herzrhythmusstörung), einer Lungenembolie, eines Schocks (etwa bei Volumenmangel, bei Sepsis, bei Polytrauma, bei Verbrennungen), einer Hypoxie, einer Stoffwechselentgleisung, einer schwerwiegenden Störung des Säure-Basen- und Elektrolythaushaltes auftreten.

Die Regeln für Wiederbelebungsmaßnahmen lassen sich nach einem „Notfall-ABC" ordnen:
– A:   Atemwege freihalten (einschließlich der Intubation),

- B: Sauerstoffzufuhr (Nasensonde), Beatmung,
- C: Circulation, Kreislaufunterstützung (Herzdruckmassage),
- D: Drugs (englisch: Medikamente),
- E: Elektrotherapie (Defibrillation, Kardioversion, Herzschrittmacher),
- F: Folgeschäden abwenden (wie Schocklunge, Schockniere usw.),
- G: Grunderkrankung behandeln.

Im Zusammenhang dieses Buches interessieren natürlich vor allem die in der Notfallsituation häufig gebrauchten Medikamente.

### 12.4.1 Sympathikusstimulation: Katecholamine

#### 12.4.1.1 Adrenalin (Suprarenin)

**Wirkungsweise:** Adrenalin, ein körpereigenes Hormon, wird im Nebennierenmark gebildet und wirkt über α- und β-Rezeptoren. Herzfrequenz und Herzkraft nehmen zu, der Blutdruck steigt an; die Bronchien werden weit – damit sind die wichtigsten Wirkungen aufgezeigt. Man injiziert Adrenalin im Rahmen einer Wiederbelebung, damit die Herzaktion wieder in Gang kommt. Die Wirkung einer einmaligen Injektion ist nur von kurzer Dauer (ca. 5–10 Min.).

**Unerwünschte Wirkungen im Rahmen der Reanimation:** Adrenalin muß vorsichtig dosiert werden. Hinweise auf eine Überdosierung geben Extrasystolen. Nach erfolgter Wiederbelebung muß mit einem erhöhten Blutdruck gerechnet werden, da Adrenalin auch die peripheren α-Rezeptoren stimuliert.

**Praktischer Hinweis:** Adrenalin wirkt – wie z.B. auch Lidocain – selbst bei intratracheobronchialer Gabe über einen Trachealtubus, oft ein wichtiger Notfallapplikationsweg in der Reanimationssituation.

#### 12.4.1.2 Orciprenalin (Alupent)

**Wirkungsweise:** Orciprenalin ist ein chemischer Abkömmling des Adrenalins, wirkt jedoch nur auf β-Rezeptoren. Dies führt zu einem Blutdruckabfall. Damit die Koronarien ausreichend durchblutet werden und das Herz wieder ausreichend mit Sauerstoff versorgt wird, ist jedoch ein normaler diastolischer Blutdruck notwendig. Orciprenalin bewirkt das Gegenteil. Es konnte nachgewiesen werden, daß Orciprenalin bei der Reanimation weniger effektiv ist als Adrenalin. Die Indikation von Orciprenalin bei bradykarden Herzrhythmusstörungen (Sinusbradykardie, AV-Block) – bis zur Versorgung mit einem Schrittmacher – bleibt davon unberührt.

### 12.4.1.3 Dopamin, Dobutamin (Dobutrex)

**Wirkungsweise:** Ist nach einer Wiederbelebung eine Herzaktion wieder zustande gekommen, so ist die Herzauswurfleistung oft noch unzureichend. Zur Unterstützung der Herzfunktion kann man Dopamin und Dobutamin als herzkraftsteigernde Katecholamine einsetzen. Dopamin fördert im Gegensatz zu Dobutamin zusätzlich noch die Nierendurchblutung. Dies dient der Therapie einer durch den Kreislaufstillstand bedingten Anurie. In hoher Dosierung wirkt das Dopamin blutdrucksteigernd. Die mögliche Auslösung von Tachykardien bis hin zum Kammerflimmern gilt für alle Katecholamine als gravierendste denkbare Nebenwirkung.

### 12.4.2 Säurepufferung: Natriumbicarbonat (Natriumbicarbonat 8,4%)

**Wirkungsweise:** Durch Sauerstoffmangel bedingt, schalten die Zellen des Körpers auf anaerobe Glykolyse um. Das bedeutet, daß der Zucker nicht restlos abgebaut wird; es fällt Milchsäure (Lactat) an, die zu einer Übersäuerung des Blutes führt. Das hindert das körpereigene Streßhormon Adrenalin daran, die Herzaktion wieder zu stimulieren, da diese Hormone nur bei normalem Blut-pH ausreichend wirken. Natriumbicarbonat normalisiert den pH-Wert des Blutes.

**Unerwünschte Wirkungen:** Die bei der Pufferung entstehende Kohlensäure muß abgeatmet werden. Geschieht das nicht ausreichend, so verbessert sich die Zellazidose nicht. Eine Alkalose durch Überdosierung von Natriumbicarbonat soll vermieden werden. Plötzliche Elektrolyt- und Säure-Basen-Schwankungen können Herzrhythmusstörungen auslösen. Die Bicarbonatgabe bedeutet eine Natrium- und Volumenbelastung sowie eine osmotische Belastung.

**Praktische Hinweise:** Die Natriumbicarbonatdosierung sollte sich möglichst an der Blutgasanalyse orientieren. Für 10 Minuten Wiederbelebungszeit dürfen „blind" nicht mehr als 1 mmol/kg Körpergewicht gegeben werden. Katecholamine und Natriumbikarbonat sollen – wegen einer Wirkungsbehinderung der Katecholamine nicht über denselben Venenzugang gleichzeitig einlaufen.

### 12.4.3 Behandlung von Rhythmusstörungen im Rahmen der Reanimation

Atropin, Orciprenalin (Alupent), Lidocain (Xylocain)

Atropin kann bei bradykarden Rhythmusstörungen als Vagusantagonist bisweilen die Herzfrequenz wieder anheben. Wirkungsvoller besorgen dies Katecholamine wie das (als Standardmedikament der Reanimation ansonsten verlassene) Orciprenalin, ein reiner β-Stimulator ohne direkt blutdrucksteigernden Effekt – mit der Gefahr, tachykarde

Rhythmusstörungen zu induzieren. Lidocain gilt als Medikament der Wahl bei tachykarden ventrikulären Herzrhythmusstörungen mit den Vorteilen der kurzen Ansprech- und Abklingzeit und der nur geringen negativ inotropen Wirkung. Für die Arrhythmiebehandlung kommt natürlich gerade in der Reanimationssituation den Elektrotherapieverfahren besondere Bedeutung zu.

## 12.5 Herzrhythmusstörungen

Die Herzrhythmusstörungen lassen sich nach unterschiedlichen Gesichtspunkten einteilen:

| | |
|---|---|
| Entstehungsort: | supraventrikulär – ventrikulär, |
| Frequenz: | bradykard – tachykard, |
| Mechanismus: | |
| – Reizbildungsstörung: | verminderte Reizbildung, erhöhte Reizbildung, |
| – Reizleitungsstörung: | Leitungsblockierung, Reizrückleitung (re-entry), |
| Ordnungsgrad: | regelmäßig – absolute Arrhythmie, |
| Schweregrad: | |
| – Leitungsblock: | Verzögerung bis Blockierung, |
| – Extrasystolie: | vereinzelt bis Tachykardie, Vorhofflattern, Vorhofflimmern, Kammerflattern, Kammerflimmern |

Die Herzrhythmusstörungen haben ihre Ursache vor allem in Degenerationserscheinungen des Reizleitungssystems, in Elektrolytverschiebungen in der Herzmuskelzelle und in mangelhafter Versorgung des Herzens mit Sauerstoff (z. B. Myokardinfarkt). Den Herzrhythmusstörungen liegen aber auch noch oft Einflüsse des autonomen Nervensystems (Vagus und Sympathikus) sowie hormonelle Einflüsse (z. B. Schilddrüsenüberfunktion) zugrunde.

Die Therapie soll kausal erfolgen, jedoch ist meist die Ursache nicht exakt nachzuweisen. So bestimmen Erfahrung und therapeutischer Versuch das Vorgehen.

Das Aktionspotential der Herzzelle beruht auf einem schnellen Natriumeinstrom (Depolarisation), einem langsamen Calciumeinstrom (Plateauphase, elektromechanische Koppelung) und einem Kaliumausstrom (Repolarisation) (Abb. **15**). Die Reizbildungszellen des Sinusknotens und die Reizleitungszellen des AV-Knotens, unter pathologischen Bedingungen aber auch andere Herzzellen, bauen für die Depolarisation ganz auf den Calciumeinstrom.

Bradykarde Herzrhythmusstörungen versucht man medikamentös letztlich über das vegetative Nervensystem zu beeinflussen –

## Spezielle Arzneimittellehre

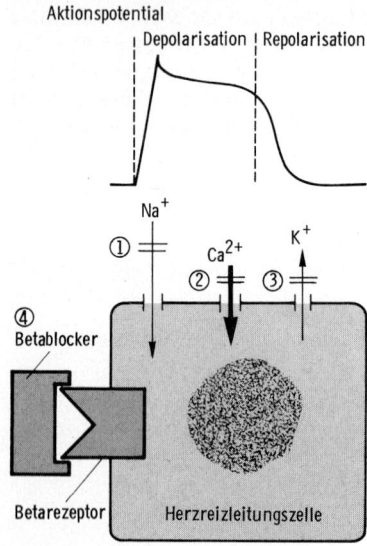

Abb. 15 Ansatzpunkt einer Therapie tachykarder Rhythmusstörungen:
1 Hemmung des schnellen Natriumeinstromes
2 Hemmung des langsamen Calciumeinstromes
3 Hemmung des Kaliumausstromes
4 Blockade der Betarezeptoren

durch Vagushemmung oder durch Sympathomimetika, tachykarde Herzrhythmusstörungen durch Antiarrhythmika unterschiedlicher Wirkmechanismen („Klassen"):

I: Hemmung des Natriumeinstroms:
 a: verlängertes Aktionspotential (Chinidintyp),
 b: verkürztes Aktionspotential (Lidocaintyp),
 c: unbeeinflußtes Aktionspotential (Propafenontyp);
II: Hemmung der Stimulation durch das sympathische Nervensystem (β-Blocker);
III: Hemmung des Kaliumausstroms;
IV: Hemmung des Calciumeinstroms (Calciumantagonisten).

Einen weiteren Überblick über die Herzrhythmusstörungen und ihre Behandlung mit Antiarrhythmika gibt Tabelle **12**.

Bei bestimmten Herzrhythmusstörungen wirkt auch Digitalis antiarrhythmisch.

Der Einsatz von Antiarrhythmika verlangt ein besonderes kritisches Abwägen des Für und Wider, da alle Antiarrhythmika auch Herzrhythmusstörungen auszulösen vermögen.

Neben der medikamentösen Therapie stützt sich die Rhythmologie vor allen Dingen auf die Elektrotherapie: Herzschrittmacher

Tabelle 12 Prinzipielle Anwendungsmöglichkeiten der einzelnen Antiarrhythmika bei Herzrhythmusstörungen

| | Bradykardie | Sinustachykardie | supraventrikuläre Extrasystolie | Vorhofflattern Vorhofflimmern | ventrikuläre Extrasystolien | Kammertachykardie | Digitalisintoxikation |
|---|---|---|---|---|---|---|---|
| Atropin | + | | | | | | |
| Orciprenalin | + | | | | | | |
| Chinidin | | + | + | + | | | |
| Propafenon, Disopyramid, Procainamid, Ajmalin, Lorcainid, Lidoflazin, Aprindin | | + | + | + | + | + | |
| Lidocain | | | | | + | + | + |
| Mexiletin | | | | | + | + | – |
| Tocainid | | | | | + | + | – |
| Diphenylhydantoin | | | | | + | + | + |
| Verapamil, Gallopamil, Diltiazem | | + | + | + | | | |
| Amiodaron | | + | + | + | + | + | |
| Betablocker | | + | + | + | | | + |
| Digitalis | | | | + | | | |

gegen bradykarde und tachykarde Rhythmusstörungen, Kardioversion und Defibrillation gegen tachykarde Rhythmusstörungen.

### 12.5.1 Therapie bradykarder Rhythmusstörungen

Die Therapie der Wahl bei bradykarden Herzrhythmusstörungen stellt die Versorgung mit einem Schrittmacher dar. Der medikamentösen Behandlung kommt oft nur Überbrückungsfunktion zu.

#### 12.5.1.1 Atropin, Ipratropiumbromid (Itrop)

**Wirkungsweise:** Atropin hemmt die Wirkung des Parasympathikus, der am Herzen zu einer Verlangsamung der Pulsfrequenz und zu einer Verzögerung der Überleitung vom Vorhof zur Kammer führt. Bradykardien und AV-Überleitungsstörungen können deshalb durch Atropin kurzfristig behoben werden, soweit vegetative Mechanismen sie noch beeinflussen. Dies ist gerade bei nicht akut entstandenen (chronischen) Bradykardien häufig nicht der Fall. Bei den wenigen Patienten, die auf Atropin ansprechen, bietet sich nicht der Einsatz des kurzwirkenden Atropins an, sondern der des länger wirkenden Ipratropiumbromids – in achtstündlichen Dosierungsintervallen.

**Verhalten des Medikamentes im Körper:** Atropin wird oral gut resorbiert. In Notfallsituationen injiziert man Atropin jedoch intravenös, im Rahmen einer Prämedikation zur Narkose intramuskulär. Der größte Teil des Atropins wird in der Leber abgebaut, ein kleiner Teil unverändert über die Niere ausgeschieden.

**Unerwünschte Wirkungen:** Atropin hemmt die Speichelsekretion; die daraus resultierende Mundtrockenheit ist für den Patienten sehr unangenehm. Die Magensaftsekretion wird ebenfalls gehemmt, die Darmmotorik und Blasenentleerung verlangsamt. Die Pupille wird nach oraler und parenteraler Applikation weit, was eine Gefährdung für einen Patienten mit erhöhtem Augeninnendruck (Glaukom) bedeutet. Die Langzeittherapie mit Atropinderivaten gestaltet sich deshalb nicht unproblematisch.

### 12.5.1.2 Orciprenalin (Alupent)

**Wirkungsweise:** Orciprenalin imitiert den Sympathikus und führt deshalb zu einer Pulsbeschleunigung: Bradykardien und AV-Überleitungsstörungen sprechen gut auf eine intravenöse Injektion an. Die eingeschränkte Bedeutung für die Reanimationssituation wurde bereits besprochen (s. S. 113). Orale Präparationen sind im Handel. Empfohlene Dosiswiederholungen 6- bis 10mal täglich lassen den Einsatz jedoch wenig praktikabel erscheinen. Als weiteres β-Mimetikum mit dieser Indikation ist Oxyfedrin (Ildamen) im Handel.

**Unerwünschte Wirkungen:** β-Mimetika können Tachykardien auslösen. In der Langzeitanwendung läßt die Wirkung gewöhnlich nach. Oft stört den Patienten ein erheblicher Tremor.

### 12.5.2 Therapie tachykarder Rhythmusstörungen

#### 12.5.2.1 Klasse I: Antiarrhythmika, die den Natriumeinstrom hemmen

##### 12.5.2.1.1 Klasse I a: Antiarrhythmika vom Chinidintyp (verlängertes Aktionspotential)
Chinidin (Chinidin-Duriles), Ajmalin (Gilurytmal, Neo-Gilurytmal), Procainamid (Novocamid), Disopyramid (Rythmodul, Norpace), Lidoflazin (Clinium), Spartein (Depasan)

**Wirkungsweise:** Chinidin und die chinidinähnlichen Antiarrhythmika hemmen den Natriumeinstrom in die Zellen des Reizleitungssystems und des Arbeitsmyokards im Herzen teilweise und schwächer auch den Calciumeinstrom. Es werden die Herzfrequenz gesenkt, ektope (vom falschen Ort ausgehende) Reizbildungen unterdrückt, die Refraktärzeit (die nichterregbare Herzphase) verlängert, die Reizleitung verlangsamt und pathologische Reizleitungswege blockiert. Indikationen der Antiarrhythmika vom Chinidintyp sind supraventrikuläre und ventrikuläre Extrasystolien, Tachykardien, Vorhofflimmern und -flattern.

Chinidin wird (in Deutschland) vorwiegend für supraventrikuläre Rhythmusstörungen (Vorhofflimmern; beim Vorhofflattern als Kombinationspartner) eingesetzt. Dem Lidoflazin und dem Spartein begegnet man nur noch selten in der Therapie supraventrikulärer Störungen. Auch das althergebrachte – supraventrikulär und ventrikulär wirksame – Novocamid findet man kaum noch. Selten benötigt man das Lorcainid (mit vorwiegend ventrikulärer Wirkung). Ajmalin erlebt eine Renaissance bei supraventrikulären und ventrikulären Arrhythmien. Disopyramid gewinnt, seit andere Antiarrhythmika kritischer bewertet werden, ebenfalls an Boden.

**Verhalten der Medikamente im Körper:** Chinidin wird oral rasch und fast vollständig resorbiert. Im Blut bindet sich Chinidin an Plasmaproteine, es wird in der Leber abgebaut und zu einem geringeren Teil unverändert über die Niere ausgeschieden. Die Therapie wird kontrolliert an der Verbreiterung des QRS-Komplexes. Wird er breiter als 125% des Ausgangswertes, sollte man die Dosis reduzieren. Bei Procainamid ist nur eine orale Applikation möglich, was die Anwendung in Akutsituationen einschränkt. Für die intravenöse Gabe und damit für die Notfallintervention eignen sich Ajmalin und Disopyramid.

**Unerwünschte Wirkungen:** Alle chinidinartigwirkenden Antiarrhythmika schwächen die Herzkraft, was manchmal zu einer Digitalisierung zwingt. Sie senken den Blutdruck. Bradykarde Rhythmusstörungen können Folge der erwünschten Wirkung oder Zeichen einer Überdosierung sein. Daneben beobachtet man aber auch – paradoxerweise – ventrikuläre Tachykardien mit Übergängen zum Kammerflattern. Zusätzlich haben fast alle chinidinartig wirkenden Antiarrhythmika auch zentralnervöse Wirkungen: Kopfschmerzen, Schwindel, Lichtscheuheit, Ohrensausen, Übelkeit, sogar psychotische Reaktionen. Auf Allergien (relativ häufig bei Chinidin) und Leberfunktionsstörungen muß geachtet werden. Procainamid provoziert manchmal eine immunologische Erkrankung, einen Lupus erythematodes (s. S. 130), so daß es nur noch ein Antiarrhythmikum zweiter Wahl ist. Chinidin kann die AV-Überleitung verbessern (atropinartige Wirkung?), eine AV-Schutzblockierung aufheben und so (bei einer Senkung der Vorhoffrequenz) die Kammerfrequenz erhöhen. Es wird daher häufig mit Medikamenten kombiniert, die im AV-Knoten bremsen (Digitalis, Verapamil).

### 12.5.2.1.2 Klasse Ib: Antiarrhythmika vom Lidocaintyp (verkürztes Aktionspotential)

Lidocain (Xylocain), Diphenylhydantion (Phenhydan), Mexiletin (Mexitil), Tocainid (Xylotocan), Aprindin (Amidonal)

**Wirkungsweise:** Diese Antiarrhythmika hemmen den Natriumeinstrom und fördern den Kaliumabfluß. Sie unterdrücken eine ektope Reizbildung, verkürzen das Aktionspotential eher, erlauben aber eine hohe Reizleitungsgeschwindigkeit, so daß eine pathologische Erregungsfront auf noch refraktäres, d.h. nicht erregbares Gewebe trifft und so verebbt. Diese Substanzen wirken (bis auf das Phenytoin) vorwiegend bei ventrikulären Arrhythmien. Die Digitalisintoxikation gilt als besondere Phenytoinindikation; die zentralnervösen Wirkungen (Phenytoin dient auch als Antiepileptikum) mit einer Modifikation des autonomen Nervensystems erweisen sich hier als günstig. Lidocain stellt das Mittel der Wahl dar bei ventrikulären Extrasystolien und Kammertachykardien, bei akuten Herzschädigungen (Myokardinfarkt) sowie in der Reanimationssituation (Kammerflattern, Kammerflimmern). Aprindin gilt als Reservemedikament für sonst refraktäre Arrhythmien.

**Verhalten der Medikamente im Körper:** Lidocain ist nur parenteral anwendbar und hat nur eine kurze Wirkdauer. Deshalb ist es gut steuerbar und für die Notfalltherapie geeignet. Phenytoin läßt sich mit seiner längeren Halbwertszeit schlechter steuern. Bei oraler Anwendung stört die etwas ungleichmäßige Resorption. Mexiletin und Tocainid mit einem ähnlichen Wirkprofil wie Lidocain, beide oral anwendbar, bieten sich – mit einer Wirkungsdauer um 12 Stunden – für die Langzeitmedikation an. Aprindin steht nur für die orale Applikation zur Verfügung. Seine sehr lange Halbwertszeit macht es schwer steuerbar.

**Unerwünschte Wirkungen:** Die physiologische Reizbildung und Reizleitung beeinträchtigen Ib-Substanzen kaum. Sie wirken auch nur wenig negativ inotrop und entfalten nur selten proarrhythmogene Effekte, d.h. Rhythmusstörungen, die durch die Antiarrhythmika selbst hervorgerufen werden. Im Vordergrund stehen zentrale Nebenwirkungen: Müdigkeit, Benommenheit, Schwindel, Übelkeit, Agitation, Krämpfe. Wegen der – seltenen – Auslösung von Agranulozytosen gilt Tocainid nur als Medikament der zweiten Wahl. Unter Aprindin zeigen sich kardiale und neurologische Störungen, cholestatische Hepatosen (Lebererkrankungen mit Gallenstau) und Agranulozytosen; es gehört daher nur zu den Reservemedikamenten.

### 12.5.2.1.3 Klasse Ic: Antiarrhythmika vom Propafenontyp (unbeeinflußte Aktionspotentialdauer)

Propafenon (Rytmonorm), Flecainid (Tambocor), Lorcainid (Remivox), Encainid

**Wirkungsweise:** Diese Antiarrhythmika hemmen – wie die ganze Gruppe, aber besonders effektiv – den Natriumeinstrom. Sie unterdrücken so pathologische Reizbildungen und verlangsamen und blockieren (pathologische) Reizfortleitungen. Sie wirken günstig bei supraventrikulären und ventrikulären Rhythmusstörungen (Lorcainid aber vorwiegend bei ventrikulären Arrhythmien).

**Verhalten der Medikamente im Körper:** Die Medikamente werden gut resorbiert und in Zusammenarbeit von Leber und Niere ausgeschieden. Propafenon und Lorcainid kumulieren leicht bei hepatischer, Flecainid bei renaler Insuffizienz. Propafenon und Flecainid stehen auch für die intravenöse Anwendung und damit für Notfallindikationen zur Verfügung.

**Unerwünschte Wirkungen:** Proarrhythmogene Effekte (d. h. durch die Antiarrhythmika entstehende bradykarde und tachykarde Rhythmusstörungen) gelten als besonders bedenkliche Nebenwirkungen. Eine Herzinsuffizienz kann sich unter Therapie mit diesen Substanzen verschlechtern. Zerebrale Effekte wie Schwindel, Unruhe und Schlafstörungen (Alpträume besonders unter Lorcainid), Sehstörungen (vor allem bei Flecainid) finden sich gelegentlich, Leberschädigungen und Granulozytopenien sehr selten. Die möglichen Nebeneffekte erlegen die Pflicht zur kritischen Indikationsstellung auf.

### 12.5.2.2 Klasse II: Betablocker

Propranolol (Dociton), Acebutolol (Prent)

**Wirkungsweise und Anwendungsmöglichkeiten:** Eher geringe Bedeutung kommt einer Verstärkung des Kaliumausstroms (lidocainartig) und einer Behinderung des Natriumausstroms (chinidinartig) mit Unterdrückung der pathologischen Aktivität zu. Hauptsächlich dämpfen β-Blocker die Wirkung von Katecholaminen (Streßhormonen) am Herzen, schirmen es gegen die frequenzsteigernden und arrhythmiebegünstigenden Effekte dieser Streßfaktoren ab. Besonders stark hemmen sie im Bereich des Sinusknotens und des AV-Knotens. Bei Sinustachykardien gelten β-Blocker als Mittel der Wahl. Sie stabilisieren auch bei supraventrikulären tachykarden Rhythmusstörungen bis hin zum Vorhofflimmern und sei es nur – im Sinne einer AV-Schutzblockierung – durch Senkung der Kammerfrequenz. Noch effektiver senkt die Kombination mit Digitalis die Frequenz, noch eher führt die Kombination mit Chinidin zum normalen Rhythmus. Freilich kombinieren sich auch die Nebenwirkungen, die es schon für den β-Blocker allein zu beachten gilt: Bradykardie, AV-Blockierung, Hypotonie, kardiale Dekompensation (letztere bessert natürlich Digitalis) (s. S. 103).

### 12.5.2.3 Klasse III: Antiarrhythmika, die den Kaliumausstrom hemmen

Amiodaron (Cordarex), Sotalol (Sotalex)

**Wirkungsweise:** Amiodaron und Sotalol hemmen den Kaliumausstrom aus der Zelle. Aktionspotential und Refraktärzeit (Zeit, in der das Herz nicht erregbar ist) werden verlängert, die Erregungsleitungsgeschwindigkeit wird kaum beeinflußt. Pathologische Erregungswellen treffen so auf nicht erregbare Zellen und pflanzen sich nicht weiter fort. Sotalol hemmt als β-Blocker auch die Erregungsbildung und die AV-Leitung, ebenso (über einen β-blockierenden Effekt?) Amiodaron. Amiodaron bleibt wegen der Nebenwirkungen und der schwierigen Theapieführung (lange Wirkungszeit) bedrohlichen, sonst nicht beherrschbaren Rhythmusstörungen vorbehalten. Sotalol wird einen etwas breiteren Einsatzbereich gewinnen.

**Verhalten der Medikamente im Körper:** Amiodaron kann parenteral als Kurzzeit- oder Dauerinfusion verabfolgt oder oral appliziert werden. Nach einer Sättigungsphase setzt die volle Wirksamkeit erst nach 4–14 Tagen ein. Es besteht eine Tendenz zur Kumulation. Nach dem Absetzen kann die Wirkung noch bis zu 45 Tagen anhalten. Sotalol wird nach oraler Applikation gut resorbiert; die Halbwertszeit liegt bei 10–15 Stunden.

**Unerwünschte Wirkungen:** Klasse-III-Antiarrhythmika beeinträchtigen nicht die myokardiale Kontraktilität, doch kann sich eine sympathikusabhängige Herzinsuffizienz unter Sotalol (wie unter anderen β-Blockern) verschlechtern. Proarrhythmogene (vor allem bradykardisierende oder leitungsblockierende) Wirkungen können auftreten. Besonders bei Amiodaron achte man auf Nebenwirkungen: Asymptomatische Kornealablagerung (Ablagerungen in der Hornhaut) treten fast obligat auf; Leberschädigungen sind zu erwarten, erweisen sich allerdings kaum je als schwerwiegend; eine Lichtempfindlichkeit der Haut kann den Patienten belasten; Lungenfibrosen können entstehen und den Patienten schwer beeinträchtigen. Da die periphere Umwandlung von Thyroxin in Trijodthyronin gehemmt wird, treten pathologische Schilddrüsenfunktionstests und manifeste Schilddrüsenüber- und -unterfunktionen auf.

### 12.5.2.4 Klasse IV: Antiarrhythmika, die den Calciumeinstrom hemmen

Verapamil (Isoptin), Diltiazem (Dilzem), Gallopamil (Procorum)

**Wirkungsweise und Anwendungsmöglichkeiten:** Die Calciumantagonisten hemmen, wie bereits (s. S. 105) beschrieben, den langsamen Calciumeinstrom. Damit bremsen sie vorwiegend die calciumabhängigen

Erregungsabläufe im Sinusknoten und im AV-Knoten, senken also die Herzfrequenz und dämpfen die AV-Überleitung. Dies wirkt sich günstig aus bei supraventrikulären Tachykardien sowie bei Vorhofflattern und -flimmern.

**Verhalten der Medikamente im Körper:** Von den Calciumantagonisten sind Verapamil und Diltiazem intravenös applizierbar. Intensivüberwachung und Monitorkontrolle gelten als obligat. Die Calciumantagonisten eignen sich auch für die orale Anwendung.

**Unerwünschte Wirkungen:** Im Zusammenhang mit der antiarrhythmischen Indikation sind als mögliche kritische Nebenwirkungen herauszustellen: Bradykardie, AV-Blockierung, Hypotonie, negative Inotropie.

### 12.5.2.5 Digitalis
Metildigoxin (Lanitop), β-Acetyldigoxin (Novodigal), Digitoxin (Digimerck)

**Wirkungsweise und Anwendungsmöglichkeiten:** Digitalis senkt die Herzfrequenz und hemmt die AV-Überleitung. Dies macht man sich bei (herzinsuffizienzassoziierten) supraventrikulären tachykarden Rhythmusstörungen, vor allem beim Vorhofflattern und beim Vorhofflimmern zunutze: Die Kammerfrequenz wird in einen hämodynamisch günstigen Bereich gesenkt, einer höhergradigen Überleitung wird vorgebeugt. Da Digitalispräparate kaum die Rerhythmisierung unmittelbar bewirken, bedürfen sie oft einer antiarrhythmischen Ergänzung. Freilich kann die Digitalisierung ihrerseits Herzrhythmusstörungen auch auslösen oder verstärken (s. S. 89).

## 12.6 Hypertonie

Die Weltgesundheitsorganisation legt für den Blutdruck folgende Grenzwerte fest:

| | |
|---|---|
| normaler Blutdruck: | unter 140/90 mmHg, |
| Grenzwerthypertonie: | 140/90 mmHg bis unter 160/95 mmHg |
| Hypertonie: | 160/95 mmHg und darüber. |

Bei einer labilen Hypertonie liegen nur einzelne Messungen im pathologischen Bereich, bei einer manifesten Hypertonie finden sich beständig erhöhte Werte. Der manifeste Hochdruck muß behandelt werden, denn er prädestiniert zu zahlreichen Spätschäden wie koronare Herzkrankheit, Herzinfarkt, Herzinsuffizienz, Arteriosklerose, apoplektischer Insult, Hirnblutung, Nierenschäden.

Man unterscheidet den essentiellen Bluthochdruck, bei dem die Ursache unbekannt ist, vom organisch, vorwiegend renal- oder endokrinbedingten Hochdruck. Der organische (sekundäre) Hypertonus kann oft durch organbezogene Therapiemaßnahmen, durch chirurgische oder spezielle medikamentöse Maßnahmen, behandelt werden. Für den in über 80% der Fälle vorliegenden essentiellen (primären) Bluthochdruck stehen nur die allgemeinen antihypertensiven Therapiemaßnahmen zur Verfügung.

Die Bluthochdrucktherapie beginnt mit der Vermeidung von vaskulären Risikofaktoren und mit diätetischen Maßnahmen: leichter Ausgleichssport, Entspannungsübungen (Streßvermeidung), Verzicht auf Nikotin und Alkohol, Reduktion von Übergewicht, Senkung der Blutfette, Diabeteseinstellung, salzarme Kost.

Die medikamentöse Bluthochdruckeinstellung orientiert sich an einem Stufenschema:

| | |
|---|---|
| Stufe 1: | Monotherapie mit Diuretika, β-Rezeptoren-Blokker, Calciumantagonisten oder Angiotensin-Converting-Enzym-Hemmern. |
| Stufe 2: | Zweifachkombinationstherapie mit Medikamenten der Stufe 1. |
| Stufe 3: | Mehrfachkombinationstherapie unter Einschluß selten eingesetzter Antihypertensiva. |
| Stufe 4: | Mehrfachkombinationstherapie unter Einschluß von Minoxidil. |

Hinzu kommen Medikamente für die Beherrschung krisenhafter Blutdruckanstiege.

Einen Überblick über die Angriffspunkte der Antihypertensiva gibt Abb. **16**.

### 12.6.1 Antihypertensiva der 1. Wahl

#### 12.6.1.1 Diuretika

Hydrochlorothiazid (Esidrix), Chlorthalidon (Hygroton), Piretanid (Arelix), Butizid (Saltucin), Spironolacton (Aldactone), Dytide H, Moduretik (Kombinationspräparate)

**Wirkungsweise und Anwendungsmöglichkeiten:** Diuretika hemmen die Natriumrückresorption in der Niere und fördern damit die Wasser- und Natriumausscheidung. Es sinkt der Natriumgehalt in den Zellen der Gefäßwand, ebenso die intrazelluläre Calciumkonzentration; die Gefäßmuskulatur spricht vermindert auf kontraktile Reize an. Der diuresefördernde Effekt nimmt bei der Hypertonielangzeitbehandlung ab, ohne daß die antihypertone Wirkung vermindert wird. Distaltubu-

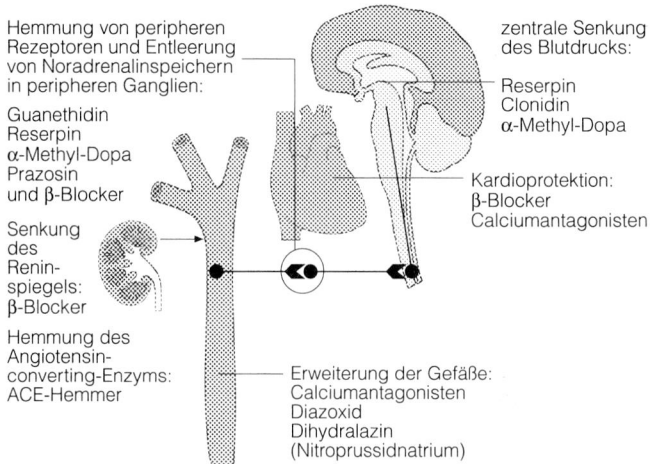

Hemmung von peripheren Rezeptoren und Entleerung von Noradrenalinspeichern in peripheren Ganglien:
Guanethidin
Reserpin
α-Methyl-Dopa
Prazosin
und β-Blocker

Senkung des Reninspiegels:
β-Blocker

Hemmung des Angiotensin-converting-Enzyms:
ACE-Hemmer

zentrale Senkung des Blutdrucks:
Reserpin
Clonidin
α-Methyl-Dopa

Kardioprotektion:
β-Blocker
Calciumantagonisten

Erweiterung der Gefäße:
Calciumantagonisten
Diazoxid
Dihydralazin
(Nitroprussidnatrium)

Abb. 16   Angriffspunkte der Antihypertensiva

lusdiuretika genießen wegen ihrer sanfteren, protrahierten Wirkung für die antihypertensive Indikation in der Regel den Vorzug vor Schleifendiuretika; kaliumsparende Diuretika bzw. kaliumsparende Kombinationen (s. S. 96) stören weniger den Elektrolythaushalt.

Diuretika eignen sich in der Monotherapie für leichte Hypertonien, auch bei älteren Patienten. Sie bieten sich als fast obligate Komponente einer antihypertensiven Kombinationstherapie an, da sie z.B. ACE-Hemmer – durch Stimulation des Renin-Mechanismus – voll zur Geltung bringen oder häufige Nebenwirkungen – Wassereinlagerung, Herzinsuffizienz – günstig beeinflussen.

**Unerwünschte Wirkungen:** Die herabgesetzte Glucosetoleranz (Blutzucker ↑ ) und erhöhte Blutfettwerte, hervorgerufen durch die Diuretika, stellen Risikofaktoren für das Gefäßsystem dar, deshalb bedarf diese Therapie einer regelmäßigen Überwachung. Zu weiteren möglichen Nebeneffekten und zum pharmakologischen Verhalten s. Seite 92 ff.

### 12.6.1.2 Betarezeptorenblocker

Propranolol (Dociton), Metoprolol (Beloc), Pindolol (Visken), Acebutolol (Prent), Labetalol (Trandate)

**Wirkungsweise und Anwendungsmöglichkeiten:** β-Blocker werden in großem Umfang zur Hypertoniebehandlung eingesetzt, vorwiegend bei jüngeren Patienten (ohne kardiale oder respiratorische Insuffizienz). Der Mechanismus ihrer sehr zuverlässigen Wirksamkeit ist nur z.T. aufgeklärt. Unter einer β-Blocker-Medikation sinken Herzfrequenz und (bei der essentiellen Hypertonie zumindest initial erhöhtes) Herzminutenvolumen ab. Die über $β_1$-Rezeptoren auch katecholaminerg regulierten Reninspiegel fallen ab; die nachgeschalteten pressorischen (d.h. blutdrucksteigernden) Reaktionen (Renin-Angiotensin-Aldosteron-System) werden weniger stimuliert. Auch Wechselwirkungen mit den Barorezeptoren und zentralnervöse Effekte spielen wohl eine Rolle.

β-Blocker werden subjektiv meist gut toleriert. Sie entfalten eine kardioprotektive Wirkung (d.h. schützende Wirkung auf das Herz) bei koronarer Herzkrankheit. Die blutdrucksenkende Wirkung setzt verzögert ein. (Sie eignen sich also nicht zur Beherrschung akuter kritischer Blutdruckerhöhungen.)

Labetalol nimmt unter den β-Blockern eine Sonderstellung ein. Es blockiert auch α-Rezeptoren und erweitert die Gefäße, senkt also den Blutdruck auf zwei Wegen.

**Unerwünschte Wirkungen:** Auch hier soll ein potentiell risikofaktorbegünstigender Nebeneffekt herausgestellt werden: ein Ansteigen der Triglyceride und ein Abfall des HDL-Cholesterins, vorwiegend bei β-Blockern ohne Intrinsic activity; d.h. obwohl mit den Antihypertensiva letztendlich versucht wird, die Gefäße zu schonen, entstehen durch die Therapie erneut Risikofaktoren für Arteriosklerose, was dem eigentlichen Ziel zuwiderläuft. Auch hier muß deshalb eine Überwachung der Therapie (Laboruntersuchungen) und eine diätetische Beratung erfolgen. Eine Impotenz als Nebenwirkung wird – falls sie sich geltend macht – gerade der subjektiv von seiner Krankheit her in der Regel ja beschwerdefreie Hypertoniker wohl kaum hinnehmen. Weitere Nebenwirkungen und sonstige Eigenschaften sowie die Einteilung der β-Blocker in verschiedene Gruppen werden auf Seite 104 beschrieben.

### 12.6.1.3 Calciumantagonisten

Verapamil (Isoptin), Diltiazem (Dilzem), Nifedipin (Adalat), Nitrendipin (Bayotensin)

**Wirkungsweise:** Calciumantagonisten hemmen den Einstrom von Calcium in die Zellen der glatten Gefäßmuskulatur; deren Tonus sinkt, der Blutdruck fällt. Kardiale Nebenwirkungen (Herzfrequenzabfall unter Verapamil und Dilzem möglich; daher keine Kombination mit β-Blockern!) können die therapeutische Entscheidung für den einen oder anderen Calciumantagonisten beeinflussen. Die Tendenz zur Wasserretention erfordert manchmal die Kombination mit Diuretika.

Verhalten dieser Medikamente im Körper, weitere Wirkungsschwerpunkte und Eigenschaften sowie unerwünschte Nebenwirkungen sind auf Seite 105f beschrieben.

### 12.6.1.4 Angiotensin-converting-Enzym-Hemmer

Captopril (Lopirin), Enalapril (Xanef), Ramipril (Delix), Lisinopril (Acerbon)

**Wirkungsweise:** Der juxtaglomeruläre Apparat, eine Zellanhäufung am Tubulussystem der Niere, hilft mit bei der Regulation des Flüssigkeits- und Kochsalzhaushaltes. Dieses Zellpolster gibt – bei sinkender Nierendurchblutung, bei Blutdruckabfall, unter Katecholaminstimulation, bei vermehrtem Kochsalzangebot im Tubulus – Renin ins Blut ab (Abb. **17**). Renin verwandelt Angiotensinogen in Angiotensin I. Angiotensin-converting-Enzym (ACE) bewirkt den weiteren Umbau in das vasopressorische Angiotensin II. (Schließlich werden Aldosteronproduktion und Kochsalz- und unter ADH-Mitwirkung Wasserretention gefördert.) ACE-Hemmer stoppen diese blutdrucksteigernde Kaskade (und hemmen zudem den Abbau blutdrucksenkender Kinine). ACE-Hemmer bewirken eine gute Blutdrucksenkung in der Monotherapie, eignen sich aber auch für die Kombinationsbehandlung, vor allem mit Diuretika (die den Renin-Angiotensin-Mechanismus voll zur Geltung bringen; s. S. 93f). ACE-Hemmer weisen (anders als β-Blocker oder Diuretika) keine unerwünschten Stoffwechseleffekte auf, ja senken beim Diabetiker eher die Blutzuckerwerte (ohne Hypoglykämien zu protrahieren) und wirken protektiv gegen eine diabetische Nephropathie. Weitere Eigenschaften der ACE-Hemmer und unerwünschte Nebenwirkungen werden auf S. 99 besprochen.

### 12.6.2 Antihypertensiva der 2. Wahl

#### 12.6.2.1 Vasodilatanzien

Dihydralazin (Nepresol)

**Wirkungsweise und Anwendungsmöglichkeiten:** Dihydralazin senkt den Blutdruck, in dem es die arteriellen Gefäße, insbesondere die Arteriolen erweitert, wohl über eine Freisetzung von Nitrooxid (ERDF = endothelium derived relaxating factor, engl.: endothelialer Relaxationsfaktor). Dihydralazin erscheint bei mittelschwerer und schwerer Hypertonie angebracht. Günstig ist eine Kombination mit β-Blockern, die den stimulierten Sympathikus dämpfen und die Tachykardie ausgleichen sowie mit Diuretika, um der Flüssigkeitsretention zu begegnen.

**Unerwünschte Wirkungen:** Die reaktive Stimulation des Sympathikus begünstigt Tachykardie, Arrhythmien und Stenokardien, die Aktivierung des Renin-Angiotensin-Aldosteron-Systems eine Flüssigkeitsretention (daher die empfohlene Kombination mit β-Blockern oder Sym-

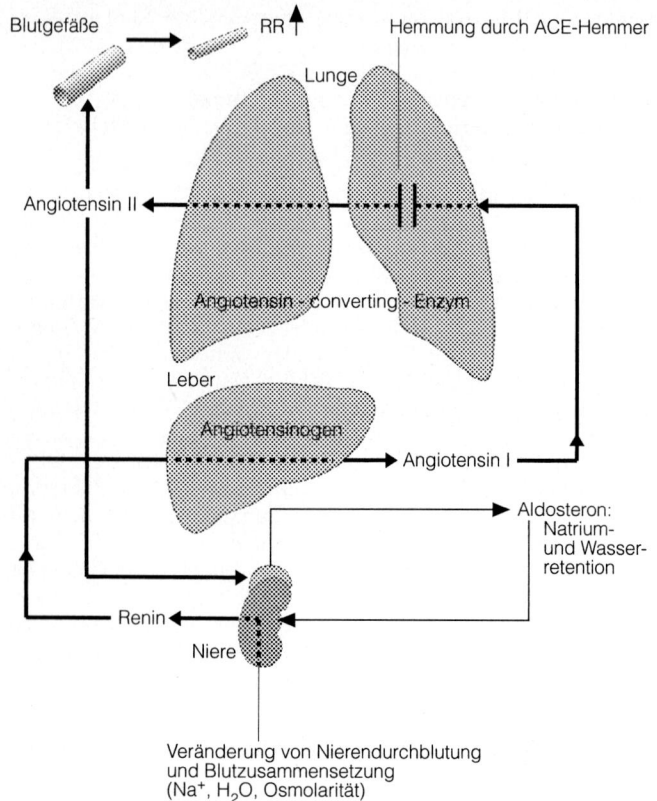

Abb. 17 Der Renin-Angiotensin-Aldosteron-Mechanismus, seine Bedeutung für die Entstehung der Hypertonie und die Möglichkeit der Behandlung mit Captopril

pathikolytika und Diuretika). Als weitere mögliche Nebenwirkungen kommen hinzu: Hypotonie, Müdigkeit, Kopfschmerzen, Gesichtsröte. Ebenso kann ein Lupus erythematodes auftreten (s. S. 130).

### 12.6.2.2 Alphablocker

Prazosin (Minipress), Terazosin (Heitrin), Trimazosin (Cardovar), Doxazosin (Cardular)

**Wirkungsweise und Anwendungsmöglichkeiten:** Die Medikamente dieser Gruppe blockieren periphere $\alpha_1$-Rezeptoren und erweitern damit Arteriolen und Venolen. Sie bleiben in der Regel mittelschweren und schweren Hypertonien vorbehalten, gewöhnlich als Teil einer Kombinationstherapie.

**Verhalten der Medikamente im Körper:** Diese $\alpha$-Blocker wirken gut bei oraler Applikation. Prazosin wirkt etwa 4–6 Std., erfordert also eine mehrmals tägliche Gabe. Trimazosin, Terazosin und Doxazosin besitzen (mit bis zu 20 Std.) eine genügend lange Wirksamkeit für eine Einmalgabe.

**Unerwünschte Wirkungen:** Orthostatische Dysregulationen treten vor allem zu Beginn der Therapie auf, z. T. als „Phänomen der ersten Dosis" innerhalb der ersten 2 Stunden. (Daher empfiehlt es sich, die erste Dosis oder eine gesteigerte Dosis abends zu verabfolgen: die Orthostasereaktion wird verschlafen.) Selten führen Kopfschmerz, Schwindel, Müdigkeit, Übelkeit zu einem Therapieabbruch. Eine Reflextachykardie verliert sich oft wieder (oder läßt sich durch einen $\beta$-Blocker beheben); eine Kochsalz- und Flüssigkeitsretention spricht auf Diuretika an. Auf die Blutfette wirken die $\alpha$-Blocker eher senkend.

### 12.6.2.3 Sympathikusinhibitoren

#### 12.6.2.3.1 Alpha$_2$-Stimulatoren

Clonidin (Catapresan), Urapidil (Ebrantil), Guanfacin (Estulic), Guanabenz (Wytensin), Alpha-Methyl-Dopa (Presinol)

**Wirkungsweise und Anwendungsmöglichkeiten:** Katecholamine bewirken über $\alpha_2$-Rezeptoren eine Selbsthemmung des sympathischen Nervensystems. Clonidin und die verwandten Stoffe stimulieren solche Rezeptoren, täuschen einen hohen Sympathikustonus vor und bremsen so kräftig die natürliche Sympathikusaktivität peripher und zentral ab. Dies senkt den Blutdruck und vermindert die Herzfrequenz. Beim Urapidil soll die periphere Sympathikushemmung überwiegen. Bei einer intravenösen Bolusapplikation kann es durch $\alpha_1$-Stimulation zu einem kurzen Blutdruckanstieg kommen.

**Verhalten der Medikamente im Körper:** Alle $\alpha_2$-Stimulatoren eignen sich für orale Anwendung; Clonidin und Urapidil stehen auch für die intravenöse Applikation zur Verfügung.

**Unerwünschte Wirkungen:** Zu den zentralnervösen Nebenwirkungen gehören Trockenheit der Schleimhäute und Sedierung, seltener Schlafstörungen, Alpträume, Unruhe oder Depressionen, vorwiegend beobachtet bei Clonidin und Guanabenz, weniger bei Guanafacin und Urapidil. Bradykardien und AV-Überleitungsstörungen beobachtet man vor allem bei vorbestehender Schädigung des Reizleitungssystems.

Plötzliches Absetzen kann eine überschießende Sympathikusaktivität nach sich ziehen mit Tachykardie, Hypertonie, aber auch ein „Entzugssyndrom" mit Kopfschmerz, Zittern, Schwitzen, Bauchschmerzen. (Umgekehrt eignet sich Clonidin für die unterstützende Therapie bei Alkohol- und Medikamentenentzug.) Alpha-Methyl-Dopa kann schwere immunologische Reaktionen induzieren: Hepatitiden und ein Lupus-erythemadodes-visceralis-Syndrom mit hämolytischer Anämie, Leukopenie, Thrombopenie, Hyperthermie, Höhlenergüssen (z.B. Pleuraerguß) und Ausschlag.

### 12.6.2.3.2 Sympathikusinhibition durch Neurotransmitterverarmung
Reserpin (Serpasil)

**Wirkungsweise und Anwendungsmöglichkeiten:** Reserpin zerstört die Speichervesikel adrenerger Nervenendigungen im Zentralnervensystem und in der Peripherie: Der zentral gesteuerte Sympathikustonus nimmt ab, der periphere Sympathikuseffekt läßt nach; beides senkt Blutdruck, Herzfrequenz (und Herzzeitvolumen).

**Unerwünschte Wirkungen:** Die unerwünschten Wirkungen gehen durchwegs auf die zentralen Reserpineffekte zurück: Sedierung, Konzentrationsschwäche, eingeschränkte Fahrtüchtigkeit, Psychose, Depression, Suizidgefährdung. Zu den Nebenwirkungen gehören auch die Schwellung der Nasenschleimhaut („Schnupfen") und die Manifestation einer Ulkuskrankheit.

### 12.6.3 Antihypertensiva der 3. Wahl

### 12.6.3.1 Starke Vasodilatanzien
Minoxidil (Lonolox)

**Wirkungsweise und Anwendungsmöglichkeiten:** Die Leber verstoffwechselt Minoxidil zum aktiven (sekundären) Wirkstoff. Er begünstigt den Kaliumeinstrom in die glatte Muskelzelle, bewirkt also ihre Hyperpolarisation und setzt so ihre Erregbarkeit herab, führt also zur Vasodilatation.

**Unerwünschte Wirkungen:** Die Reflextachykardie nötigt zur Kombination mit einem frequenzsenkenden Antihypertensivum (meist einem β-Blocker), die reaktive Kochsalz- und Wasserretention zur Kombination mit einem Diuretikum. Es kommt obligat zu einer Hypertrichose (vermehrte Behaarung) im Gesicht, am Rücken, an Armen und Beinen, nach dem Absetzen langsam rückbildungsfähig, aber besonders beeinträchtigend für Frauen. Gelegentlich treten Perikardergüsse auf, noch seltener Leberschäden, Hautveränderungen, Thrombozytopenien. Minoxidil gilt wegen seiner unerwünschten Wirkungen nur als Reservemedikament für resistente Hypertonien.

## 12.6.3.2 Adrenerge Neuronenblocker

Guanethidin (Esimil = Kombination mit Hydrochlorothiazid)

**Wirkungsweise und Anwendungsmöglichkeiten:** Guanethidin wirkt peripher und hemmt die Freisetzung von Noradrenalin an peripheren postganglionären Nervenfasern. Herzminutenvolumen und Herzfrequenz werden vermindert, Arteriolen und Venolen dilatiert; der Blutdruck fällt.

**Verhalten des Medikaments im Körper:** Guanethidin wird oral zu etwa 40% resorbiert. Über zwei Wochen hinweg baut sich der Wirkspiegel auf (will man nicht mit hohen Dosen risikoreicher rasch aufsättigen). Die tägliche Gesamtdosis sollte des abends eingenommen werden: orthostatische Dysregulationen treten so weniger in Erscheinung.

**Unerwünschte Wirkungen:** Oft bestehen orthostatische Fehlregulationen (Kollapsneigung). Eine schwere (vom Sympathikustonus abhängige) Herzinsuffizienz könnte verstärkt werden. Potenzstörungen treten auf wie bei anderen Sympatholytika; Diarrhoen belästigen eher häufiger als bei anderen Sympathikusblockern.

## 12.6.4 Medikamente zur Behandlung hypertensiver Notfälle

Unter einer hypertensiven Krise versteht man eine schwere Blutdrucksteigerung mit akut hypertensiv bedingten neurologischen Ausfällen – eine sehr seltene Bluthochdruckkomplikation. Ebenfalls sehr selten sieht man eine maligne Hypertonie, einen Bluthochdruck mit akut-progredienter Organschädigung, vor allem einer renalen Insuffizienz durch eine Arteriolonekrose, verbunden mit schweren hypertensiven Augenhintergrundveränderungen. Rasches Handeln verlangt auch das krisenhafte Ansteigen des Blutdrucks bei blutdrucksensiblen Organschäden wie koronarer Herzkrankheit, Myokardinfarkt und Aortenaneurysma. Zu den häufigsten – und oft überschätzten – hypertensiven Notfällen gehören jedoch kritische akute Blutdrucksteigerungen mit potentiell organschädigenden Auswirkungen.

Für die Behandlung solcher Notfallsituationen haben sich bewährt Nifedipin (Adalat; seltener andere Calciumantagonisten), Urapidil (Ebrantil), Clonidin (Catapresan), Labetalol (Trandate), Dihydralazin (Nepresol). Alle diese Medikamente stehen für die intravenöse Anwendung zur Verfügung. Adalat und Ebrantil eignen sich auch für die längerfristige Gabe über einen Perfusor, ebenso das freilich schwerer zu steuernde Nepresol (das meist einer Begleitmedikation bedarf). In Kürze werden wohl auch intravenös applizierbare ACE-Hemmer zur Verfügung stehen. Die intravenöse Therapie verlangt in der Regel intensivmedizinische Überwachungsmöglichkeiten (soweit sich die Indikation hierzu nicht schon aus der kritischen Blutdrucksituation selbst ergibt). Nifedipin entfaltet als unretardiere Zerbeißkapsel bei sublingualer Gabe (aufbeißen und im Munde auslutschen, dann die Kapsel schlucken! sonst wird nicht genug Substanz aufgenommen) seine Wirkung durchaus so schnell, daß sich eine intravenöse Therapie oft erübrigt.

Es gibt aber, im Unterschied zu diesen Medikamenten, auch Medikamente, die *ausschließlich* der Therapie hypertensiver Notfälle vorbehalten sind.

### 12.6.4.1 Vasodilatanzien

### 12.6.4.1.1 Diazoxid (Hypertonalum)

**Wirkungsweise und Anwendungsmöglichkeiten:** Diazoxid öffnet Kaliumkanäle und hyperpolarisiert so Zellen der glatten Gefäßmuskulatur, macht sie also weniger erregbar. Hauptsächlich werden Arteriolen erweitert. Der Blutdruck sinkt innerhalb von 0,5 Minuten nach einer Injektion mit einem Wirkungsmaximum nach 5 Minuten.

**Verhalten des Medikaments im Körper:** Diazoxid kann in wiederholten kleineren Einzelbolusgaben oder als Kurzinfusion verabfolgt werden. Vom hochdosierten Einzelbolus nahm man (wegen eines möglichen schweren Blutdruckabfalls) wieder Abstand. Die blutdrucksenkende Wirkung hält 4−20 Std. an; die Plasmahalbwertszeit beträgt gar 20−60 Std.

**Unerwünschte Wirkungen:** Eine überschießende Wirkung mit kritischer Hypotonie kann zu einer Sauerstoffmangelversorgung vor allem von Gehirn und Herz führen. Eine reflektorische Tachykardie läßt sich meist mit β-Blockern beheben. Die mögliche Flüssigkeitsretention spielt für die Kurzzeitanwendung in der Regel keine Rolle. Hingegen müssen auch nach der Einmalgabe die Blutzuckerwerte überwacht werden, da Diazoxid die Insulinausschüttung hemmt (Einsatz beim Insulinom). An der Injektionsstelle können lokale Reizerscheinungen auftreten.

### 12.6.4.1.2 Nitroprussidnatrium (Nipride)

**Wirkungsweise und Anwendungsmöglichkeiten:** Nitroprussid wirkt über eine Freisetzung von Nitrooxid, wohl identisch mit dem ERDF (engl. endothelium derived relaxing factor: endothelialer Vasodilatator) und über den Second-messenger Cyclo-GMP. Es stellt Arteriolen und Venolen weit.

**Verhalten des Medikaments im Körper:** Nitroprussid-Natrium wird kontinuierlich über eine Infusionspumpe verabfolgt. Die Wirkung setzt nach einer halben Minute ein und erreicht nach 2 Min. ihr Maximum; 3 Min. nach Beendigung der Zufuhr klingt der Effekt wieder ab.

**Praktischer Hinweis:** Nitroprussid muß wegen seiner Lichtempfindlichkeit über lichtgeschützte Zufuhrsysteme gegeben werden.

**Unerwünschte Wirkungen:** Die reflektorische Tachykardie hält sich meist in Grenzen. Die Möglichkeit einer überschießenden Blutdrucksenkung verlangt eine kontinuierliche Überwachung (Intensivstation, Herzfrequenzmonitor, kontinuierliche [arterielle] Blutdrucküberwachung). Mit längerwährender Anwendung (über 24–48 Std.) und höherer Dosis steigt das Risiko einer Cyanat- und Thiocyanatvergiftung (s. S. 98).

#### 12.6.4.1.3 Alphablocker
Phentolamin (Regitin), Phenoxybenzamin (Dibenzyran)

**Wirkungsweise und Anwendungsmöglichkeiten:** α-Blocker wie Phentolamin durchbrechen, intravenös im Perfusor gegeben, wirksam eine hypertensive Krise, besonders wenn die Ursache ein Phäochromozytom (Tumor der Nebenniere, der Katecholamine abgibt) ist. Die intensive Überwachung sollte ähnlich wie beim Nitroprussid erfolgen. Phenoxybenzamin eignet sich in der oralen Anwendung für die präoperative Vorbereitung.

## 12.7 Hypotone Blutdruckregulationsstörungen

Patienten mit hypotonen Blutdruckregulationsstörungen klagen häufig über Abgeschlagenheit, Müdigkeit, Schwäche, Leistungsunfähigkeit, Schwindel und Ohnmachten (oft in bestimmten Auslösesituationen, z. B. Blutentnahme). Im Vordergrund der Behandlung stehen diätetische Maßnahmen (salzreiche, meist kalorienreiche Kost), körperliches Training und Maßnahmen der Hydrotherapie. Medikamentöse Maßnahmen dienen als Überbrückungshilfen (z. B. in der Rekonvaleszenz nach schweren Krankheiten). Symptomatische Hypotonien etwa bei Volumenverlust, Schock, kardialen und endokrinen Erkrankungen seien hier ausdrücklich ausgenommen.

### 12.7.1 Tonisierung der peripheren Venen
Dihydroergotamin (Dihydergot)

**Wirkungsweise und unerwünschte Wirkungen:** Dihydergot tonisiert die peripheren Venen, verhindert so ein Versacken des Blutes und hält auf diese Weise das Herzzeitvolumen aufrecht. In höheren Dosen kann das

Dihydroergotamin Übelkeit und Erbrechen hervorrufen. Nur sehr selten kommt es (in hohen Dosen) zu schweren vasospastischen Durchblutungsstörungen (Ergotismus).

### 12.7.2 Sympathikusstimulation
Etilefrin (Effortil), Norfenefrin (Novadral), Theodrenalin (Akrinor)

**Wirkungsweise:** Etilefrin, ein α- und β-Stimulator, erhöht Blutdruck und – bei den tachykarden Hypotonien eher unerwünscht – die Herzfrequenz. Auch Akrinor wirkt über kardiale und periphere Angriffspunkte. Norfenefrin steigert als reiner α-Agonist die Herzfrequenz weniger. Diese Verwandten des Noradrenalins stehen für die orale Applikation und – für die selten nötige akute Hilfe – für die intravenöse Anwendung zur Verfügung.

### 12.7.3 Kochsalzretention: Mineralcorticoide
Fludrocortison (Astonin H)

**Wirkungsweise und unerwünschte Wirkungen:** Fludrocortison bewirkt als Mineralcorticoid eine Kochsalzretention und auf diesem Weg eine Blutdruckerhöhung. Dementsprechend sind Ödeme als Nebenwirkung zu erwarten. Nur sehr selten muß man auf diese Medikation zurückgreifen.

## 12.8 Durchblutungsstörungen

Man unterscheidet Durchblutungsstörungen, bei denen der arterielle Zufluß gestört ist, von solchen, bei denen der venöse Abfluß behindert ist.

### 12.8.1 Arterielle Durchblutungsstörungen

Den arteriellen Durchblutungsstörungen liegen arteriosklerotische, seltener entzündliche Gefäßwandveränderungen oder funktionelle Störungen (Vasospasmen), akuten Durchblutungsstörungen häufig embolische Verschlüsse zugrunde. Die Arteriosklerose ist eine irreversible, generalisierte Erkrankung, die in den zerebralen, koronaren und peripheren Gefäßregionen zu Krankheitserscheinungen führt. In der zerebralen Gefäßregion machen sich Durchblutungsstörungen, z.B. als apoplektischer Insult bemerkbar. Angina pectoris und Herzinfarkt sind Folgen koronarer Durchblutungsstörungen, Angina abdominalis und Mesenterialinfarkt Auswirkungen einer abdominellen, renale Hypertonie und vaskuläre Schrumpfniere Zeichen einer renalen Durchblutungsstörung. Claudicatio intermittens und Gangrän weisen auf eine periphere Durchblutungsstörung hin.

Als Basistherapie gilt der Versuch, Risikofaktoren möglichst auszuschalten; Nikotinverzicht, Einstellung eines Diabetes mellitus, diätetische und medikamentöse Therapie von Fettstoffwechselstörungen (s. S. 215) und Einstellung einer Hypertonie. Hinzu kommt die Therapie von Folgeerkrankungen wie einer Herzinsuffizienz.

Operative Therapiemaßnahmen können in geeigneten Fällen die Strombahn wiederherstellen. Die transluminale Angioplastie (Katheterdilatation, Katheterektomie, Laserangioplastie, Rotationsangioplastie, Stent-Implantation) – erspart Patienten mit inkompletten und geeigneten (frischeren) kompletten Verschlüssen oft die Operation.

Palliativ und begleitend versuchen physiotherapeutische (spezielle Krankengymnastik) und medikamentöse Therapie zu helfen. Für die medikamentöse Therapie lassen sich folgende Ansatzpunkte hervorheben (Abb. 18):

- Wiederherstellung der Strombahn: Fibrinolyse
- Erhaltung der Strombahn: Antikoagulation, Thrombozytenaggregationshemmung,
- Verbesserung der Blutrheologie: Hämodilution, Erythrozytenflexibilität, Defibrinierung
- Verbesserung der metabolischen Situation: „Vasoaktiva", Prostaglandine
- /Erweiterung der Strombahn: Vasodilatation
- Erhöhung des Perfusionsdruckes: Blutdrucksteigerung

Für die entzündlichen Gefäßerkrankungen kommen oft immunologisch wirksame Medikamente in Betracht (s. S. 293).

### 12.8.1.1 Wiederherstellung der Strombahn: Fibrinolyse

Streptokinase (Streptase), Urokinase, rtPA (Actilyse), APSAC (Eminase)

**Wirkungsweise und klinische Anwendung:** Durch die Fibrinolyse lassen sich thrombotische und embolische Verschlüsse wieder öffnen – mit um so größerer Erfolgsaussicht, je früher die Therapie einsetzt. Lokale Lysen über intraarteriell eingebrachte Katheter erfordern einen hohen technischen Aufwand, erlauben aber die Kombination mit der PTA (perkutane transluminale Angioplastie) und eine niedrige Dosierung,

## 136 Spezielle Arzneimittellehre

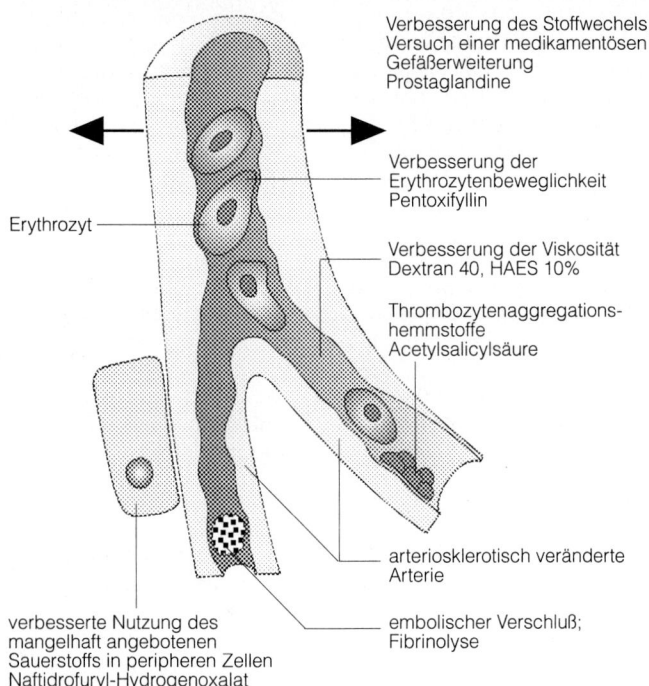

Abb. 18 Prinzipien der medikamentösen Therapie arteriosklerotischer Durchblutungsstörungen

die systemische Nebenwirkungen möglichst vermeidet. Die systemische Lyse – d. h. die intravenöse Applikation, technisch einfach und stets verfügbar, hat den Nachteil möglicher Blutungskomplikationen (s. S. 110). Die Lysebehandlung konnte sich etablieren für die Behandlung peripherer Strombahnhindernisse und für koronare Verschlüsse. Für die Lyse zerebraler Verschlüsse oder von (nichtkardialen) Organgefäßverschlüssen liegen bisher nur vorläufige Berichte und Studien vor.

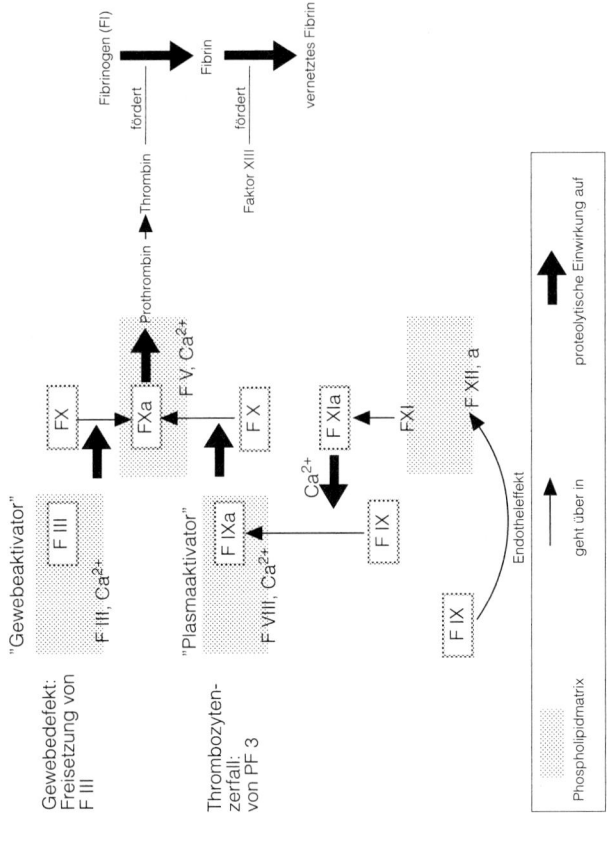

Abb. **19** Die plasmatische Gerinnung: endogenes und exogenes System (nach Forth/Henschler/Rummel 1990)

## 12.8.1.2 Erhaltung der Strombahn: Antikoagulation, Thrombozytenaggregationshemmung

### 12.8.1.2.1 Heparin (Liquemin)

**Wirkungsweise und unerwünschte Wirkungen:** Heparin hemmt als Antithrombin vorwiegend die Fibrinbildung aus Fibrinogen (Abb. **19**). Es hält eine – invasiv oder fibrinolytisch – wiedereröffnete Strombahn offen oder verhindert bei einem beginnenden Verschluß seine Progredienz, bei einem akuten Gefäßverschluß eine Thrombusapposition im Emboliebereich, also eine Verschlußausdehnung – bis zur definitiven chirurgischen, interventionellen oder fibrinolytischen Versorgung, in glücklichen Fällen bis zur spontanen körpereigenen Lyse. Heparin muß parenteral verabfolgt werden, für die Induktion der Antikoagulation intravenös als Bolus, für eine gleichmäßig anhaltende Wirkung im Dauertropf. Blutungskomplikationen treten bisweilen auf, seltener als bei der Fibrinolyse. Die Heparintherapie kommt vor allem bei peripheren und kardialen Gefäßprozessen in Betracht.

### 12.8.1.2.2 Phenprocoumon (Marcumar)

**Wirkungsweise und unerwünschte Wirkungen:** Phenprocoumon unterdrückt als oral anwendbarer Vitamin-K-Antagonist die Bildung vitaminabhängiger Gerinnungsfaktoren (II, VII, IX, X) und damit langanhaltend die Gerinnungsfaktorenproduktion. Es wird eingesetzt, um eine einmal eröffnete Strombahn vor einem Wiederverschluß zu bewahren, vor allem aber, um bei embolischen Gefäßverschlüssen eine neuerliche Gerinnselbildung (z. B. im linken Vorhof) und arterielle Streuung zu verhindern. Gerinnungsüberwachung und Therapieführung erweisen sich oft als schwierig. Blutungsprobleme belasten diese Behandlungsmethode (s. S. 111f).

### 12.8.1.2.3 Acetylsalicylsäure (Aspirin)

**Wirkungsweise und unerwünschte Wirkungen:** Die Thrombozytenaggregation gilt als Wegbereiter eines fortschreitenden Gefäßverschlusses; thrombozytär induzierte Gerinnsel können, in die Peripherie gespült, zu embolischen Gefäßverlegungen führen. Acetylsalicylsäure hemmt die Thromboxanbildung und damit die Thrombozytenfunktion und wirkt so gefäßprotektiv (d. h. es schützt das Gefäß vor dem Verschluß). Besonders häufig kommt dieses Therapieprinzip bei der koronaren und der zerebralen Arteriosklerose zum Zuge (Abb. **20**).

## Herz-Kreislauf-Erkrankungen 139

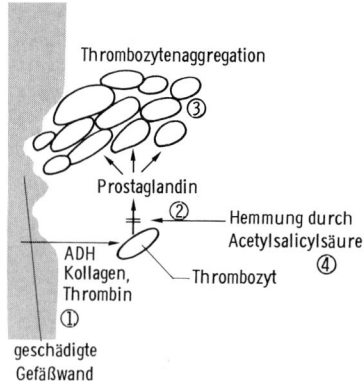

Abb. 20 Pathophysiologie der Thrombozytenaggregationsbildung und therapeutische Einflußnahme
1 Aus der defekten Gefäßwand wird ADH, Kollagen und Thrombin freigesetzt.
2 Thrombozyten geben Prostaglandin ab.
3 Dies führt zur Thrombozytenaggregation.
4 Hemmung der Prostaglandinsynthese durch Acetylsalicylsäure

### 12.8.1.3 Verbesserung der Blutrheologie: Hämodilution, Erythrozytenflexibilität, Defibrinierung

#### 12.8.1.3.1 Dextran 40 (Rheomakrodex), niedermolekulare Hydroxyäthylstärke (Onko-HAES)

**Wirkungsweise und Anwendungsmöglichkeiten:** Diese Plasmaersatzstoffe erhöhen durch ihren Volumeneffekt das Herzminutenvolumen. Durch ihr eigenes Volumen und durch ihren wasserziehenden Effekt (aus dem Gewebe ins Gefäß; ältere Bezeichnung: „Plasmaexpander") verdünnen sie das Blut und verbessern seine Fließeigenschaften. Gibt man lediglich die Plasmaersatzstoffe, so spricht man von einer hypovolämischen, nimmt man gleichzeitig einen Aderlaß vor, von einer isovolämischen Hämodilution. Hämoglobinwert und kardiale Leistungsfähigkeit geben den Ausschlag für das eine oder das andere Vorgehen. Zudem setzen diese Substanzen die Klebrigkeit von Erythrozyten und Thrombozyten herab und verhindern deren lumenverlegende Aggregation. Besonders für die Behandlung von Schlaganfällen, aber auch bei der arteriellen Verschlußkrankheit, konnte sich dieses Therapieprinzip durchsetzen.

**Unerwünschte Wirkungen:** Die Volumenbelastung kann eine kardiale Dekompensation bewirken. Die – isovolämische – Aderlaßbehandlung führt womöglich zur Anämie. Die bessere Rheologie, die geringere korpuskuläre Adhäsivität, fördert Einblutungen (besonders gefürchtet: hämorrhagischer Insult). Bei einem Volumenmangel entziehen die hyperonkotischen (wasserbindenden) Lösungen der Niere Flüssigkeit und begünstigen manchmal ein Nierenversagen. Besonders gefürchtet sind – oft dramatische – allergische Reaktionen. Die Voriniektion von kleinen Dextranmolekülen (Promit) soll, für die Dextrane, solche Reaktionen mildern. Insgesamt sind die Therapieerfolge nicht so überzeugend, als daß man jedes Nebenwirkungsrisiko eingehen sollte.

### 12.8.1.3.2 Pentoxifyllin (Trental)

**Wirkungsweise und unerwünschte Wirkungen:** Pentoxifyllin verbessert die Erythrozytenbeweglichkeit, so daß sie die arteriosklerotisch veränderten Gefäße und die dünnen Kapillaren passieren können. Dies soll die Sauerstoffversorgung schlecht durchbluteter Regionen verbessern. Pentoxifyllin wird eingesetzt bei der peripheren arteriellen Verschlußkrankheit, beim Gehörsturz, bei der Menierè-Attacke (Morbus Menierè: anfallsweiser Drehschwindel, Ohrensausen), bei der zerebralen Durchblutungsstörung (Insult). Meist bevorzugt man in der akuten Phase die intravenöse (Dauertropf-)Applikation, in der Anschlußbehandlung die orale Gabe. Beschwerden im Magendarmtrakt und Überempfindlichkeitsreaktionen der Haut sind als Nebenwirkungen beschrieben. Wieder fällt es schwer, in Studien die überlegene klinische Wirksamkeit nachzuweisen.

### 12.8.1.3.3 Defibrinierung mit Schlangengiften
Ancrod (Arwin), Batroxobin (Defibrase)

**Wirkungsweise und Anwendungsmöglichkeiten:** Die Schlangengifte spalten – ähnlich wie Thrombin – ein Bruchstück vom Fibrinogenmolekül ab, bilden labiles Fibrin (ohne Quervernetzung) und verbrauchen – über die körpereigene Lyse – letztlich Fibrinogen. Dies senkt die Blutviskosität; die Fließeigenschaften des Blutes verbessern sich.

**Verhalten der Medikamente im Körper:** Die Schlangengifte werden subkutan (kaum je noch als intravenöse Infusion) appliziert. Die Dosierung orientiert sich an Fibrinspiegelkontrollen. Nach 2–6 Wochen entwickeln sich Antikörper, doch kann auf das jeweils noch nicht eingesetzte Präparat übergegangen werden.

**Unerwünschte Wirkungen:** An den Einstichstellen können Rötungen und Schwellungen auftreten. Der Fibrinogenabfall begünstigt Blutungen. Intramuskuläre Injektionen sind während der Therapie verboten. Selten (bei zu rascher Anflutung, die die sofortige Lyse überfordert) kommt es zu thrombotischen Komplikationen. Euphorischen Berichten stehen ernüchternde Therapieanalysen gegenüber, die angesichts des hohen Preises ins Kalkül gezogen werden müssen.

## 12.8.1.4 Verbesserung der metabolischen Situation: „Vasoaktiva", Prostaglandine

### 12.8.1.4.1 Etablierte „Vasoaktiva"
Naftidrofurylhydrogenoxalat (Dusodril),
Benzyclanhydrogenfumarat (Fludilat)

**Wirkungsweise und unerwünschte Wirkungen:** Diese Substanzen sollen die Stoffwechselprozesse im ischämischen Gewebe und die Durchblutung fördern. Sie können oral, intravenös und intraarteriell verabfolgt werden. Allergische Erscheinungen und zerebrale Störungen (Erregungszustände) wurden mit diesen Präparaten in Zusammenhang gebracht. Die zweifelsfreie Objektivierung der Wirksamkeit fällt schwer.

### 12.8.1.4.2 Prostaglandine
Prostaglandin $E_1$ (Prostavasin)

**Wirkungsweise und Anwendungsmöglichkeiten:** Prostaglandine sind Gewebshormone. Prostaglandin $E_1$ verbessert die periphere Durchblutung, hemmt die Thrombozytenfunktion und plasmatische Gerinnungsbereitschaft, fördert die fibrinolytische Plasmaaktivität, dämpft das Fortschreiten der Arteriosklerose, erleichtert die Stoffwechselaktivität im mangeldurchbluteten Gewebe. Eingesetzt wird Prostaglandin $E_1$ vorwiegend bei der arteriellen Verschlußkrankheit.

**Verhalten des Medikaments im Körper:** Prostaglandin $E_1$ eignet sich nur für die parenterale Anwendung. Bei der Lungenpassage nach oraler Applikation wird das Prostaglandin rasch abgebaut. Die Dosierungsempfehlungen bei der intravenösen Anwendung liegen daher 2–6mal so hoch wie bei der arteriellen.

**Unerwünschte Wirkungen:** Manche Patienten berichten über Wärmegefühl, Brennen oder Druckgefühl. Bei der intraarteriellen Therapie sind vor allem die Probleme der Gefäßpunktion zu beachten. Die Therapie erweist sich als kostspielig. Die klinische Wertung gilt noch nicht als abgeschlossen.

### 12.8.1.5 Erweiterung der Strombahn: Vasodilatation

### 12.8.1.5.1 Nicotinsäure (Nicobion), Xantinolnicotinat (Complamin)

**Wirkungsweise und Anwendungsmöglichkeiten:** Diese Präparate führen zu einer Vasodilatation, vorwiegend an den Hautgefäßen. Sie sind oral anwendbar, Xanthinolnikotinat darüber hinaus auch intravenös oder intraarteriell. Hautrötung, Juckreiz, Exantheme, Magenunverträglichkeit, Leberschäden und verminderte Kohlenhydrattoleranz gehören zu den möglichen Nebenwirkungen. Bedenklich aber erscheinen vor allem Steal-Effekte, also eine Blutumleitung in reaktionsfähigere, gesunde Gefäßareale und ein Abfallen des Blutdrucks (Perfusionsdruck).

### 12.8.1.5.2 Adenosintriphosphat (Laevadosin)

**Wirkungsweise und unerwünschte Wirkungen:** Adenosintriphosphat erweitert die Blutgefäße. (Nukleotide setzt auch der Organismus selbst zur Vasodilatation ein.) Es eignet sich bei der arteriellen Verschlußkrankheit für die intraarterielle Gabe. Der rasche Substanzabbau gewährleistet, daß kaum eine systemische Wirkung auftritt. Dennoch beobachtet man bisweilen Blutdruckabfall, Hautrötung, Schweißausbruch oder Hyperventilation. Wieder erscheint vor allem eine mögliche Blutumverteilung in relativ gesunde Gefäßabschnitte bedenklich (Steal-Effekt). Ob die Erfolge die therapeutische Belastung (Arterienpunktion) rechtfertigen, bleibt ungewiß.

### 12.8.1.5.3 Nifedipin (Adalat), Nitroglycerinsalbe (Neos-Nitro N)

**Wirkungsweise und unerwünschte Wirkungen:** Einen unbestrittenen Platz im Therapieregime behaupten vasodilatierende Pharmaka bei funktionellen Durchblutungsstörungen (Raynaud-Phänomen u. ä.). Sie erweitern spastisch enggestellte Gefäße. Für die orale Applikation eignet sich Nifedipin, für die lokale Anwendung eine Nitratsalbe.

### 12.8.1.6 Erhöhung des Perfusionsdruckes: Blutdrucksteigerung
Fludrocortison (Astonin H)

**Wirkungsweise und unerwünschte Wirkungen:** Ein höherer Blutdruck soll helfen, die vaskulären Engstellen mit größerer Flußkraft zu überwinden. Es kommen sicher nur wenige Patienten (mit niedrigem Ausgangsblutdruck) für dieses Therapiekonzept in Betracht, fördert hoher Blutdruck doch die Progredienz der Arteriosklerose.

### 12.8.2 Venöse Durchblutungsstörungen

Venöse Durchblutungsstörungen begegnen uns als tiefe Venenthrombose und als oberflächliche Thrombophlebitis, als postthrombotisches Syndrom (sekundäre Varikosis) und als primäre Varikosis mit Venenwandschwäche und Venenklappeninsuffizienz.

Als Komplikation der akuten tiefen Venenthrombose fürchtet man die Lungenembolie, in der Folge einer oberflächlichen Thrombose ihr Übergreifen auf tiefe Venen. Die chronische venöse Insuffizienz führt häufig zur Stase, zum Rückstau sauerstoffarmen Blutes, zu Ödemen, zur Stauungsdermatose und zu Ulcera crurium.

Als Therapieleitlinien lassen sich herausstellen:
- Prophylaxe der tiefen Venenthrombose und der Lungenembolie,
- Wiederherstellung der venösen, bzw. der pulmonalen Strombahn,
- Verhinderung eines Thrombus-/Emboluswachstums,
- subjektive Linderung von Beschwerden,
- Entstauung der Extremität zur besseren Sauerstoffversorgung,
- Lokaltherapie bei Ulcera crurium.

### 12.8.2.1 Therapie und Prophylaxe der tiefen Venenthrombose
### 12.8.2.1.1 Fibrinolyse
Streptokinase (Streptase), Urokinase (Abbokinase), rtPA (Actilyse), APSAC (Eminase)

**Wirkungsweise und Anwendungsmöglichkeiten:** Streptokinase gilt als Standardmedikament der Fibrinolysetherapie. Eine vorbestehende Allergie gegen Streptokinase oder eine während einer Therapie erworbene grenzen seine Einsatzmöglichkeiten ein. Urokinase hat dieses Problem nicht. Der hohe Preis schließt sie vom Routineeinsatz aus. Mit dem Gewebeplasminogenaktivator (rtPA) und dem Streptokinase-Plasminogen-Aktivator-Komplex (APSAC) wird man erst noch weitere Erfahrungen gewinnen müssen.

**Verhalten der Medikamente im Körper:** Die Fibrinolytika wirken nur nach intravenöser Zufuhr, da sie wie andere Proteine bei oraler Zufuhr abgebaut würden. Für die Streptokinase besteht eine verwirrende inverse Dosis-Wirkungs-Beziehung: In sehr hoher Dosierung bildet sie mit Plasminogen vorwiegend Aktivatorkomplexe, die den Thrombus von innen her auflösen. Im Blut entsteht nur wenig freies Plasmin, es wird nur wenig Fibrinogen verbraucht und die Gerinnung überschaubar beeinträchtigt. Eine niedrige Dosierung zieht nur wenig Plasminogen für die Aktivatorbildung heran; es verbleibt genug für eine intravasale Plasminentstehung und damit für eine Lyse „von außen" und vor allem für eine beträchtliche Fibrinogenspaltung und eine starke systemische Gerinnungssuppression.

Heute bevorzugt man meist die hochdosierte Lyse – mit der größeren Therapiesicherheit. Die anderen Fibrinolytika – Urokinase, Gewebe-Plasminogen-Aktivator, Streptokinase-Plasminogen-Aktivator – weisen eine leichter nachvollziehbare direkte Dosis-Wirkungs-Beziehung auf. Urokinase und Gewebe-Plasminogen-Aktivator lysieren bevorzugt „von innen" und unterdrücken die systemische Gerinnung wenig, bedürfen aber, um eine Rethrombosierung des Lyseerfolges zu verhindern, von Beginn an der Kombination mit Heparin (im Gegensatz zu den Streptokinasemethoden, bei der Heparin erst bei einer Erholungstendenz der Gerinnungsparameter erforderlich wird). Die

Fibrinolytikazufuhr erfolgt über einen Perfusor oder einen Infusomaten (bis auf die für venöse Indikationen nicht etablierte APSAC, die als Bolus injiziert werden kann).

**Unerwünschte Wirkungen:** Die Möglichkeit einer allergischen Reaktion (auch mit Fieber und Kreislaufreaktionen) bei Streptokinasepräparationen wurde schon erwähnt. Innere Blutungen (Ulkus, Darm, Harnwege usw.) und vor allem Gehirnblutungen sind bei sorgfältiger Beachtung der Kontraindikationen (vorbestehende Gerinnungsstörung, schwere Lebererkrankung, Ösophagusvarizen, Ulkuskrankheit, Pankreatitis, Tumoren, Arteriosklerose, diabetische Gefäßschäden, hohes Alter, schwere Hypertonie, Nierensteinleiden, kurz zurückliegende Operation, Arterienpunktion, intramuskuläre Injektion [selbstverständlich auch während laufender Lyse verboten!] selten.

Eine Fibrinolyse soll nur auf einer Intensivstation durchgeführt werden. Engmaschige Laboranalysen kontrollieren die individuelle Reaktion und steuern die Dosisanpassung. Fibrinolytika lassen sich durch Aprotinin (Trasylol) oder Tranexamsäure (Ugurol) antagonisieren.

#### 12.8.2.1.2 Heparinisierung

Heparin (Liquemin, Calciparin, Thrombophob),
niedermolekulares Heparin (Clexane, Fragmin, Fraxiparin,
Mono-Embolex NM)

**Wirkungsweise und Anwendungsmöglichkeiten:** Heparin ist ein im menschlichen Körper produziertes Mukopolysaccharid, das in der Lunge, der Leber und im Darm nachgewiesen wurde. Es aktiviert das Antithrombin III (AT III), einen körpereigenen gerinnungshemmenden Faktor. Die Wirksamkeit von Heparin ist an einen normalen AT-III-Spiegel im Blut gebunden. Schon in niedriger Dosierung hemmt Heparin die Faktor-X-Wirkung und setzt so die Thrombosebereitschaft herab, ohne die Blutstillung wesentlich zu beeinträchtigen. In höherer Dosierung werden Thrombineffekte unterdrückt, vorwiegend die Umwandlung von Fibrinogen in Fibrin. Niedrige Dosierungen („Low-dose"-Heparinisierung) eignen sich zur Prophylaxe von Thrombosen und Embolien, höhere sollen ein weiteres Wachstum bestehender Thromben verhindern, lysierte Gefäße vor der Reokklusion bewahren bzw. der körpereigenen spontanen Lyse „den Rücken freihalten" gegenüber einer Rethrombosierung. Bei den niedermolekularen Heparinen überwiegt die Anti-Faktor-X-Wirkung. Sie kommen vor allem in der Thromboseprophylaxe zum Einsatz.

**Verhalten der Medikamente im Körper:** Da das Heparin im Magen-Darm-Trakt abgebaut wird, muß Heparin parenteral appliziert werden. Der Abbau erfolgt in der Leber, die Ausscheidung der Bruchstücke über die Niere. Für die Thromboseprophylaxe gewährleistet die Subkutangabe – 8stündlich oder 12stündlich, niedermolekulares Heparin

24stündlich – mit der langsamen Wirkstofffreisetzung möglichst gleichmäßige Wirkspiegel. Höhere Dosen, wie man sie bei manifesten Gefäßverschlüssen benötigt, werden subkutan nicht mehr toleriert und müssen intravenös gegeben werden – über einen Perfusor oder einen Infusamaten. Bei Leber- und Niereninsuffizienz müssen die Heparindosen reduziert werden (oder entfallen).

**Unerwünschte Wirkungen:** Die wichtigste Nebenwirkung des Heparins, die mögliche Auslösung von Blutungen, ergibt sich aus seiner Hauptwirkung (und betrifft eigentlich nur therapeutische, nicht prophylaktische Dosen). Protaminchlorid (Protamin) steht als Antidot zur Verfügung. Bereits in prophylaktischen Dosen können in seltenen Fällen die Leberwerte ansteigen. Vereinzelt entwickeln sich Hyperkaliämien. Häufiger schon sieht man – auch bei niedrigen Dosen – (nach dem Absetzen reversible) Thrombozytopenien (sehr selten mit paradoxen Thrombosen). Niedermolekulare Heparine zeigen diese Nebenwirkung weniger. Eine mögliche Auslösung einer Osteoporose betrifft nur die sehr raren Fälle höher dosierter Langzeittherapien.

### 12.8.2.1.3 Hemmung der überschießenden Gerinnungsaktivität
Antithrombin III (Kybernin)

**Wirkungsweise und unerwünschte Wirkungen:** Antithrombin III dämpft als körpereigener Hemmstoff eine überschießende Gerinnungsaktivität. Heparin ist für seine Wirkung auf die AT-III-Vermittlerrolle angewiesen. Bei einem Antithrombin-III-Mangel durch eine Synthesestörung – angeboren oder erworben – oder einen vermehrten Verbrauch (z. B. septischer Schock), besteht daher häufig eine Indikation zur Substitutionstherapie.

### 12.8.2.1.4 Verbesserung der Hämorheologie
Dextran 40 (Rheomakrodex), Hydroxyäthylstärke (Onko-HAES)

**Wirkungsweise und unerwünschte Wirkungen:** Dextrane und Hydroxyäthylstärke gelten nicht als typische Medikamente für venöse Durchblutungsstörungen. Auch diese Medikamente setzen jedoch die Thrombosebereitschaft herab und stellen, bei Kontraindikationen gegen Lyse, Heparin und Phenprocoumon, gelegentlich eine therapeutische Krücke in der Hoffnung auf Selbstheilungs- und -stabilisierungstendenzen des Organismus dar.

### 12.8.2.1.5 Hemmung der Gerinnungsfaktorsynthese

Warfarin (Coumadin), Acenocoumarol (Sintrom), Phenprocoumon (Marcumar)

**Wirkungsweise und Anwendungsmöglichkeiten:** Zur Produktion der Gerinnungsfaktoren benötigt die Leber das Vitamin K als Koenzym. Stoffe aus der chemischen Gruppe der Cumarine sind Antagonisten des Vitamin K. Die hepatische Synthese der Vitamin-K-abhängigen Gerinnungsfaktoren II, VII, IX, X unterbleibt; ihr Spiegel fällt langsam ab. Man setzt diese Medikamente vorwiegend in der Nachbehandlung (zur Sekundärprophylaxe = Schutz vor Rezidiven) nach tiefen Venenthrombosen und Lungenembolien ein (aber auch nach arteriellen, vom Herzen aus streuenden Embolien und – nicht ganz unumstritten – in der Nachbehandlung nach Myokardinfarkten).

**Praktische Hinweise:** Intramuskuläre Injektionen bei marcumarisierten Patienten sind prinzipiell verboten. Der Patient, der in der Klinik auf eine Marcumar-Therapie eingestellt wird, muß darauf hingewiesen werden, daß er die Dosierung der Antikoagulation nicht eigenmächtig erhöhen oder vermindern darf. Treten Blutungen unter der Therapie mit Antikoagulanzien auf, so muß unverzüglich ein Arzt aufgesucht werden. Änderungen der Lebensweise und der Ernährung oder der Begleittherapie können zu Schwankungen der Antikoagulationseffekte führen, so daß regelmäßige Laboruntersuchungen („Quickwert") die Therapie überwachen und zu Dosisanpassungen führen müssen. Die Antikoagulanzien werden gewöhnlich am Abend eingenommen (nach dem Vorliegen des „Quick-Wertes").

**Verhalten der Medikamente im Körper:** Die Cumarine werden oral gut resorbiert. (Man nennt sie daher auch orale Antikoagulanzien.) Sie haben eine hohe Eiweißbindung und unterliegen einer enterohepatischen Rezirkulation (s. S. 19). Sie werden zum Teil mit dem Stuhl ausgeschieden, zum größeren Teil von der Leber abgebaut. Die Patienten benötigen über einige Tage hin eine Sättigungsdosis, später eine niedrige Erhaltungsdosis. Die Wirkung setzt langsam ein. (Die Halbwertszeit der synthesegehemmten Faktoren liegt zwischen 6 (VII) und 50 (II) Stunden.) Die Wirkung von Acenocoumarol hält etwa 2 Tage an, die von Coumadin 2–5 Tage und die von Phenprocoumon 7–14 Tage. Eine lange Wirkungszeit garantiert eher einen gleichmäßigen antikoagulatorischen Effekt.

**Unerwünschte Wirkungen:** Als wichtigste Nebenwirkung gilt die mögliche Auslösung von Blutungen (und eine Beschränkung für operative oder andere invasive Interventionen; andererseits sind Zahnextraktionen bei vorsichtiger Vorgehensweise auch ohne Therapiepause möglich). In den meisten Fällen genügt es, das Medikament abzusetzen (oder auszusetzen oder die Dosis anzupassen). Kurzwirksame Cumarine wie Acenocoumarol sollte man möglichst „ausschleichen", um Rebound-Effekte mit Thrombosen zu vermeiden.

Vitamin K (Konakion) stellt den direkten Antagonisten der oralen Antikoagulanzien dar. Doch benötigt die Faktorensynthese Zeit: 24 Stunden und mehr vergehen bis zu einer Restitution des Gerinnungssystems. Benötigt man einen Soforteffekt, so muß man auf Faktorenkonzentrate (PPSB-Komplex mit den Faktoren II, VII, IX, X) und/oder Fresh-frozen-Plasma (FFP) zurückgreifen (kombiniert mit Vitamin K). Selten sieht man unter den Cumarinen Hautnekrosen, Haarausfall, Hautreaktionen, Fieber, Übelkeit, Anorexie und abdominelle Beschwerden.

### 12.8.2.2 Therapie der Lungenembolie

### 12.8.2.2.1 Reanimation

Fulminante massive Lungenembolien laufen auf eine Reanimationssituation hinaus und erfordern das gesamte Repertoire der Wiederbelebungsmaßnahmen einschließlich der Beatmung (in weniger schweren Fällen der Sauerstoffzufuhr über eine Sonde) und selbst der Herzdruckmassage. Diese Maßnahmen fragmentieren manchmal den Embolus, treiben ihn weiter in die Peripherie und entlasten das Herz etwas.

### 12.8.2.2.2 Wiederherstellung und Bewahrung der Strombahn

In verzweifelten Fällen versucht eine Notthorakotomie den Embolus auszuräumen. In manchen Fällen erreichen auch angioplastische Kathetereingriffe dieses Ziel. In der Regel erwartet man die Wiedereröffnung der pulmonalen Strombahn von der Lysebehandlung – über Katheter als lokale Lyse oder als intravenöse systemische Lyse (die gleichzeitig den streuenden Thrombus angeht). Zunächst versuchen Heparin, später Cumarine, den Erfolg aufrechtzuerhalten und Rezidiven vorzubeugen.

### 12.8.2.2.3 Kreislaufstabilisierung
Katecholamine

Katecholamine mit starker α-mimetischer Wirkung (Noradrenalin [Arterenol], Dopamin [Dopamin]) können auch die Pulmonalgefäße engstellen und damit die Rechtsherzbelastung weiter erhöhen. Dobutamin (Dobutrex) erscheint hier weniger bedenklich. Orciprenalin (Alupent), ein reiner β-Stimulator, stellt die Peripherie und die Pulmonalgefäße weit und entlastet eher. Den pulmonalen Druck senken auch Nitrate (Nitrolingual) und Molsidomin (Corvaton), doch sollte der Füllungsdruck für das rechte Herz für eine optimale Auswurfleistung lieber nicht abfallen. Theophyllin (Euphyllin) kann ebenfalls Pulmonalgefäße weitstellen und wirkt einem häufigen reflektorischen Bronchospasmus entgegen.

#### 12.8.2.2.4 Begleitende und symptomatische Therapie

Weitere Therapiemaßnahmen wie etwa Rhythmusstabilisierung, Sicherung der Ausscheidung, Behandlung einer Infarktpneumonie mit Infektion ergeben sich aus der Situation. Die Lungenembolie wird oft wie ein Myokardinfarkt als vital bedrohliches, beängstigendes Ereignis erlebt und bereitet zum Teil infarktartige Schmerzen. Sedativa (z. B. Midazolam [Dormicum]) und Analgetika (z. B. Morphin) sorgen für eine subjektive Linderung.

### 12.8.2.3 Therapie der oberflächlichen Thrombophlebitis

Bei einer oberflächlichen Thrombophlebitis sorgen stramme Kompressionsstrümpfe oder das korrekte Wickeln der Beine für eine schnellere Blutströmung und beugen zusammen mit der Mobilisation und einer Low-dose-Heparinisierung (s. S. 144) einem Übergreifen auf die tiefen Venen vor. Lokale Salben/Gelapplikationen (mit Heparin- oder Antiphlogistika externa) bringen eine subjektive Besserung. Gelegentlich benötigt man dafür sogar systemische Antiphlogistika.

### 12.8.2.4 Therapie der chronischen venösen Insuffizienz

Grundlage der Therapie bei chronischer venöser Insuffizienz sind physikalische Maßnahmen: Liegen und Laufen (nicht Stehen und Sitzen) und die Anwendung von Kompressionsstrümpfen oder Kompressionsverbänden. Daneben kommen chirurgische Maßnahmen in Betracht (Stripping insuffizienter ektatischer Varizen – ein freies tiefes Venensystem vorausgesetzt). Sog. Venenmittel entfalten immer wieder gewisse Placeboeffekte, entbehren aber eigentlich einer rationalen Grundlage.

#### 12.8.2.4.1 Diuretika

**Wirkungsweise und unerwünschte Wirkungen:** Diuretika vermögen starke venöse Stauungsödeme zu reduzieren. Durch die Entstauung bessern sich die Ernährungsbedingungen für das Gewebe der Peripherie. Die Patienten fühlen sich subjektiv entlastet. Oft lassen sich erst nach dem Ausschwemmen physikalische Maßnahmen wie Kompressionsstrümpfe sinnvoll anwenden. Diuretika sind aber keine harmlose „Gefälligkeitsmedikation" für die häufigen habituellen statischen Ödeme. Ihre Wirkungen auf den Flüssigkeits- und Elektrolythaushalt sind keineswegs völlig unbedenklich. Im Zusammenhang mit den venösen Ödemen beachte man insbesondere ihren bluteindickenden Effekt, der neue Thrombosierungen begünstigen könnte. Bei einem Absetzversuch beobachtet man häufig eine verstärkte Ödemneigung (Rebound-Phänomen durch den lang anhaltenden diuretikainduzierten Hyperaldosteronismus).

### 12.8.2.4.2 Lokaltherapeutika

**Wirkungsweise und unerwünschte Wirkungen:** Desinfizientien wie Polyvinylpyrrolidonjod (Betaisodona) reinigen infizierte Ulzera. Salben und Schutzverbände (Varidase, Fibrolan, Comfeel, Zinkpaste oder Mercurochrom) fördern die Abheilung.

# 13 Bluterkrankungen

## 13.1 Anämien

Als Normalwerte für das rote Blutbild gelten

bei der Frau: Erythrozyten 4−5 Millionen/mm$^3$,
Hämoglobin 13−16 g/100 ml;
beim Mann: Erythrozyten 4,5−5 Millionen/mm$^3$,
Hämoglobin 14−17 g/100 ml;

Werte darunter zeigen eine Anämie an. Unter den Gesichtspunkten der Häufigkeit und der medikamentös-therapeutischen Beeinflußbarkeit seien folgende Anämieformen herausgestellt:

- akute Blutungsanämie,
- Eisenmangelanämie: − durch chronischen Blutverlust
  − durch Fehlernährung,
  − durch Resorptionsstörungen,
- Vitamin-B$_{12}$-Mangel-Anämie,
- Folsäuremangelanämie,
- Vitamin-B$_6$-Mangel-Anämie,
- Anämien bei Fehl- und Mangelernährung,
- renale Anämie,
- hepatische Anämie,
- entzündliche Anämie,
- Tumoranämie,
- toxische Anämie (z. B. alkoholtoxisch)
- hämolytische Anämie.

Aus dieser ursächlichen Aufschlüsselung lassen sich Therapiekonzepte ableiten: Entzündungstherapie, Behandlung eines Tumorleidens, Besserung des Ernährungszustandes, Korrektur spezieller Mangelzustände, Ausschaltung von Noxen, Blutstillung und Blutzufuhr, Therapie chronischer Blutverluste (z. B. bei einer Ulkuskrankheit) immunologische Therapie (bei bestimmten Hämolysen), Einsatz von Blutwachstumsfaktoren (renale Anämie). Einige seltene Anämien (aplastische Anämie) lassen sich nicht beeinflussen und bleiben chronisch transfusionsbedürftig (oder werden zunächst nur in ihrem Verlauf beobachtet). Schon diese orientierende Zusammenstellung zeigt, daß vor Therapieversuchen eine gründliche diagnostische Abklärung erfolgen muß.

# Bluterkrankungen 151

## 13.1.1 Therapie der Eisenmangelanämie

*Oral:* Ce-Ferro forte, Ferrlecit, Eryfer, ferro sanol, Lösferron
*Parenteral:* intravenös: Ferrlecit; intramuskulär: Ferrum Hausmann, Jectofer

Auch bei der Eisenmangelanämie steht vor der Therapie die Suche nach der Ursache

- eines Eisenmehrbedarfs
  (Schwangerschaft, Wachstum, Rekonvaleszenz),
- eines Eisenverlustes
  (Ulkus, Tumoren, Hypermenorrhoe usw.),
- einer verminderten Aufnahme
  (Mangel/Fehlernährung, anazider Magen, operative Duodenumausschaltung/B-II-Magen).

Vom Gesamtkörpereisen (ca. 4 g) findet man 70% im Hämoglobin, den Rest in Speicher- oder Transportformen und als Funktionseisen im Myoglobin und in Enzymen (Abb. 21).

**Wirkungsweise:** Eisen wird ins Hämoglobin, das sauerstofftransportierende Protein des Erythrozyten, eingebaut; es hält den Sauerstoff in einer Komplexbindung reversibel fest. Auch in seine übrigen Funktionsaufgaben wird das Eisen wieder eingeschleust und bessert die Eisenmangelsymptome.

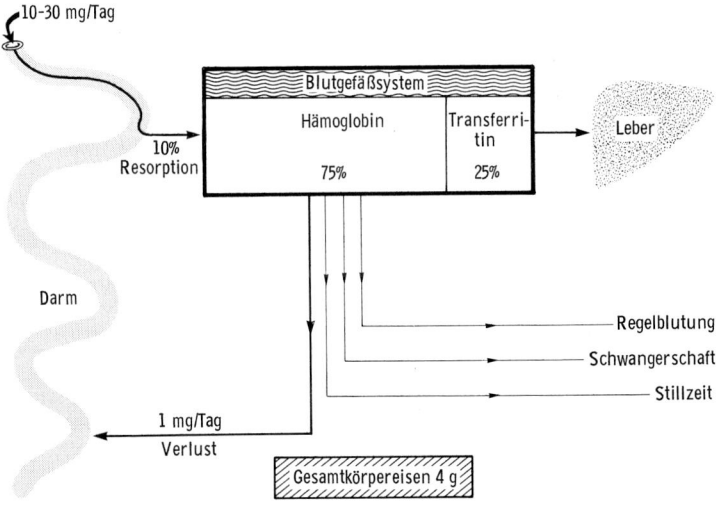

Abb. 21  Eisenstoffwechsel

**Verhalten des Eisens im Körper:** Eisen wird vom Magendarmtrakt (schwerpunktmäßig im Duodenum) bedarfsabhängig resorbiert, am besten als 2-wertiges Eisen (wie es alle gängigen oralen Handelspräparate enthalten). Der Weitertransport im Blut erfolgt als 3-wertiges Eisen (entsprechend stehen 3-wertige parenterale Präparationen zur Verfügung). Zuerst wird das Eisen für seine Funktionsaufgaben herangezogen. Aber schon nach 1 Woche der Therapie sieht man auch erste Reaktionen der Blutbildung (Retikulozytenanstieg). Auch nach voll restituierter Blutbildung bleiben noch immer Eisenspeicher aufzufüllen.

**Unerwünschte Wirkungen:** Nach oraler Verabfolgung von Eisen klagen die Patienten oft über Übelkeit, Erbrechen und Durchfall oder Verstopfung. Sieht man von der Eisenspeicherkrankheit ab, so kommt es unter einer oralen Eisentherapie wegen der guten Kontrollfunktion der Dünndarmschleimhaut nicht zu einer Eisenüberladung. Weitaus problematischer gestaltet sich die parenterale Eisentherapie. Die intramuskuläre Therapie wird wegen der Lokalreaktion meist nicht toleriert. Nach der intravenösen Eisengabe können Kopfschmerz, Schwäche, Fieber, Arthralgie, Hautreaktionen und anaphylaktoide Erscheinungen mit akuter Kreislaufdekompensation auftreten – interpretiert als Reaktion auf eine akute Überlastung der Eisentransportkapazität des Blutes (Transferrin). Die parenterale Eisenapplikation umgeht auch die Schutzfilterfunktion des Dünndarms. Es kann zu einer Eisenüberladung mit Organschädigungen kommen (Hämosiderose), die allerdings eher bei chronischer Transfusionsbedürftigkeit auftritt.

### 13.1.2 Therapie der Folsäuremangelanämie
Folsan-Tabletten und Injektionslösung

Der Folsäurevorrat im Körper reicht nicht für Monate, im Gegensatz zum Vorrat an Vitamin $B_{12}$. Die hyperchrome Anämie kann schon nach 1–4 Wochen folsäurefreier Diät auftreten, bei folsäurearmer Diät nach 4–12 Wochen. Auch Medikamente wie z.B. Zytostatika, können eine Folsäuremangelanämie verursachen. Unter den Zytostatika ist eigentlich nur das Methorexat anzuschuldigen. Selten kommt Trimethoprim in Betracht; meist reicht wahrscheinlich die Therapiezeit nicht aus.

**Wirkungsweise:** Folsäure ist ein Vitamin, das zur Bildung von Erythrozyten unabdingbar notwendig ist. Der Bedarf liegt bei 50–100 µg/Tag. Ein Folsäuremangel kann sich innerhalb von 4–12 Wochen, selten früher, in einer hyperchromen Anämie manifestieren. Eine einseitige Diät kommt als Ursache in Betracht, vor allem eine Fehlernährung bei Alkoholkrankheit. (Alkohol beeinträchtigt zudem die Bereitstellung vorhandener Folsäure.) Einen Folsäuremangel beobachtet man auch als Teilaspekt von Erkrankungen mit Resorptionsstörungen (vorwiegend im Jejunum, z. B. Sprue). Ein erhöhter Folsäurebedarf besteht in der Schwangerschaft und bei hämolytischen Anämien. In der Regel genügt – auch bei Resorptionsstörungen – die orale Therapie, doch stehen intravenöse Zubereitungen zur Verfügung. (Für die Therapie einer Methotrexat-Nebenwirkung benötigt man, da der Folsäuremetabolismus gehemmt wird, nicht Folsäure, sondern Folinsäure [Leucovorin]).

**Unerwünschte Wirkungen:** Nebenwirkungen sind in therapeutischen Dosen nicht zu befürchten. Verkennt man jedoch einen Vitamin-$B_{12}$-Mangel und behandelt mit Folsäure, so könnten sich neurologische Komplikationen des $B_{12}$-Mangels (funikuläre Myelose) manifestieren – obwohl die Anämie sich bessert.

### 13.1.3 Therapie der perniziösen Anämie
Vitamin $B_{12}$ (Cytobion)

**Wirkungsweise:** Ein Mangel an Vitamin $B_{12}$ macht sich nicht nur in einer makrozytären Anämie, oft einer Leukopenie und Thrombopenie, bemerkbar, sondern auch in neurologischen Ausfällen (Mißempfindungen, Lähmungen, Ataxie, Halluzinationen: „funikuläre Myelose" = Erkrankung der Rückenmarksstränge). Vitamin $B_{12}$ wird nur dann aus dem Magen-Darm-Trakt resorbiert, wenn der sog. Intrinsicfaktor in der Schleimhaut vorhanden ist. Fehlt der Intrinsicfaktor etwa bei chronisch-atrophischer Gastritis oder nach einer ausgedehnten Magenoperation, so kann das Vitamin $B_{12}$ nicht mehr resorbiert werden. Selten führen auch Erkrankungen des terminalen Ileums (Morbus Crohn) oder Ileumresektionen zur $B_{12}$-Mangelresorption, ebenso pankreatische Erkrankungen oder bakterielle Dünndarmüberwucherungen. Vitamin $B_{12}$ behebt die Mangelerscheinungen. Einen Retikulozytenanstieg sieht man schon nach einer Woche, neurologische Ausfälle bleiben um so länger erhalten, je länger sie schon bestehen und bilden sich manchmal nicht mehr zurück.

**Verhalten des Vitamins $B_{12}$ im Körper:** Vitamin $B_{12}$ wird in großen Mengen in der Leber gespeichert. Symptome treten daher erst auf, wenn die Depots nach Monaten erschöpft sind. Die Entstehung des $B_{12}$-Mangels aus einer Resorptionsstörung legt nahe, daß nur eine parenterale Therapie sinnvoll sein könne. Intramuskuläre Injektionen, zunächst täglich, später nur noch vierteljährlich, restituieren bald die Blutbildung, später auch die neurologischen Defekte.

### 13.1.4 Therapie der sideroachrestischen Anämie
Vitamin $B_6$

Einige Formen von Blutbildungsschwächen sprechen auf hohe Dosen von Vitamin $B_6$ an (auch wenn kein Vitaminmangel vorliegt).

## 13.1.5 Therapie der renalen Anämie
Erythropoietin (Erypo 2000/4000)

**Wirkungsweise und Anwendungsmöglichkeiten:** Erythopoietin wird (hauptsächlich) in der Niere produziert. Es steigert die Erythrozytenproduktion. Eine Hypoxie der Niere wirkt als physiologischer Stimulus. Bei einer schweren renalen Insuffizienz erfüllt die Niere auch diese Teilaufgabe nicht mehr genügend. Die Erythropoietintherapie bessert die renale Anämie. Günstig beeinflußt werden auch Anämien bei einer AIDS-Erkrankung und Anämien unter einer Chemotherapie. Die Wirksamkeit setzt natürlich ein ausreichendes Angebot an Eisen und Vitaminen voraus.

**Verhalten des Medikaments im Körper:** Erythropoietin eignet sich für die intravenöse und für die subkutane Anwendung. Meist genügen 3 Injektionen pro Woche.

**Unerwünschte Wirkungen:** Gelegentlich kommt es zu Gerinnselbildungen in den Dialysatoren, wenn das Medikament bei dialysepflichtigen Patienten eingesetzt wird. Immer wieder sieht man eine sich neu entwickelnde Hypertonie oder eine Verschlechterung einer vorbestehenden Hypertonie. Bisweilen treten Krampfanfälle auf.

## 13.2 Therapie von Leukämien, Plasmozytomen, Morbus Waldenström und Lymphomen

Leukämien und verwandte Erkrankungen sind einer Zytostatikatherapie zugänglich, die in Kapitel 20 beschrieben ist.

## 13.3 Gerinnungsstörungen

Zu den Blutstillungsmechanismen, die dem Organismus zur Verfügung stehen, gehören die Konstriktion der Blutgefäße, die Aggregation der Thrombozyten und die Bildung von Fibrin durch Aktivierung von Gerinnungsvorgängen. Medikamentös beeinflußbar sind die Thrombozytenaggregation und Gerinnungsvorgänge sowie die Bildung von Gerinnungsfaktoren. Außerdem ist eine Auflösung von Thromben medikamentös möglich. Fehlen Gerinnungsfaktoren, so können diese über Frischblut, Fresh-frozen-Plasma oder Gerinnungsfaktorenkonzentrate ersetzt werden.

### 13.3.1 Substitution von Gerinnungsfaktoren

Zu einem Mangel an Gerinnungsfaktoren kann es kommen, wenn ein genetischer Defekt (Hämophilie) vorliegt, die Gerinnungsfaktoren aufgebraucht werden (Verbrauchskoagulopathie bei vorzeitiger Plazentaablösung, Endotoxinschock, hämorrhagischer Schock usw.) oder durch Synthesestörungen von Gerinnungsfaktoren – bei schweren Malabsorptionssyndromen (Vitamin-K-Mangel), häufiger noch bei fortgeschrittenen Lebererkrankungen. Die fehlenden Gerinnungsfaktoren können als Einzelfaktoren, Faktorenkonzentrate, als Frischplasma oder Frischblut ersetzt werden.

Im Frischblut oder Frischplasma sind noch alle Gerinnungsfaktoren in aktiver Form enthalten. Sie müssen innerhalb von 24 Std. transfundiert sein. Ein Aktivitätsverlust von Gerinnungsfaktoren kann verhindert werden durch ein sofortiges Tiefgefrieren von Plasma nach Entnahme und Zubereitung. Dieses auf $-30$ bis $-40\,°C$ tiefgefrorene Plasma nennt man auch Fresh-frozen-Plasma. Es enthält nach Auftauen alle wichtigen Gerinnungsfaktoren in aktivierbarer Form. Für Verbrauchskoagulopathien sei eigens darauf hingewiesen, daß ein Faktorenersatz die Gerinnungsverhältnisse erst dann dauerhaft bessern wird, wenn Antithrombin III, unter Umständen kombiniert mit Heparin, die disseminierte intravasale Gerinnung unterbindet.

### 13.3.2 Hemmung der Fibrinolyse

Aprotinin (Trasylol), Tranexamsäure (Ugurol)

Aprotinin hemmt neben einer Reihe von anderen Enzymen das Plasmin und unterdrückt damit eine überschießende Fibrinolyse. Tranexamsäure unterdrückt die Plasminogenaktivierung zu Plasmin und damit indirekt die Fibrinolyse. Nur nach exakter Analyse der Gerinnungssituation dürfen diese Substanzen eingesetzt werden, um nicht bei einer disseminierten intravasalen Gerinnung (mit lediglich reaktiver Hyperfibrinolyse) eine intravasale Thrombenbildung zu provozieren. Aprotinin kann als Fremdeiweiß allergische Reaktionen auslösen.

# 14 Erkrankungen der Atemwege

## 14.1 Therapie der Rhinitis acuta

Die akute Rhinitis wird durch Viren verursacht. Eine kausale Therapie für den Schnupfen gibt es bislang noch nicht, jedoch Mittel, die die lästigen Begleiterscheinungen des Schnupfens mindern. So gilt immer noch die Regel, daß der behandelte Schnupfen 8 Tage, der unbehandelte aber 1 Woche anhält.

### 14.1.1 Schleimhautabschwellende Medikamente
Xylometazolin (Otriven), Naphazolin (Privin), Oxymetazolin (Nasivin)

**Wirkungsweise:** Die genannten Substanzen wirken auf die Gefäße der Schleimhaut verengend und führen dadurch zu einer Schleimhautabschwellung. Die Substanzen sind von α-Sympathomimetika abgeleitet.

**Unerwünschte Wirkungen:** Die abschwellenden Mittel trocknen oft die Schleimhaut aus. Außerdem gewöhnt sich der Körper an diese Substanzen. Dieses Phänomen wird Tachyphylaxie genannt. Beim Säugling muß ebenso wie beim Kleinkind bei nicht sachgerechter Dosierung mit erheblichen Kreislauf- und Atemstörungen gerechnet werden; auch ein Koma ist bei Überdosierung zu befürchten.

## 14.2 Therapie der Rhinitis allergica

Die häufigste Form des chronischen Schnupfens ist der allergische Schnupfen. Verursacht wird er durch eine allergische Reaktion der Nasenschleimhaut auf Allergene. Zu möglichen Allergenen zählen z. B. Gräserpollen, Blütenstaub, aber auch andere Stäube und Milben. Bei der Antigen-Antikörper-Reaktion auf der Nasenschleimhaut wird aus Mastzellen (Zellen aus der Reihe der Leukozyten) Histamin freigesetzt. Der Behandlungsplan des allergischen Schnupfens umfaßt prophylaktische (Meidung der Allergene), spezifische desensibilisierende (Gewöhnung an das Allergen) und unspezifische medikamentöse Maßnahmen (Behandlung der Folge von Antigen-Antikörper-Reaktionen). Die medikamentösen Maßnahmen sollen die Freisetzung des Histamins aus den Mastzellen verhindern oder seine Wirkung nach Freisetzung antagonisieren sowie lästige Begleiterscheinungen lindern (Abb. **22**).

Erkrankungen der Atemwege 157

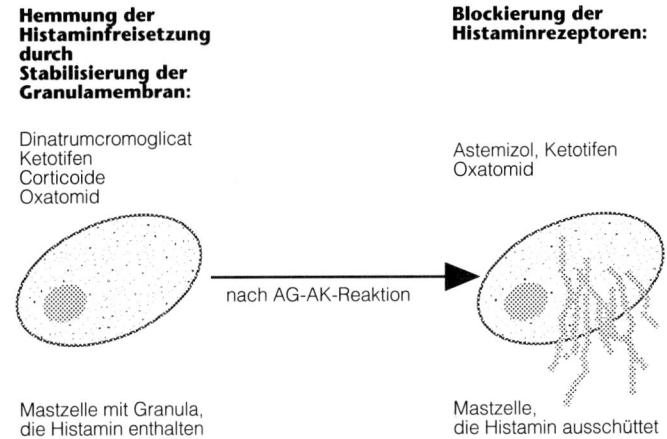

Abb. 22 Prinzipien von Prophylaxe und Behandlung eines allergischen Schnupfens (AG-AK-Reaktion: Antigen-Antikörper-Reaktion)

### 14.2.1 Medikamente zur Prophylaxe eines allergischen Schnupfens

Dinatriumcromoglicat (Intal nasal, Pulver in Kapseln, Allergocrom Nasenspray), Ketotifen (Zaditen), Oxatomid (Tinset), Astemizol (Hismanal), Terfenadin (Teldane)

Dinatriumcromoglycat stabilisiert in der lokalen Therapie (Nasalkapsel oder Nasenspray) die Mastzellen, die durch ihre Histamin- und Mediatorfreisetzung sonst eine Schlüsselrolle beim allergischen Schnupfen einnehmen. Ähnlich wirken die systemisch (oral) einzusetzenden Substanzen Oxatomid und Ketotifen. Auch Antihistaminika wie Astemizol und Terfenadin unterbrechen die Mediatorkaskade der allergischen Reaktionen der Nasenschleimhaut. Diese neueren Histamin$_1$-Rezeptor-Antagonisten dringen kaum noch ins Gehirn ein und bringen daher nicht mehr wie die älteren Substanzen dieser Gruppe eine starke Sedierung mit sich. Eine ins einzelne gehende Beschreibung findet sich auf den Seiten 291.

### 14.2.2 Lokal wirksame Corticoide

Beclometason (Beconase Dosierspray), Budesonid (Pulmicort nasal)

Corticoide bewirken an den Schleimhäuten eine Stabilisierung der Zellmembran, so daß Histamine, Prostaglandine und weitere Gewebshormone nicht freigesetzt werden können. Zudem werden Entzündungsreaktionen unterdrückt. Die Corticoide entfalten ihre Wirkung verzögert und protrahiert. Es kann sich aus dieser Therapie eine höhere Infektionsempfindlichkeit der Schleimhaut ergeben.

## 14.3 Therapie der akuten Bronchitis

Eine akute Bronchitis stellt einen häufigen Teilaspekt bei Erkältungskrankheiten dar. Gewöhnlich rufen Viren sie hervor; bakterielle Überlagerung kann bei schweren Verläufen vorkommen. Das subjektive Symptom „Husten" imponiert zunächst vorwiegend als Reizhusten; später tritt eine Verschleimung, danach auch Auswurf hinzu. Die Therapiemaßnahmen richten sich gegen diese Leitsymptome. Gelegentlich verlangen auch Begleitsymptome wie Fieber, Gelenkschmerzen und Kreislaufschwäche medikamentöse Hilfen.

### 14.3.1 Antitussiva

Codeinphosphoricum (Forte)-Kompretten; Codein (Codicept), Hydrocodon (Dicodid), Dehydrocodein (Paracodin), Noscapin (Capval), Clobutinol (Silomat)

**Wirkungsweise:** Antitussiva dämpfen das Hustenzentrum, lindern also lästigen Reizhusten. Sie leiten sich vor allem von Opioiden ab. Sie wirken daher auch leicht sedierend, z. T. schwach analgetisch (Codein). Am wenigsten finden sich diese Komponenten bei Noscapin und Clobutinol. Hydrocodon und Clobutinol stehen auch zur intravenösen Applikation zur Verfügung; überwiegend reicht jedoch die orale Gabe.

**Unerwünschte Wirkungen:** Bei Morphinabkömmlingen können Atemdepressionen und Atemlähmungen auftreten. An die Möglichkeit eines Medikamentenmißbrauches muß gedacht werden. Unmittelbar mit der angestrebten Wirkung – der Unterdrückung des Reizhustens – geht natürlich auch die Unterdrückung von Hustenstößen einher, die das Bronchialsystem als Reinigungsmechanismus – gerade bei einer Bronchitis – benötigt. Den Einsatz von Antitussiva gilt es daher sorgfältig abzuwägen; wenn möglich sollten sie nur eingesetzt werden, um dem Patienten seine Nachtruhe zu geben.

Expektoranzien und bronchiale Spasmolytika, die bei der akuten Bronchitis jedoch nur selten erforderlich sind, werden auf S. 159f, Antibiotika, die schwersten Verläufen vorbehalten sind, auf S. 264ff beschrieben.

# Erkrankungen der Atemwege

## 14.4 Therapie der chronischen Bronchitis

Man spricht von einer chronischen Bronchitis, wenn ein Patient in 2 aufeinanderfolgenden Jahren jeweils länger als 3 Monate Husten und Auswurf hat. Im Vordergrund des Krankheitsbildes steht eine chronische Verengung der Bronchien, die durch Schleimhautschwellung, Schleimüberproduktion, Schleimfehlproduktion (Dyskrinie, Produktion zähen Schleims), gestörte ziliare Bronchialreinigung und durch Spasmen der Bronchialmuskulatur bedingt sein kann. Ursächlich sind oft lokale Antigen-Antikörper-Reaktionen beteiligt (asthmoider Erkrankungstyp). Häufig – vor allem bei längerwährendem Verlauf – liegt aber auch eine unspezifische bronchiale Hyperreaktivität zugrunde. Eine chronische Bronchitis wird durch das Einwirken von Schadstoffen, von Rauch, Stäuben, Toxinen, durch Infekte, oft schon durch Kälte oder Belastungen verschlechtert. Ziele der Therapie sind eine Verminderung der bronchialen Obstruktion, eine Korrektur der unzuträglichen Schleimbildung, eine Unterdrückung der Entzündung durch Bronchospasmolytika, durch Mukolytika, durch Glucocorticoide sowie durch eine Antibiotikatherapie. Als Basismaßnahme steht natürlich der Verzicht auf ursächliche Noxen (Nicotin) im Vordergrund.

### 14.4.1 Lokal wirkende Expektoranzien und Mukolytika
Tyloxapol (Tacholiquin), 2-Mercapto-Äthan-Sulfonsäure (Mistabronco); N-Acetylcystein (Mucolyticum „Lappe")

**Wirkungsweise:** Diese Mukolytika und Expektoranzien lassen sich lokal über Inhalatoren anwenden. Sie spalten Schleim auf (Mucolytikum Lappe, Mistabronco), verflüssigen und reduzieren die Zähigkeit (Viskosität) des Schleimes (Tacholiquin).

**Unerwünschte Wirkungen:** Die Möglichkeit, Bronchospasmen auszulösen, läßt bei gefährdeten Kranken die Kombination mit Bronchospasmolytika angezeigt erscheinen. Unsachgemäße Wartung der Inhalatoren können einer bakteriellen Übertragung Vorschub leisten.

### 14.4.2 Systemisch wirkende Expektoranzien und Mukolytika
Bromhexin (Bisolvon), Acetylcystein (Fluimucil), Carbocistein (Transbronchin), Ambroxol (Mucosolvan)

**Wirkungsweise:** Mukolytika spalten Schleimmoleküle auf, verflüssigen also zähen Schleim (Fluimuzil, Transbronchin); z.T. fördern sie auch die Sekretion dünnflüssigen Schleimes (Mucosolvan, Bisolvon) und steigern die Aktivität des Flimmerepithels (Bisolvon).

## 160 Spezielle Arzneimittellehre

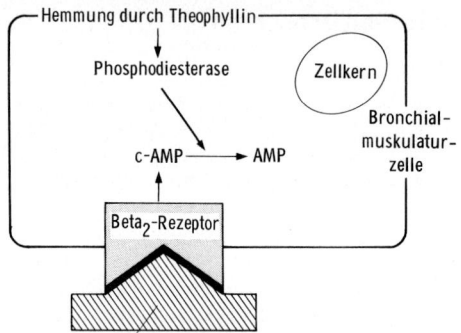

Abb. 23  Angriffspunkte der Bronchospasmolytika

**Verhalten der Medikamente im Körper:** Die Substanzen stehen durchwegs für die orale und die intravenöse Anwendung zur Verfügung.

**Unerwünschte Wirkungen:** Sie sind selten. Die Sekretverdünnung findet jedoch nicht nur bei Bronchialsekret statt: Durch Schwächung des protektiven Magenschleims kann die Ulkusentstehung gefördert werden.

**Praktischer Hinweis:** Ausreichende Hydratation (durch parenterale Flüssigkeitszufuhr) stellt eine Voraussetzung für eine effektive Sekretolyse dar. Eine Herzinsuffizienz kann hier allerdings therapeutische Grenzen setzen (Flüssigkeitsüberlastung!).

### 14.4.3 Medikamente zur Lösung einer bronchialen Obstruktion (Bronchospasmolytika)

Zu der Auflösung einer bronchialen Obstruktion kommt es, wenn in den Zellen der Bronchialmuskulatur der Spiegel des zellulären Hormons c-AMP ansteigt und dadurch die Bronchialmuskulatur erschlafft. Der zelluläre c-AMP-Spiegel steigt unter der Therapie mit Sympathomimetika, Parasympatholytika und Xanthinen an sowie unter der Therapie mit Substanzen, die den Abbau von c-AMP durch das Enzym Phosphodiesterase hemmen (Abb. **23**).

#### 14.4.3.1 Sympathomimetika
Adrenalin (Suprarenin), Orciprenalin (Alupent), Fenoterol (Berotec), Salbutamol (Sultanol), Terbutalin (Bricanyl), Reproterol (Bronchospasmin), Hexoprenalin (Etoscol), Carbuterol (Pirem), Clenbuterol (Spiropent), Procaterol (Onsukil), Tulobuterol (Atenos)

**Wirkungsweise:** Eine $\beta_2$-Rezeptor-Stimulation führt am Bronchialbaum zu einer Erschlaffung der glatten Muskulatur und damit zu einer Bronchialdilatation. Daneben dürften die β-Mimetika die Ausschüttung von Leukotrienen und Histamin und die Prostaglandinproduktion – also Entzündungsmediatoren – unterdrücken und die mukoziliare Reinigungsfunktion und die Membranstabilität bessern. Adrenalin, das körpereigene Streßhormon, stimuliert bronchiale $\beta_2$-Rezeptoren und kardiale $\beta_1$-Rezeptoren sowie α-Rezeptoren undifferenziert und besitzt nur noch bei schweren akuten allergischen Reaktionen (allergischer Schock) seine Berechtigung zur Bronchospasmustherapie. Auch der reine β-Agonist Orciprenalin unterscheidet nicht zwischen $\beta_1$- und $\beta_2$-Rezeptoren, kommt aber vielleicht noch bei der Lungenembolie zum Einsatz. (Die Indikationen bei der Reanimation und bei Bradykardien bleiben davon natürlich unberührt.) Heute bevorzugt man möglichst selektive $\beta_2$-Stimulatoren wie Reproterol oder Fenoterol für die Therapie der bronchialen Obstruktion. Die β-Mimetika stimulieren die Adenylcyclase, das Enzym, das den Second messenger Cyclo-AMP aufbaut, der dann die Erschlaffung der Bronchialmuskulatur bewirkt.

**Praktische Hinweise:** Neben dem Bestreben, weitgehend $\beta_2$-selektive Sympathomimetika zu bevorzugen, reduziert die lokale Applikation systemische, vor allem kardiale Nebenwirkungen. Es stehen dafür Dosisaerosole (Sprays) zur Verfügung. Die Inhalationstechnik (Mundstück mit den Lippen umschließen, Nase zuhalten, über den Mund ausatmen, Sprühstoß auslösen, über den Mund den Sprühnebel einatmen) muß mit dem Patienten gut geübt werden. Vorgeschaltete Inhalationskammern erleichtern das korrekte Einatmen des Wirkstoffs. Eine gute Alternative stellen Düsenzerstäuber dar: Eine Wirkstoffkapsel wird in den Zerstäuber eingelegt und mittels einer Schiebevorrichtung aufgestochen. Der Einatmungssog am Mundstück zieht die Partikelchen in die Atemwege. Als brauchbare Alternative bieten sich Ultraschallvernebler an, für den Patienten oft die einfachste Inhalationstherapie, in der Regel aber nur in der Klinik praktikabel. Je schwerer die bronchospastische Atembehinderung den Patienten beeinträchtigt, um so weniger darf man sich auf eine korrekte Inhalationstechnik und auf die Wirksamkeit der Lokaltherapie verlassen.

**Verhalten der Medikamente im Körper:** Die Lokaltherapie wirkt innerhalb kürzester Zeit (Minuten), aber nur für etwa 3–6 Std. (deckt also oft die Nacht nicht ab: Anfallshäufung in den frühen Morgenstunden). Bei oraler Applikation hält der bronchodilatierende Effekt bis zu 8 Std. an, setzt aber erst nach etwa einer Std. ein. Die subkutane Anwendung (Terbutalin) verbindet raschen Wirkungsbeginn und ausreichende Wirkdauer. Für die intravenöse Therapie, auch für die Dauerinfusion eignet sich bei schwersten bronchospastischen Anfällen z. B. Reproterol.

**Unerwünschte Wirkungen:** Viele Patienten mit obstruktiven Atemwegserkrankungen neigen dazu, ihre Medikation, insbesondere Sprays, zu hoch zu dosieren, um den erwünschten Effekt zu erzwingen. Tachykardien, selten Arrhythmien, gefährden besonders Patienten mit kardiovaskulären Zusatzerkrankungen. Ein häufig beobachteter Kaliumabfall könnte dies weiter akzentuieren. Bisweilen verschlechtert sich die Blutzuckereinstellung. Viele Patienten unter β-Mimetika belästigt ein starker Tremor. Eine gewisse Toleranzentwicklung bereitet kaum je klinische Probleme.

### 14.4.3.2 Phosphodiesterasehemmstoffe
Theophyllin (Euphyllin, Aerobin, Afonilum), Diprophyllin (Neobiphyllin)

**Wirkungsweise:** Nach einer älteren Theorie hemmen die Xanthine die Phosphodiesterase, das Abbauenzym für Cyclo-AMP und stellen so mehr von diesem Second messenger für eine Bronchodilatation zur Verfügung. Einer anderen Auffassung zufolge blockieren die Xanthine als Adenosinantagonisten Purin-1-Rezeptoren und erschlaffen so die Bronchialmuskulatur (wohl auch mit einer Adenylcyclasestimulation verbunden, also teilweise wieder über Cyclo-AMP). Daneben wird die Freisetzung von Entzündungsmediatoren aus Mastzellen unterdrückt. Theophyllin stimuliert das Atemzentrum und bessert wohl die Zwerchfellkontraktilität. Es erweitert auch Blutgefäße (nicht freilich zerebrale) und senkt den Kreislaufwiderstand; es wirkt positiv inotrop; es steigert die Urinausscheidung.

**Verhalten der Medikamente im Körper:** Theophyllin eignet sich für die orale und die rektale Applikation, für die intravenöse Bolusgabe (mit „Soforteffekt") und die Dauerinfusion, für die intramuskuläre Injektion – wegen der starken Schmerzen an der Einstichstelle – jedoch nur bedingt. Bei der oralen Anwendung werden maximale Spiegel erst nach einer Stunde erreicht, doch geht es hier in der Regel um eine Dauertherapie und man bevorzugt sogar Retardpräparate mit 8- bis 12stündigen Applikationsintervallen. Oft benötigt man für die Nacht eine höhere Dosis als tagsüber (Anfallshäufung in den frühen Morgenstunden, nächtliche Vagotonie; s. S. 46). Bei Leberschädigungen verzögert sich der Abbau der Substanz; Spiegelkontrollen und Dosisanpassungen werden notwendig.

**Unerwünschte Wirkungen:** Nebenwirkungen treten vor allem auf, wenn die empfohlenen Wirkspiegel überschritten werden oder bei zu rascher intravenöser Injektion. Beobachtet wurden Tachykardie, Arrhythmie, Blutdruckabfall, Schwächegefühl, Schlaflosigkeit, Unruhe, Aufregung, Kopfschmerzen, Übelkeit, Erbrechen, zerebrale Krampfanfälle.

### 14.4.3.3 Parasympatholytika

Ipratropiumbromid (Atrovent), Oxitropiumbromid (Ventilat)

Diese Parasympatholytika wirken als Atropinabkömmlinge bronchospasmolytisch; es sind ihnen jedoch – da für diese Indikation lokal als Dosieraerosol oder Inhalat appliziert – nicht alle Wirkungen des Atropins zueigen. Insbesondere führen die Substanzen nicht wie Atropin zu einer Hemmung der Zilienaktivität und zu einer Sekreteindickung. Auch fehlen starke kardiovaskuläre Nebenwirkungen. Nicht alle Patienten sprechen gut auf Parasympatholytika an, Patienten mit chronischer Bronchitis wohl besser als solche mit einer Asthmaerkrankung. Der Effekt gilt als langsamer einsetzend und zumeist als schwächer als der der Adrenergika und hält etwa 6 Std. lang an. Als unerwünschte Nebenerscheinung bleibt die Mundtrockenheit zu vermerken. Ein gebräuchliches Kombinationspräparat – Berodual-Spray – vereint Fenoterol und Ipatropiumbromid.

### 14.4.3.4 Glucocorticoide

Beclometason (Sanasthmyl Rotadisk oder Dosieraerosol), Flunisolid (Inhacort Dosieraerosol), Budesonid (Pulmicort Dosieraerosol), Prednisolon (Decortin), Methylprednisolon (Urbason), Triamcinolon (Volon)

**Wirkungsweise und Anwendungsmöglichkeiten:** Glucocorticoide wirken immunsuppressiv und entzündungshemmend. Sie stabilisieren die Lysosomenmembran, hemmen die Phagozytose, unterdrücken die Ödembildung und die Zelleinwanderung und senken die Produktion von Entzündungsmediatoren (wie Prostaglandinen und Leukotrienen). Sie sorgen für einen dünnflüssigeren Bronchialschleim. Sie stellen die Katecholaminsensibilität der Bronchialmuskulatur wieder her (und dilatieren so indirekt die Bronchien). Glucocorticoide nützen systemisch angewandt, oral oder intravenös, aber auch (und dies stellt den bevorzugten Applikationsweg dar) in der Lokaltherapie, wo sie als Dosieraerosol oder über einen Rotahaler zugeführt werden.

**Verhalten des Medikaments im Körper:** Nach der Art ihres Wirkungsmechanismus benötigen Glucocorticoide mehrere Stunden, bis ihr Effekt voll zum Tragen kommt. Lediglich die Katecholaminsensibilisierung scheint schnell einzutreten. Die Glucocorticoide eignen sich daher als Monotherapeutika nicht für die Durchbrechung eines akuten Bronchospasmus, wohl aber als Basisdauermedikation.

**Praktische Hinweise:** Einer korrekten Inhalationstechnik kommt noch größere Bedeutung zu als bei den β-Mimetika (denn diese entfalten auch über die Mundschleimhaut resorbiert noch eine gewisse Wirkung). Werden mehrere Lokaltherapeutika verordnet, so sollen β-Mimetika stets zuerst angewandt werden: Sie öffnen – nach kurzer Einwirkzeit –

anderen Substanzen (wie Corticoiden) den Weg zum Erfolgsorgan. Nach jeder Anwendung soll der Patient den Mund spülen. Sorgfältige Mund- und Zahn- bzw. Prothesenhygiene hilft, Nebenwirkungen zu vermeiden.

**Unerwünschte Wirkungen:** Die schweren Nebenwirkungen (s. S. 294f) einer systemischen Glucocorticoidtherapie mahnen zur strengen Indikationsstellung. Die inhalativen Anwendungen führen kaum je zu systemisch relevanten Spiegeln, doch können lokale Probleme wie Mundsoor auftreten.

### 14.4.4 Antibiotika

Die chronische Bronchitis allein ist keine Indikation für eine Antibiotikatherapie. Ist das Sputum eitrig, so spricht man von einer bakteriell superinfizierten chronischen Bronchitis. Sie macht eine Antibiotikatherapie notwendig.

Die Diagnose des Erregers aus dem Sputum ist nur schwer möglich, eine Antibiotikatherapie kann deshalb nur ungezielt durchgeführt werden. Das Erregerspektrum des Antibiotikums soll vor allen Dingen die Hauptkeime Hämophilus und Pneumokokken umfassen.

Ein weiteres Kriterium für die Anwendbarkeit eines Antibiotikums bei chronischer Bronchitis ist ein hoher Spiegel des Antibiotikums im Bronchialsekret nach oraler Verabfolgung.

All diese Voraussetzungen erfüllen am besten Antibiotika aus der Reihe der Tetracycline (Vibramycin, Klinomycin), Breitspektrumpenicilline (Ampicillin, Amoxicillin) und Co-trimoxazol (Bactrim, Eusaprim). Ihr Verhalten im menschlichen Körper und praktische Hinweise bei ihrer Anwendung sind im Kap. 19 näher beschrieben.

## 14.5 Therapie von Asthma bronchiale und Status asthmaticus

Das Asthma bronchiale ist gekennzeichnet durch anfallsweise Atemnot, die Bronchospasmus und Dyskrinie (zäher, „glasiger" Schleim) verursachen. Bleibt diese Atemnot über längere Zeit bestehen, so spricht man von einem Status asthmaticus. Beim Extrinsic-Asthma lösen äußere Einflüsse, Allergene, die bronchiale Obstruktion aus; beim Intrinsic-Asthma besteht eine Anfallsbereitschaft für die Obstruktion, eine bronchiale Hyperreaktivität gegenüber Noxen, Toxinen, Medikamenten, Infekten, Kälte und Anstrengung. (Hier ergeben sich also Anklänge und fließende Übergänge zur chronischen Bronchitis.)

Im Vordergrund der Therapie steht die Auflösung des Bronchospasmus. Unterstützt wird die bronchospasmolytische Therapie durch sekretolytische Maßnahmen und eine Antibiotikatherapie, sofern ein Infekt ursächlich mit dem Asthma bronchiale in Zusammenhang steht.

Anfallsweise Atemnot verursacht starke Angstzustände, die eine sedierende und distanzierende Therapie notwendig machen.

### 14.5.1 Vorgehensweise beim akuten Asthmaanfall

1. $\beta_2$-Mimetika inhalativ,
2. Theophyllin intravenös (und per infusionem),
3. Sekretolyse,
4. $\beta_2$-Mimetika parenteral,
5. Corticoide intravenös,
6. Sedierung,
7. apparative Therapie.

Zu 1.: $\beta_2$-Mimetika wird der Patient (sofern sie ihm zur Verfügung stehen) oft selbst einsetzen. Bei einem schweren Asthmaanfall hat der Kranke aber vielleicht nicht mehr genügend Atemkraft, sie tief zu inhalieren.

Zu 2.: Bei den Theophyllinpräparaten bevorzugt man für die Anfallskupierung wegen der schnelleren Wirksamkeit die intravenöse Applikation.

Zu 3.: Die Dyskrinie steht beim Asthmaanfall im engeren Sinne oft nicht augenfällig im Vordergrund. Dennoch gehören Sekretolyse und ausreichende Hydrierung zum Therapiestandard.

Zu 4.: Sympathomimetika verabfolgt man wegen der kardialen Nebenwirkungen nur ungern parenteral. Terbutalin eignet sich für die subkutane Applikation, Reproterol für die intravenöse Anwendung. Auch Sultanol ist für die intravenöse Anwendung zugelassen. Adrenalin parenteral stellt eine therapeutische ultima ratio dar. (Fenoterol [Partusisten] dient bisweilen, ohne offizielle Zulassung zu dieser Indikation, als intravenöses Ausweichpräparat).

Zu 5.: Corticoide für sich allein entfalten auch bei der intravenösen Gabe keine Soforteffekte, stellen aber schnell die Ansprechbarkeit auf Katecholamine wieder her und besitzen eine entzündungshemmende und antiallergische längerfristige Wirkung.

Zu 6.: Die Sedierung, z. B. mit Diazepam, unterdrückt und lindert die psychischen Komponenten eines Asthmaanfalles, Aufregung und Angst. Eine kritische Atemdepression könnte vor allem bei einer vorbestehenden chronischen respiratorischen Insuffizienz auftreten (also bei einer Mischform einer Asthmaerkrankung). Das wegen seiner Antihistamineigenschaften mancherorts gern zur Sedierung eingesetzte Promethazin (Atosil) bietet wohl doch keine Vorteile (und führt bei manchen Patienten zu einem beängstigenden Eindruck der Unwirklichkeit des Erlebten).

Zu 7.: Schwerste Asthmaanfälle nötigen zur Sauerstoffapplikation über eine Nasensonde, zur endotrachealen Intubation, zur Beatmung, zum endotrachealen Absaugen, teils nach endotrachealer Sekretolyse zur bronchoskopischen Bronchialtoilette.

Komplikationen einer Asthmaerkrankung, eine bakterielle Superinfektion, eine Pneumonie, erfordern eine Antibiotikatherapie. Natürlich müssen auch Begleiterkrankungen, vor allem des Herzens, differentialdiagnostisch erkannt und entsprechend behandelt werden.

### 14.5.2 Medikamente zur Anfallsprophylaxe und Therapie im „Intervall"

Zwischen dem Asthma bronchiale und einer chronischen Bronchitis können Mischbilder und Übergangsformen entstehen. Die Therapieaspekte der chronischen Bronchitis (Sekretolyse, Bronchospasmolyse, β-Mimetika und/oder Theophyllin, in seltenen Fällen auch Corticoide) finden daher bei der Intervallsymptomatik oder bei sehr häufigen Anfällen auch beim Patienten mit Asthma bronchiale Anwendung. Als besonders wichtig erweist sich bei den Patienten mit asthmoiden Bronchitiden die Anfallsprophylaxe mit Substanzen, die die Mastzellen stabilisieren und so die Mediatorfreisetzung hemmen.

#### 14.5.2.1 Dinatriumcromoglicat (Intal), Nedocromil (Tilade), Ketotifen (Zaditen), Oxatomid (Tinset)

**Wirkungsweise:** Mastzellstabilisatoren unterdrücken die Freisetzung von Histamin und anderen Mediatoren einer bronchialen Obstruktion und Entzündung. Sie wirken nicht mehr beim akuten Anfall, wenn die Mediatoren die Mastzelle bereits verlassen haben, sondern prophylaktisch, vor der Antigen- oder Belastungsexposition (und – anders als Corticoide – bei lokaler Anwendung sogar recht kurzfristig). Über längere Zeit eingesetzt dämpfen sie die bronchiale Hyperreaktivität.

**Verhalten der Medikamente im Körper:** Dinatriumcromoglicat und Nedocromil eignen sich nur für die lokale – inhalative – Anwendung – mittels eines Spinhalers oder eines Sprays. Ihre Schutzwirkung hält allenfalls 6 Std. an. Ketotifen und Oxatomid bauen bei oraler Applikation ausreichende Wirkspiegel auf.

**Anmerkung:** Applikationsformen für die nasale Anwendung von Dinatriumcromoglikat (Lomupren), für den Einsatz als Augentropfen bei Conjunctivitis allergica (Opticrom) und für die oral-enterale Applikation bei Nahrungsmittelallergien mit enteritischen Symptomen (Colimune) stehen zur Verfügung.

**Unerwünschte Wirkungen:** Bei den Lokaltherapeutika treten selten durch den Inhalationsreiz Husten oder Bronchospasmen auf (die sich durch vorherige Inhalation eines β-Mimetikums gewöhnlich vermeiden lassen). Die oral einzusetzenden Substanzen können Appetitsteigerung und Gewichtszunahme hervorrufen, Ketotifen auch Müdigkeit.

### 14.5.2.2 Antihistaminika
Promethazin (Atosil), Astemizol (Hismanal), Terfenadin (Teldane)

**Wirkungsweise:** Histamin stellt einen wichtigen Mediator der allergischen Reaktion dar. Es wurde daher versucht, Histamin$_1$-Rezeptor-Antagonisten in der Therapie des Asthma bronchiale einzusetzen – nicht mit dem erwarteten Erfolg. Promethazin setzt man bisweilen gern wegen seiner sedierenden Wirkung ein. Astemizol und Terfenadin, neuere Vertreter dieser Wirkstoffgruppe, wirken fast ausschließlich peripher und eignen sich auch für eine Therapie tagsüber. Die Wirkung bei der allergischen Rhinitis oder Conjunktivitis gilt als besser als die beim Asthma.

### 14.5.2.3 Glucocorticoide
Beclomethason (Sanasthmyl, Rotadisk oder Dosieraerosol), Flunisolid (Inhacort Dosieraerosol), Budesonid (Pulmicort Dosieraerosol), Prednisolon (Decortin), Methylprednisolon (Urbason), Triamcinolon (Volon)

**Wirkungsweise:** Glucocorticoide stellen die Ansprechbarkeit von β-Rezeptoren der Bronchien wieder her, sie unterdrücken Allergie- und Entzündungsreaktionen, helfen bei der Mukolyse und stellen daher (wie schon bei der chronischen Bronchitis ausgeführt) einen wichtigen Pfeiler der Therapie obstruktiver Bronchialerkrankungen dar. Wenn möglich, sollten lokale Mastzellstabilisatoren den Vorzug erhalten (z. B. Sanasthmyl).

## 14.6 Lungenemphysem

Klinische Symptomatik und manche Aspekte der Lungenfunktionsprüfung des Lungenemphysems ähneln den Befunden einer chronischen (asthmoiden) Bronchitis. Manchmal treten diese Krankheitsbilder auch kombiniert auf. Es gelten dann die Therapierichtlinien der chronischen Bronchitis. Nur selten erscheint der Versuch einer ursächlichen Behandlung eines Emphysems aussichtsreich: Für den angeborenen $\alpha_1$-Antitrypsin-Mangel steht $\alpha_1$-Proteinasen-Inhibitor (Prolastin) zur parenteralen Therapie zur Verfügung.

## 14.7 Lungenfibrosen

Auch für Lungenfibrosen steht meist keine Therapie zur Verfügung, die die Situation drastisch bessert. Einige Lungenfibrosen, die sich im weiteren Sinne zum Formenkreis der Autoimmunopathien zählen lassen, wie der Morbus Boeck, sprechen auf eine Glucocorticoidtherapie an.

## 14.8 Pneumonie

Lungenentzündungen stellen nach wie vor ernste Erkrankungen dar. Vor besonders schwere Probleme stellen sie, wenn begünstigende Voraussetzungen und Zusatzerkrankungen vorliegen wie chronische Bronchitis, Herzinsuffizienz, Lungenembolie, Allgemeinschwäche, Diabetes mellitus, Alkoholkrankheit, Delirium tremens, Immobilisation (postoperativ), respiratorische Insuffizienz oder Beatmungspflichtigkeit. Besonders ungünstig stellen sich im Krankenhaus erworbene (nosokomiale) Infektionen mit oft resistenten Keimen dar. Schwere Krankheitsverläufe, oft mit atypischen Erregern, finden sich bei AIDS-Kranken. Die begleitende Therapie (z. B. Mukolyse) entspricht meist der von Bronchitiden. Die zur antibiotischen Therapie notwendigen Substanzen sind auf S. 264f beschrieben.

# 15 Erkrankungen der Verdauungsorgane

S. Reichenberger

## 15.1 Magen- und Darmerkrankungen

### 15.1.1 Peptische Läsionen, Magen- und Duodenalulzera, Refluxösophagitis, Erosionen, Gastritis, Duodenitis

„Ohne Säure kein Ulkus." Dieser alte Satz, der vereinfachend die Entstehung eines Magen- und Zwölffingerdarmgeschwüres beschreibt, hat heute noch Gültigkeit. Neben der peptischen Komponente gehört eine gewisse Mukosaschwäche zu den Voraussetzungen der Ulkuskrankheit. Als weiteren obligaten Begleiter (und wohl Mitverursacher zumindest des Ulcus duodeni) hat man einen bakteriellen Erreger, den Helikobakter (Campylobacter) pylori, erkannt. Als weitere begünstigende Faktoren der Ulkuskrankheit lassen sich herausstellen: Stress, Nikotinkonsum, Alkoholabusus, wohl auch Kaffee- und Teegenuß, medikamentöse Noxen (nichtsteroidale Antiphlogistika, Glucocorticoide). Gastrale Motilitätsstörungen kommen oft hinzu. Die konservative Therapie der Ulkuskrankheit baut entsprechend auf folgende Konzepte:

- Änderung der Lebensweise,
- Bindung der Säure (durch Antacida),
- Hemmung der Säurebildung,
- Schleimhautprotektion (gegen Säure und andere Noxen),
- antimikrobielle Therapie (Helicobaktereradikation) (s. S. 177),
- Förderung der Motilität des oberen Verdauungstrakts (Abb. **24 a u. b**).

Der Gastritis und Duodenitis kommt in der Regel keine eigenständige Krankheitsbedeutung zu; leichtgradige Schleimhautalterationen bedürfen keiner medikamentösen Therapie. Die Typ-A-Gastritis mit Intrinsic-Faktor-Mangel prädestiniert zur perniziösen Anämie und verlangt gewöhnlich eine Vitamin-$B_{12}$-Therapie (s. S. 153). Die Typ-B-Gastritis faßt man heute als Helikobakterschaden auf; sie bereitet oft den Boden für eine Ulkuskrankheit. Erosionen gelten als peptische Läsionen und werden meist ähnlich wie ein Ulkus behandelt. Für die Entstehung einer Refluxösophagitis wirken gewöhnlich eine peptische Komponente, gastroösophageale Motilitätsstörungen und häufig Genußnoxen (Alkohol, Nikotin) zusammen und müssen therapeutisch kombiniert angegangen werden. Als Sonderformen von Ösophagitiden seien die alkalische Refluxösophagitis

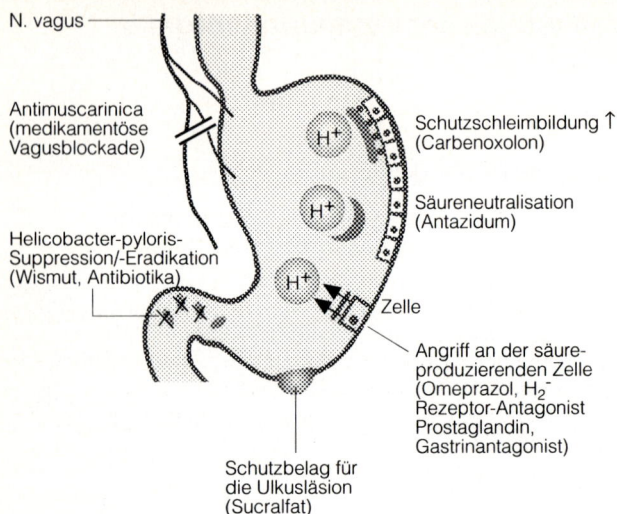

**Abb. 24 a u. b**
**a** Therapie peptischer Läsionen

(nach Gastrektomien) und die Soorösophagitis (Candidabefall) erwähnt.

Die konservative Therapie peptischer Läsionen hat beachtliche Erfolge zu verzeichnen, sowohl in der Akutbehandlung florider Schübe als auch in der Dauertherapie, in der Sekundärprophylaxe. Dennoch verbleiben chirurgische Indikationen:

- medikamentös und endoskopisch nicht stillbare Blutung,
- Magenausgangsstenose, Magenentleerungsstörung,
- nicht zu klärende Dignität einer Läsion,
- therapierefraktärer Krankheitsschub (d. h. wenn die medikamentöse Therapie nicht greift),
- wiederholte Durchbruchulzera, trotz konsequenter Sekundärprophylaxe.

Erkrankungen der Verdauungsorgane 171

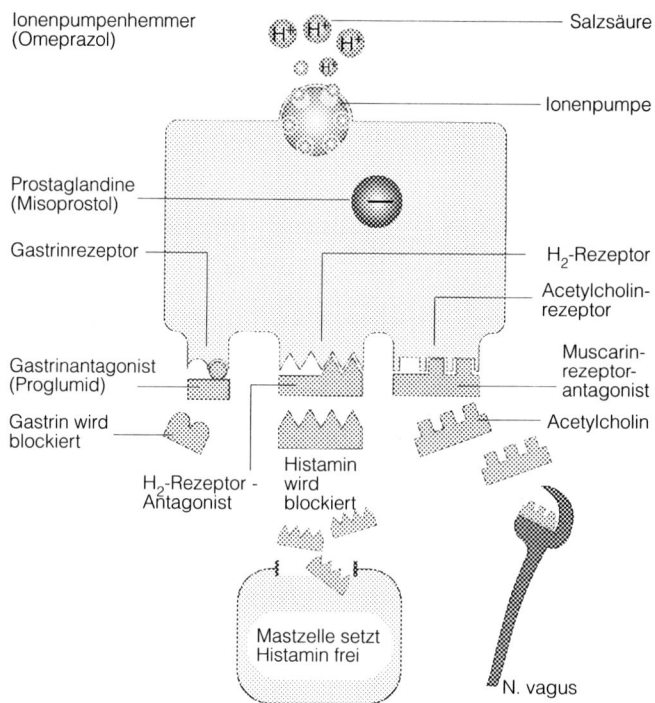

**b** Medikamentöse Hemmung der Säureproduktion

### 15.1.1.1 Medikamente zur Neutralisierung der Magensäure (Antazida)

Calciumcarbonat (Calciumcarbonat 500), Dihydroxydaluminiumnatriumcarbonat (Kompensan), Aluminiumhydroxid (Aludrox), Aluminiumphosphat (Phosphalugel), Aluminium-Magnesium-Silicathydrat (Gelusil), Aluminium-Magnesium-Hydroxid (Maaloxan), Alumium-Magnesium-Hydroxid/Calciumcarbonat (Trigastril), Aluminium-Magnesium-Hydrat (Riopan)

**Wirkungsweise und Anwendungsmöglichkeiten:** Basen bzw. basische Salze dienen als Antazida. Sie binden und neutralisieren einen wesentlichen Teil der aggressiven Salzsäure des Magens und erhöhen den pH-

## 172 Spezielle Arzneimittellehre

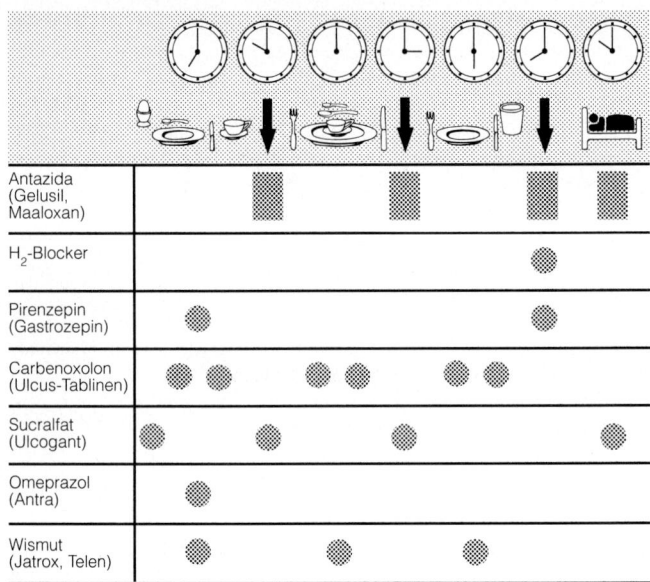

Abb. 25 Zeitpunkt der Applikation von Medikamenten zur Behandlung von Magenulzera

Wert (was auch das Pepsin inaktiviert). Akute Beschwerden werden gelindert, Ulzera heilen ab; Langzeitprophylaxe und Streßläsionsprophylaxe gelten als wirksam. Die Antazida besitzen eine lange Tradition in der Behandlung peptischer Läsionen, wirksamere Substanzen verdrängen sie heute aber etwas.

**Praktischer Hinweis:** Antazida behindern die Resorption vieler Medikamente (z. B.: Digitalis, Tetracycline, Penicilline). Für eine Zusatzmedikation sollte man einen Abstand von wenigstens zwei Stunden zum Antazidum einhalten.

**Verhalten der Medikamente im Körper:** Antazida wirken lokal und in gleicher Weise, ob sie als Lutschtablette, aufgelöste Pulver oder in Form von Gel angeboten werden. Da die Nahrung einen natürlichen Säurepuffer darstellt, sollten die Antazida nicht vor oder zu den Mahlzeiten eingenommen werden, sondern eine Stunde und drei Stunden danach sowie vor der Nachtruhe (Abb. **25**).

**Unerwünschte Wirkungen:** Sehr hohe Dosen können eine bakterielle Besiedlung des oberen Verdauungstrakts und (bei Intensivpatienten) durch Aspiration in die Lunge nosokomiale pneumonische Infektionen begünstigen. Aluminiumverbindungen wirken verstopfend, Magnesiumverbindungen fördern weiche bis durchfällige Stühle, Calciumsalze verändern die Stuhlgewohnheiten bei verschiedenen Patienten unterschiedlich, häufiger im Sinne einer Obstipation; Kombinationspräparate werden in dieser Hinsicht am besten vertragen. Carbonate verursachen durch Kohlendioxidbildung oft Blähungen, Aufstoßen, Übelkeit. Natrium-Calcium-Verbindungen mit möglichem Säure-Rebound und systemischer Überladung mit diesen Mineralien (Vorsicht mit Natrium bei Herzinsuffizienz und Hypertonie!) werden nur noch wenig eingesetzt. Aluminium bewirkt manchmal einen Phosphatmangel. Zu einer Aluminiumüberladung kann es bei renaler Insuffizienz kommen. Auch die möglichen Nebeneffekte tragen mit dazu bei, daß sich die Antazida in der Langzeitprophylaxe nicht durchsetzen.

### 15.1.1.2 Filmbildner
#### Sucralfat (Ulcogant), Alginsäure (Gaviscon)

**Wirkungsweise und Anwendungsmöglichkeiten:** Sucralfat legt sich wie ein Film auf peptische Läsionen und schützt sie vor der Magensäure. Es stimuliert auch die lokale Bildung von Prostaglandinen und damit die Zytoprotektion (d.h. den Schutz der Schleimhautzellen). Die subjektive Linderung überzeugt nicht immer gut, doch heilen Erosionen und Ulzera (auch Ulzera nach Ösophagusvarizensklerosierung) gut ab. Sucralfat gilt als wirksam für die Sekundärprophylaxe und für die Streßulkusprophylaxe. Auch die Alginsäure deckt schützend Schleimhautdefekte. Ein wesentlicher Teil der Wirkung des Handelspräparates erwächst aber bestimmt aus der zugesetzten Antazidumkomponente.

**Verhalten der Medikamente im Körper:** Sucralfat wirkt als Lokaltherapeutikum. Es haftet auf einem Ulkusgrund weitaus besser (etwa 6 Std. lang) als auf intakter Schleimhaut. Das saure Magenmilieu begünstigt die Filmbildung. (Die Kombination mit einer extremen Säureblockade erscheint daher nicht sinnvoll.) Im alkalischen Duodenum löst sich der einmal gebildete Film aber nicht sogleich wieder auf, ja duodenale Ulzera sprechen sogar besser auf die Substanz an als solche im Magen. Nahrungsproteine verstärken die Schutzschicht. (Sucralfat nimmt man daher am besten etwa eine Stunde vor einer Mahlzeit ein.)

**Unerwünschte Wirkungen:** Als Nebenwirkungen beobachtet man bei Sucralfat gelegentlich Obstipationen und Mundtrockenheit. Bei Urämiepatienten achte man wie bei den Antazida auf eine mögliche Aluminiumüberladung. Ansonsten sind wesentliche systemische Nebenwirkungen nicht zu erwarten. Das gleiche trifft auch auf die Alginsäure zu.

### 15.1.1.3 Medikamente zur Hemmung der Säuresekretion

#### 15.1.1.3.1 Histamin$_2$-Rezeptor-Antagonisten

Cimetidin (Tagamet), Ranitiden (Sostril, Zantic), Famotidin (Pepdul, Ganor), Nizatidin (Gastrax, Nizax), Roxatidin (Roxit)

**Wirkungsweise und Anwendungsmöglichkeiten:** Histamin erfüllt als Gewebehormon vielfältigste Aufgaben im Organismus. Verschiedene Rezeptortypen steuern die jeweilige Antwort des Erfolgsorgans. Am Magen stimuliert Histamin die Säuresekretion. Histamin$_2$-Rezeptor-Antagonisten hemmen die Säuresekretion und bewirken so eine gute Schmerzlinderung bei peptischen Beschwerden und fördern die Abheilung peptischer Läsionen. Primärprophylaxe (Streßulkusprophylaxe) und Sekundärprophylaxe bei der Ulkuskrankheit (Dauertherapie) gehören zu den gesicherten Indikationen.

**Verhalten der Medikamente im Körper:** Cimetidin, Ranitidin und Famotidin können oral und intravenös verabfolgt werden. In der Intensivmedizin empfiehlt sich oft die Dauerinfusion. Die früher gebräuchlichen, umständlichen Schemata der Dosierungsintervalle (z.B. Cimetidin 200 mg 1-1-1-2) weichen heute der Empfehlung, die gesamte Dosierung für 24 Stunden zur Nacht zu geben: Dies gewährleistet eine optimale Säuresuppression über Nacht, erlaubt eine für die Verdauungsfunktion ausreichende Säureproduktion tagsüber und verbessert entscheidend die Patienten-Compliance (s. S. 47). Manche Patienten benötigen zur Schmerzfreiheit doch noch eine Tagesmedikation. Höhere Dosen führen zu einer stärkeren Wirkung, unterdrücken die Säuresekretion aber nie vollständig.

**Unerwünschte Wirkungen:** Höhere pH-Werte begünstigen eine bakterielle Besiedlung des Magens (und daraus folgend mögliche pulmonale Infektionen bei Intensivpatienten). Unter Cimetidin beobachtet man selten Kopfschmerz, Benommenheit, Übelkeit, Myalgien, Hautausschläge und Juckreiz, Libidoverlust, Impotenz und Gynäkomastie, leichte Anstiege des Kreatinins und Blutbildveränderungen. Durch eine Enzymhemmung in der Leber verlängern sich die Abbauraten für zahlreiche Medikamente (Phenprocoumon, Phenytoin, Theophyllin, Phenobarbital, Benzodiazepin, Propranolol, Nifedepin, Digitoxin, Chinidin, Mexiletin, Antidepressiva). Dennoch gilt – im Verhältnis zur Häufigkeit der Anwendung – Cimetidin als sicheres Medikament. Die neueren H$_2$-Rezeptor-Antagonisten weisen die typischen Cimetidin-Nebenwirkungen durchwegs nicht auf.

Tabelle 13  Acetylcholin im autonomen Nervensystem

| Rezeptortyp | Stimulationsort | Antagonist |
|---|---|---|
| $M_1$-Rezeptor: | (Belegzelle?) autonomes Ganglion | Pirenzepin, Telenzepin |
| $M_2$-Rezeptor: | Herz, glatte Muskulatur, Organe | Ipratropiumbromid |
| $M_3$-Rezeptor: | Drüsen, (glatte Muskulatur), Belegzelle | experimentell |

### 15.1.1.3.2 Muscarin₁-Rezeptor-Antagonisten
Pirenzepin (Gastrozepin), Telenzepin

**Wirkungsweise und Anwendungsmöglichkeiten:** Der N. vagus stimuliert mit seinem Überträgerstoff Acetylcholin über sog. Muscarinrezeptoren (Typ 1) die Magensäureproduktion (Tab. **13**). Atropin eignet sich als unspezifischer, kurzwirksamer Muscarinrezeptorblocker nicht für die Säuresuppression, wohl aber lassen sich mit dieser Zielsetzung weitgehend selektive $M_1$-Rezeptor-Antagonisten einsetzen. Die Ulkusheilung wird beschleunigt, Streßläsionen und Ulkusrezidive treten unter (prophylaktischer) Therapie seltener auf, doch gelten die positiven Effekte als schwächer als die der $H_2$-Rezeptor-Antagonisten.

**Verhalten des Medikaments im Körper:** Die enterale und die intravenöse Zufuhr sind möglich. Es empfehlen sich 8- bis 12stündige Dosierungsintervalle.

**Unerwünschte Wirkungen:** Eine vollständige Organselektivität der Rezeptorhemmung läßt sich nicht erreichen. Daher kommt es vor allem bei höheren Dosen zu Nebenwirkungen wie Mundtrockenheit, Akkomodationsstörungen oder Miktionserschwernis. Wegen der geringeren Säuresuppression bestehen keine Probleme mit einer bakteriellen Magenbesiedlung.

### 15.1.1.3.3 Gastrinrezeptorantagonisten
Proglumid (Milid)

**Wirkungsweise:** Auch die säurestimulierende Wirkung des Magenhormons Gastrin läßt sich durch einen Antagonisten hemmen. Die Substanz verdient wegen ihres Wirkmechanismus theoretisches Interesse, konnte in der Therapie peptischer Läsionen aber keine große Bedeutung erlangen.

### 15.1.1.3.4 Prostaglandine
Misoprostol (Cytotec), Enprostil, Arbaprostil

**Wirkungsweise und Anwendungsmöglichkeiten:** Prostaglandine beteiligen sich an der Schleimhautprotektion und fördern die Bildung eines Schutzschleims, sie hemmen aber auch – höher dosiert – die Magensäuresekretion. Leider sieht man befriedigende Heilungserfolge peptischer Läsionen erst bei säurehemmenden, nebenwirkungsreicheren Dosen. Diese Substanzen konnten daher nicht die Erwartungen auf eine Neuorientierung der Ulkustherapie erfüllen, besitzen aber eine gewisse Bedeutung für durch nichtsteroidale Antiphlogistika, also Prostaglandinantagonisten, induzierte Ulzera, hier auch in der prophylaktischen Anwendung.

**Unerwünschte Wirkungen:** Im Dosisbereich der Säurehemmung treten häufig Diarrhöen auf. Da Prostaglandine Wehen auslösen können, stellt eine Schwangerschaft eine strenge Kontraindikation dar. Alle gebärfähigen Frauen sollten dieses Medikament nicht erhalten, soweit nicht eine sichere Kontrazeption gegeben ist.

### 15.1.1.3.5 Protonenpumpenhemmer
Omeprazol (Antra, Gastroloc)

**Wirkungsweise und Anwendungsmöglichkeiten:** Eine ATPase der Belegzellen nimmt Kalium in die Zelle auf und sezerniert im Austausch Protonen, also das Säureion $H^+$, dem das Chlorid folgt. Das heißt, die Belegzelle gibt Salzsäure in das Magenlumen ab. Eine Hemmung dieser Ionenpumpe bringt – dosisabhängig – die Salzsäuresekretion praktisch zum Erliegen. Es steht damit ein Medikament für Problempatienten zur Verfügung, die auf $H_2$-Rezeptor-Antagonisten nicht ansprechen, für Patienten mit einem Zollinger-Ellison-Syndrom, für die schwere Refluxkrankheit und für die ergänzende Therapie bei Ulkusblutungen. Auch die Langzeitanwendung in der Sekundärprophylaxe zeigt sehr gute Erfolge, doch gibt es gerade hierfür bei einer noch relativ neuen Substanz mit vielleicht noch nicht restlos geklärten Nebenwirkungen keine generelle Empfehlung.

**Verhalten des Medikaments im Körper:** Omeprazol eignet sich für die orale und die intravenöse Applikation. Erst in der Säureumgebung der Belegzelle wird die Substanz (eine sog. pro-drug = Medikamentenvorstufe) in ihre aktive Form umgewandelt. Dies trägt zu ihrer Nebenwirkungsarmut bei. Die Substanz wird in der Leber mit einer Halbwertszeit von 30–90 Min. metabolisiert, doch hält die Säurehemmung weitaus länger vor, so daß sich (außerhalb der Intensivmedizin) Dosierungsintervalle von 12–24 Std. (in der Prophylaxe auch 48) anbieten. Anders als bei den $H_2$-Rezeptor-Antagonisten empfiehlt es sich, wegen der besseren Interaktion mit der aktivierten ATPase, Einmaldosen morgens zu geben.

**Unerwünschte Wirkungen:** Selbst hohe Dosen (beim Zollinger-Ellison-Syndrom) werden gut vertragen. Diarrhöe und Koliken, erhöhte Leberlaborparameter, Schwindel, Kopfschmerz, Müdigkeit, Hauteffloreszenzen und Leukopenien wurden beobachtet. Sorgen bereitet vielfach ein fast immer auftretender Gastrinserumspiegelanstieg, der (bei der Ratte – nicht beim Menschen bestätigt!) mit einer höheren Rate enterochromaffiner Karzinoidtumoren einhergeht. Durch die Interaktion mit einem Leberenzym können sich die Eliminationsraten für Medikamente wie Diazepam verschlechtern.

### 15.1.1.4 Antimikrobiell wirksame Therapie

#### 15.1.1.4.1 Wismutkolloide

Wismutsalicylat (Jatrox), Wismutcitrat (Telen), Wismutnitrat (Gastripan)

**Wirkungsweise und Anwendungsmöglichkeiten:** Wismutkolloide hemmen die Pepsinaktivität, fördern die lokale Prostaglandinbildung, steigern die Sekretion mukosaprotektiven Schleims und bilden zusammen mit den Proteinen des Ulkusgrundes eine Barriere gegen die Säurerückdiffusion. In den Mittelpunkt des Interesses rückten die Wismutpräparate aber erst, als man das Bakterium Helicobakter (Campylobakter) pylori als obligaten Begleiter und wohl Teilursache der Typ-B-Gastritis und der Ulkuskrankheit erkannte: Wismut löst Campylobakterorganismen aus der Schleimhaut für die nachfolgende Lyse der Bakterien. Die subjektive Schmerzlinderung gilt als eher mäßig gut, doch lassen sich die Abheilungsraten durchaus mit denen unter $H_2$-Rezeptor-Antagonisten vergleichen. Als besonderer Vorteil gilt, daß Rezidive gegenüber anderen (nicht von einer Langzeittherapie gefolgten) Behandlungsformen deutlich verzögert auftreten.

**Verhalten des Medikaments im Körper:** Wismutsalze sollen vor den Mahlzeiten und vor der Nachtruhe eingenommen werden. Zwar resobiert der Darm Wismut kaum, doch kann der Organismus dies Metall lange Zeit speichern.

**Unerwünschte Wirkungen:** Wismut färbt Zähne, Zahnfleisch und Zunge schwarz und insbesondere auch den Stuhl und überdeckt so Frühzeichen einer gastrointestinalen Blutung. Wismut kann – bei renaler Insuffizienz – im Körper kumulieren und zu einer Enzephalopathie führen.

#### 15.1.1.4.2 Kombination von Antibiotika (Triple-Therapie)

Wismut unterdrückt zwar die Helicobakterbesiedlung, führt allein aber oft nicht zu einer Bakterienfreiheit der Schleimhaut („Helicobaktereradikation"). Helicobacter pyloris erweist sich als sensibel gegen Ampicillin (Pen-Bristol), Amoxicillin (Amoxypen), Tetracycline (Vibramycin), Ofloxacin (Tarivid) und Metronidazol (Clont, Flagyl). Für eine Elimination dieses Keims bedarf es einer Antibiotikakombination (z. B. Amoxicillin und Metronidazol), gewöhnlich über zwei Wochen – mit oft erheblichen Unverträglichkeitserscheinungen, vor allem von seiten des Gastrointestinaltrakts. Eine erfolgreiche Eradikation bedeutet zumeist auch eine Rezidivfreiheit bezüglich der Ulkuskrankheit – bis es doch wieder zu einer neuerlichen Keimbesiedlung kommt. Noch fehlen verbindliche Therapieschemata, und ungeklärt bleiben noch Fragen über notwendige „Sicherungskuren" (nach einem Jahr?). Neben dem Wismuth bieten sich als Therapiepartner $H_2$-Rezeptorantagonisten an und natürlich Protonenpumpenhemmer. Letztere erlauben sogar eine Antibiotikauronotherapie. Es könnte sich hieraus sicher noch eine interessante therapeutische Alternative zur Langzeitprophylaxe ergeben.

### 15.1.1.5 Medikamente zur Förderung der Schleimhautresistenz
Carbenoxolon (Ulcus-Tablinen)

**Wirkungsweise:** Carbenoxolon verändert die Schleimzusammensetzung und verstärkt so die Mukosabarriere gegen die Säurerückdiffusion. Als weitere Wirkmechanismen vermutet man eine Hemmung der Pepsinogenaktivierung, eine Hemmung des Prostaglandinabbaus in der Schleimhaut und eine verstärkte Glykoproteinsynthese. Die Substanz gilt als ähnlich wirksam wie $H_2$-Rezeptor-Antagonisten und stellt für manche Fälle eine Reservemedikation dar.

**Unerwünschte Wirkungen:** Carbenoxolon hat Effekte, wie man sie von den Mineralocorticoiden, dem Aldosteron, her kennt. Dies führt zu einer Salz- und Wasserretention, zu Ödemen, zu Hypertonie, zum Kaliummangel; zudem beobachtet man eine eingeschränkte Glucosetoleranz.

**Praktischer Hinweis:** Aldosteronantagonisten wie Spironolacton (Aldactone) heben die Carbenoxolonnebenwirkungen auf – leider auch die Hauptwirkung. Die Kombination mit nichtsteroidalen Diuretika führt nicht zu einem Wirkungsverlust, doch achte man dann um so mehr auf einen Kaliummangel.

### 15.1.1.6 Prokinetika für den oberen Gastrointestinaltrakt
#### 15.1.1.6.1 Dopaminantagonisten
Metoclopramid (Paspertin), Domperidon (Motilium), Bromoprid (Viaben), Alizaprid (Vergentan)

**Wirkungsweise und Anwendungsmöglichkeiten:** Der obere Verdauungstrakt wird cholinerg und dopaminerg innerviert. Die cholinerge Innervation fördert die propulsive (aboralwärts gerichtete, magenentleerende) Peristaltik, die dopaminerge Innervation steht antagonistisch dagegen und begünstigt die Stase und das Erbrechen. Dopaminantagonisten wie Metoclopramid, Bromoprid, Domperidon verstärken den Ösophagustonus gegen einen Reflux, steigern die magenentleerende Peristaltik, erschlaffen den Pylorus und beschleunigen die Dünndarmpassage. Metoclopramid erhöht die Effektivität cholinerger Nervenendigungen. Über einen zetralnervösen Dopaminantagonismus hemmt es zudem Übelkeit und Brechreiz. Bromoprid ähnelt dem Metoclopramid. Alizaprid wirkt vor allem zentral dopaminantagonistisch (mit der Hauptindikation zytostatikaindiziertes Erbrechen). Domperidon übt einen peripheren Dopaminantaginismus aus, kaum aber einen zentralen. Indikationen für diese Medikamente ergeben sich bei Übelkeit und Erbrechen, bei Magenentleerungsstörungen, bei der autonomen diabetischen Neuropathie (Gastroparese), zur Ergänzung einer Ulkustherapie, bei Refluxbeschwerden wie Aufstoßen und Sodbrennen, bei manifester Refluxösophagitis gewöhnlich in Kombination mit säureblockierenden Maßnahmen.

**Verhalten der Medikamente im Körper:** Metoclopramid, Alizaprid und Bromoprid stehen für die orale und die parenterale Anwendung zur Verfügung, Domperidon nur für die orale Applikation.

**Unerwünschte Wirkungen:** Die zentralen Dopaminantagonisten Alizaprid, Metoclopramid und Bromoprid, weniger Domperidon können extrapyramidalmotorische Störungen (besonders bei Kindern), Sedierung und Gynäkomastie mit Galaktorrhö auslösen.

### 15.1.1.6.2 Acetylcholinmimetika
Cisaprid (Propulsin, Alimix), Bethanechol (Myocholine)

**Wirkungsweise und Anwendungsmöglichkeiten:** Cisaprid wirkt peripher, anscheinend aber nicht dopaminantagonistisch, sondern über verstärkte cholinerge Reaktionen. Es regt die propulsive Motilität des Verdauungstrakts einschließlich des Kolons an. Bethanechol tonisiert als Cholinergicum (Vagusimitator) mit einer Spezifität für die glatte Muskulatur die abdominellen Hohlorgane und fördert die Peristaltik. Die Indikationen entsprechen denen der Dopaminantagonisten. Nur die orale Applikation ist üblich.

**Unerwünschte Wirkungen:** Unter Cisaprid kommt es gelegentlich zu abdominellen Krämpfen oder Diarrhöen und selten zu zentralen Nebenwirkungen von Kopfschmerz und Benommenheit bis hin zu extrapyramidalen Bewegungsstörungen und Krämpfen. Unter Bethanechol wurden Orthostasereaktionen und Miktionsstörungen beobachtet.

### 15.1.1.6.3 Motilinagonisten
Erythromycin (Erythrocin), Oleandromycin

**Wirkungsweise und Anwendungsmöglichkeiten:** Motilin, ein Hormon des Verdauungstraktes, fördert die Peristaltik des Magens und des Dünndarms. Erythromycin, eigentlich als Antibiotikum bekannt, und verwandte Medikamente besetzen die Rezeptoren des Motilins und immitieren seine Wirkung. Sie gelten als besonders starke Prokinetika, z. B. geeignet für die diabetische Gastroparese.

**Verhalten der Medikamente im Körper:** Die intravenöse und die orale Anwendung sind wirksam. Meist genügen 1−4 Tagesdosen. Wegen einer möglichen Down-regulation (Abstumpfung) der Rezeptoren bevorzugt man möglichst lange Dosierungsintervalle (und niedrige Dosen).

**Unerwünschte Wirkungen:** Neben Überempfindlichkeitsreaktionen (vor allem an der Haut) wurden Übelkeit, Erbrechen und Durchfälle bekannt. Für diese Indikation müssen die Antibiotikaeigenschaften (mit möglichen Resistenzentwicklungen) natürlich als Nebenwirkungen angesehen werden. Die pharmazeutische Entwicklung wird versuchen, Motilin- und Antibiotikaeffekte in Zukunft zu trennen.

### 15.1.2 Übelkeit und Erbrechen

Übelkeit und Erbrechen treten als uncharakteristische Befindensstörungen und Krankheitssymptome auf, etwa bei Gastritis, Ulkuskrankheiten, Pankreatitis, biliären und hepatischen Erkrankungen, schweren Kreislaufschwächen (Infarkt), bei Erkrankungen und Traumata des Zentralnervensystems (Erhöhung des intrakraniellen Druckes), bei Kinetosen („Reisekrankheit"), in der Schwangerschaft, bei Intoxikationen, bei Überdigitalisierung, als Medikamentennebenwirkungen oder auch ohne faßbaren Grund. Stets stellt sich also die Aufgabe, eine Ursache zu suchen und diese möglichst zu beheben. Daneben steht die symptomatische Therapie mit Prokinetika für den oberen Gastrointestinaltrakt (siehe oben) und mit Antiemetika (= Medikamenten, die das Brechzentrum dämpfen) im engeren Sinne. Hinzu kommt − ergänzend oder alternativ − die Magen-/Duodenalsonde zur Entlastung des oberen Verdauungstraktes.

#### 15.1.2.1 Medikamente zur Dämpfung des Brechzentrums

##### 15.1.2.1.1 Antihistaminika (Histamin$_1$-Rezeptoren-Blocker)
Diphenhydramin (Sedovegan), Dimenhydrinat (Vomex A), Meclozin (Bonamine), Promethazin (Atosil)

**Wirkungsweise und unerwünschte Wirkungen:** Antihistaminika unterdrücken durch direkten Einfluß auf das Brechzentrum im Gehirn Übelkeit und Erbrechen. Die obligate Sedierung, am stärksten beim Promethazin, aber auch beim Diphenhydramin, wird man je nach der klinischen Situation als erwünscht oder als unangenehme Nebenwirkung auffassen. Weitere Nebeneffekte (wie Mundtrockenheit) resultieren aus den Antimuscarineigenschaften dieser Substanzen.

### 15.1.2.1.2 Antimuscarinica (Anticholinergika)
Scopolamin (Scopoderm TTS Membranpflaster, Scopolaminum hydrobromicum)

**Wirkungsweise und unerwünschte Wirkungen:** Auch zentral wirkende Antimuscarinica (S. 11) unterdrücken Übelkeit und Erbrechen. Für die Reisekrankheit (Kinetose) eignet sich besonders die transdermale Applikation von Scopolamin; eingesetzt wenigstens 4 Std. vor der Bewegungsbelastung wirkt das Pflaster über etwa 72 Std. Als Nebenwirkung verzeichnet man häufig eine Sedierung, äußerst selten psychotische Reaktionen, oft Mundtrockenheit, gelegentlich Sehstörungen.

### 15.1.2.1.3 Neuroleptika
Triflupromazin (Psyquil), Droperidol (Dehydrobenzperidol), Haloperidol (Haldol)

**Wirkungsweise und unerwünschte Wirkungen:** Auch Neuroleptika (s. S. 253) dämpfen das Brechzentrum. Sedierung, geänderte Wahrnehmung und extrapyramidalmotorische Störungen lassen sie für viele Fälle banaler Übelkeit als ungeeignet erscheinen. Beim zytostatikainduzierten Erbrechen oder perioperativ leisten sie auch in der antiemetischen Indikation gute Dienste.

### 15.1.2.1.4 Serotoninantagonisten (5-Hydroxytryptamin$_3$-Rezeptor-Antagonisten)
Ondansetron (Zofran)

**Wirkungsweise und unerwünschte Wirkungen:** Auch dieses neue Antiemetikum wirkt peripher und beschleunigt die Magenentleerung, gleichzeitig aber auch zentral und gilt als eines der stärksten Antiemetika. Es ist z. B. für die Behandlung tumor- und/oder zytostatikainduzierten Unwohlseins und Erbrechens geeignet.

### 15.1.3 Obstipation

Der Gebrauch von Abführmitteln (Laxanzien) ist weit verbreitet. Untersuchungen zufolge leiden 40–60% der Erwachsenen unter der Darmfunktionsstörung „chronische Obstipation". Häufig läßt sich dies Problem ohne Laxanzien beheben, durch Aufklärung und Information über eine normale Darmtätigkeit, durch eine Verhaltensänderung bezüglich der Stuhlentleerung (Vermeidung des Stuhlverhalts, Eintrainieren bedingter Reflexe), durch ausreichende Trinkmengen, durch schlackenreiche, faserreiche Kost, durch ein Mehr

## Spezielle Arzneimittellehre

an körperlicher Aktivität, durch die Vermeidung einer obstipierenden Medikation (Diuretika, Analgetika, Psychopharmaka u. a. m.). In manchen Fällen freilich bleiben doch nur Laxanzien zur Behebung der psychischen und vegetativen Last der habituellen Obstipation. Doch halte man sich stets die zum Teil ernsten Nebenwirkungen vor Augen (auch bei sog. „rein pflanzlichen" Präparaten!): Flüssigkeits- und Elektrolytverluste, insbesondere die Kalium-, aber auch die Calciumverarmung, Wechselwirkungen mit der Resorption vieler Medikamente, zunehmende Darmträgheit (und damit „Laxanzienabhängigkeit"). Die kurzfristige Einnahme von Laxanzien erscheint meist unbedenklich und erweist sich oft als unverzichtbar notwendig: Vorbereitung zu diagnostischen und therapeutischen Eingriffen, Erleichterung des Stuhlgangs bei Schwerkranken. Glücklicherweise verbirgt sich hinter einer Obstipation nur selten eine organische Ursache (Stenose, Tumor, diabetische Neuropathie). Häufig aber begleitet sie eine Divertikulose. Die Notwendigkeit einer Diagnostik ergibt sich aus dem Einzelfall. Einen Überblick über die Laxanzien gibt Tabelle 15.

Tabelle 14 Laxanzien

| Substanzgruppe | Wirkungseintritt | Effekt |
|---|---|---|
| Quellmittel<br>Ballaststoffe<br>Lactulose | nach 1–3 Tagen | weicher Stuhl |
| Phenolphtalein<br>Bisacodyl<br>Anthrachinone | nach 6–8 Std. | weicher bis<br>breiiger Stuhl |
| Magnesiumsulfat<br>weitere Salze<br>Sweet lavage<br>Saline Lavage<br>Rizinusöl | nach 1–3 Std. | wäßrig |

### 15.1.3.1 Therapie mit Quellmitteln und Ballaststoffen
Weizenkleie (Kleie 2000 mg), Psylliumhülsen (Psyllium Kneipp), Karaya-Gummi (Puraya), Leinsamen, Methylcellulose, Agar-Agar

**Wirkungsweise:** Quellmittel und Ballaststoffe erhöhen das Stuhlvolumen. Sie halten Wasser im Stuhl zurück und weichen ihn so auf. Dies erlaubt geringere intraluminale Drücke im Rektosigmoid und erleichtert Symptome (wie beschwerlichen Stuhlabgang).

**Unerwünschte Wirkungen:** Durch die Stimulation der Peristaltik empfinden die Patienten bisweilen Schmerzen. Ein überschießender Effekt bedeutet Durchfälle. Flüssigkeits- und Elektrolytverluste können Schwächezustände, Thromboseneigung, Kaliummangel mit seinen üblichen Folgen (wie Herzrhymthmusstörungen), darunter verstärkte Darmträgheit (und dauernde Laxanzienbedürftigkeit), hervorrufen. Derartig ernste Nebeneffekte treten bei diesen eher verhaltenen Laxanzien freilich nur selten auf. Häufiger schon belästigen Blähungen (bakterielle Andauung von Faserstoffen). Diese Substanzen sind für ihre Wirkungsentfaltung auf eine ausreichende Flüssigkeitszufuhr angewiesen; sonst verklumpen die Quell- und Ballaststoffe und rufen eine Verschlußsymptomatik hervor. Auch auf die mögliche Interferenz mit Medikamenten, die womöglich an der Resorption gehindert werden, sei hingewiesen.

### 15.1.3.2 Therapie mit Gleitmitteln
Paraffinöl (Obstinol mild), Glycerol (Babylax, Glycilax)

**Wirkungsweise:** Gleitmittel üben einen Schmiereffekt aus. Sie machen den Stuhl geschmeidiger. Glycerol, als Suppositorium, Klistier oder Einlauf erleichtern die Defäkation bei eingedicktem Stuhl. Hier kommt aber auch der wasserziehende (osmotische) Effekt des Glycerols zum Tragen.

**Unerwünschte Wirkungen:** Paraffinöl führt zu Fremdkörpergranulomen, deren schädigende Wirkung auf den Organismus nicht genau bekannt ist. Eine Aspiration bei der Einnahme kann eine Aspirationspneumonie nach sich ziehen.

### 15.1.3.3 Therapie mit stimulierenden Abführmitteln
Rizinusöl (Laxopol), Bisacodyl (Dulcolax),
Natriumpicosulfat (Laxoberal), Phenolphthalein (Agarol,
Obstinol: Kombinationen mit Paraffinöl),
Anthrachinonderivate (Liquidepur, X-Prep), Cisaprid
(Propulsin), Gallensäuren

**Wirkungsweise und Anwendungsmöglichkeiten:** Bisacodyl und Phenophthalein sowie Natriumpicosulfat beeinträchtigen die Rückresorption von Elektrolyten und Wasser im Kolon, vermehren so das Volumen des Stuhls, vermindern seine Konsistenz und verstärken seine Ausscheidung. Anthrachinone und Bisacodyl aktivieren zusätzlich den Nervenplexus der Kolonwand und fördern auf diese Weise direkt die Darmmotilität. Gallensäuren beschränken – physiologisch und als Therapeutika – die Flüssigkeitsrückresorption im Kolon.

Rizinusöl verhindert die Wasserresorption schon im Dünndarm und fördert auch dort bereits die Peristaltik. Cisapride verstärkt cholinerge Effekte und wirkt sich bei der Behandlung der Obstipation hilfreich aus (s. S. 179).

**Unerwünschte Wirkungen:** Eine Schwarzfärbung der Darmschleimhaut (Melanosis coli) durch die Anthrachinonderivate ist ohne Krankheitswert. Ein aktiver Metabolit dieser Substanz kann jedoch über die Muttermilch in den Säugling gelangen und bei ihm zu Durchfall führen. Bei Laxanzien, die Anthrachinonderivate enthalten, kann sich der Urin rot färben. Wie fast alle Laxanzien beeinträchtigen auch diese, vor allem die Anthrachinone (durch die Verkürzung der Passagezeit) die Resorption von Medikamenten. Zahlreiche Präparate verursachen allergische Erscheinungen. Gerade die starken Laxanzien rufen in besonderem Maße Bauchgrimmen sowie Flüssigkeits- und Elektrolytdefizite hervor. Wegen ihrer drastischen Wirkung dürfen diese Substanzen nicht über längere Zeit eingenommen werden. Sie bleiben besonderen klinischen Situationen vorbehalten (z.B. der Vorbereitung auf Operationen oder Untersuchungen). Selbst die „physiologischen" Laxanzien sind nicht nebenwirkungsfrei: bisweilen steigen die Leberwerte an.

### 15.1.3.4 Therapie mit salinischen und osmotischen Abführmitteln

Lactulose (Bifiteral), Sorbit, Mannit, Glycerin,
Magnesiumsulfat, Natriumsulfat, Natriumhydrogencarbonat,
Natriumdihydrogenphosphat,
Natriummonohydrogenphosphat, Polyethylenglykol-
Elektrolytlösung (Golytely)

**Wirkungsweise und Anwendungsmöglichkeiten:** Bei den salinischen und osmotischen Abführmitteln handelt es sich um Stoffe, die nicht (oder nicht schnell genug) resorbiert werden können. Durch ihre Wasserbindungsfähigkeit halten sie Flüssigkeit im Lumen zurück und erzeugen einen dünnen Stuhl. Sorbit und Glycerin sowie Salze (Natriumhydrogenphosphate) stehen als Klistiere zur Verfügung und lösen harte Stuhlmassen im Rektosigmoid auf. Sorbit und Mannit lassen sich auch oral anwenden, ebenso Magnesiumsulfat und Natriumsulfat. Sie gelten bei entsprechender Dosis als drastische Abführmittel. Die Polyethylenglykol-Elektrolytlösung dient heute zumeist als Standardvorbereitung für Koloskopien und Darmoperationen. Schnell getrunken wird die Lösung kaum resorbiert; die Elektrolytzusätze halten die Elektrolytbilanz ausgeglichen. Lactulose, ein nicht resorbierter Zweifachzucker, verdünnt ebenfalls auf osmotischem Weg den Stuhl. Er senkt zudem erhöhte Blutammoniakspiegel und besitzt daher eine Zusatzindikation bei schweren Leberschädigungen.

**Unerwünschte Wirkungen:** Die Anwendung starker Abführmittel wird oft als subjektiv unangenehm, zum Teil als kolikartig schmerzhaft und durch die häufigen Stuhlentleerungen als belastend empfunden. Auf die

Folgen des Flüssigkeits- und Elektrolytentzuges (und die Notwendigkeit der Substitution) wurde schon hingewiesen. Setzt man große Flüssigkeitsmengen als Zucker- oder Salzlösung (sweet lavage, saline lavage) ein, so könnte sich, bei zu langsamer Zufuhr und nennenswerter Resorption in den Kreislauf, eine Flüssigkeitsüberladung (mit kardialer Dekompensation) einstellen. Sowohl die Zuckerlösungen (Sorbit gehört chemisch streng genommen zu den Alkoholen, biologisch zu den Zuckern) als auch die Salzlösungen schmecken nicht gut (Geschmackskorrigenzien dürfen zugesetzt werden) und können zu Übelkeit und Erbrechen führen.

### 15.1.4 Erkrankungen mit dem Leitsymptom Diarrhö

Durchfallerkrankungen (Diarrhöen) stellen das Leitsymptom für eine ganze Reihe gastrointestinaler Krankheiten dar:
– unspezifische Nahrungsmittelunverträglichkeit,
– Nahrungsmittelallergie,
– angeborene und erworbene Enzymdefekte (Lactoseintoleranz, Sprue, Morbus Whipple),
– durch Toxine (in verdorbenen Nahrungsmitteln, bakterielle) ausgelöste Diarrhö,
– durch Hormone ausgelöste Diarrhö (Karzinoid u. ä.),
– parasitär ausgelöste Diarrhö,
– infektiöse Enteritis (viral, bakteriell, durch Einzeller [Amöben]),
– nichtinfektiöse Enteritiden (Morbus Crohn, Colitis ulcerosa, Strahlenkolitis, ischämische Kolitis),
– Kurzdarmsyndrom,
– chologene Diarrhö (bei Ileumerkrankungen, nach Ileumresektionen),
– Dumping-Syndrom (nach Magenresektionen),
– Pankreasinsuffizienz,
– falsche Diarrhö bei (Tumor) Stenosen.

Diese sicher noch nicht vollständige Auflistung verdeutlicht die dringende Notwendigkeit einer ursächlichen Abklärung.
Akute Durchfallerkrankungen bessern sich oft schon nach wenigen Tagen einer Nahrungskarenz mit oralem, in schweren Fällen parenteralem Ersatz von Flüssigkeit und Elektrolyten. Auch die meisten infektiösen Enteritiden heilen unter solchen Allgemeinmaßnahmen ab. Die ursächliche Therapie richtet sich ansonsten nach der Grunderkrankung. Stoffwechseldefekte und seltene Allergien bedürfen einer diätetischen Therapie, die die unverträgliche Substanz nicht enthält.
Die allgemeine Bezeichnung für Mittel gegen Durchfall ist Antidiarrhoika.

## 15.1.4.1 Substitution von Flüssigkeit und Elektrolyten
Glucose – Natriumchlorid – Natriumcitrat – Kaliumchlorid und ähnliche Zusammensetzungen (Elotrans, Oralpädon, Saltadol)

Soweit nicht Übelkeit und Erbrechen als Zusatzsymptome vorliegen, kann der Ausgleich von Flüssigkeits- und Elektrolytverlusten durchaus auf oralem Weg erfolgen. Die entsprechenden Pulver oder Tabletten werden in abgekochtem, abgekühltem Wasser oder Tee aufgelöst und langsam schluckweise getrunken. Genügt dies nicht, so ergänzt oder ersetzt die orale Zufuhr eine Infusionstherapie. Das Allgemeinbefinden bessert sich; Kräfte für die Selbstheilung können wieder mobilisiert werden.

## 15.1.4.2 Ruhigstellung des Darmes
Opiumtinktur, Loperamid (Imodium), Diphenoxylat-Atropin (Reasec), Codein (Codicept)

**Wirkungsweise:** Bei der Diarrhö ist die Peristaltik verstärkt und die Magen-Darm-Passage beschleunigt. Morphin und seine Derivate – auch Loperamid und Diphenoxylat sind davon abgeleitet – verstärken die Darmkontraktionen, unterbrechen aber die propulsive Koordination und verlangsamen somit die Passage. Der Tonus des gesamten Darmes und speziell der des Kontinenzorgans Rektum erhöht sich. Die verlängerte Passagezeit erleichtert eine gründlichere Rückresorption von Flüssigkeit und Elektrolyten. Die Natriumchloridrückresorption wird aber auch direkt stimuliert. Bei zusätzlich starken Schmerzen bietet Codein, in schweren Fällen auch die Opiumtinktur, Vorteile.

**Unerwünschte Wirkungen:** Die reinigende Funktion des Durchfalls entfällt. Beimengungen von Blut und Schleim, Fieber über 39 °C und Diarrhödauer über mehr als 3 Tage gelten als Kontraindikationen. Bei schweren Darminfektionen mit Bakterien oder Amöben, bei Morbus Crohn und Colitis ulcerosa könnte ein Umschlagen in das Bild eines Ileus oder eines toxischen Megakolon provoziert werden; auch für diese Erkrankungen werden also opioidartige Antidiarroika nicht empfohlen. Die Möglichkeiten des Mißbrauchs der Tinctura opii liegen auf der Hand. Codein erscheint in dieser Hinsicht etwas weniger problematisch. Loperamid besitzt nur noch schwache zentrale Wirkungen: Es kann in hohen Dosen zu Übelkeit und Müdigkeit kommen. Beim Diphenoxylat-Atropin stehen als Nebenwirkungen Atropineffekte wie Mundtrockenheit im Vordergrund.

## 15.1.4.3 Bindung von Wasser
Psyllium (Mucofalk), Methylcellulose

Ähnliche Präparationen werden für die Behandlung der Obstipation angeboten. Läßt man das zusätzliche externe Flüssigkeitsangebot (wie für die Obstipationsbehandlung unentbehrlich) entfallen, so binden diese hydrophilen Stoffe Wasser und erhöhen die Konsistenz des Stuhles und lindern so Durchfallbeschwerden. (Zusätzlich binden sie Gallensalze die die Kolonmotilität fördern.) Sie reduzieren aber nicht die Flüssigkeits- und Elektrolytverluste.

#### 15.1.4.4 Bindung von Toxinen
Medizinische Kohle (Kohle-Compretten), Koalin-Pectin (Koaprompt-H), Calciumcarbonat

**Wirkungsweise:** Adsorbenzien sind Stoffe mit großer Oberfläche. Sie binden im Darm Giftstoffe und scheiden sie über den Darm aus. Ihre Wirksamkeit bei Durchfallerkrankungen wird vielfach bezweifelt.

**Unerwünschte Wirkungen:** Leider werden auch Medikamente wie z. B. Digitalispräparate an der Resorption gehindert und ausgeschieden.

#### 15.1.4.5 Unspezifische Entzündungshemmung
Tanninalbuminat (Tannalbin), Wismutnitrat – Karayagummi (Karaya Bismut), Wismutsubsalicylat

**Wirkungsweise und unerwünschte Wirkungen:** Tannin- und Wismutpräparate wirken adstringierend auf die entzündete Schleimhaut. Wismut entfaltet zudem antibakterielle Effekte und bindet Toxine und Gallensalze. Wismutpräparate gelten als geeignet zur Therapie und Prophylaxe der Reisediarrhö. Kommt es zur unerwünschten Resorption, so kann Tannin die Leber schädigen, Wismut zu einer Enzephalopathie führen. Eine Wismuttherapie sollte daher nicht länger als 8 Wochen andauern.

#### 15.1.4.6 Hemmung der Sekretion und Förderung der Absorption
Clonidin (Catapresan), Nicotinsäure (Niconacid), Verapamil (Isoptin), Acetylsalicylsäure (Aspirin), Indometacin (Amuno), Somatostatin (Stilamin), Octreotid (Sandostatin)

**Wirkungsweise und unerwünschte Wirkungen:** Alle diese Medikamente gelten als relativ neu und noch nicht als definitiv erprobt für die Indikation Diarrhöbehandlung. $\alpha_2$-Agonisten wie Clonidin stimulieren die Absorption und wurden erfolgreich eingesetzt, z. B. bei der diabetischen Neuropathie mit Durchfällen. Nicotinsäure hemmt die Sekretion und ist z. B. bei der Cholera erfolgreich zu nutzen. Calciumantagonisten fördern die Absorption und behindern die Sekretion; sie werden z. B. beim Postvagotomiesyndrom angewendet. Auch Prostaglandinsynthesehemmer wie Acetylsalicylsäure und Indomethacin beeinflussen Rückresorption und Sekretion, so daß weniger Flüssigkeit verlorengeht. Die wohl wichtigste Substanz mit diesem doppelten Wirkmechanismus stellt das Somatostatin, bzw. eine pharmakologische Abwandlung dazu dar (s. u.).

## 15.1.4.7 Behandlung der chologenen Diarrhö
Cholestyramin (Quantalan), Colestipol (Colestid)

**Wirkungsweise und unerwünschte Wirkungen:** Gelangen Gallensalze vermehrt in den Dickdarm (etwa nach einer Resektion des für die Gallensalzrückresorption zuständigen Ileums), so können sie Diarrhöen auslösen. Cholestyramin bindet Gallensäuren und verhindert die Wechselwirkung mit dem Kolon und bessert so chologene Diarrhöen. Der schlechte Geschmack stört viele Patienten erheblich. Als problematisch erweist sich bisweilen die Wechselwirkung (Resorptionsbehinderung) bei Medikamenten (z.B. Phenprocoumon, Digitalis u.a.m.).

### 15.1.4.8 Behandlung der pankreatischen Diarrhö

Eine Fermentsubstitution versucht, eine exokrine Pankreasinsuffizienz wettzumachen (s. S. 205).

### 15.1.4.9 Behandlung von Darminfektionen
Lactulose (Bifiteral)

**Wirkungsweise:** Die meisten – auch bakteriellen – Enteritiden heilen ohne Antibiotikatherapie ab. Die zur Behandlung benötigten Antibiotika sind auf Seite 264 beschrieben. Lactulose senkt den pH-Wert des Darmes ins Saure. Dies bedeutet ein ungünstiges Lebensmilieu für pathogene Darmkeime (besonders für Salmonellen). Harmlose Milchzuckerbakterien (Lactobacillus bifidus) werden begünstigt. Die laxierende Eigenwirkung beschränkt die Anwendung.

### 15.1.4.10 Behandlung der Colitis ulcerosa und des Morbus Crohn

Colitis ulcerosa und Morbus Crohn sind chronische entzündliche Erkrankungen des Darmes, manchmal begleitet von hepatobilären Erkrankungen, Arthritiden und Augenentzündungen. Die Colitis ulcerosa beschränkt sich im Darmbefall auf den Dickdarm, der Morbus Crohn kann den gesamten Verdauungstrakt, vorwiegend aber das Kolon und das Ileum („Ileitis terminalis") betreffen. Bei der Colitis ulcerosa dominieren blutige und schleimige Durchfälle; beim Morbus Crohn treten als Zusatzsymptome (manchmal als Hauptsymptome) Fistelungen und Stenosierungen auf. Schwerste Verläufe, Abszesse, Stenosen, Fisteln erfordern manchmal die chirurgische Therapie. Im wesentlichen aber fußt die Behandlung auf konservativ-medikamentösen Maßnahmen.

### 15.1.4.10.1 Lokale Entzündungshemmung: Aminosalicylate

Sulfasalazin (Azulfidine), Mesalazin (Salofalk), Olsalazin (Dipentum), Balsalazin, 4-Aminosalicylat

**Wirkungsweise und Anwendungsmöglichkeiten:** Die Aminosalicylate ähneln der Acetylsalicylsäure und hemmen wie diese die Synthese von Prostaglandinen, zusätzlich die von Leukotrienen, also von Entzündungsmediatoren. Als Fänger von Sauerstoffradikalen greifen sie in die chemischen Abläufe der Entzündungsreaktion ein. Diese Substanzen eignen sich für die Behandlung akuter Krankheitsschübe und für die Erhaltungstherapie.

**Verhalten der Medikamente im Körper:** Die Aminosalicylate wirken als Lokaltherapeutika. Mesalazin (= 5-Aminosalicylat), der eigentliche Wirkstoff, wird rasch resorbiert und abgebaut. Eine spezielle Verkapselung muß (beim Mesalazin) für eine verzögerte Freisetzung am Ort der Entzündung – im Dünndarm und tiefer – sorgen. Mesalazin eignet sich für die Colitis ulcerosa und den Morbus Crohn, für die Behandlung eines akuten Schubes und für die Rezidivprophylaxe. Beim Sulfasalazin, der ältesten und immer noch wirksamsten Substanz dieser Reihe, verhindert die chemische Verbindung mit einem Sulfonamid den vorzeitigen Abbau, beim Olsalazin der Aufbau als 5-Aminosalicyl-Doppelmolekül, beim Balsalazin die Verkoppelung mit einem Trägermolekül. Die bakterielle Spaltung im Kolon und auch schon im distalen Ileum setzt die Wirksubstanz frei. Dies gewährleistet eine gute Wirkung bei der Colitis ulcerosa und bei der Colitis Crohn, nicht aber eine ebenso sichere Wirkung beim Dünndarmbefall. Über die 4-Aminosalicylsäure liegen noch nicht genügend Angaben vor. Die Applikation von Sulfasalazin oder Mesalazin als Suppositorium oder Klysma vermeidet viele Nebenwirkungen, erreicht aber nur tiefgelegene Darmabschnitte (Proktitis, Rektosigmoiditis, linksseitige Kolitis).

**Unerwünschte Nebenwirkungen:** Viele Nebenwirkungen wie Methämoglobinämie, Anämie, Leukopenie, Agranulozytose werden dem nach der Abspaltung resorbierbaren Sulfonamidanteil zugeschrieben. Daneben treten bisweilen Fieber, Arthralgien, Hauterscheinungen, Übelkeit und Durchfall auf. Auch Fertilitätsstörungen sind (bei Männern) möglich. Bei den sulfonamidfreien 5-Aminosalicylaten treten weniger Nebenwirkungen auf, doch empfiehlt sich auch hier die Kontrolle von Blutbild, Leber- und Nierenwerten.

### 15.1.4.10.2 Systemische Entzündungshemmung: Antibiotika

Ampicillin (Pen-Bristol), Metronidazol (Clont), Ciprofloxacin (Ciprobay)

**Wirkungsweise und unerwünschte Wirkungen:** Nur selten wird man bei toxischen Verläufen (Megakolon) eine antibiotische Abdeckung benötigen. Eine Sonderrolle nimmt Metronidazol ein, mit starker Wirksamkeit vor allem im gramnegativen Bereich und einem zusätzlichen immunsuppressiven Effekt. Es wird eingesetzt beim Morbus Crohn, vor allem beim Vorliegen von Fisteln. Als Nebeneffekte treten metallischer Geschmack, Übelkeit und Neuropathien auf.

### 15.1.4.10.3 Systemische Entzündungshemmung und Immunsuppression

Betamethason (Betnesol Rectal-Instillation), Hydrocortison Rektalschaum (Colifoam), Prednisolon (Decortin), Methylprednisolon (Urbason), Mercaptopurin (Puri-Nethol), Azathioprin (Imurek), Cyclosporin (Sandimmun)

**Wirkungsweise und unerwünschte Wirkungen:** Glucocorticoide hemmen auf einer frühen Stufe (Phospholipase) die Synthese von Entzündungsmediatoren und behindern die Immigration immunkompetenter Zellen ins Entzündungsgebiet. Die Glucocortocoide besitzen einen hohen Stellenwert in der Behandlung des Morbus Crohn, da die 5-Aminosalicylate dort oft nicht überzeugen; sie gelten als Reservemedikament bei der Colitis ulcerosa (s. S. 188). Noch stärker wirken Mercaptopurin und Azathioprin, verwandt mit Zytostatika, immunsuppressiv, ebenso Cyclosporin, ein Inhibitor des Immunmediators Interleukin. Diese Medikamente bleiben – wegen ihrer bedenklichen Nebenwirkungen (s. S. 297) – schwersten Krankheitsverläufen vorbehalten.

### 15.1.5 Funktionelle Oberbauchbeschwerden

Funktionelle Oberbauchbeschwerden (ohne faßbare Ursache) sprechen oft auf Antazida oder eine anderweitige „Ulkustherapie" gut an (daher auch die englische Bezeichnung „non-ulcerative dyspepsia" = nichtulzeröse Bauchbeschwerden). Daneben kommen Prokinetika, gelegentlich Spasmolytika oder Entblähungsmittel wie Simethicon (Endo-Paractol, Lafax) in Betracht. Stets sind diätetische (Vermeidung auslösender, meist blähender Speisen), psychotherapeutische, selten psychopharmakologische Maßnahmen zu erwägen.

#### 15.1.5.1 Therapie funktioneller Darmerkrankungen, Colon irritabile, Divertikulose, Divertikulitis und Koliken

Bei den funktionellen Darmerkrankungen, aber auch bei der Divertikulose (Darmwandausstülpungen, die zur Entzündung neigen) stehen wieder zunächst eine Anpassung der Lebensweise und der Kost (in der Regel schlackenreich) bisweilen auch die psychologische Führung im Vordergrund. Günstig wirken sich oft Quellstoffe (Plantago-Samenschalen [Mucofalk], Weizenkleie) aus. Die Divertikulitis bedarf natürlich intensiverer Bemühungen: Antibiotika, Analgetika, Nulldiät, Infusionstherapie, Magensonde und chirurgische Intervention (bei Perforation oder entzündlicher Stenose) – abgestuft nach dem Schweregrad des Einzelfalls. Bei diesen Störungen spielen oft Darmspasmen eine wesentliche Rolle im Krankheitsgeschehen. Spasmolytika kommt daher große Bedeutung für die symptomatische Linderung zu. Sie gehören natürlich auch zum therapeutischen Rüstzeug gegen Koliken und Verkrampfungen anderer Hohlorgane, nicht nur des Darmes, etwa bei Gallenkoliken und Harnleiterkoliken.

### 15.1.5.1.1 Spasmolyse

Atropin, Mebeverin (Duspatal), Butylscopolamin (Buscopan), Methylscopolamin (Holopon), Methantelin (Vagantin), Propantelin (Corrigast), Papaverin (Optenyl), Moxaverin (Certonal), Nitroglycerin (Nitrolingual), Isosorbiddinitrat (Isoket), Nifedipin (Adalat), Glukagon

**Wirkungsweise und Anwendungsmöglichkeiten:** Atropin (die ursprüngliche Mustersubstanz dieser Gruppe) und verwandte Stoffe (Mebeverin, Methylscopolamin, Butylscopolamin, Methantelin, Propantelin) wirken an Muscarinrezeptoren als kompetitive Antagonisten des parasympathischen Überträgerstoffs Acetylcholin. Sie setzen den basalen Tonus der glatten Muskulatur der Abdominalorgane herab und unterdrücken Kontraktionswellen. Sie können Spasmen und Koliken beheben. Papaverin und Moxaverin relaxieren die glatte Muskulatur direkt (nicht über antivagale Effekte). Organische Nitrate (wie Nitroglycerin und Isosorbiddinitrat s. S. 97) erschlaffen nicht nur die Gefäßmuskulatur, auch Ösophagusspasmen oder Gallenkoliken lassen sich günstig beeinflussen. Der Calciumantagonist Nifedipin (s. S. 105 f) behauptet (neben seinen Kreislaufindikationen) auch einen Platz in der Therapie von Ösophagusverkrampfungen. Der physiologische Wirkstoff Glucagon relaxiert im Magendarmtrakt. Dies ist bei Ösophagusspasmen, vor allem aber bei diagnostischen Eingriffen von Nutzen.

**Verhalten der Medikamente im Körper:** Atropin wird gut resorbiert und wirkt etwa 4 Std. Die orale Verfügbarkeit für Methylscopolamin und Butylscopolamin fällt schlechter aus (die parenterale oder die rektale Applikation bieten sich oft an), die Wirkdauer liegt für Methylscopolamin bei 4, für Butylscopolamin bei 8 Std. Für Mebeverin (für die orale Anwendung) werden 8stündige Dosierungsintervalle empfohlen. Methantelin und Propantelin wirken etwa 6 Std. lang. Moxaverin wird besser resorbiert als Papaverin (und steht auch für die parenterale Anwendung zur Verfügung). Beide Substanzen können – abhängig von der Symptomatik 1- bis 3mal täglich gegeben werden. Glucagon kann nur parenteral angewandt werden.

**Unerwünschte Wirkungen:** Wegen der Mundtrockenheit und der Tachykardie haben die modernen Antimuscarinika Atropin in der Spasmolyseindikation abgelöst. Als Nebenwirkungen sind hier noch gelegentlich Akkomodationsstörungen geblieben – und die Kontraindikation Glaukom! Auch Miktionsstörungen können auftreten. Papaverin und Moxaverin relaxieren auch die Gefäßmuskulatur mit Kopfschmerzen und Blutdruckabfällen als möglichen Problemen. Glucagon erhöht (als Insulingegenspieler) die Blutzuckerwerte, doch bereitet dies, da es kaum je als Langzeittherapeutikum nötig ist, praktisch keine Schwierigkeiten.

### 15.1.5.2. Therapie von Magen-Darm-Atonie und (paralytischem) Ileus

Magen-Darm-Atonie und Darmparalysen treten häufig als Begleitprobleme schwerer Grunderkrankungen auf, z. B. bei Peritonitis, Pankreatitis, Cholezystitis, Cholangitis, Ureterkolik, Diabetesentgleisung sowie in der postoperativen Phase, besonders nach abdominellen Eingriffen. Sie überdauern die Auslösesituation und benötigen meist eine eigenständige Therapie. Auch ein mechanischer Ileus geht letztlich in einen paralytischen Ileus über. Paralytische Situationen, bisweilen auch unvollständige Obstruktionen (diese oft nur für begrenzte Zeit), sind konservativen, medikamentösen Bemühungen zugänglich. Stets gilt es zu prüfen, ob nicht ein „chirurgischer Ileus", eine Operationsindikation, bestehe. Zu den wichtigsten nichtoperativen Maßnahmen gehören:

- Therapie der Grundkrankheit,
- Ausgleich von Flüssigkeits- und Elektrolyt- sowie Säurebasenhaushalt, Eiweißsubstitution, parenterale Ernährung,
- gastrointestinale Entlastung durch eine Magen- bzw. Dünndarmsonde,
- Darmreinigung und Anregung der Peristaltik durch Einläufe,
- Schmerztherapie, besonders günstig: Periduralkatheteranästhesie (mit Ausschaltung unerwünschter vegetativer Reaktionen),
- antibiotische Abschirmung einzelfallbezogen,
- endoskopische Kolondekompression bei der Pseudoobstruktion,
- medikamentöse Anregung der Peristaltik.

#### 15.1.5.2.1 Anregung der Peristaltik im oberen Gastrointestinaltrakt

Die Dopaminantagonisten und ihre Fortentwicklungen wurden bereits besprochen (s. S. 178). Cisaprid mit einer

Wirksamkeit bis ins Kolon wäre vielleicht besonders günstig, doch fehlt bisher ein parenterales Handelspräparat.

### 15.1.5.2.2 Hemmung des Sympathikus: Sympatholytika

Dehydroergotamin (Dihydergot), Trifluperidol (Triperidol), Pindolol (Visken), Propranolol (Dociton)

**Wirkungsweise:** Katecholaminrezeptoren vermitteln am Darm eine Tonisierung von Sphinkteren. Alpha- und Betablocker lösen die Motilitätshemmung. Mögliche Nebenwirkungen gilt es, situationsgerecht gegen den erwarteten Nutzen abzuwägen: Gefäßengstellung (Dihydroergotamin), Sedierung (Trifluperidol), Bradykardie, Blutdruckabfall (Pinodolol, Propranolol).

### 15.1.5.2.3 Stimulation des Parasympathikus: Cholinergika

Methantelin (Vagantin), Betanechol (Myocholine), Carbachol (Doryl), Neostigmin (Prostigmin), Pyridostigmin (Mestinon), Distigmin (Ubretid)

**Wirkungsweise:** Acetylcholin, der Vagusüberträgerstoff, stimuliert die glatte Muskulatur des Magen-Darm-Trakts und regt die Peristaltik an. Für die therapeutische Anwendung eignet sich diese Substanz nicht (Ausnahme: lokale Anwendung am Auge), da spezifische und unspezifische Cholinesterasen sie rasch inaktivieren. Veränderungen am Mokelül (Methantelin, Betanechol, Carbachol) machen es weniger empfindlich gegen die Abbauenzyme und damit nutzbar – als Peristaltika, bei Refluxproblemen (Methantelin, Betanechol) und zur Blasentonisierung (Betanechol, Carbachol). Einen anderen Weg gehen die Cholinesterasenhibitoren: Sie blockieren den Abbau des natürlichen Überträgerstoffs; die cholinergen Impulse kommen besser zum Tragen, Blasenentleerung und Darmperistaltik werden angeregt, Ileuszustände oft durchbrochen (und auch die neuromuskuläre Übertragung an der Skelettmuskulatur – bei Myasthenia gravis oder nach Gabe von Muskelrelaxanzien in der Narkose – wird verbessert [s. S. 323]).

**Verhalten der Medikamente im Körper:** Methantelin und Betanechol stehen nur für die orale Anwendung zur Verfügung, eignen sich also für manifeste Ileuszustände nicht; Carbachol, Neostigmin, Pyridostigmin und Distigmin lassen sich sowohl oral als auch parenteral applizieren.

**Unerwünschte Wirkungen:** Leider besitzen diese Substanzen keine große Organ- und Wirkungsselektivität. Abdominelle Krämpfe, Diarrhöen und Blasenspasmen, Übelkeit und Erbrechen ergeben sich aus einer überschießenden Hauptwirkung. Durch die sekretorischen Effekte kommt es zum vermehrten Speichelfluß, und eine Ulkuskrankheit kann sich verschlechtern. Bronchokonstriktorische Wirkungen verschlechtern eine Asthmaerkrankung. Es können lästige Schweißausbrüche auftreten. Eine Gefäßdilatation bei den direkten Cholinergica führt zu Kopfschmerzen, zu Hautrötung, zu Blutdruckabfall und zu Reflextachykardie. Die Gefäßdilatation fehlt bei den Cholinesterasehemmern (da die Gefäße wohl Acetylcholinrezeptoren, kaum aber vagale Nervenendigungen besitzen); am Herzen überwiegt daher die verstärkte parasympathische Aktivität, unter Umständen mit kritischer Bradykardie und atrioventrikulärer Blockierung. Die möglichen Nebenwirkungen verlangen mithin eine vorsichtige Dosierung und eine gute Patientenüberwachung.

#### 15.1.5.2.4 Andere medikamentöse Therapieprinzipien
Panthenol (Bepanthen), Ceruletid (Takus)

**Wirkungsweise und Anwendungsmöglichkeiten:** Panthenol ist mit den B-Vitaminen verwandt und besitzt eine traditionelle Bedeutung als Peristaltikum, meist in Kombination mit Cholinergika. Ceruletid kontrahiert als Analogon zum Cholezystokinin die Gallenblase. Dies wird z. B. bei der Gallenblasendiagnostik genutzt. Schmerzhafte Koliken können ausgelöst werden. Auch die Darmperistaltik wird oft gefördert.

## 15.2 Leber- und Gallenwegserkrankungen

Häufige Erkrankungen der Leber sind die virale Hepatitis, die alkoholbedingten Lebererkrankungen und die Leberzirrhose sowie im Bereich der Gallenwege das Steinleiden. Lebererkrankungen bedürfen oft keiner speziellen Therapie, aber einer angemessenen Lebensweise; meist bedeutet dies Alkoholverzicht. Bei einer Reihe chronischer Lebererkrankungen eröffnen sich jedoch neuerdings interessante Therapiemöglichkeiten. Insbesondere die Komplikationen von Lebererkrankungen stellen eine therapeutische Herausforderung dar. Das therapeutische Spektrum reicht von medikamentösen Maßnahmen über den konservativen Eingriff (z. B. Aszitespunktion) bis zur Chirurgie, heute bis zur Lebertransplantation. Erkrankungen der Gallenwege bedürfen oft der endoskopischen bzw. internistischen oder chirurgischen Intervention, manchmal der Stoßwellenlithotrypsie und lassen sich in geeigneten Fällen auch durch Medikamente beeinflussen.

### 15.2.1 Therapieprinzipien bei akuter Virushepatitis

Der Krankheitsverlauf der akuten Virushepatitis ist, ob sie nun durch das Hepatitisvirus A, B oder das erst in jüngerer Zeit entdeckte C, durch die Superinfektion mit δ-Virus (Hepatitis D) oder anderen seltenen Viren hervorgerufen worden sei, durch Medikamente nicht entscheidend beeinflußbar (sieht man von den intensivmedizinischen Bemühungen beim fulminanten Leberversagen ab). Auf lebertoxische Substanzen – Alkohol, erst recht Drogen – muß der Patient bis zur Ausheilung, am besten noch für ein halbes Jahr danach, verzichten. Infusionslösungen zeigen keinen Nutzen, auch wenn ihre Anwendung alte therapeutische Tradition ist. Die Verordnung von sog. Leberschutzpräparaten oder Vitaminkombinationen entbehrt einer gesicherten rationalen Grundlage. Die Verordnung von Krankenhauspflege dient der genauen differentialdiagnostischen Abklärung, der besseren Isolation zur Unterbrechung von Infektketten und der frühzeitigen Erfassung und Therapie fulminanter, aggressiver Verhaltensformen.

Hyperimmunglobuline für Hepatitis A und B sollten möglichst sofort nach erkannter Exposition verabreicht werden. Ihre Schutzwirkung ist nicht vollständig. Impfstoffe für die Hepatitis B stehen zur Verfügung (Hepavax). Wie andere Impfungen wirken sie nur prophylaktisch. Die Impfung wird Personen empfohlen, die privat oder beruflich gegen Hepatitis-B-Virus exponiert sind.

### 15.2.2 Therapieprinzipien bei chronischen Hepatitiden

Virushepatitiden vom Typ B und C (vormals Non-A-non-B) (sowie D-Superinfektionen) können auch chronisch verlaufen. Man unterscheidet chronisch persistierende und chronisch aktive Formen. Daneben gibt es autoimmune Hepatitiden (der Körper bildet gegen seine eigenen Leberzellen Antikörper) mit oft besonders aggressivem Verlauf.

#### 15.2.2.1 Immunmodulation, antivirale Therapie
Interferon alpha (Roferon)

Interferon benützt der Körper selbst zur Abwehr viraler Infektionen. Diese – im Gegensatz zu Antikörpern unspezifischen – Immunmodulatoren hemmen die Viruspenetration in die Zelle, die Freilegung des Virusgenoms und die Virusreplikation oder -freisetzung. Als Hauptwirkmechanismus aber gilt die Behinderung der viralen Proteinsynthese. Zudem stimulieren Immunmodulatoren immunkompetente Zellen. Von den antiviral wirksamen Subtypen $\alpha$, $\beta$ und $\gamma$ fand das Alphainterferon Eingang in das Therapierepertoire bei chronischer Hepatitis B und C. Das Therapieziel Viruselimination erreicht man bei B-Hepatitiden oft innerhalb eines Vierteljahres; bei der C-Hepatitis bedarf es wohl eher einer langfristigen Therapie (über ein Jahr) mit niedrigeren Dosen; noch problematischer erscheinen Therapieversuche für die Hepatitis D. Nicht alle Patienten sprechen auf die Therapie an, doch wird die Spontanrate der (aufs Jahr bezogenen) Viruselimination deutlich übertroffen. Noch gibt es keine unumstößlich festgelegte Therapiemodi. Auch Fragen einer Kombinationstherapie (z. B. Corticoidvorbehandlung gefolgt von Interferon während des Corticoidentzuges) harren noch einer definitiven Entscheidung, so daß zunächst am besten Zentren in die Therapieführung eingeschaltet bleiben sollten. Näheres zum Verhalten des Medikaments im Körper und zu den Nebenwirkungen s. S. 293. Hervorgehoben seien in diesem Zusammenhang lediglich die obligaten Anstiege der Leberlaborparameter: Befallene Leberzellen werden eliminiert; eine ausreichende Leberfunktionsreserve stellt eine unabdingbare Voraussetzung für einen Therapieversuch dar.

### 15.2.2.2 Glucocorticoide

Eine gesicherte Indikation besteht bei der aggressiven Autoimmunhepatitis. In der Regel bedarf es einer Langzeittherapie – mit den bekannten Glucocorticoidnebenwirkungen. Bei der Hepatitis B geht eine Corticoidtherapie manchmal einer Interferonbehandlung voraus: Die unter dem Cortisonschutz einsetzende Virusreplikation soll für die anschließende antivirale Therapie sensibilisieren. (Ruhende Viren können vom Interferon nämlich nicht angegriffen werden.)

### 15.2.2.3 Immunsuppressiva
Azathioprin (Imurek)

In der Therapie der autoimmunen Hepatitis versucht man, durch Azathioprin Cortisonderivate einzusparen. Die Therapie der autoimmunen Hepatitis mit Cyclosporin, einem weiteren Immunsuppressivum, wird erprobt.

### 15.2.3 Medikamentöse Therapieprinzipien bei alkoholischer Hepatitis und Leberfibrose

Eine Voraussetzung jeden therapeutischen Bemühens stellt die Alkoholkarenz dar. Bei schweren akuten alkoholischen Hepatitiden erzielt eine Corticoidtherapie wahrscheinlich, aber nicht sicher, eine Verbesserung des Krankheitsverlaufs. Thyreostatika (Propylthiouracil), Glucagon und Insulin sowie Anabolika u. a. m. werden erprobt, in der Langzeittherapie z. B. Colchicin wegen seiner fibrosehemmenden Wirkung.

### 15.2.4 Medikamentöse Therapieprinzipien bei Leberzirrhose, chronischem und akutem Leberversagen

Die Leber besitzt eine große Regenerationsfähigkeit. Bei akuten schweren Leberschädigungen (fulminantes Leberversagen) gilt es daher, Zeit zu gewinnen und Stoffwechseldefekte zu überbrücken, bis die Selbstheilungskräfte zum Tragen kommen. Auch chronische Leberschädigungen und Leberzellverluste versucht der Körper regeneratorisch auszugleichen, doch nehmen schließlich bindegewebige Vernarbung (Fibrose) und eine Reduktion der Leberzellmasse, vor allem aber

Fehler beim Wiederaufbau der Leber durch das komplizierte Miteinander von Parenchym, Gefäßen und Gallenwegen überhand. (Der fehlerhafte Aufbau der Leber dient denn auch als histopathologisches Definitionskriterium der Leberzirrhose.). Als besonders kritische Aspekte eines fortgeschrittenen Leberschadens lassen sich herausstellen:

- herabgesetzte Sekretionsleistung: Anstieg von Bilirubin und Gallensäuren,
- herabgesetzte Syntheseleistung: Mangel an Eiweißen, vor allem an Albumin und Gerinnungsfaktoren,
- herabgesetzte Entgiftungsleistungen: Ammoniakanstieg, hepatische Enzephalopathie,
- portale Hypertension: Aszites, Ösophagusvarizenblutung.

An diesen Punkten setzen wichtige Therapiestrategien an. Als therapeutische Optionen stehen heute medikamentöse, endoskopische (bei Ösophagusvarizenblutung) und selbst chirurgische Methoden bis hin zur Lebertransplantation zur Verfügung.

### 15.2.4.1 Senkung erhöhter Gallensäurespiegel
Cholestyramin (Quantalan), Colestipol (Cholestabyl)

**Wirkungsweise und Anwendungsmöglichkeiten:** Als quälendes Symptom tritt bei (cholestatischen) Lebererkrankungen bisweilen ein belästigender Juckreiz auf, hervorgerufen durch die verminderte Gallensalzausscheidung über den Gallesaft in den Darm und daraus resultierende erhöhte Gallensäureblutspiegel. Geeignete Ionenaustauscher binden Gallensäuren im Darm, verhindern ihre Rückresorption im Ileum, verkleinern den Gallensalzpool und senken damit letztlich auch die entsprechenden Blutwerte. Sie bessern so den anderweitig oft therapierefraktären Pruritus.

**Praktischer Hinweis:** Über Nacht reichern sich die Gallensalze in der Gallenblase an. Die Hauptdosis, von der der stärkste Effekt erwartet werden darf, erhält der Patient daher morgens. Durch Vermengung mit Milchspeisen (z. B. Quark) läßt sich der schlechte Geschmack (vor allem des Cholestyramins) überdecken.

**Unerwünschte Wirkungen:** Wechselwirkungen mit Medikamenten können zu Resorptionsstörungen führen. Entfällt die relaxierende Wirkung der Gallensalze auf das Kolon, so kann sich eine Obstipation entwickeln. Bei zu starker Gallensalzverarmung kommt es zu Resorptionsstörungen (für Fette) und zu Durchfällen.

## 15.2.4.2 Substitution fettlöslicher Vitamine
Vitamin A, D, E, K (ADEK-Falk, Vitintra adult), Vitamin K (Konakion)

**Wirkungsweise:** Gallensalze benötigt der Mensch zur Mizellenbildung und damit zur Fettverdauung. Reicht die Sekretionsleistung dafür nicht mehr aus, so verschlechtert sich vor allen Dingen die Resorption fettlöslicher Vitamine (A, D, E, K). Sie können intramuskulär (ADEK-Falk) oder als Zusatz zu einer Fettinfusion intravenös verabreicht werden. Die intramuskuläre Gabe verbietet sich natürlich bei schlechten Gerinnungswerten (für die nicht zuletzt Vitamin K mitverantwortlich ist). Vitamin K steht zur oralen (bei einer Resorptionsstörung natürlich nicht sinnvoll, wohl aber bei Fehlernährung) und zur intravenösen Applikation zur Verfügung. Vitamin K verbessert die Gerinnungsverhältnisse natürlich nur, wenn die Leber noch in der Lage ist, Gerinnungsfaktoren zu synthetisieren.

## 15.2.4.3 Substitution von Eiweißen
Albumin (Humanalbumin 3,5 %; 20%), PPSB, Fresh frozen Plasma (FFP), Antithrombin III (Kybernin)

Die Substitution von Gerinnungsfaktoren gewinnt besondere Bedeutung bei Blutungen (Ösophagusvarizenblutung) im Rahmen einer Leberzirrhose. Die Albuminsubstitution bei schwerem Eiweißmangel verbessert oft das Allgemeinbefinden, stabilisiert die Kreislaufverhältnisse und die renale Funktion und hilft, Ödeme und Aszites auszuschwemmen. Gleichzeitig versucht man (enteral oder durch Infusionen) einen schlechten Ernährungszustand zu bessern und eine katabole Stoffwechsellage zu korrigieren.

## 15.2.4.4 Therapie der hepatischen Enzephalopathie

### 15.2.4.4.1 Ausgleich des Neurotransmitterungleichgewichts

Bei fortgeschrittenen Lebererkrankungen besteht im Serum ein Ungleichgewicht zwischen aromatischen (zyklischen) und aliphatischen (verzweigtkettigen) Aminosäuren. Dabei überwiegen die aromatischen Aminosäuren. Diese dienen im Gehirn als Vorstufen von Neurotransmittern, die dämpfend und daher sedierend, ja schlafanstoßend wirken (zur Funktion der Neurotransmitter s. S. 14). Durch Zufuhr von aliphatischen Aminosäuren läßt sich das Gleichgewicht der Aminosäuren und damit auch der Neurotransmitter wiederherstellen. Auf diese Weise wird auch die sedierende Wirkung der Neurotransmitter wieder eingedämmt.

### 15.2.4.4.2 Förderung des Harnstoffzyklus
Ornithin (Ornicetil), Arginin (Rocmalat), Ornithin-Aspartat (Hepa Merz), Arginin-Ornithin u. a. m. (Comafusin Hepar)

Ammoniak gilt als wichtiger Serummarker und wohl auch Promotor der hepatischen Enzephalopathie. Die physiologische Ammoniakelimination erfolgt durch die Bildung von Harnstoff in der Leber. Harnstoff wird dann über die Niere ausgeschieden. Durch die Zufuhr von Schlüsselsubstanzen des Harnstoffzyklus versucht man, diesen Stoffwechselweg anzuregen und so Ammoniak auszuschleusen. Die meist notwendigen hohen Dosen erreicht man eigentlich nur über die venöse Applikation (als Infusion).

### 15.2.4.4.3 Senkung der intestinalen Ammoniakproduktion und -aufnahme
Lactulose (Bifiteral), Neomycin (Neomycin), Paromomycin (Humatin)

**Wirkungsweise:** Der menschliche Körper verwertet den Zweifachzukker Lactulose nicht. Harmlose Laktobazillen ernähren sich jedoch davon, nehmen im Darm überhand und verdrängen ammoniakproduzierende Bakterien. Das Stoffwechselmilieu des Darmes verschiebt sich in den sauren Bereich; dies führt Ammoniak in das schlecht resorbierbare Ammoniumion über und hält es – zur Ausscheidung – im Darmlumen zurück.

Auch schwer resorbierbare Antibiotika (Aminoglycoside) wie Neomycin und Paromomycin beeinflussen die ammoniakproduzierende Darmflora und senken so die Amminiakproduktion. Sie wirken sich aber auch direkt auf den Dünndarm aus und senken dort die Ammoniakproduktion.

**Verhalten der Medikamente im Körper:** Beide Substanzgruppen werden oral applizierte. Lactulose eignet sich zudem als Einlauf.

**Unerwünschte Wirkungen:** Lactulose sollte einschleichend dosiert werden, um schwere Blähungen und starke Durchfälle zu vermeiden. Der stark süße Geschmack wird vielen Patienten bald lästig. Auch die oralen Aminoglycoside können Durchfälle hervorrufen. Vor allem aber muß mit einer geringen Resorption gerechnet werden. Wegen der Oto- und Nephrotoxizität verbietet sich die Langzeitanwendung.

### 15.2.4.4.4 Einflußnahme auf hemmende Neurotransmitter
Flumazenil (Anexate)

Als Teilaspekt des Coma hepaticum findet sich oft ein Anstieg des hemmenden Neurotransmitters Gamma-Aminobuttersäure (GABA). Der Benzodiazepinantagonist Flumazenil stellt sich in vielen Fällen von

Coma hapaticum diesem Überträgerstoff entgegen; der Patient klart wieder auf (s. S. 342).

### 15.2.4.4.5 Osmodiuretika
Mannit (Osmofundin)

Bei fortgeschrittenem Coma hepaticum droht ein Hirnödem. Osmodiuretika entziehen den Zellen Wasser und bringen es über die Niere zur Ausscheidung. Problematisch erscheint die Verstärkung der oft ohnedies schon vorhandenen Hyperosmolarität. Nicht immer kann die Niere bei den schwer Leberkranken adäquat ausscheiden (hepatorenales Syndrom).

### 15.2.4.5 Therapie des Aszites
Diuretika

**Wirkungsweise:** Die bindegewebig verhärtete Leber vergrößert den Widerstand im Pfortaderkreislauf. Es kommt dadurch zu einem Rückstau von Blut in die Pfortader und zu einem Austritt von Flüssigkeit in den Bauchraum. Diese Flüssigkeit nennt man Aszites. Begünstigt wird die Bildung von Aszites zusätzlich noch durch die leberzirrhosebedingte Hypoproteinämie, die den osmotischen Druck des Blutes vermindert und den Austritt von Wasser in den Bauchraum unterstützt. Häufig findet man Renin- und Aldosteronspiegel erhöht. Dies vermindert die Diurese. Mit der Gabe von Aldosteronantagonisten kann man die Diurese forcieren und den Aszites reduzieren. Die dazu geeigneten Aldosteronantagonisten sind auf Seite 96 beschrieben. Meist ist aber ein weiteres Diuretikum notwendig. Wirkt die diuretische Therapie ausreichend, so gilt als ihr Vorteil die Bewahrung des Eiweißes aus dem Aszites.

**Unerwünschte Wirkungen:** Aldosteronantagonisten verstärken die bei Leberzirrose ohnedies bisweilen auftretende Gynäkomastie (bei Männern). Diuretika greifen in den bei Leberzirrhose besonders labilen Elektrolyt- und Säure-Basen-Haushalt ein (Kalium [Aldosteronantagonisten steigernd, sonstige Diuretika senkend], Hyponatriämie), bewirken oft eine Exsikkose (sieht man von der für den Organismus nicht nützbaren Aszitesflüssigkeit ab), begünstigen eine renale Insuffizienz und können als Auslösefaktor für eine hepatische Enzephalopathie wirken. Die Aszitespunktion erlebt daher eine gewisse Renaissance. Die Aszitesretransfusion (kombiniert mit Diuretika) erfordert eine Intensivüberwachung. Als chirurgische Alternative kommt die Implantation eines peritoneovenösen Shunts in Betracht.

## 15.2.4.6 Therapie des Pfortaderhochdrucks (Ösophagusvarizen)

Terlipressin (Glycylpressin), Ornipressin (Por 8),
Nitroglycerin (Nitrolingual), Propranolol (Dociton),
Somatostatin (Stilamin)

**Wirkungsweise und Anwendungsmöglichkeiten:** Die Ösophagusvarizenblutung gilt als besonders schwere und bedrohliche Komplikation eines fortgeschrittenen Leberleidens. Als Therapie der Wahl gilt (in der akuten Phase und auch in der Sekundärprophylaxe) die endoskopische Ösophagusvarizensklerosierung. Die Kompressionsbehandlung mit Ballonsonden hat heute geringere Bedeutung; die Shunt-Chirurgie beschränkt sich auf Einzelfälle. Vasopressin, bzw. seine Abkömmlinge (Ornipressin und Terlipressin) verengen die Gefäße, besonders im Magen-Darm-Trakt, senken so den Pfortaderdruck und tragen damit oft zur Stillung einer Ösophagusvarizenblutung bei. Auch Nitroglycerin senkt den Pfortaderdruck (durch venöses Pooling) und mitigiert vor allem Nebenwirkungen der Vasopressinanaloga. Somatostatin reduziert die Durchblutung im Splanchnikusgebiet und so den Pfortaderdruck, wird aber – in dieser Indikation – kaum noch angewandt. Betablocker senken ebenfalls den portalen Druck, über eine Verminderung des Herzminutenvolumens, aber wohl auch über direkte Gefäßeffekte. Sie gewinnen eine gewisse Bedeutung in der Prophylaxe einer Varizenblutung.

**Verhalten der Medikamente im Körper:** Vasopression und seine Abkömmlinge werden parenteral appliziert, Ornipressin, wegen seiner kurzen Halbwertszeit im Dauertropf bzw. Perfusor, Terlipressin, mit einer Wirkung über Stunden, in Bolusgaben. Nitroglycerin (als Sublingualspray, als Sublingualkapsel oder im Perfusor) und die β-Blocker (zur oralen Anwendung) sind an anderer Stelle abgehandelt (s. S. 103).

**Unerwünschte Wirkungen:** Die Vasopressoren stellen die Peripherie eng, zentralisieren den Kreislauf, belasten das Herz durch die erhöhte Nachlast und reduzieren auch das Koronarlumen. Periphere Kreislaufinsuffizienz, kardiale Dekompensation, Rhythmusstörungen, Angina pectoris und Myokardinfarkt können in der Folge auftreten. (Auf die sinnvolle Kombination mit Nitroglycerin wurde bereits verwiesen.) Es reagiert zudem nicht nur auf die glatte Muskulatur der Gefäße, sondern auch auf die anderen Organe: Darmspasmen, akute Durchfälle, Erbrechen finden sich häufig, asthmoide Luftnot selten. Glycylpressin mit seiner langsameren Anflutung weist bezüglich der Nebenwirkungen Vorteile auf (doch halten diese auch entsprechend länger an). Nitrolingual kann einen kritischen Blutdruckabfall auslösen. Bei den β-Blockern schränken die zahlreichen unerwünschten Wirkungen und Kontraindikationen die Anwendung ein.

## 15.2.5 Biliäre Erkrankungen

### 15.2.5.1 Medikamentöse Therapieprinzipien bei chronisch destruierender nichteitriger Cholangitis/primäre biläre Zirrhose (CDNC/PBC), primär sklerosierender Cholangitis (PSC)

Ursodeoxycholsäure (Ursofalk)

Beide – seltenen – Gallenwegserkrankungen gelten als autoimmun geprägt, beide können in eine Zirrhose einmünden. Die CDNC nimmt ihren Ausgang an den kleinsten Gallenwegen (Kapillaren), die PSC betrifft zunächst die größeren Gallengänge.

Immunmodulierende Behandlungsstrategien (Corticoide, Azathioprin, Zytostatika, Cyclosporin) wurden für beide Erkrankungen versucht, doch überwiegen derzeit abwartende Stellungnahmen. Ursodesoxycholsäure verändert die Gallensaftzusammensetzung (es verdrängt anscheinend toxische Gallensäuren.) und zeigt günstige Wirkungen auf den Krankheitsverlauf ohne gravierende Nebenwirkungen.

### 15.2.5.2 Therapieprinzipien bei Gallensteinleiden

Nur das symptomatische Gallensteinleiden bedarf einer Therapie. Als wichtigste Erscheinungen des Steinleidens gelten: Gallenkolik, Cholezystitis, Cholestase, Choledocholithiasis, Cholangitis, biläre Pankreatitis.

Die Cholezystektomie gilt nach wie vor für die Cholezystolithiasis als die therapeutische Referenzmethode, an der andere Therapieverfahren sich messen lassen müssen. Die Möglichkeit, die Gallenblase laparaskopisch entfernen zu können, hat dem chirurgischen (bzw. endoskopisch-chirurgischen) Vorgehen weiteren Auftrieb verschafft. Dennoch besteht – vom Patienten vorgetragen, bisweilen auch nach der Einschätzung des Klinikers – Bedarf an konservativen Behandlungsmethoden: Ätherlyse (Methylterbutyläther [MTBE]) durch perkutane transhepatische Gallenblasenpunktion oder eine endoskopisch (bei einer ERCP = endoskopisch retrograde Cholangiopankreatikoskopie) plazierte nasocholezystische Sonde, orale Litholyse mit Gallensalzen, bei Bedarf vorbereitet durch eine extrakorporale Stoßwellenlithotripsie (ESWL).

Bei der Choledocholithiasis überwiegen heute – gegenüber der Operation – endoskopische Sanierungsversuche, endoskopische Papillotomie, Steinextraktion, Lithotripsie – mechanisch bis laservermittelt, bisweilen unterstützt durch die ESWL –, selten ergänzt durch die Katheterlyse mit Gallensalz-EDTA und Glyceromonooctanoat über eine nasobiläre Sonde.

### 15.2.5.2.1 Therapie von Gallenkoliken

Analgetika wie Metamizol oder Pethidin und Spasmolytika wie Methylskopolamin können Gallenkoliken meist coupieren (s. S. 191). Bei einer gleichzeitigen Cholezystitis kommen Antibiotika zum Einsatz. Zusammen mit dem Chirurgen gilt es, die Indikation für eine (Früh-) Operation festzulegen bzw. konservative alternative Konzepte zu erwägen.

### 15.2.5.2.2 Auflösung von Gallensteinen
Chenodeoxycholsäure (Chenofalk), Ursodeoxycholsäure (Ursofalk)

**Wirkungsweise und Anwendungsmöglichkeiten:** Ein Überwiegen von Cholesterin gegenüber Gallensalzen in der Gallenflüssigkeit prädestiniert zur Bildung von Gallensteinen. Chenodesoxycholsäure hemmt die Cholesterinsynthese und damit die Cholesterinausscheidung über die Galle, Ursodesoxycholsäure die enterale Cholesterinaufnahme und ebenfalls die hepatische Cholesterinsynthese; beide Substanzen verschieben also das Gleichgewicht zugunsten der Gallensäuren: Cholesterinsteine können in Lösung gehen.

**Unerwünschte Wirkungen und Grenzen der Methode:** Nur Cholesterinsteine (nicht Bilirubinsteine oder verkalkte Steine) sprechen auf die Therapie an. Große Steine (mit relativ zum Volumen kleiner Oberfläche) eignen sich nicht. Die Behandlungsdauer erstreckt sich zum Teil über ein Jahr. Häufig kommt es zu Rezidiven (die oft neue Therapiezyklen erfordern). Chenodesoxycholsäure gilt als schwach hepatotoxisch (erhöhte Leberwerte), ruft gelegentlich Diarrhöen hervor und erhöht leicht die Serumcholesterinwerte. Als Monotherapie wird Chenodesoxycholsäure daher kaum eingesetzt, durchaus aber (in reduzierter Dosis) in Kombination mit der Ursodesoxycholsäure, die Leber und Blutfette nicht ungünstig beeinflußt und deren laxierende Wirkung keine Probleme aufgibt. Ursodesoxycholsäure begegnet uns daher auch in der Monotherapie.

## 15.3 Pankreaserkrankungen

### 15.3.1 Akute Pankreatitis

Eine akute Pankreatitis stellt eine sehr ernste Erkrankung dar. Die aggressiven Enzyme dieser Drüse befähigen – einmal aktiviert – die Drüse zur Selbstverdauung, zur Nekrose, tragen die Zerstörung in die Umgebung weiter, greifen vor allem das Fettgewebe an, aktivieren Gerinnungsfaktoren (Verbrauchskoagulopathie) sowie Kinine und andere vasoaktive Wirkstoffe mit blutdrucksenkenden Eigenschaften. Hinzu kommt ein erheblicher Flüssigkeitsverlust im Entzündungsgebiet. Kreislaufdekompensation, akutes respiratorisches Versagen (ARDS) und Nierenversagen sowie diabetische Stoffwechselentgleisung drohen als systemische, gastroduodenale Streßläsionen, Ileus, Nekrose, Abszedierung, Blutung als abdominelle Komplikationen. Aus einem breiten therapeutischen Repertoire gilt es, einzelfallgerechte Lösungen zusammenzustellen:

- allgemeine Intensivüberwachung und Intensivtherapie,
- Korrektur des Flüssigkeits-, Elekrolyt- und Säure-Basen-Haushalts sowie des Kohlenhydratstoffwechsels,
- Substitution von Eiweiß- und Blutverlusten,
- parenterale Ernährung (orale Nulldiät),
- Low-dose-Heparinisierung, Korrektur von Gerinnungsstörungen,
- Therapie und Prophylaxe von Komplikationen (z.B. Beatmung, Dialyse),
- Ulkusprophylaxe (s. S. 169f),
- entlastende Magensonde,
- Therapie eines paralytischen Ileus (z.B. Periduralkatheter),
- Schmerztherapie (Pethidin, Indometacin?, Periduralkatheter),
- Antibiotika (bei Komplikationen, bei bilärer Pankreatitis),
- endoskopische Notfallpapillotomie,
- Operation (Nekrosektomie, Abszeßdrainage).

#### 15.3.1.1 Sekrethemmung
Calcitonin (Calsynar), Somatostatin (Stilamin)

**Wirkungsweise:** Calcitonin hemmt die Pankreassekretion (und die Magensekretion), stellt also das kranke Organ ruhig. Man erzielt einen rascheren Abfall der Laborwerte und eine gewisse Schmerzlinderung. Wie bei allen anderen medikamentös-spezifischen Therapieversuchen läßt sich eine eindeutige Prognoseverbesserung (Senkung der Letalität) nicht beweisen. Auch Somatostatin wird wegen seiner Sekrethemmung in der Therapie versuchsweise eingesetzt. Günstige Ergebnisse werden aus der Spätphase berichtet (z.B. Schließung von Pankreasfisteln unter Therapie).

#### 15.3.1.2 Enzymhemmung
Procain (Novocain), Natrium-Calcium-EDTA

**Wirkungsweise:** Procain hemmt die Pankreasphospholipase A. Darauf beruht wohl seine gute analgetische Wirkung bei Pankreatitis. Erste Therapieberichte liegen auch über das enzymhemmende Natrium-Calcium-EDTA vor. Der Enzyminhibitor Aprotinin (Trasylol) wurde wegen ungenügender Wirksamkeit wieder verlassen. Unzweifelhaft günstigere Verläufe lassen sich für die Enzymhemmung freilich auch mit den anderen Substanzen so wenig belegen wie für die Sekrethemmung.

### 15.3.2 Chronische Pankreatitis

Bei einer chronischen Pankreatitis lassen sich folgende Therapieziele formulieren:
- fortschreitende Organzerstörung und konsumierenden Entzündungsprozeß unterbinden,
- Schmerzen lindern,
- endokrine Insuffizienz (pankreopriven Diabetes mellitus) korrigieren,
- exokrine Insuffizienz (Verdauungsschwäche = Fermente des Pankreas werden nicht mehr gebildet und müssen deshalb ersetzt werden) beheben.

Als Basistherapiemaßnahme gilt eine angemessene Diät, vor allem aber Alkoholverzicht. Papillotomie und endoskopische Extraktion von Pankreaskonkrementen (in klinischen Studien auch die Einlage von pankreatoduodenalen Drainagen) entlasten bisweilen die Drüse. Pseudozysten lassen sich oft punktieren oder endoskopisch drainieren. Schwere Defekt- und Narbensituationen versucht der Chirurg anzugehen. Endoskopische und chirurgische Maßnahmen bewirken häufig auch eine Schmerzlinderung. Die Fermentsubstitution bessert nicht nur die pankreatische Maldigestion, sondern, da die Drüse weniger stimuliert werden muß, oft auch die Schmerzen. Physikalische Maßnahmen (Wärmeapplikation) wirken lindernd. Immer wieder benötigt man gleichwohl Analgetika, nur selten als Dauertherapie. Alternativ kommen Lokalanästhesien (Ganglion-Coeliacum-Blockade) in Betracht. Vielversprechend erscheinen auch die Ergebnisse von Behandlungsversuchen mit Octreotid (Sandostatin), einem Somatostatinanalogon (s. S. 187). Der pankreoprive Diabetes erweist sich in der Regel als insulinpflichtig und gilt als besonders labil.

#### 15.3.2.1 Fermentsubstitution
Kreon, Pankreatan, Pankreon, Panpur, Panzytrat

**Wirkungsweise:** Oral applizierbare Enzymkombinationen sollen die pankreatische Verdauungsleistung ersetzen. Sie lindern Diarrhöen und verbessern den Ernährungszustand bei exokriner Pankreasinsuffizienz. Ihre Anwesenheit im Verdauungskanal senkt die Pankreozymin-Cholezystokininspiegel, so daß das Pankreas weniger stimuliert wird. So erklärt man sich ihre „analgetischen Effekte". Eine weitere Indikation könnte sich bei einer „pankreozibalen Asynchronie" (fehlende Abstimmung von Pankreassekretion und Speisetransport, z. B. beim Billroth-II-Magen) ergeben.

**Praktische Hinweise:** Die Einnahme über die Mahlzeit verteilt, sichert die beste Durchmischung mit den Speisebrei. Der saure Magensaft inaktiviert die Pankreasenzyme. Daher sind die meisten Handelspräparate säurefest verkapselt und lösen sich erst im Dünndarm auf. Bisweilen empfiehlt sich gleichwohl die Kombination mit $H_2$-Rezeptor-Antagonisten. Einige Fermentpräparate enthalten auch Gallensalze (die die Fettverdauung verbessern sollen). Doch können Gallensalze Durchfälle auslösen.

# 16 Stoffwechselerkrankungen

## 16.1 Diabetes mellitus

Erhöhte Blutzuckerwerte kennzeichnen als herausragende Laborwertabweichung den Diabetes mellitus. Es lassen sich zwei Hauptformen unterscheiden, die in Tab. 15 aufgeführt sind.

Tabelle 15   Hauptformen des Diabetes mellitus

|  | Insulin-bedürftigkeit | Rezeptor-empfindlichkeit | Manifestations-alter | Stoffwechsel-entgleisung |
|---|---|---|---|---|
| Typ I: | primär insulinabhängig | primär gute Insulinrezeptorempfindlichkeit | Kindheit, Jugend, frühes Erwachsenenalter | Neigung zu überwiegend ketoazidotischen Entgleisung |
| Typ II: | primär nicht insulinabhängig | herabgesetzte Insulinrezeptorempfindlichkeit | reifes und höheres Erwachsenenalter | Neigung zu überwiegend hyperglykämischer Entgleisung |

Der (juvenile) Typ-I-Diabetes beruht auf einem Insulinmangel. Beim meist übergewichtigen Typ-II-Diabetiker steht dagegen eine ungenügende Rezeptorempfindlichkeit, also eine mangelhafte Reaktion der Zelle auf Insulin im Vordergrund. Hohes Kalorien- und Kohlenhydratangebot führt zunächst zu einer kräftigen Insulinantwort, zu einem Hyperinsulinismus, gegen den die Zellen schließlich abstumpfen. Erst später erschöpft sich das überbeanspruchte Pankreas.

Eine Diabeteserkrankung muß konsequent behandelt werden, um Komplikationen wie

- eine akute Stoffwechselentgleisung (Coma diabeticum),
- Gefäßschäden (Angiopathie: Arterienverschlußkrankheit, Myokardinfarkt usw.),
- Augenschäden (Retinopathie bis zur Erblindung),
- Nierenschäden (Nephropathie bis zur Dialysepflichtigkeit),
- Nervenschäden (Neuropathie -Schmerzen, Ulzera, vegetative Störungen) u. a. m.

zu vermeiden. Als Schrittmacher für Spätkomplikationen (namentlich für die Angiopathie) hat man erhöhte Glucosespiegel, aber auch den Hyperinsulinismus erkannt.

Basis der Therapie des Diabetes mellitus ist die Diät: beim Insulinmangeldiabetes (Typ I) mit dem Ziel, exogene Insulinzufuhr und Nährstoffzufuhr sowie Nährstoffbedarf genau aufeinander abzustimmen, beim Erwachsenendiabetes (Typ II) mit dem Ziel, das Idealgewicht zu erreichen, also in der Regel die Gewichtsreduktion, um so die zu versorgenden Körpermassen den Insulinreserven anzupassen und die Rezeptorsensitivität wieder herzustellen. Kann der Blutzucker durch Diät nicht hinreichend eingestellt werden, dann können orale Antidiabetika und/oder Insulin verordnet werden.

Zeigen orale Antidiabetika keine ausreichende Wirkung so muß ergänzend oder alternativ mit Insulin behandelt werden. Eine Insulinbehandlung erweist sich auch als unersetzbar bei parenteraler Ernährung, perioperativ und beim Coma diabeticum. Typ-I-Diabetiker betrachte man als absolut insulinpflichtig. Das Schema der Diabetestherapie ist in Tabelle **16** dargestellt.

Neue Therapieansätze gewinnen vielleicht schon bald an Bedeutung: immunologische Einflußnahme, transnasale Insulinapplikation, neue Pumpensysteme, Pankreas-(bzw. Inselzell-)transplantation.

### 16.1.1 Orale Antidiabetika

#### 16.1.1.1 Beinflussung der Kohlenhydratresorption
Guar (Glucotard), Acarbose (Glucobay)

**Wirkungsweise und Anwendungsmöglichkeiten:** Guar wirkt durch seine Wasserbindungsfähigkeit als Quellstoff. Es erhöht die Viskosität des Speisebreies und verzögert die Magenentleerung. Die Anflutung der

Tabelle **16**  Stufenschema zur Diabetestherapie

| Juveniler Diabetes<br>Typ I | Normalgewichtiger<br>Erwachsenendiabetes<br>Typ IIa | Übergewichtiger<br>Erwachsenendiabetes<br>Typ IIb |
|---|---|---|
|  | Diät<br>(Diät + Resorptionshemmer)<br>Diat + Sulfonylharnstoff<br>Diät + SH + Mf (+ RH)<br>Diät + Insulin (+ SH oder Mf) | Diät<br>Diät + Resorptionshemmer<br>Diät + Metformin (+ RH)<br>Diät + Mf + SH (+ RH)<br>Diät + Mf oder SH + Insulin |
| Diät + Insulin | Diät + Insulin | Diät + Insulin |

RH = Resorptionshemmer, SH = Sulfonylharnstoff, Mf = Metformin, Klammersetzungen = fakultativ

Nährstoffe erfolgt langsamer; der Blutzucker schwankt weniger stark; Bedarfsspitzen für Insulin werden vermieden. (Da durch Guar gleichzeitig Gallensäuren gebunden und mit dem Suhl ausgeschieden werden, eignet sich Guar auch für die Therapie der Hypercholesterinämie.) Acarbose verzögert als Hemmer der α-Glucosidase, eines Enzyms zur Stärkespaltung, die Kohlenhydratresorption und flacht so postprandiale Glucose- und Insulinanstiege ab. (Acarbose senkt zudem die Triglyceridwerte im Serum.) Beide Substanzen eignen sich für den Typ-I- und den Typ-II-Diabetiker (beim Typ I nur, beim Typ II häufig in Kombination mit anderen Therapieprinzipien).

**Unerwünschte Wirkungen:** Beim Quellmittel Guar kann die stärkere Füllung des Verdauungssystems zu Völle- und Druckgefühl, zu Sodbrennen, Übelkeit und Diarrhö, der bakterielle Guarabbau im Darm zu Meteorismus und Flatulenz führen. Zu einer vermehrten Darmgasbildung, selbst zu Durchfällen kommt es auch unter Acarbose, da die schlechter resorbierten Kohlenhydrate vermehrt einer bakteriellen Umsetzung anheimfallen. Beide Substanzen besitzen als alleiniges Therapieprinzip nur eine geringe blutzuckersenkende Wirkung.

### 16.1.1.2 Beeinflussung der Zellatmung (Biguanide)
Metformin (Glucophage retard)

**Wirkungsweise und Anwendungsmöglichkeiten:** Biguanide beeinträchtigen intrazellulär die Atmungskette. Dies verlangsamt die energieverbrauchende Kohlenhydratresorption aus dem Darm. Auch die energieabhängige Glukoseneubildung der Leber wird unterdrückt. Die arbeitende Muskulatur gewinnt einen größeren Teil ihrer Energie anaerob durch Glucoseabbau nur bis zum Lactat (nicht zu $CO_2$ und $H_2O$) und verbraucht wegen der unvollständigen Verbrennung mehr Glucose. Biguanide wirken auch appetitzügelnd: verminderte Nahrungsaufnahme und Gewichtsreduktion tragen zur Blutzuckersenkung bei. Als Vorzug der Therapie gilt (wie natürlich auch für die Resorptionsbeeinflussung) eine verbesserte Diabeteseinstellung, ohne eine Hyperinsulinämie zu provozieren. Metformin gewinnt daher zunehmende Bedeutung für die Therapie des Typ-II-Diabetikers, in der Monotherapie, in der Kombination mit Sulfonylharnstoffen, selbst in der Kombination mit Insulin.

**Unerwünschte Wirkungen:** Gastrointestinale Reizerscheinungen, Übelkeit, Erbrechen, Durchfälle, metallischer Mundgeschmack verschwinden nach kurzer Zeit in der Regel wieder und lassen sich durch einschleichende Dosierung meist vermeiden. Das wirklich kritische Risiko liegt in der Auslösung einer Laktatazidose. Als Kontraindikationen gegen eine Biguanidtherapie gelten daher die Niereninsuffizienz (Meformin wird renal eliminiert) und Krankheitszustände, die zur Laktatazidose prädisponieren: schwere kardiale und respiratorische Insuffizienz, Leberinsuffizienz, konsumierende Erkrankungen, ausgeprägte Arteriosklerose.

### 16.1.1.3 Stimulation der Insulinsekretion (Sulfonylharnstoffe)

Tolbutamid (Rastinon), Carbutamid (Nadisan), Glibornurid (Glutril), Glisoxepid (Pro-Diaban), Glibenclamid (Euglucon)

**Wirkungsweise und Anwendungsmöglichkeiten:** Zu den wirksamsten Stimulatoren der Insulinsekretion gehört ein erhöhter Blutzuckerspiegel; doch stumpfen die Inselzellen gegen diesen Reiz beim Diabetes allmählich ab. Die Sulfonylharnstoffe erhöhen die Glucoseempfindlichkeit des Pankreas und steigern so die Insulinsekretion. Die stärkste blutzuckersenkende Wirkung zeigt Glibenclamid. Diese Gruppe läßt sich nur beim Typ-II-Diabetes anwenden, in der Monotherapie oder in der Kombination mit Metformin (und/oder Resorptionsbremsern) oder mit Insulin.

**Verhalten der Medikamente im Körper:** Ältere Substanzen dieser Gruppe (Tolbutamid, Carbutamid) belasten den Organismus hinsichtlich der Substanzmenge bedeutend stärker als modernere Pharmaka (Glibornurid, Glisoxepid, Glibenclamid). Carbutamid weist mit etwa 40 Std. die längste Halbwertszeit auf, Glisoxepid mit etwa 2 Std. die kürzeste; für die am häufigsten eingesetzte Substanz Glibenclamid liegt sie bei etwa 10 Std., für die übrigen knapp darunter. Die biologischen Effekte halten zum Teil länger an.

**Unerwünschte Wirkungen:** Gastrointestinale Unverträglichkeiten und Diarrhöen (durch die nahe chemische Verwandtschaft mit den bakteriostatischen Sulfonamiden) betreffen vorwiegend die älteren Sulfonylharnstoffe (Tolbutamid, Carbutamid). Ähnliches gilt für Blutbildveränderungen, Hautreaktionen und Leberschäden. Eine Alkoholunverträglichkeit kann alle Sulfonylharnstoffe betreffen (am wenigsten wohl Glibornurid). Hypoglykämien treten vor allem bei den stärker wirksamen modernen Substanzen auf. Schwere Hypoglykämien können zum akuten Bewußtseinsverlust, selbst zu neurologischen Dauerschäden (Demenz) führen. Leichtere Hypoglykämien wirken appetitanregend und unterstützen den Pathomechanismus des Typ-II-Diabetes (Insulinmast). Der von dieser Medikamentengruppe namentlich initial hervorgerufene bzw. verstärkte Hyperinsulinismus gilt als ungünstig im Hinblick auf Diabetesspätkomplikationen (Angiopathie).

### 16.1.2 Insulin

**Wirkungsweise und Anwendungsmöglichkeiten:** Insulin wird in den β-Zellen des Pankreas synthetisiert und in Abhängigkeit vom Blutglucosespiegel in das Blut sezeniert. Das Insulin setzt sich als Protein aus Aminosäuren zusammen, die zwei untereinander verbundene Eiweißketten bilden. Insulin ändert die Permeabilität von Zellmembranen und ermöglicht Glucose und freien Fettsäuren den Eintritt in die Zelle. Eine Senkung des Blutzucker- und Fettspiegels ist die Folge.

Als Insuline stehen hochgereinigte Rinder- und Schweineinsuline sowie Humaninsuline zur Verfügung. Humaninsulin wird von speziell kodierten Bakterien gebildet. Es läßt sich auch durch Aminosäureaustausch aus Schweineinsulin synthetisieren. Die Aminosäurensequenz so entstandener Insuline ist mit der des Menschen identisch. Rinderinsuline führen gerade beim Typ-II-Diebetiker wegen ihrer guten Retardierbarkeit oft zu sehr gleichmäßigen Blutzuckerwerten. Doch können Rinderinsuline als Fremdeiweiß zu Antikörperbildung, zur Insulinallergie – lokal und systemisch – führen. Mit hochgereinigtem Schweineinsulin – dem menschlichen Insulin sehr viel ähnlicher – gibt es kaum immunologische Probleme. Humaninsuline gelten heute als Therapie der Wahl, zumindest bei Neueinstellung und vor allen Dingen bei sporadischer Insulintherapie (z.B. auf einer Intensivstation; sporadische Fremdinsulingabe fördert die Antikörperbildung).

**Verhalten der Medikamente im Körper:** Insulin wird für gewöhnlich subkutan injiziert (Ausnahme: Coma diabeticum, parenterale Ernährung). Als Normalinsulin (früher: Altinsulin), d.h. nicht resorptionsverzögernd präpariert, beginnt seine Wirkung nach einer Viertelstunde und hält für etwa 6 Std. an. Der Zusatz von Depothilfsstoffen (wie Protamin, Surfen, Zink) verzögert den Wirkungseintritt (auf eine halbe bis eine ganze Std.) und protrahiert die Wirkungsdauer auf 24–36 Std. (Depot- oder Basalinsulin), reduziert also die Anzahl der erforderlichen Injektionen. Gewöhnlich benötigt man, zumindest morgens (hoher morgendlicher Insulinbedarf entsprechend der Cortisoltagesrhythmik) aber doch einen schnell anflutenden Insulinanteil; folglich finden Mischungen von Normal- und Verzögerungsinsulinen (Kombinationsinsulin) praktisch am häufigsten Verwendung. Es stehen Mischungen mit Normalinsulinanteilen von 10%–50% in allen Abstufungen zur Verfügung.

**Therapieschemata:** Jedes starre Insulinschema erfordert eine entsprechend rigide Diät und erlegt eine wenig flexible Lebensführung auf. Je höher der Anteil an Verzögerungsinsulinen ausfällt, um so dringender benötigt man eigentlich eine kontinuierliche Kohlenhydratzufuhr – was letztlich keine Diät, auch mit Zwischenmahlzeiten, zu leisten vermag. Gerade für juvenile Diabetiker (Typ I) bevorzugt man daher heute eine physiologienahe Therapie mit wiederholten Normalinsulininjektionen. Andererseits besitzen (vor allem) Typ-II-Diabetiker oft noch eine ausreichende Restsekretion, um Insulinbedarfsschwankungen ausgleichen zu können, lassen sich also mit einem sehr einfachen Regime gut einstellen. Die aktuellen Therapiekonzepte lassen sich gewöhnlich einem der folgenden Muster zuordnen:

- Kombinationstherapie mit oralen Antidiabetika, meist Insulineinmalgabe.
- Konventionelle Therapie:
  - Einmalgabe: Kombinationsinsulin vor dem Frühstück
  - Zweimalgabe: Kombinationsinsulin vor dem Frühstück und vor dem Abendessen.
- Semiintensivierte Therapie: Kombinationsinsulin vor dem Frühstück, Normalinsulin vor dem Abendessen, Depotinsulin (spät 21.00/22.00 Uhr).
- Tag-Nacht-System: Normalinsulin vor den Hauptmahlzeiten, Depotinsulin spät (21.00/22.00 Uhr).
- Intensivierte Therapie: Depotinsulin morgens und spät, Normalinsulin vor den Hauptmahlzeiten.
- Pumpentherapie: Basalrate/n (meist stundenweise unterschiedlich programmierbar), Bolusgaben vor jeder Mahlzeit.

**Praktische Hinweise:** Die Diät bleibt, gerade bei der Insulintherapie die Basis der Behandlung. Die Insulintherapie erfordert eine spezielle Schulung. (Die Teilnahme an Schulungsprogrammen wäre natürlich für alle Diabetiker erstrebenswert.) Komplizierte Therapieschemata (intensivierte Therapie) machen Blutzuckerselbstkontrollen und zu errechnende Dosisanpassungen durch den Patienten selbst notwendig (kommen also nur bei guter Mitarbeit in Betracht). Injektionshilfen („pen", englisch: Federhalter, nach der Formähnlichkeit) erleichtern den Umgang mit dem Insulin, die Dosiseinstellung und die Applikation. Besonders betagte Patienten benötigen jedoch gleichwohl oft die Unterstützung durch Angehörige, Altenpfleger, Kranken- und Gemeindeschwestern.

**Warnhinweis:** Bei herkömmlichen („Spritzen"-)Insulinen entspricht 1 ml gewöhnlich 40 Einheiten, bei Pen-Insulinen 1 ml jedoch 100 Einheiten! Verwechslungen dürfen nicht vorkommen (z.B. Aufziehen von Pen-Insulin bei Pen-Defekten in eine übliche Insulinspritze – mit dann nicht mehr zutreffender Skalierung!).

**Unerwünschte Wirkungen:** Überschießende Wirkungen mit Unterzuckerung (Hypoglykämie) lassen sich, rechtzeitig erkannt, oft durch Zusatzbroteinheiten, besonders schnell über zuckerhaltige Flüssigkeiten auffangen. (Bei der Gabe von Flüssigkeiten dürfen „feste" Kohlenhydrate nicht entfallen; der „Flüssigzucker" fällt meist auch schnell wieder ab.) Bei hypoglykämischer Bewußtlosigkeit stehen als Soforthilfe durch Angehörige Glucagonspritzen zur intramuskulären und subkutanen Applikation zur Verfügung. Glucagon hebt den Blutzuckerspiegel durch Mobilisierung des Leberglycogendepots an. Anschließend müssen diese Depots natürlich durch Kohlenhydratzufuhr wieder aufgefüllt werden. Der Arzt wird bei ernsten Hypoglykämien intravenös Glucoselösungen applizieren. Neurologische Dauerschäden oder gar Todesfälle durch Hypoglykämien sind glücklicherweise sehr selten (akzidentiell, suizidal).

Um eine Allergisierung gegenüber Rinder- und Schweineinsulin zu vermeiden und auch wegen geringer Wirkungsunterschiede dürfen Rinder-, Schweine- und Humaninsulin nicht willkürlich gewechselt werden. Doch verschwinden Fremdspeziesinsuline ja ohnedies immer mehr aus der Therapie.

An den Injektionsstellen kann das subkutane Fettgewebe atrophieren oder hypertrophieren oder sich verhärten; kaum je entstehen Nekrosen oder Ulzerationen. Die Patienten sollen angewiesen werden, die Injektionsstellen nach einem festen Schema zu wechseln. Auch von den lokalen Effekten her erweisen sich Humaninsuline als vorteilhaft.

Unter einer (neu begonnenen oder verbesserten) Insulintherapie kann es zu einer passageren Flüssigkeitsretention und zu Ödemen kommen. Schwankungen im Wassergehalt der Linse führen zu vorübergehenden Sehstörungen, die den Patienten unnötig beunruhigen.

Veränderte klinische Situationen verlangen oft nach einer Anpassung der Diabetes-, speziell der Insulintherapie, um Probleme, die dann nicht dem Insulin zugeschoben werden sollten, zu vermeiden.

**Ausblick:** Die Insulinpumpentherapie ermöglicht die wohl exakteste Stoffwechselführung. Doch werden ihr weitere technische Verbesserungen erst zu einem Durchbruch verhelfen müssen. Herkömmliche Pumpen werden mit Gurtsystemen getragen. Doch lassen sich Pumpen auch subkutan implantieren und – ähnlich einem Herzschrittmacher – von außen programmieren und natürlich von Zeit zu Zeit durch die Haut anpunktieren und füllen. Dies erhöht die Bequemlichkeit der Methode. Üblicherweise erfolgt die Insulinabgabe auch bei einer Pumpe in die Subkutis. Die intravenöse Insulinabgabe reagiert noch schneller auf die Stoffwechselerfordernisse, doch läßt sich bisher noch keine genügende Langzeitverträglichkeit von venösen Zugängen garantieren. Jede Insulintherapie beginnt – unphysiologisch – in der Peripherie, bringt also einen gewissen peripheren Hyperinsulinismus mit sich – anders als die pankreatische Insulinabgabe in die Pfortader mit dem Hauptinsulineffekt in der Leber und dem Beginn des Insulinabbaus schon bei der ersten Leberpassage. Pumpen mit intraperitonealen Kathetern reagieren fast ebenso schnell wie intravenöse Systeme und liefern ihr Insulin physiologieähnlich über portale Gefäße. Doch gibt es noch technische Probleme. Wunschtraum eines jeden Diabetologen bleibt vorerst die sich selbst regulierende blutzuckergesteuerte Pumpe: Bisher fehlen jedoch über längere Zeit stabile Sensorsonden.

Gearbeitet wird auch an anderen Applikationswegen für das Insulin: Der transnasale Weg dürfte bald als Alternative offenstehen. Auch spezielle Zubereitungen für die orale Applikation werden entwickelt. Neue Wege eröffnen vielleicht Insulinvarianten (andere Aminosäuresequenz), wie sie die Gentechnologie zur Verfügung stellen wird.

### 16.1.3 Diabetisches Koma

Zucker hat eine osmotische Wirkung. Ist der Blutzucker erhöht, so zieht die Glucose im Blut Wasser aus dem extrazellulären Gewebe in den Intravasalraum und scheidet es über die Niere aus. Das Wasserdefizit beim Patienten im diabetischen Koma beträgt im Mittel 5–6 l. Die Bluteindickung läßt sich durch einen erhöhten Hämatokrit nachweisen.

Obwohl der Blutzuckerspiegel erhöht ist, fehlt es den Zellen wegen des Insulinmangels an Zucker, so daß sie auf Lipolyse und den Abbau von Fettsäuren umschalten. Beim Abbau von Fettsäuren entstehen Ketonkörper, die eine Senkung des pH-Wertes bewirken. Folge der pH-Verschiebung und diabetesbedingter Diurese wiederum ist ein intrazellulärer Kaliummangel, der zu Arrhythmien und Muskellähmungen führen kann. Aus diesen pathophysiologischen Vorbemerkungen sind die Prinzipien der Therapie eines diabetischen Komas ableitbar.

#### 16.1.3.1 Intravenöse Zufuhr von Insulin

Da im diabetischen Koma die periphere Durchblutung nicht sicher gewährleistet ist, muß Insulin intravenös zugeführt werden. Bewährt hat sich eine kontinuierliche Low-dose-Insulintherapie mit 2–12 I.E. Std.

Durch diese Form der Insulinapplikation werden Bolusinjektionen von 100 I.E. Insulin in der 1. Std., 100 I.E. in der 2.–4. Std., wie früher praktiziert, entbehrlich.

#### 16.1.3.2 Flüssigkeitssubstitution

Unter Kontrolle der Kreislaufparameter Blutdruck, Puls und zentraler Venendruck wird die fehlende Flüssigkeit ersetzt. Die Infusionslösung sollte aus NaCL 0,9% bestehen. Natriumbicarbonat wird substituiert, bis der pH-Wert bei 7,2 liegt. Die Infusion von Glucoselösungen wird notwendig, sobald die Blutglucosespiegel unter 200 mg% sinken, eine noch verbliebene Ketoazidose aber weiterhin hohe Insulindosen erfordert. Damit wird auch der Verlust an freiem Wasser ausgeglichen. Die Infusionsgeschwindigkeiten orientieren sich an den Kreislaufparametern.

### 16.1.3.3 Substitution von Kalium

Die beschleunigte Ausscheidung und die Abgabe von Kalium in den Extrazellulärraum führen meist zu einem massiven Kaliumabfall in der Zelle. Dieser Kaliummangel muß zügig ausgeglichen werden. Um den Kaliumspiegel im Blut von 2,5 auf 4,5 mmol anzuheben, benötigt man bis zu 400 mmol Kaliumchlorid. Eine Substitution bis zu 400 mmol Kaliumchlorid/Tag ist oft notwendig. Die höchsten Kaliumdosen (bis 80 mmol/Std.) werden in den ersten 2 Std. notwendig, wenn Azidosekorrektur und einsetzende Insulinwirkung zur Kaliumumverteilung in die Zelle führen.

## 16.2 Störungen des Fettstoffwechsels: Hyperlipidämien

Fette begegnen uns hauptsächlich als Cholesterin und Triglyceride. Der Organismus benötigt Fette als Energieträger und als Baustoffe (z.B. in Membranen). Ein erhöhter Blutfettspiegel, insbesondere hohe Cholesterinwerte, gelten als wichtiger Risikofaktor einer vorzeitigen Arteriosklerose, namentlich der Koronarien, also einer koronaren Herzkrankheit, eines Myokardinfarktes. (Exzessiv hohe Triglyceridwerte können akute Pankreatitiden auslösen.) Für den Transport im wäßrigen Medium Blut bilden die Fette mit Proteinen charakteristische Formationen, die Lipoproteine. Sie liegen in unterschiedlicher Dichte vor und können in unterschiedlicher Weise erhöht sein (Abb. 26).

Cholesterineinlagerungen in die Gefäßwand als Promotor der Arteriosklerose gehen auf das Low-density-Lipoprotein (LDL) zurück, während die High-density-Lipoproteine (HDL) eine gewisse Klärfunktion wahrnehmen. Die Cholesterinverteilung auf LDL- und HDL-Proteine bestimmt daher jeweils wesentlich das Arterioskleroserisiko einer Fettstoffwechselstörung mit (Abb. 27).

Die Hyperlipoproteinämien lassen sich einteilen in sekundäre Formen (etwa bei Übergewicht/Überernährung, Diabetes, Alkoholkonsum, Einnahme oraler Kontrazeptiva, Hypothyreose, Nephropathien) und primäre, genetisch determinierte Formen.

Im Vordergrund der therapeutischen Maßnahmen stehen die Korrektur auslösender Bedingungen (s.o.) sowie diätetische Bemühungen und die Anregung allgemein gesundheitsfördernden Verhaltens (Bewegung, Sport). Dazu gilt es, weitere kardivaskuläre Risikofaktoren abzubauen durch: Nikotinverzicht, Blutdruckeinstellung, Diabeteseinstellung.

# 216 Spezielle Arzneimittellehre

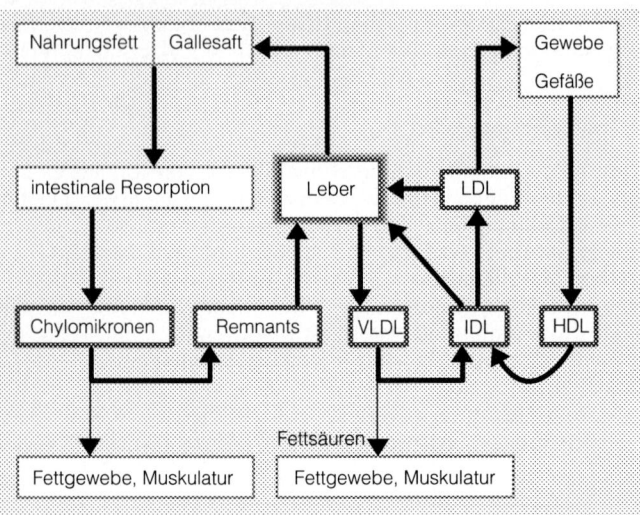

Abb. 26 Schematische Darstellung des Lipoproteinstoffwechsels.
HDL = High-density-Lipoprotein (hohe Dichte): entlastet Gewebe und Gefäße von Fett-/Cholesterinablagerungen.
IDL = Intermediate-density-Lipoprotein (mittlere Dichte).
LDL = Low-density-Lipoprotein (geringe Dichte).
VLDL = Very-low-density-Lipoprotein (sehr geringe Dichte).
Remnants: Lipoproteinreste.
Chylomikrone: triglyceridreiche Resorptionslipoproteine.

### 16.2.1 Hemmung der HMG-CoA-Reduktase

Lovastatin (Mevinacor), Mevastatin, Simvastatin (Zocor, Denan), Pravastatin (Liprevil, Pravasin)

**Wirkungsweise und Anwendungsmöglichkeiten:** Die Hydroxy-Methyl-Glutaryl-Coenzym-A-(HMG-CoA)-Reduktase kontrolliert als ein Schlüsselenzym den Cholesterinaufbau. Die Hemmung dieses Enzyms – und damit der hepatischen Cholesterinsynthese – gleicht eine gesteigerte Enzymsynthese zwar teilweise wieder aus, doch erhöht sich dabei gleichzeitig die Zahl der LDL-Rezeptoren (für die alternative Nutzung von Blutcholesterin) und damit der hepatische Abbau dieses besonders atherogenen (arteriosklerosefördernden) Lipoporteins. Auch IDL-Proteine (LDL-Vorläufer) nimmt die Leber besser auf und verarbeitet sie. Die HMG-CoA-Reduktase-Hemmer eignen sich für primäre und sekundäre Hypercholesterinämien, namentlich für schwere Formen.

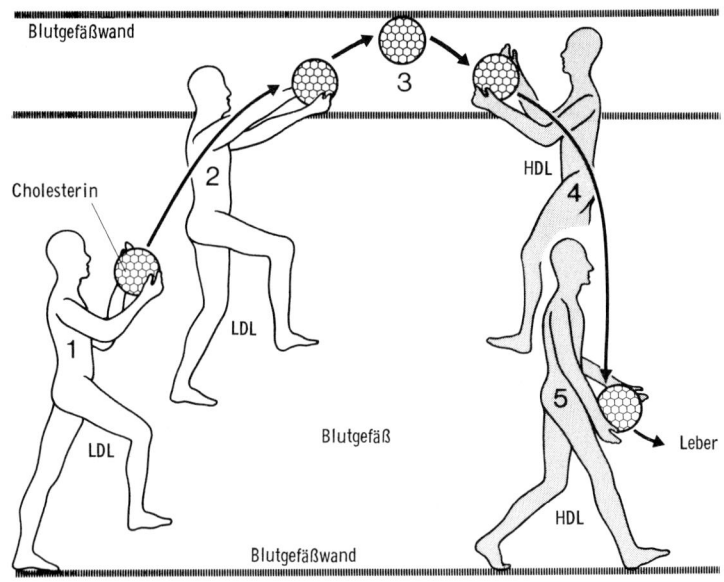

Abb. 27  Vorstellung über den Cholesterintransport durch die Lipoproteine LDL und HDL. ① + ②. LDL transportiert Cholesterin und lagert es in der Gefäßwand ab. ③. HDL nimmt das abgelagerte Cholesterin auf ④ und trägt es zur Leber ⑤, wo es abgebaut wird.

**Unerwünschte Wirkungen:** Zu den bisweilen geäußerten Beschwerden gehören gastrointestinale Unverträglichkeit, Kopfschmerzen und Hauterscheinungen. Ein Anstieg der Leberlaborparameter nötigt gelegentlich zum Absetzen dieser Substanzen. Der Anstieg von Muskelenzymen deutet glücklicherweise nur selten auf eine echte Myopathie, die sich dann aber bis zur bedrohlichen Rhabdomyolyse (Muskelauflösung mit Nierenversagen) fortentwickeln kann. Auch auf die Entwicklung einer Katarakt sollte geachtet werden. Die modernen Vertreter dieser Gruppe weisen weniger Nebenwirkungen auf.

### 16.2.2 Hemmung der Gallensalzreabsorption

Cholestyramin (Quantalan), Colestipol (Cholestabyl), Neomycin (Bykomycin)

**Wirkungsweise und Anwendungsmöglichkeiten:** Cholestyramin, ein nicht resorbierbares, hochmolekulares Harz, hält Gallensalze fest, verhindert ihre intestinale Reabsorption, unterbricht ihren enterohepatischen Kreislauf und fördert ihre Ausscheidung mit den Fäzes. Die Gallensalzblockade beeinträchtigt sogar ein wenig die Cholesterinresorption. Im wesentlichen jedoch gleicht der Körper dieses funktionelle Gallensalzdefizit aus, indem er verstärkt Cholesteringerüste in Gallensäuren umformt. Für die Cholesterinbereitstellung bedient sich die Leber in höherem Maße als sonst über eine Vermehrung der LDL-Rezeptoren beim Blutcholesterin: die LDL-Cholesterinspiegel sinken – wie gewünscht. Colestipol wirkt gleichartig. Beide Substanzen wirken nur auf die Hypercholesterinämie günstig. Die Kombination mit HMG-CoA-Reduktasehemmern erweist sich als besonders effektiv (da unter Cholestyramin und Colestipol die Aktivität der HMG-CoA-Reduktase zunimmt). Neomycin, ein Antibiotikum, bildet mit Gallensalzen Komplexe und wirkt damit ähnlich wie die Harze.

**Unerwünschte Wirkungen:** Die Austauscherharze führen oft zu Obstipation, Völlegefühl und Übelkeit und besitzen einen unangenehmen Geschmack. Triglyceride, aber auch Leberwerte können ansteigen. Selten sieht man hyperchlorämische Azidosen. Bei hoher Dosierung können Durchfall und Fettstuhl auftreten. Die Resorption vieler Medikamente wie von Digitalispräparaten, Thiaziden, Antibiotika, Corticosteroiden und Thyroxin wird beeinträchtigt. Austauscherharze wirken ebensowenig wie HMG-CoA-Reduktase-Hemmer bei der homozygoten Form der familiären Hypercholesterinämie, da hier LDL-Rezeptoren nicht gebildet werden können.

Neomycin wird nur sehr wenig resorbiert, doch läßt sich eine Oto- und Nephrotoxizität, wie sie den Aminoglykosiden eigen ist, in der Langzeitanwendung nicht ausschließen. Diarrhö und Malabsorption treten als weitere Nebenwirkungen auf.

### 16.2.3 Hemmung der Cholesterinresorption
Sitosterin (Sito-Lande)

**Wirkungsweise und Anwendungsmöglichkeiten:** Sitosterin, ein pflanzliches Sterol, ähnelt dem Cholesterin. Es wird selbst nicht resorbiert und behindert auch die Cholesterinresorption. Es eignet sich für Patienten mit Hypercholesterinämie, die sehr empfindlich auf Nahrungscholesterin reagieren.

**Unerwünschte Wirkungen:** Selten kommt es zu Übelkeit und Erbrechen. Die mild laxierende Wirkung bereitet keine Probleme.

## 16.2.4 Beschleunigung des Lipoproteinabbaus
Clofibrat (Regelan), Bezafibrat (Cedur), Fenofibrat (Lipanthyl), Etofibrat (Lipo-Merz), Gemfibrozil (Gevilon)

**Wirkungsweise und Anwendungsmöglichkeiten:** Clofibrat und verwandte Wirkstoffe (Fibrate) steigern die Aktivität der Lipoproteinlipase und beschleunigen damit den VLDL- und IDL-Abbau; so senken sie in erster Linie die Triglyceride. Wahrscheinlich hemmen diese Substanzen auch die hepatische VLDL-Synthese und beschleunigen – neben dem peripheren – den hepatischen Abbau von VLDL; so erklärt man sich eine leichte Senkung von LDL-Cholesterin. Das prognostisch günstigere HDL-Cholesterin steigt eher an; Gemfibrozil soll die Synthese des zugehörigen Proteins („Apolipoprotein") steigern. Insgesamt eignet sich diese Medikamentengruppe vorwiegend für die Behandlung von Hypertriglyzeridämien oder für gemischte Hyperlipoproteinämien (am besten: Typ III nach Frederickson).

**Unerwünschte Wirkungen:** Beim peripheren Abbau von VLDL entstehen IDL und LDL. Reichen hepatischer VLDL-Abbau bzw. Synthesehemmung nicht aus, so kann LDL sogar ansteigen. Dies nötigt zu einer kritischen Therapieüberwachung. Die Fibrate vermindern die Cholesterinumwandlung in Gallensäure und fördern die biläre Cholesterinausscheidung. So können sich Cholesteringallensteine bilden. Zu den gelegentlich beobachteten Nebenwirkungen gehören abdominelle Schmerzen, Übelkeit und Durchfall, zu den seltenen Nebenwirkungen Hautausschläge, Haarausfall, Sehstörungen, Gewichtszunahme, Impotenz, Leukopenie, Anämie, Muskelschmerzen und -entzündungen. Die modernen Fibrate haben die „Muttersubstanz" Clofibrat etwas aus der Therapie verdrängt.

## 16.2.5 Hemmung der Lipoproteinsynthese
Nicotinsäure (Ronicol)

**Wirkungsweise und Anwendungsmöglichkeiten:** Die Substanz hemmt die Lipolyse im Fettgewebe und die hepatische Veresterung von Fettsäuren zu Triglyceriden. Es ergeben sich eine herabgesetzte VLDL-Produktion und verminderte Spiegel für die Tochtersubstanzn IDL und LDL. Eine erhöhte Aktivität der Lipoproteinlipase steigert zudem den VLDL-Abbau. Das günstige HDL steigt leicht an. Die Senkung der Triglyceride fällt deutlicher aus als die des Cholesterins.

**Unerwünschte Wirkungen:** Nicotinsäure erweitert die Gefäße: Blutdruckabfall und kurzfristige Hautrötungen können – gehäuft in den ersten Wochen – auftreten (Flush), es wurden jedoch auch dauerhafte Hyperpigmentierungen beobachtet. Acetylsalicylsäure, eine halbe Stunde vor der Nicotinsäure appliziert, mildert die Flush-Erscheinungen. Die gastrointestinalen Unverträglichkeiten umfassen Erbrechen,

Durchfall, Ulkusprovokation. Eine Kontrolle der Leberlaborwerte (schädigende Wirkung auf die Leber), des Blutzucker- und Harnsäurespiegels (Verschlechterung von Glucose- und Harnsäuremetabolisierung) ist angebracht. Die subjektiv unangenehmen Nebenwirkungen schränken die Verwendung der Substanz ein.

### 16.2.6 Stoffwechselsteigerung
D-Thyroxin (Dynothel)

**Wirkungsweise:** Schilddrüsenhormone steigern den Stoffwechsel und in diesem Rahmen auch den Fettabbau. D-Thyroxin stellt ein Spiegelbild (Isomer) des physiologischen Schilddrüsenhormons L-Thyroxin dar – mit eingeschränkter Hormonwirksamkeit – und begünstigt den Lipoprotein-(LDL)-Abbau.

**Unerwünschte Wirkungen:** Tachykardie, Angina pectoris, Schweißneigung, Gewichtsverluste, Schlafstörungen sind erklärbare, einer Hyperthyreose ähnelnde, bedenkliche unerwünschte Wirkungen. Die Substanz wird nicht mehr empfohlen.

### 16.2.7 Antioxidation
Probucol (Lurselle)

**Wirkungsweise:** Probucol schützt LDL gegen eine Oxydierung und bewahrt damit die Gefäßwand vor dem ersten Schritt der in die Fettanreicherung führt. Diesem Mechanismus kommt für die Gefäßprotektion wahrscheinlich größere Bedeutung zu als der geringe cholesterinsenkende Effekt, der zudem vor allem das prognostisch günstigere HDL-Cholesterin betrifft.

**Unerwünschte Wirkungen:** Als Nebenwirkungen sieht man bisweilen Diarrhö, abdominelle Schmerzen, Übelkeit, Blähungen, Parästhesien, angioneurotische Ödeme. Die Substanz kann im Tierversuch ventrikuläre Arrhythmien auslösen.

### 16.3. Gicht

Harnsäure ist ein Stoffwechselprodukt aus Kernbausteinen und intrazellulären Botenstoffen. Bei der primären Gicht fällt durch einen Stoffwechseldefekt vermehrt Harnsäure an; bei der sekundären Gicht entsteht durch einen vermehrten Zellabbau (z.B. Leukämie, Zytostatikatherapie) oder durch eine verminderte Harnsäureausscheidung (z.B. Alkoholkonsum, viele Diuretika) ein erhöhter Harnsäurespiegel. Harnsäure kann auskristallisieren, in Gichtknoten („Tophi"), in der Gelenkflüssigkeit – und dabei höchst schmerzhafte Gichtarthritisattacken in den Harnwegen hervorrufen und zum

Harnsteinleiden führen, aber auch ohne Konkrementbildung eine Nierenschädigung bewirken (Gichtnephropathie). Patieten mit erhöhten Harnsäurewerten berät man diätetisch: purinarme Kost, kalorienreduzierte Kost (Übergewicht prädestiniert zur Gicht. Aber: Auch bei rascher Gewichtsreduktion steigen die Harnsäurewerte an), Alkoholverzicht. Einer medikamentösen Behandlung bedürfen symptomatische Patienten, in der Regel solche mit Gichtarthritiden. Eine prophylaktische medikamentöse Therapie erhöhter Harnsäurewerte empfiehlt sich bei Tumorleiden und Zytostatika- oder Strahlentherapie.

### 16.3.1 Therapie des akuten Gichtanfalls
#### 16.3.1.1 Leukozytenhemmung und Schmerzbekämpfung
Colchicin (Colchicum dispert)

**Wirkungsweise und Anwendungsmöglichkeiten:** Harnsäure lagert sich im Bindegewebe ab und diffundiert in die Gelenkflüssigkeit. Erreicht die Harnsäure eine hohe Konzentration, so fällt sie als Urat(Harnsäure)kristall aus. Einwandernde Leukozyten phagozytieren die Kristalle. Dabei freigesetzte Enzyme verstärken die Entzündungsreaktion; der zunehmende Lactatanfall begünstigt den Harnsäureausfall; der Teufelskreis schließt sich und führt zur allmählichen Gelenkdestruktion. Colchicin greift fibrilläre zelluläre Mikrotubuli an. Es stört so die Funktion der mitotischen Spindel und behindert die Zellteilung der Leukozyten (Nebenwirkungen!). Es beeinträchtigt so vor allem die – mikrotubilianhängige – Leukozytenwanderung zum Entzündungsherd, unterbricht also die zerstörerische Reaktionskette, besitzt aber keine unmittelbare analgetische Wirkung.

**Verhalten des Medikaments im Körper:** Colchicin wird über den Magendarmtrakt gut resorbiert. Serumspitzenkonzentrationen finden sich nach 0,5–2 Std. Entsprechend wird Colchicin bei akuten Attacken alle 1–2 Std. verabfolgt, bis die Schmerzen sistieren oder Nebenwirkungen auftreten. Colchicin unterliegt dem enterohepatischen Kreislauf und wird größtenteils über den Darm ausgeschieden, was einige Nebenerscheinungen erklärt.

**Unerwünschte Wirkungen:** Colchicin führt zu einer Schädigung der Darmschleimhaut mit den Folgen Übelkeit, Erbrechen, Diarrhö, abdominelle Schmerzen, Erscheinungen, die zu einer Therapiepause nötigen. In höheren Dosen kommt es zu Nierenschädigungen und Lähmungen. Beobachtet wird auch eine passagere Leukopenie; bei chronischer Anwendung besteht die Gefahr einer Agranulozytose, einer Anämie, einer Myopathie (Muskelerkrankung) und Alopezie (Haarausfall).

Deshalb bleibt das Medikament beschränkt auf die Anfallsbehandlung und die niedrigdosierte Überbrückungstherapie bis zur Wirksamkeit von Harnsäuresynthesehemmern und Urikosurika.

### 16.3.1.2 Prostaglandinsynthesehemmung
Indometacin (Amuno)

**Wirkungsweise:** Indometacin (und verwandte Stoffe) hemmen die Synthese der entzündungs- und schmerzmodulierenden Prostaglandine und können so auch Gichtsymptome kupieren. Viele Prostaglandinsynthesehemmer können freilich durch Konkurrenz um die renale Ausscheidung die Harnsäurespiegel erhöhen. Nähere Auskunft zu diesen Medikamenten gibt das Kapitel 18 (S. 234).

### 16.3.2 Therapie der Gicht im Intervall

#### 16.3.2.1 Hemmung der Harnsäuresynthese (Uricostatika)
Allopurinol (Zyloric, Oxypurinol)

**Wirkungsweise und Anwendungsmöglichkeiten:** Allopurinol hemmt ein wichtiges Enzym in der Produktionskette der Harnsäure, was zu einem erniedrigten Harnsäurespiegel führt. Dies erlaubt den Abbau von Uratdepots und reduziert nach einiger Zeit das Risiko, Gichtanfälle zu erleiden. Auch im harnableitenden System fallen die Uratkonzentratioen ab. Es bilden sich keine neuen Harnwegsuratsteine mehr und eine Gichtnephropathie schreitet nicht weiter fort. Alopurinol eignet sich für primäre und sekundäre Gichtformen.

**Unerwünschte Wirkungen:** Zu den unerwünschten Nebenwirkungen gehören Hautreaktionen, Übelkeit, Erbrechen, Schwindel, Kopfschmerzen sowie Leukopenie und Leberschäden. Bei fallendem Harnsäurespiegel werden Harnsäureablagerungen (Gichttophi) abgebaut; es können dabei lokal erhöhte Harnsäurekonzentrationen auftreten, die Gichtanfälle verursachen in der laborchemischen Besserungsphase! Auf die Möglichkeit einer zeitlich befristeten niedrigdosierten Colchicingabe überlappend mit der Intervalltherapie wurde bereits verwiesen.

#### 16.3.2.2 Förderung der Harnsäureausscheidung über die Nieren (Uricosurika)
Benzbromaron (Narcaricin), Sulfinpyrazon (Anturano)

**Wirkungsweise und Anwendungsmöglichkeiten:** Harnsäure wird über die Niere ausgeschieden. Ein Teil dessen, was die Niere über das Glomerulum filtriert und tubulär sezerniert, wird in den Nierentubuli wieder rückresorbiert. Benzbromaron und Sulfinpyrazon hemmen die Rückresorption der Harnsäure; sie wird deshalb vermehrt ausgeschieden. Die Serumharnsäurespiegel sinken, die Uratdepots schmelzen ab (mit dem gleichen Anfallsrisiko wie beim Allopurinol). Primäre und sekundäre Gichtformen eignen sich für diese Therapie.

**Unerwünschte Wirkungen:** Diese Therapie setzt eine ausreichende Nierenfunktion voraus. Die Urinharnsäurekonzentration nimmt zumindest zu Beginn der Therapie zu: Eine Gichtnephropathie und ein Uratsteinleiden gelten daher als wenig geeignete Indikation. Eine Alkalisierung des Harns mit Kalium-Natrium-Hydrogen-Citrat (Uralyt U) unterdrückt den Ausfall von Harnsäure und fördert ihre Ausscheidung. Unterstützend wirkt eine große Trinkmenge, die die Urinproduktion forciert.

# 17 Erkrankungen endokriner Organe: Therapie mit Hormonen und hormonantagonistische Therapie

Hormone regulieren, in Zusammenarbeit mit dem organsteuernden vegetativen Nervensystem, als Botenstoffe durchwegs über den Blutweg den Stoffwechsel des Organismus. Die häufigste Störung (bzw. Überlastung) der endokrinen Regulation, der Diabetes mellitus, wurde wegen seiner so hervorstechenden Auswirkungen auf den Stoffwechsel, namentlich den Kohlenhydratstoffwechsel, bei den Stoffwechselstörungen besprochen.

## 17.1 Schilddrüsenerkrankungen

Die Schilddrüsenhormone Trijodthyronin (mit 3 Jodatomen) und Thyroxin (Tetrajodthyronin mit 4 Jodatomen) bestimmen das Stoffwechsel- und Aktivitätsniveau des Körpers, seinen Energie- und Wärmehaushalt sowie die vegetativen Voraussetzungen dafür (nervliche Erregbarkeit, Verdauungsaktivität, Herz-Kreislauf-Leistung). Von den Schilddrüsenerkrankungen sind die Schilddrüsenvergrößerung (Struma), die Schilddrüsenunterfunktion (Hypothyreose) und die Schilddrüsenüberfunktion (Hyperthyreose) einer medikamentösen Therapie zugänglich. Wichtige Ergänzungen im therapeutischen Repertoire steuern die Chirurgie (Strumaresektion, Adenomentfernung, Tumorchirurgie) und die Nuklearmedizin (Radiojodtherapie) bei.

### 17.1.1 Medikamentöse Therapie der Struma
Kaliumjodid (Thyrojod 200), Natriumjodid Strumex
L-Thyroxin (Euthyrox, L-Thyroxin)

**Wirkungsweise:** Enthalten Nahrung und Trinkwasser (in Jodmangelgebieten) nicht genügend Jod für den Aufbau von Schilddrüsenhormonen oder vermag die Schilddrüse bei einer Jodfehlverwertung das angebotene Jod nicht optimal zu nutzen, so können Schilddrüsenhormone nicht ausreichend gebildet werden; d. h. der Feed-back-Mechanismus, der Regelkreis, ist unterbrochen. Diesen Mangel registriert die Hypophyse, die die Aktivität der Schilddrüse kontrolliert (Abb. **28**). Sie treibt die Schilddrüse unentwegt zu gesteigerter Aktivität, indem sie thyreoidea-

Erkrankungen endokriner Organe 225

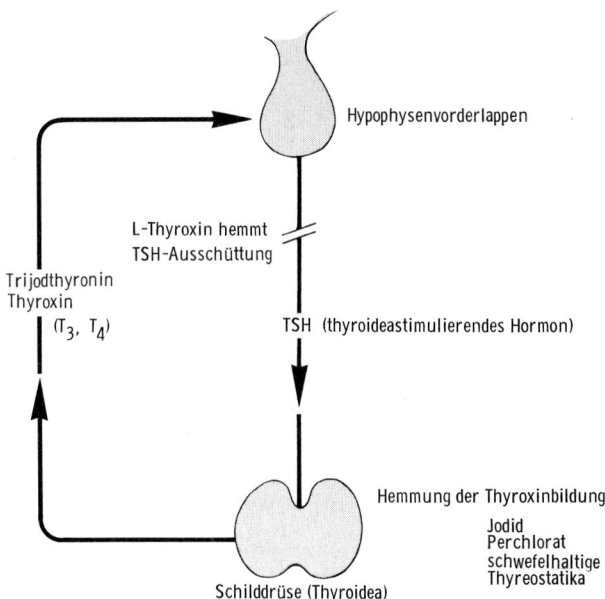

Abb. 28 Feed-back-Mechanismus zur Kontrolle der Schilddrüsenfunktion und seine medikamentöse Beeinflussung.

stimulierendes Hormon (TSH) ausschüttet. Dieses TSH bewirkt eine Zellvermehrung der Schilddrüse; die Schilddrüse nimmt an Größe (Struma) und Leistung (d. h. die Euthyreose bleibt meist aufrechterhalten) zu. Das medikamentöse Jodangebot bessert die Versorgung der Schilddrüse und erleichtert die Hormonproduktion. Die Hypophyse drosselt die strumigene TSH-Produktion; die Struma wächst nicht weiter und verkleinert sich oft wieder. Auch die Zufuhr von Schilddrüsenhormonen macht die TSH-Stimulation der Schilddrüse überflüssig, unterbricht also den strumafördernden Regelkreis und erlaubt eine langsame Strumaschrumpfung. Große Strumen mit Kompressionseffekten oder malignomverdächtige Knoten gehören natürlich in die Hand es Chirurgen.

**Unerwünschte Wirkungen:** Jodangebot im Überfluß kann eine latente Hyperthyreose (z. B. bei autonomen, also nicht auf die Regulationsmechanismen reagierenden Knoten in der Schilddrüse) manifest werden lassen. Erst recht ruft eine Überdosierung von Schilddrüsenhormonen eine Hyperthyreose hervor. Andererseits darf nur von einer genügend hoch dosierten Therapie ein Effekt – meist im Laufe von Wochen bis Monaten – erwartet werden.

### 17.1.2 Medikamentöse Therapie der Hypothyreose

L-Thyroxin (Euthyrox, L-Thyroxin), Trijodthyronin-Thyroxin (Novothyral), Trijodthyronin (Thybon forte)

**Wirkungsweise:** Nach Sicherung der Diagnose „Hypothyreose" muß unverzüglich mit der Substitution des Schilddrüsenhormons begonnen werden. Durch Unterfunktion der Schilddrüse und Mangel an Schilddrüsenhormonen können im Kindesalter Intelligenzdefekte und Wachstumsrückstände entstehen, die nicht mehr korrigierbar sind. Auch beim Erwachsenen beeinträchtigt eine Hypothyreose häufig geistige Leistungsfähigkeit, Psyche und Allgemeinzustand erheblich. Bei schwersten Hypothyreosen bestehen Hypothermie, Kreislaufschwäche und Koma. Beim Erwachsenen beginnt die Substitutionsbehandlung mit niedrigen Dosen, die langsam gesteigert werden; bei betagten und kardial vorgeschädigten Patienten ist besonders vorsichtig zu dosieren. Bei schwersten Hypothyreosen („Myxödemcoma") gilt es, vordringlich einen gleichzeitig bestehenden Cortisolmangel zu sublimieren; erst dann setzt die Schilddrüsennormaltherapie ein.

**Verhalten der Medikamente im Körper:** Schilddrüsenhormone werden bei oraler Zufuhr gut resorbiert. Reine $T_4$(Thyroxin)-Präparate vermeiden Hormonspitzeneffekte besser als trijodthyroninhaltige Kombinationen. Die längere Halbwertszeit des Thyroxins sorgt zudem für gleichmäßigere Wirkspiegel. Der Körper kann Thyroxin in Trijodthyronin umwandeln (ein $T_3$-Magel entsteht bei einer $T_4$-Substitution also nicht). Trijodthyronin als Monosubstanz benötigt man manchmal diagnostisch (selten bewußt als rasch abklingendes Therapeutikum). Parenterale Präparationen stehen auf Anfrage zur Verfügung, gelten aber wegen ihrer raschen (zu raschen) Anflutung als problematisch.

**Unerwünschte Wirkungen:** Der Stoffwechselumschwung belastet zunächst den Organismus, insbesondere das Herz-Kreislauf-System: Herzinsuffizienzsymptome können sich verschlimmern, eine Koronarinsuffizienz als Angina pectoris, Rhythmusstörung oder gar Infarkt manifest werden.

### 17.1.3 Medikamentöse Therapie der Hyperthyreose

Die Schilddrüsenhormone verstärken die Wirkung der Streßhormone Adrenalin und Noradrenalin. Bei erhöhter Schilddrüsenfunktion sind Tachykardie, Unruhezustände und Schweißausbrüche die Folge.

Sedation und Sympathikusblockade durch β-Blocker unterstützen die eigentliche thyreostatische Therapie, die dann zum Ziel hat, die Produktion von Schilddrüsenhormonen zu unterbinden. Medikamente, die die Schilddrüsenproduktion hemmen, nennt man Thyreostatika.

Wegen ihrer Nebenwirkungen erscheint die Thyreostatikatherapie als Dauerbehandlung nicht unproblematisch. Die Radiojodtherapie (also eine Art Bestrahlungsbehandlung durch radioaktives, in der Schilddrüse angereichertes Jod) empfiehlt sich für viele Patienten als Therapie der Wahl. Daneben behauptet die Schilddrüsenchirurgie (vor allem wenn es sich um eine gutartige Vergrößerung der Schilddrüse handelt) ihren Platz.

Zur Behandlung der thyreotoxischen Krise gehört neben den intensivmedizinischen und den angedeuteten spezifischen Maßnahmen wieder die Cortisolgabe. Über eine früh einzusetzende Radiojodtherapie oder eine Frühoperation entscheide man im Einzelfall.

### 17.1.3.1 Hemmung der Jodaufnahme
Natriumperchlorat (Irenat), Fluoborat

**Wirkungsweise und Anwendungsmöglichkeiten:** Ionen von einer dem Jod ähnlichen Größe – wie Perchlorat – hemmen die Jodaufnahme in die Schilddrüsenzelle. Natriumperchlorat besitzt entsprechende Bedeutung, vor allem zur Abschirmung der Schilddrüse bei ungeklärtem Verdacht auf Hyperthyreose oder bei latenter Hyperthyreose und unvermeidlicher Jodbelastung (durch nicht vermeidbare Röntgenkontrastmitteluntersuchungen).

**Unerwünschte Wirkungen:** Als wichtigstes Bedenken gegen eine breite Anwendung ist die Gefahr herauszustellen, eine aplastische Anämie auszulösen.

### 17.1.3.2 Hemmung der Hormonausschüttung
Jodid (Lugolsche Lösung)

**Wirkungsweise und Anwendungsmöglichkeiten:** In hoher Dosierung hemmt Jod die Abgabe von Thyroxin und Trijodthyronin aus der Schilddrüse. Es besteht ein gewisser TSH-Antagonismus. Eine Hemmung der Hormonsynthese besitzt demgegenüber weniger Bedeutung. Eine Dauertherapie ist nicht möglich, da Escape-Phänomene auftreten. Als Indikationen bieten sich daher nur die Vorbereitung von Thyroidearesektionen und die Kupierung thyreotoxischer Krisen an. Die vorherige Gabe von Schilddrüsenhormonsytheshemmern (vom Typ des Thiamazols) bietet sich an, um eine Jodverwertung zur Hormonsynthese sicher auszuschließen. Bei jodinduzierten Krisen gilt die Wirksamkeit als schlechter.

**Unerwünschte Wirkungen:** Unerwünschte Wirkungen sind Jodakne und Schleimhautreizungen. Die Steigerung der bronchialen Sekretion (früher zur Mukolyse genutzt) kann die Atemwege geradezu „überschwemmen". Unverträglichkeitsreaktionen können vital bedrohlich ausfallen (Larynxödem). Die Lugolsche Lösung darf nicht unverdünnt eingenommen werden: sie ist übelschmeckend und ätzend und sollte mit Wasser stark verdünnt verabfolgt werden.

### 17.1.3.3 Hemmung der Hormonsynthese

Thiamazol (Favistan), Carbimazol (Neo-Morphazole), Propylthiouracil (Propycil), Methylthiouracil (Thyreostat)

**Wirkungsweise und Anwendungsmöglichkeiten:** Diese Gruppe der Thyreostatika unterbindet den Einbau von Jod in das Schilddrüsenhormongerüst und hemmt den Zusammenschluß zweier Molekülringe zum fertigen Hormon. Die lange Halbwertszeit von Thyroxin und die in jeder Schilddrüse angelegten Hormonvorräte lassen eine Anlaufzeit von etwa 2 Wochen bis zu einer befriedigenden Wirkung erwarten.

**Verhalten der Medikamente im Körper:** Die schwefelhaltigen Thyreostatika werden bei oraler Applikation gut resorbiert. Die üblichen Dosen hemmen die Hormonsynthese über 6–12 Std. (hohe Dosen bis 24 Std.), so daß sich in schwereren Fällen eine Dosisteilung empfiehlt. Thiamazol liegt auch zur parenteralen Applikation vor.

**Unerwünschte Wirkungen:** Allergische Hauterscheinungen sind die häufigsten Nebenwirkungen von Thyreostatika. Die Granulozytenzahl kann durch schwefelhaltige Thyreostatika vermindert werden; ebenso wurde in selteneren Fällen von einer allergischen, toxischen Agranulozytose berichtet. Unter Agranulozytose versteht man den Verlust aller Granulozyten, die für die Abwehrfunktion des Körpers von großer Bedeutung sind. Ihr Fehlen ebnet den Weg zu Infektionen.

Die Dosisfindung fällt oft nicht leicht. Bei einer Überdosierung verstärken sich nicht nur die Nebenwirkungen, es entwickeln sich natürlich auch eine Struma und eine Hypothyreose.

## 17.2 Therapie mit hypothalamischen und hypophysären Hormonen

Hypothalamus und Hypophyse steuern als zentrale Endokrinorgane mit übergeordneten Hormonen und Releasing-Faktoren den Hormonhaushalt und die peripheren Hormondrüsen.

**Adrenocorticotropes Hormon ACTH** (Corticotropin [Acethropan], Tetracosactid [Synacthen Depot]) vertritt selten eine Glucocortidoidtherapie. Eher schon besitzt die Substanz Bedeutung in der Differentialdiagnose von Nebennierenrindenfunktionsstörungen.

**Somatotropin,** das Wachstumshormon (Genotropin) korrigiert, vor dem Abschluß der Wachstumsphase, einen hypophysären Minderwuchs (Wachstumshormonmangel).
Bei der Akromegalie (mit einem wachstumshormonproduzierenden Hypophysentumor) senken – sofern chirurgische Maßnahmen nicht möglich erscheinen – Bromocryptin (Pravidel) und schwächer auch Serotoninantagonisten die Somatotropinspiegel. Vielversprechend verlaufen erste Behandlungen mit Octreotid, einer Abwandlung des physiologischen Somatotropingegenspielers Somatostatin.

**Gonadotropine** wie Choriogonadotropin und Urofollitropin (follikelstimulierendes Hormon) beheben in geeigneten Fällen Fertilitätsstörungen der Frau und Zyklusunregelmäßigkeiten. Bei männlichen Kindern beziehungsweise Heranwachsenden fördert Choriogonadotropin das Herabwandern des Hodens (Descensus testis) bei Kryptorchismus oder es wird bei verzögerter Pubertät (Pubertas tarda) eingesetzt.

**Vasopressin-Adiuretin (ADH)** aus dem Hypophysenhinterlappen kontrahiert die Gefäße und schränkt die Diurese ein. Zu pharmakologischen Zwecken bevorzugt man eher eine Trennung dieser beiden Effekte. Terlipressin (Glycylpressin) betont die Gefäßengstellung und unterstützt oft die Therapie blutender Ösophagusvarizen (s. S. 201). Desmopressin (Minirin) begrenzt die Urinproduktion und die Symptomatik eines zentralen Diabetes insipidus (ADH-Mangel). Es eignet sich auch zur transnasalen Applikation. Vasopressin (Pitressin) steht nur für die parenterale Anwendung im engeren Sinne zur Verfügung und besitzt – wegen seiner starken Vasokonstriktorwirkung – die Indikation einer ergänzenden Therapie bei Ösophagusvarizenblutung.

**Oxytocin** (Orasthin) verstärkt die Wehentätigkeit und besitzt entsprechende Indikationen in der Geburtshilfe. Neben der intravenösen, der intramuskulären und der intramuralen Anwendung kommen auch die transbukkale (Pitocin buccal) und die intranasale (Sybtocinon Spray) Applikation in Betracht.

**Bromocriptin,** ein Antagonist des Prolaktins (das die Brustdrüse stimuliert), hilft bei Stillproblemen, bzw. beim Abstillen, bei Galaktorrhö (Milchfluß), bei bestimmten Zyklus- und Fertilitätsstörungen, aber auch, außerhalb der Gynäkologie bei der Akromegalie und – unabhängig vom Hormonhaushalt – beim Morbus Parkinson.

**Releasing-Hormone** (aus dem Hypothalamus) stimulieren die Abgabe von hypophysären Hormonen:

*LH-/ICSH-(luteotropes Hormon/interstitielle Zellen stimulierendes Hormon)-Releasing-Hormon* wird in seiner Wirkung nachgeahmt von Buserelin (Suprefact pro injectione, nasal), Goserelin (Zoladex Implantat), Leukoprorelin (Carcinil), Triptorelin (Decapepdyl). Es wird hauptsächlich eingesetzt beim hormonsensiblen fortgeschrittenen Prostatakarzinom. Für Gonadorelin (Kryptocur, Lutrelef), ein weiteres LH-Releasing-Hormon, gelten als Hauptindikation der hypothalamische Hypogonadismus (verzögerte Pubertät, Hodenhochstand, gestörte Spermatogenese, gestörte Reifung des Ovarialfollikels).

## 17.3 Therapie mit Steroidhormonen

Steroidhormone besitzen ein gemeinsames Grundgerüst. Abwandlungen an Randbereichen des Moleküls entscheiden über die Wirksamkeit als Glucocorticoid, als Mineralocorticoid, als Androgen, Östrogen oder Gestagen. Die Nebennierenrinde produziert hauptsächlich Gluco- und Mineralcorticoide, in geringeren Mengen aber auch Geschlechtshormone; die Keimdrüsen stellen vorwiegend Androgene bzw. weibliche Geschlechtshormone her.

### 17.3.1 Glucocorticoide

Für die Substitutionstherapie bei Nebennierenrindeninsuffizienz (Morbus Addison) bevorzugt man das natürliche Hormon Hydrocortison, für häufigere immunmodulierende und entzündungshemmende therapeutische Absicht stehen zahlreiche Abwandlungen zum physiologischen Grundstoff zur Verfügung (S. 293).

### 17.3.2 Mineralcorticoide

Aldosteron (Aldocorten), Fludrocortison (Astonin H)

Häufig kommt man bei der Nebennierenrindeninsuffizienz sogar ohne einen Ersatz für die Mineralocorticoide aus. In schweren Fällen und in kritischen Situationen kann man auf das natürliche Aldosteron oder auf ein „künstliches" Mineralocorticoid zurückgreifen. Fludrocortison besitzt daneben noch die Indikation schwere konstitutionelle Hypotonie (S. 134).

### 17.3.3 Östrogene und Gestagene, Antiöstrogene und Antigestagene

Diese Substanzen werden hauptsächlich in der Frauenheilkunde eingesetzt. Weibliche Geschlechtshormone haben darüber hinaus Bedeutung in der Therapie der Osteoporose der Frau und in der Onkologie (z.B. Prostatakarzinom).

Das Antiöstrogen Tamoxifen (Nolvadex) unterstützt oft die Behandlung des Mammakarzinoms. Mifepriston, ein Antigestagen, wird eingesetzt, um in der Frühschwangerschaft (in Kombination mit Prostaglandinen) einen Abort einzuleiten.

### 17.3.4 Antikonzeptiva

**Wirkungsweise:** In den Antikonzeptiva vom Sequenztyp liegen Östrogen- und Progesteronderivate in jener Weise kombiniert vor, die dem natürlichen Zyklus entspricht. In der ersten Zyklushälfte werden Östrogene eingenommen, in der zweiten Zyklushälfte Östrogene kombiniert mit Progesteron (z. B. Ovanon).

Ovulationshemmer vom Kombinationstyp dagegen enthalten während des gesamten Zyklus Östrogen- und Progesteronderivate beim einstufigen Kombinationstyp in konstanter Dosierung beider Hormone, beim zweistufigen Kombinationstyp in unterschiedlicher Dosierung des Gestagenanteils (Beispiele für einstufige Präparate vom Kombinationstyp: Eugynon, Microgynon; Beispiel für zweistufige Präparate vom Kombinationstyp: Sequilar, Sinovula).

Eine weitere Möglichkeit, eine Konzeption zu verhindern, sind niedrige Gestagendosen (Minipille), die, ununterbrochen eingenommen, den Zervikalschleim verändern (z. B. Exlutona) (Abb. **29**). Der Gynäkologe empfiehlt zunächst ein Kombinationspräparat mit möglichst niedrigem Östrogen- und Gestagenanteil (Mikropille). Nur bei Zwischenblutungen sollte auf ein Präparat mit mehr Östrogenen oder auf ein Sequenzpräparat übergegangen werden.

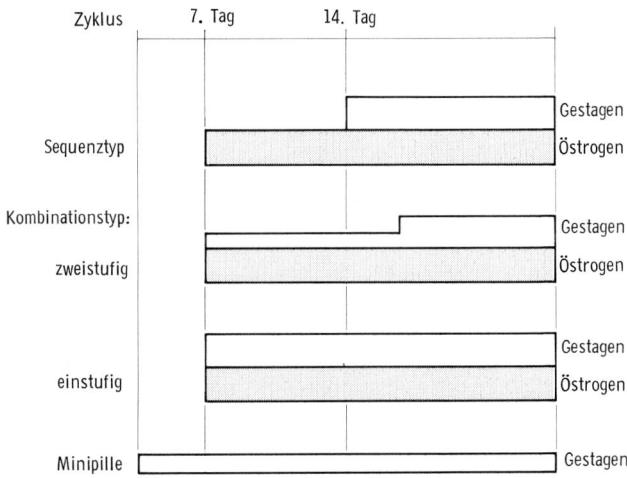

Abb. **29** Hormongehalt von verschiedenen Antikonzeptivatypen.

Bei unregelmäßigem Zyklus ohne Eisprung oder Unverträglichkeit von Östrogenen kann die Minipille indiziert sein. Ein Konzeptionsschutz ist nur dann gewährleistet, wenn die „Pille" täglich eingenommen wird. Medikamente, die mit Östrogen interagieren oder Diarrhöen hervorrufen, mindern die Sicherheit. Die Minipille sollte möglichst immer zur gleichen Stunde (max. Abweichung 3 Std!) eingenommen werden.

**Unerwünschte Wirkungen:** Mit einer verkürzten und schwächeren Regelblutung als Folge der antikonzeptionellen Therapie muß gerechnet werden. Dafür verschwinden die Schmerzen bei der Periode meist. Manchmal klagen die Frauen über Übelkeit, Mißempfindungen in der Brust, Magenbeschwerden, Schwindelgefühle, Kopfschmerzen, Stimmungsschwankungen und Libidoverlust. Dies sind jedoch Beschwerden, die sich nach längerer Einnahme der Pille mindern. Weiterhin können Blutdruckanstieg, Gewichtszunahme und Wasserretention vorkommen.

Verboten sind Kombinations- und Sequenzpräparate bei erhöhtem Blutdruck, Auftreten von anhaltendem oder wiederholtem Kopfschmerz, Thromboseneigung (Krampfadern!), Nicotinabusus (> 10−20 Zigaretten/Tag) und Brustkrebs.

Es gilt heute als gesichert, daß die Pille zwar keinen Krebs erzeugt, jedoch bei vorhandenem Brustkrebs dessen Wachstum beschleunigt.

### 17.3.5 Androgene und Anabolika

Testosteronundecanoat (Andriol), Testolacton (Fludestrin), Mesterolon (Proviron), Testosteronpropionat (Testoviron); Nandrolon (Deca-Durabolin), Metenolon (Primobolan), Clostebol (Steranabol)

**Wirkungsweise und Anwendungsmöglichkeiten:** Androgene bewirken beim Fetus eine männliche Entwicklung. Sie steuern in der Pubertät den Wachstumsschub mit schlußendlichem Wachstumsstillstand, die Entwicklung der Geschlechtsmerkmale und die sexuelle Reifung. Sie fördern Libido, Potenz und Fertilität. Sie steigern die Blutbildung und vermehren die Muskelmasse. Androgene korrigieren einen Mangel an männlichen Hormonen bei angeborener oder erworbener Keimdrüsenschwäche (z.B. Zustand nach schwerer Orchitis, traumatische Kastration). Sie wirken sich günstig bei manchen hypoplastischen Anämien aus. Und sie sollen bei schweren Schwächezuständen den Aufbau der Muskulatur fördern. Hier versprechen Anabolika („Aufbaupräparate") eine geringere Beeinflussung des Fortpflanzungssystems bei guter Muskelzuwachsrate. Dies erklärt ihre traurige Beliebtheit als – verbotene! – „medikamentöse Unterstützung" des Sporttrainings. Der muskelaufbauende Effekt bei schweren auszehrenden Grunderkrankungen dürfte eher unbedeutend ausfallen; diese Indikation erscheint also zweifelhaft. Des weiteren wenden manche Therapeuten Androgene für die Onkologie an (z. B. Mammakarzinom).

**Verhalten der Medikamente im Körper:** Testosteron und verwandte Medikamente werden gut resorbiert. Pharmakologische Abwandlungen gegenüber dem physiologischen Hormon müssen diese Substanzen gegen einen raschen hepatischen Abbau (First-pass-Effekt) schützen; oder sie sorgen für eine verzögerte Resorption und ermöglichen so eine intramuskuläre Depotgabe.

**Unerwünschte Wirkungen:** Als am wenigsten problematisch erweist sich die korrekt dosierte Substitutionstherapie. Die Trennung von Sexualhormonwirkung und Muskelanabolie ließ sich bisher nicht in gewünschtem Maße erreichen. Virilisierende (vermännlichende) Effekte beeinträchtigen die Anwendung bei der Frau. Doch können vor allem Wesens- und Verhaltensstörungen (wie etwa Aggressivität) natürlich auch Männer betreffen. Hohe Dosen männlicher Hormone wandelt der Organismus in Östrogene um, so daß eine paradoxe Feminisierung (Gynäkomastie) vorkommen kann. Eine Rückkopplungshemmung („negatives Feed back") für den Regelkreis der Sexualhormone supprimiert (vor allem bei hohen Dosen) die Geschlechtsfunktionen und bewirkt sogar Infertilität (Unfruchtbarkeit). Leberschädigungen bis hin zu Tumoren faßt man als toxische Nebenwirkungen auf.

### 17.3.6 Antiandrogene
Cyproteronacetat (Androcur), Flutamid (Fugerel)

Antiandrogene sollen das Triebverlangen dämpfen (problematische Indikation in der Sexualpsychiatrie). Sie können Androgenisierungserscheinungen bei der Frau abmildern. Sie finden manchmal in der Palliativtherapie des Prostatakarzinoms Verwendung.

# 18 Erkrankungen des Bewegungsapparates

## 18.1 Entzündliche und degenerative Erkrankungen der Knochenverbindungen und der Weichteile
P. Schroedl

Unter der Bezeichnung „rheumatische Erkrankungen" werden verschiedene, klinisch abgrenzbare, entzündliche Erkrankungen zusammengefaßt, die sich vorwiegend am Bewegungsapparat manifestieren. Weiterhin haben die dem rheumatischen Formenkreis zugeordneten Erkrankungen lokalisierte Entzündungen an Muskeln und Gelenken gemeinsam. Ihre Ursache ist vielfältig und häufig unbekannt. Bei einem Teil der rheumatischen Erkrankungen sind pathologische Immunreaktion und Infektion gesichert, während die Ursache anderer chronischer rheumatischer Entzündungen in einer Autoimmunkrankheit gesehen wird.

Ein nachfolgender Auszug aus der von der internationalen Liga gegen den Rheumatismus entworfenen Klassifikation mag das Spektrum rheumatischer Krankheitsbilder andeuten:

1. Entzündliche Gelenkerkrankungen: rheumatisches Fieber, chronische Polyarthritis, Bechterewsche Erkrankung.
2. Degenerative Gelenkerkrankungen: Arthrose, Chondrose, Spondylose, Spondylarthrose.
3. Weichteilrheumatismus: Muskelrheumatismus (Myogelosen, Muskelhartspann), Tendinitis, Tendovaginitis, Bursitis, Periarthritis, Neuritis, Neuralgie.

Antirheumatika sind Medikamente, die am Ort der Erkrankung die entzündliche Reaktion unterdrücken können (antiphlogistische Wirkung). Solche Antirheumatika, auch Antiphlogistika genannt, sollen die verschiedenen Formen des Entzündungsgeschehens, wenn nicht vollends unterdrücken, so doch abschwächen. Da gleichzeitig der Schmerz und die damit verbundene Funktionsminderung Symptome der Entzündung sind, geht die antiphlogistische Wirkung mit einer Verminderung des Schmerzes und mit einer Zunahme des Bewegungsausmaßes einher. Für eine derartige Behandlung sind vier große Gruppen von Antirheumatika vorhanden:

1. Nichtsteroidale Antiphlogistika (z. B. Salicylate, Indometacin, Phenylbutazon, Arylessigsäure- und Arylpropionsäuregruppe).
2. Glucocorticoide (Nebennierenrindensteroide).

3. Basistherapeutika (Chloroquin, Goldpräparate, D-Penicillamin).
4. Immunsuppressiva (Cyclophosphamid, Azathioprin).

### 18.1.1 Nichtsteroidale Antiphlogistika

#### 18.1.1.1 Acetylsalicylsäure (Aspirin)

**Wirkungsweise:** Acetylsalicylsäure (ASS) ist ein Salicylat mit schmerzstillender, entfiebernder und antientzündlicher Wirksamkeit. Sie hemmt die Synthese von Prostaglandinen, denen eine Rolle bei der Entstehung von Entzündungen mit damit verbundenen Schmerzen zugeschrieben wird.

Salicylate werden oft zur Behandlung von Kopf- und Zahnschmerzen sowie zur Senkung des Fiebers bei banalen Infekten verabreicht. Als optimale Einzeldosis gelten 650 mg. Die Wirkung als klassisches Antirheumatikum ist dosisabhängig, die Dosis beträgt 4–6 g/Rag. Die Wirkung tritt 30–50 Min. nach oraler Gabe ein und dauert 4–6 Std. an. Die Verstoffwechselung geschieht in der Leber, verläuft jedoch sehr langsam. Da die Eliminationsgeschwindigkeit kleiner ist als die Resorptionsgeschwindigkeit, besteht u. U. die Gefahr der Kumulation. Zeichen einer Überdosierung sind zentralnervöse Störungen (Verwirrtheit, Übelkeit, Ohrenklingen, Hörminderung), die man als „Salicylismus" bezeichnet.

**Unerwünschte Wirkungen:** Am häufigsten sind gastrointestinale Störungen wie Übelkeit, Erbrechen, Sodbrennen. Da sie wie andere Säuren lokal reizen, können bei gefährdeten Patienten Ulzera provoziert werden. Blutungen geringeren Ausmaßes kommen schon bei normaler therapeutischer Dosierung vor, da die Acetylsalicylsäure die Gerinnungsfähigkeit des Blutes verringern und zudem die Thrombozytenaggregation hemmt. Bei chronischer Anwendung, insbesondere bei Rheumatikern, ist eine Salicylatanämie bekannt, die durch den okkulten Blutverlust und den damit verbundenen Eisenverlust hervorgerufen wird. Weiterhin sind Überempfindlichkeitsreaktionen beschrieben, die gehäuft bei Patienten mit Asthma oder Heuschnupfen auftreten.

**Wechselwirkungen:** Durch gleichzeitiger Gabe von oralen Antikoagulantien, Alkohol, Indometacin und Phenylbutazonen besteht eine erhöhte Gefahr von gastrointestinalen Blutungen.

**Praktischer Hinweis:** ASS sollte man bei Raumtemperatur so aufbewahren, daß sie keiner Feuchtigkeit ausgesetzt ist.

### 18.1.1.2 Phenylbutazon (Butazolidin)

**Wirkungsweise:** Als Wirkungsmechanismus wird ebenfalls eine Hemmung der Prostaglandinsynthese, die bei Irritation von Geweben freigesetzt wird, angenommen. Phenylbutazon besitzt eine stärkere antirheumatische Wirkung im Vergleich zur ASS. 200–400 mg, die übliche Dosierung also, entsprechen etwa 5 g ASS. Wegen der Reizung der Magen-Darm-Schleimhaut sollte die Einnahme während der Mahlzeit oder mit einem Glas Milch erfolgen.

Durch hohe Eiweißbindung besteht bei Phenylbutazon eine langsame Ausscheidung. So erklärt sich auch die Kumulationsgefahr.

**Unerwünschte Wirkungen:** Magen- und Darmstörungen treten häufig auf. Schwerwiegend sind auftretende Knochenmarkschädigungen, weshalb vor allen Dingen bei länger andauernder Medikation Blutbildkontrollen erforderlich sind. Durch Natrium- und Wasserretention entstehen Ödeme; ebenso sind Leber- und Nierenschädigungen nachgewiesen worden.

**Wechselwirkungen:** Bei gleichzeitiger Gabe von oralen Antidiabetika kommt es zu einer Verstärkung der BZ-senkenden Wirkung. Durch gleichzeitige Gabe von oralen Antikoagulanzien oder Alkohol besteht erhöhtes Risiko von Magen-Darm-Blutungen.

**Warnhinweis:** Wegen der für Phenylbutazon, Oxyphenbutazon (Tanderil) und andere butazonhaltige Zubereitungen bekannten unerwünschten Wirkungen wurden die Indikationen dieser Mittel vom Bundesgesundheitsamt auf Morbus Bechterew und akuten Gichtanfall eingeschränkt. Dem behandelnden Arzt stehen diese Medikamente zwar noch zur Verfügung, und er kann sie auch einsetzen, muß dies jedoch im Falle eines Zwischenfalles rechtfertigen, da die im Sinne des Arzneimittelgesetzes bestehenden Risiken größer sein können als der angestrebte Nutzen.

### 18.1.1.3 Indometacin (Amuno)

**Wirkungsweise:** Als Wirkungsmechanismus wird ebenfalls eine Hemmung der Prostaglandinsynthese angenommen. Die antirheumatische Wirkungsstärke liegt zwischen Acetylcalicylsäure und Phenylbutazon.

Die Tagesdosis beträgt 150 mg. Nach oraler Gabe wird Indometacin rasch resorbiert, nach rektaler Gabe etwas langsamer und innerhalb von 24 Std. über Urin und Stuhl ausgeschieden. Die Wirkung tritt innerhalb von 1–2 Std. ein und dauert 4–6 Std. ein und dauert 4–6 Std. an. Wegen Irritation des Magen-Darm-Traktes sollte Indometacin zu den Mahlzeiten oder mit Nahrungsmitteln eingenommen werden.

**Unerwünschte Wirkungen:** Gastrointestinale Störungen stehen hier wieder im Vordergrund, auch Ulzera im gesamten Magen-Darm-Trakt können auftreten. Sehr häufig klagen die Patienten nach der Einnahme von Indometacin über Kopfschmerzen, Schwindel und Müdigkeit. Blutbildveränderungen wurden ebenfalls beschrieben, sind jedoch nicht so häufig wie bei Phenylbutazon. Seltener sind Überempfindlichkeitsreaktionen, Ödeme, Nasenbluten und toxische Hepatitis.

**Wechselwirkungen:** Wegen Erhöhung der gastrointestinalen unerwünschten Wirkungen sollten gleichzeitige Anwendungen von Corticosteroiden, Phenylbutazon und Salicylaten vermieden werden.

### 18.1.1.4 Neuere nichtsteroidale Antirheumatika

**Wirkungsweise:** Die Prostaglandinhypothese ist z. Z. die brauchbarste Erklärung zum Verständnis der Wirkungen dieser Substanzklasse. Die neueren Antirheumatika haben insgesamt eine günstigere Relation zwischen erwünschten und unerwünschten Wirkungen, jedoch keine qualitativ neue Wirksamkeit für die Therapie erbracht. Die hier vorgenommene Unterscheidung in Phenamate, Arylessigsäure- und Arylpropionsäurederivate hat für die Nutzen-Risiko-Abschätzung der Rheumamittel keine Bedeutung.

#### 18.1.1.4.1 Fenamate (Anthranilsäurederivate)
Mefenaminsäure (Ponalar), Nifluminsäure (Actol)

Mefenaminsäure und Nifluminsäure sind Derivate der Anthranilsäure. Die Dosierung von Mefenaminsäure liegt bei 1500 mg/Tag, die der Nifluminsäure bei 750 mg/Tag. Diese Pharmaka haben eine mit der Acetylsalicylsäure vergleichbare analgetische, antipyretische und antiphlogistische Wirkung. Insgesamt gesehen sind aber die Nebenwirkungen größer als die Relation zwischen therapeutischer Wirkung und unerwünschter Wirkung.

**Unerwünschte Wirkungen:** Von Magen-Darm-Beschwerden, Kopfschmerzen und Schwindelgefühlen berichten die Patienten; Blutbildveränderungen (Leukopenien) sind nachweisbar.

**Wechselwirkungen:** Die gleichzeitige Gabe von oralen Antikoagulanzien, Glucocorticoiden und Alkohol erhöht das Risiko von Magen-Darm-Blutungen.

#### 18.1.1.4.2 Fenacverbindungen (Arylessigsäurederivate)
Lonazolac (Irritren), Diclofenac (Voltaren), Tolmetin (Tolectin)

Durch Strukturveränderungen am Indometacinmolekül entdeckte man Sulindac, das eine längere Wirkungszeit besitzt. Strukturverwandt ist auch Diclofenac, das Ähnlichkeit mit den Anthranilsäurederivaten zeigt, ähnlich wirksam ist wie Indometacin und heute die größte praktische Bedeutung erlangt hat. Die Tagesdosis beträgt 75–150 mg. Bei dem ebenfalls zu den Fenacverbindungen zählenden Pyrrolderivat Tolmetin ist mit fast gleichen erwünschten und unerwünschten Wirkungen zu rechnen wie bei den übrigen Fenacverbindungen.

**Unerwünschte Wirkungen:** Sie reihen sich in die typischen Nebenwirkungen der Antirheumatika (gastrointestinale Beschwerden, Kopfschmerzen, Blutbildveränderungen) ein.

**Wechselwirkungen:** Bei gleichzeitiger Gabe von Medikamenten der Arylessigsäure-Gruppe und Antidiabetika oder Antikoagulanzien kann es zu Verschiebungen der BZ-Werte oder der Blutgerinnung kommen.

### 18.1.1.4.3 Profene (Arylpropionsäurederivate)
Ibuprofen (Brufen), Naproxen (Proxen), Tiaprofensäure (Surgam)

Profene sind Derivate der Arylpropionsäure. Innerhalb dieser Gruppe finden sich nur geringfügige Unterschiede an unerwünschten Wirkungen. Im allgemeinen entsprechen die unerwünschten Wirkungen der Profenderivate denen der übrigen Antirheumatika.

**Unerwünschte Wirkungen:** Am häufigsten treten Übelkeit, Erbrechen, Sodbrennen und Schmerzen im Magen-Darm-Trakt auf. Okkulte Blutungen bzw. Ulzera sind bei einer Dosis von 900–1200 mg/Tag möglich. Seltener sind zentralvernöse Störungen, wie Kopfschmerzen, Schwindel, Schläfrigkeit, Angstgefühle und Verwirrtheitszustände. Gelegentlich kann es zu Transaminasenanstieg, Anstieg der alkalischen Phosphatase, zu Hyperurikämie, Wasserretention und Ödemen kommen.

**Wechselwirkungen:** Die magenschädigende Wirkung kann durch Indometacin, Phenylbutazone und Salicylate verstärkt werden. Auch die gleichzeitige Gabe von Alkohol erhöht die Blutungsgefahr.

### 18.1.1.4.4 Oxicam-Gruppe
Piroxicam (Felden), Tenoxicam (Tilcotil)

Piroxicam und dessen Derivate sind Benzothiazinderivate und besitzen die üblichen Indikationen und Kontraindikationen anderer symptomatisch wirkender Antirheumatika. Die bisherigen klinischen Erfahrungen zeigen, daß die Oxicam-Gruppe sehr langsam im Körper metabolisiert wird. Wegen der langen Halbwertszeit und der damit verbundenen Kumulationsgefahr sind diese nichtsteroidalen Antirheumatika besonders risikoträchtig.

**Unerwünschte Wirkungen:** Magenblutungen, Leber- und Nierenschädigungen, Blutbildveränderungen, Ödemneigung, Kopfschmerz und Photosensibilisierung.

Die Therapie mit nichtsteroidalen Antirheumatika wird an den verschiedenen Kliniken unterschiedlich lang durchgeführt. Meist werden die Medikamente für die Zeit des akuten rheumatischen Schubes gegeben. Durch sie wird der Schmerz erträglicher, ohne daß allerdings der Krankheitsverlauf positiv beeinflußt wird. Durch die schmerzlindernde Wirkung der Antirheumatika werden jedoch physikalische Maßnahmen möglich, die den Krankheitsverlauf günstiger gestalten.

### 18.1.2 Glucocorticoide
Cortisol (Hydrocortison), Prednisolon (Decortin-H),
Triamcinolon (Delphicort), Dexamethason (Fortecortin)

Indikation für diese Medikamentengruppe sind alle rheumatischen Erkrankungen, die durch nichtsteroidale Antiphlogistika nicht oder nicht ausreichend behandelt werden können. Die Glucocorticoide unterdrücken die entzündliche Reakltion bei den rheumatischen Erkrankungen.

Die kurzfristige Gabe von Glucocorticoiden ist besonders bei akuten Schüben rheumatischer Erkrankungen indiziert. Sie ist relativ unbedenklich, im Gegensatz zur langfristigen Dauergabe selbst geringer Dosen, die fast immer unerwünschte Wirkungen haben, wie Vollmondgesicht, Magen-Darm-Ulzera, Diabetes und Bluthochdruck.

Nach langfristiger Gabe muß die Dosis langsam reduziert werden, sonst kann es zu einem Cortisonentzug kommen, der durch Schwindel, Schwäche, Kreislaufkollaps oder Schocksymptomatik gekennzeichnet ist. Um eine möglichst niedrige Glucocorticoiddosis verabreichen zu können, wird eine Kombinationstherapie mit nichtsteroidalen Antirheumatika empfohlen.

Verschiedene, heute synthetisch hergestellte Derivate haben eine unterschiedliche Wirkungsstärke. Um sie vergleichen zu können, werden sie nach relativer Glucocorticoidwirkung im Verhältnis zu dem natürlichen Nebennierenrindenhormon Cortisol gemessen. Trotzdem sind Wirkung und Nebenwirkungen nahezu gleich.

|  | rel. Gluc.-Wirkung | Schwellendosis |
|---|---|---|
| Cortisol | 1 | 30 mg |
| Prednisolon | 4 | 7,5 mg |
| Triamcinolon | 5 | 6 mg |
| Dexamethason | 30 | 1,5 mg |

Die erwünschten Wirkungen sind auf S. 293 beschrieben.

### 18.1.3 ACTH

Außer der direkten Glucocorticoidgabe kann man noch versuchen, den ZNS-NNR-Regelmechanismus durch ein im Hypophysenvorderlappen produziertes Hormon ACTH (Adreno-corticotropic hormone) zu steuern. Durch synthetisches ACTH kann man auch die Corticoidausschüttung aus der Nebennierenrinde fördern. Es resultieren die gleichen erwünschten und unerwünschten Wirkungen wie bei direkter Glucocorticoidgabe. Die synthetische ACTH-Therapie ist kontraindiziert bei Nebenniereninsuffizienz.

### 18.1.4 Basistherapeutika

Basistherapeutika sind Substanzen, die eine Besserung der chronischen rheumatischen Erkrankung erst Monate nach Therapiebeginn, und auch dann nur bei einem bestimmten Teil der Patienten, herbeiführen. Deshalb werden sie oft am Anfang zusammen mit rasch wirkenden Antirheumatika verabreicht. Basistherapeutika sind Goldsalze, Chloroquin und D-Penicillamin. In welcher Reihenfolge die Basistherapeutika verordnet werden, hat keine Bedeutung. Immer dann, wenn eine Therapie mit einem dieser Basistherapeutika nicht wirksam oder verträglich ist, sollte man auf ein anderes umsteigen.

### 18.1.4.1 Goldsalze (Auro-Detoxin)

**Wirkungsweise:** Goldsalze sollen Immunreaktionen hemmen. Der genaue Wirkungsmechanismus ist bis heute noch nicht restlos geklärt. Die Dosis der Goldsalze sollte bis zu einer Verbesserung des Befundes gesteigert werden, aber nicht weiter als bis zu einer Gesamtdosis von 0,8 g Gold. Man beginnt in der 1. Woche mit 25 mg intramuskulär, steigert die Dosis in der 2. Woche auf 50 mg, in der 3. auf 75 mg und in der 4. Woche auf 100 mg.

In den folgenden Wochen werden jeweils 25 mg als Erhaltungsdosis gegeben. Wenn diese Dosierung keine Besserung bewirkt, so kann man bei diesen Patienten von einer Unwirksamkeit der Goldsalze ausgehen. Seit einiger Zeit ist das orale Rheumabasistherapeutikum Auranofin (Ridaura) im Handel. Die orale Goldzubereitung wird vorwiegend über den Darm ausgeschieden; damit sind Unverträglichkeiten, insbesondere im Magen-Darm-Bereich, verbunden.

**Unerwünschte Wirkungen:** Sie betreffen vor allem Haut, Schleimhäute, Nieren, Leber, Blut und Nervensystem. Die Haut zeigt Ausschläge, Haare fallen aus, das Zahnfleisch entzündet sich. Juckreiz, Lähmungen und Mißempfindungen sind weitere Nebenwirkungen. Anämien, Leukopenien und Agranulozytosen können auftreten. Auf eine Nierenschädigung deuten Hämaturie und Proteinurie hin; Leberzellnekrosen nach der Verabfolgung von Gold sind bekannt. Deshalb sind Laborkontrollen dringend notwendig.

Insgesamt scheinen unter der oralen Goldbehandlung Unverträglichkeiten nicht ganz so häufig wie unter der Medikation mit injizierbaren Goldzubereitungen vorzukommen, jedoch besteht bei beiden Verabreichungsformen kein signifikanter Unterschied in den unerwünschten Wirkungen.

Die Überwachungsmöglichkeit eines Rheumakranken ist bei oraler Gabe schwer, zumal Rheumakranke dazu neigen, von sich aus die Dosis zu erhöhen, wenn die Beschwerden stärker werden. Unter diesem Aspekt scheinen die Risiken bei regelmäßiger Goldinjektion geringer zu sein, da die wichtigsten Laborparameter regelmäßig durch den Arzt überprüft werden können.

### 18.1.4.2 Chloroquin (Resochin)

**Wirkungsweise:** Bei der Wirkung des auch in der Malariatherapie verwendeten Stoffes ist nicht genau bekannt, welche Komponenten hinsichtlich des klinisch-therapeutischen Effektes in der Rheumatherapie zum Tragen kommt. Erst nach einem halben Jahr zeigt es sich, ob die begonnene Therapie wirksam ist.

**Unerwünschte Wirkungen:** Sie sind geringer als bei den Goldpräparaten. Neben den bekannten Beschwerden im Magen-Darm-Trakt und Blutbildveränderungen gilt eine Störung des Rotsehens als spezielle unerwünschte Wirkung des Chloroquin. Wird das Medikament sofort abgesetzt, bildet sich diese Störung zurück.

### 18.1.4.3 D-Penicillamin (Trolovol, Metalcaptase)

**Wirkungsweise:** Die therapeutische Wirkung des D-Penicillamins wird auf den Abbau von Eiweißkomplexen (Rheumafaktoren) zurückgeführt. Vor allem bei rheumatischen Erkrankungen mit hohem Rheumafaktortiter sollte D-Penicillamin angewendet werden.

**Unerwünschte Wirkungen:** Sie gleichen denen der Goldsalze. Hinzu kommen Geschmacksstörungen und Muskelschwächen.

### 18.1.5 Immunsuppressiva

Cyclophosphamid (Endoxan), Azathioprin (Imurek)

**Wirkungsweise:** Immunsuppressiva unterbinden die Zellteilung und hemmen die Lymphozytenbildung. Die Behandlung sollte aber auf schwere Fälle beschränkt bleiben. Wegen der gravierenden schädigenden Wirkung auf Knochenmark, Keimdrüsen und Schleimhäute müssen regelmäßige Kontrolluntersuchungen durchgeführt werden. Die teratogene Wirkung der Medikamente zwingt dazu, Frauen im gebärfähigen Alter gleichzeitig Kontrazeptiva zu verordnen.

## 18.2 Entzündliche, degenerative und maligne Erkrankungen der Knochen
S. Reichenberger

Viele Erkrankungen der Knochen äußern sich unspezifisch als Schmerzen, vorwiegend im Rücken und in den Extremitäten.

Die Behandlung von Knochenentzündungen (Ostitis, Osteomyelitis) orientiert sich an chirurgischen Richtlinien und umfaßt operative Maßnahmen und die Gabe von Antibiotika (häufig lokal).

Zu den degenerativen (oder schlecht zuzuordnenden) Erkrankungen und zu den Stoffwechselstörungen der Knochen gehören die Osteoporose, das Sudeck-Syndrom (transitorische Osteoporose), der Morbus Paget (Ostitis deformans, Osteodystrophia deformans), die Osteomalazie (Vitamin-D-Mangel des Erwachsenen) und die Rachitis (Vitamin-D-Mangel beim Kind). Die Behandlungsmöglichkeiten überschneiden sich vielfach; sie können daher gemeinsam abgehandelt werden. Hinzu kommen die knochenbezogenen Hormonstörungen (Hypoparathyreoidismus, Hyperparathyreoidismus).

Als maligne Knochenerkrankungen begegnen uns in erster Linie Knochenmetastasen. Viele Therapieprinzipien für die degenerativen Knochenerkrankungen lassen sich übertragen, weitere Aspekte sind an anderer Stelle ausgeführt.

### 18.2.1 Analgetische Antiphlogistika und Analgetika
Ibuprofen (Anco, Brufen), Diflunisal (Fluniget), Mefenamin (Parkemed), Paracetamol (ben-u-ron), Dextropropoxyphen (Develin)

Ibuprophen, Diflunisal und Mefenamin sowie Paracetamol gehören zu den Prostaglandinsynthesehemmern, die ersteren drei mit noch schwacher, Paracetamol mit fehlender antiphlogistischer Aktivität (die bei diesen degenerativen Erkrankungen auch gar nicht in erster Linie benötigt wird). Dextropropoxyphen entfaltet als zentrales Analgetikum eine besonders starke schmerzhemmende Wirkung. Nähere Angaben zu diesen Medikamenten finden sich in anderem Zusammenhang (s. S. 65 ff). Bei chronischen Schmerzen und häufig psychischer Überlagerung des Krankheitsbildes werden bisweilen auch Tranquillizer, Antidepressiva oder Neuroleptika notwendig (s. S. 253 f).

## 18.2.2 Östrogene

Östrogene beeinflussen die postklimakterische Osteoporose der Frau günstig durch ihre anabolen Effekte (s. S. 230f), insbesondere wenn man sie prophylaktisch einsetzt. Anabolika, von den männlichen Hormonen abgeleitet, wirken ähnlich und fördern den Muskelaufbau – bei jedoch kritisch zu wertendem Nebenwirkungspotential (s. S. 232f).

## 18.2.3 Calcium
Calcium (Calcium Sandoz forte)

Unsere Nahrung enthält, vor allem bei einseitiger (pflanzenarmer) Kost, zu wenig Calcium. Zusammen mit anderen Veränderungen im Stoffwechsel begünstigt dies bei älteren Menschen die Entstehung einer Osteoporose. Calcium beugt dem vor und unterstützt andere Therapieformen der Osteoporose. Die orale Applikation genügt.

## 18.2.4 Fluoride
Natriumfluorid (Ossin)

**Wirkungsweise und Anwendungsmöglichkeiten:** Fluor fördert die Knochenmineralisation und den Knochenaufbau bei Osteoporose. Dafür muß ausreichend Calcium zur Verfügung gestellt werden. Fluoride in niedrigen Dosen erhöhen die Härte der Zähne und machen sie widerstandsfähiger gegen Karies.

**Verhalten des Medikaments im Körper:** Fluoride werden im Gastrointestinaltrakt ausreichend resorbiert.

**Unerwünschte Wirkungen:** Störungen der Zahnschmelzentwicklung (in der Kindheit) und eine Osteosklerose (mit Knochenschmerzen, oft auch vermehrten Wirbelkörpereinbrüchen) gehören zu den denkbaren unerwünschten Langzeiteffekten. (Die Fluoridtherapie wird folglich teilweise kontrovers diskutiert.) Röntgenkontrollen der Lendenwirbelsäule (an der sich die unerwünschten Wirkungen in für den ganzen Körper repräsentativer Weise manifestieren) begleiten und überwachen daher die Therapie; Beschränkungen der Therapiedauer oder intermittierende Therapieschemata sollen helfen, kumulativ toxische Dosen zu vermeiden.

## 18.2.5 Calcitonin
Lachscalcitonin (Calsynar)

**Wirkungsweise und Anwendungsmöglichkeiten:** Das Hormon Calcitonin hemmt als Gegenspieler des Parathormons den Knochenabbau und fördert die Knochenbildung durch Osteoblasten. Es wirkt sich daher günstig aus bei der Osteoporose, beim Morbus Sudeck, beim Morbus Paget und bei malignen, metastatischen Knochenentkalkungen. Als besonders vorteilhaft erweist sich der analgetische Effekt. Bei Hyperkalzämien trägt es zu einer raschen Senkung des Calciumspiegels mit bei. (Weitere Indikationen ergeben sich bisweilen bei der akuten Pankreatitis [s. S. 204].)

**Verhalten des Medikaments im Körper:** Die orale Zufuhr kommt für das Eiweißhormon nicht in Betracht. Für die osteologischen Indikationen bevorzugt man die intramuskuläre oder subkutane Injektion. (Auch die intravenöse Dauertropfinfusion eignet sich z.B. bei der hyperkalzämischen Krise oder bei der Pankreatitis.)

**Unerwünschte Wirkungen:** Zu den Nebenwirkungen gehören Übelkeit und Empfindlichkeiten im Bereich der Hände, bisweilen auch Hauterscheinungen. Da man auf tierische Hormone, also Fremdeiweiß zurückgreifen muß, entwickeln sich Antikörper. Häufig schwächt sich nach längerem Gebrauch die Wirksamkeit ab.

### 18.2.6 Diphosphonate
Clodronsäure (Bonefos, Ostac), Etidronsäure (Diphos)

**Wirkungsweise und Anwendungsmöglichkeiten:** Die Diphosphonate verlangsamen den Abbau der Hydroxylapatitkristalle des Knochenminerals; der Knochenaufbau kann wieder die Oberhand gewinnen. Sie schützen die Knochensubstanz bei Morbus Paget und bei malignen Osteolysen, bei Knochenmetastasen, beim Plasmozytom. Sie lindern durch Osteolysen verursachte Knochenschmerzen. Sie senken bei kritischen Hyperkalzämien den Serumcalciumspiegel und unterdrücken ektope Calciumablagerungen.

**Verhalten des Medikaments im Körper:** Von der Clodronsäure stehen Handelspräparate für die intravenöse (Infusion) Anwendung und für die orale Applikation, von der Etidronsäure nur eine orale Präparation zur Verfügung.

**Unerwünschte Wirkungen:** Calcium im Serum fällt of stark ab. Die Knochenschmerzen können (meist vorübergehend) sogar noch zunehmen. Zudem belasten gastrointestinale Beschwerden den Patienten. Proteinurie und sogar Nierenversagen kommen sehr selten und wohl nur bei intravenöser Anwendung vor. Überempfindlichkeitsreaktionen äußern sich meist in Hauterscheinungen. Selten sieht man eine Knochenmarksdepression.

### 18.2.7 Vitamin D
Cholecalciferol (Vigantol), Calcifediol (Dedrogyl), Calcitriol (Rocaltrol)

**Wirkungsweise und Anwendungsmöglichkeiten:** Vitamin D fördert die Calciumresorption im Dünndarm sowie die Calciumreabsorption aus dem Primärharn in der Niere. Zudem hebt die Calciumfreisetzung aus dem Knochen die Serumcalciumspiegel an. Beim Vitamin-D-Mangel (bei der Rachitis und bei der Osteomalazie) erhöhen die renalen und vor allem die intestinalen Vitamin-D-Effekte die Calciumspiegel; Parathormon (das die Knochenresorption fördert) fällt ab und der Knochenaufbau kann erneut einsetzen. Bisweilen ergänzen Vitamin-D-Präparate auch die Osteoporosetherapie (Mischformen degenerativer Knochenveränderungen). Bei der Niereninsuffizienz soll Calcitriol die Osteopathie lindern und den sekundären Hyperparathyreoidismus unterdrücken.

**Verhalten der Medikamente im Körper:** Das Provitamin Dehydrocholesterol aktiviert der Körper zunächst in der Haut unter UV-Licht-Einwirkung zum Cholecalciferol, dieses in der Leber weiter zum Calcifediol und dieses in der Niere zur aktivsten Substanz dieser Reihe, zum Calcitriol. Diese Vitamine werden bei oraler Gabe gut resorbiert.

**Unerwünschte Wirkungen:** Bei einer Überdosierung kommt es zu einer D-Hypervitaminose mit erhöhten Calciumspiegeln und den klinischen Zeichen Müdigkeit, Schwäche, Kopfschmerzen, Übelkeit, Erbrechen, Durchfall, Polyurie, ektopen Calciumablagerungen, vor allem in der Niere, vermehrtem (!) Knochenabbau.

### 18.2.8 Therapie der Hyperphosphatämie

Die bei Niereninsuffizienten oft erhöhten Phosphatspiegel senkt Aluminiumhydroxid (Antiphosphat).

# 19 Neurologische Erkrankungen

F.-J. Kretz und A. Kretz

## 19.1 Epilepsie

Epileptische Anfälle können zahlreiche Ursachen haben. Ihnen liegen pathologische Entladungen von Hirnzellen zugrunde, die durch eine Veränderung des körpereigenen Stoffwechsels (Hypoglykämie, Fieber usw.), durch Hirntumoren, Schädel-Hirn-Traumen, aber auch durch zerebrale Abbauvorgänge infolge Alkoholismus bzw. Alkoholentzug und Rauschmittelabhängigkeit, bedingt sein können. Ist eine solche Ursache der Epilepsie bekannt, so spricht man von einer symptomatischen, bei unbekannter Ursache von einer genuinen Epilepsie.

### 19.1.1 Prinzipien der Behandlung

Nach einem epileptischen Anfall wird zunächst eine intensive Diagnostik betrieben; bei einer genuinen Epilepsie sollte einschleichend mit der Therapie begonnen werden. Zuweilen kommt man mit einem Medikament nicht aus, so daß eine Kombination von Medikamenten nötig ist. Ziel ist aber die Monotherapie. Die regelmäßige Einnahme ist unbedingt notwendig. Die Therapie wird kontrolliert durch einen Anfallskalender, den der Patient zu führen hat. Die Dosierung richtet sich in erster Linie nach dem individuellen Verhältnis von Wirkung und unerwünschten Begleitwirkungen.

Eine Bestimmung der Antiepileptikaspiegel im Blut ist möglich. Eine zu niedrige Konzentration kann bedeuten, daß der Patient die Antiepileptika unregelmäßig einnimmt oder daß er eine zu hohe Metabolisierungsrate besitzt, so daß die Dosis bei ihm erhöht werden muß. Außerdem sind regelmäßige EEG-Kontrollen im Rahmen einer Antiepileptikatherapie notwendig.

Die Beendigung der Therapie kann nach anfallsfreien Intervallen von 5 Jahren versucht werden; die Beendigung der Therapie erfolgt nicht abrupt, sondern ausschleichend über 1 Jahr. Durch abruptes Absetzen kann ein Anfall provoziert werden. Epileptiker dürfen nicht Autofahren, an Maschinen oder auf Leitern arbeiten.

Unter Streßbedingungen (Operation, Trauma, Infekt) muß die antiepileptische Therapie weitergeführt und evtl. die Dosis erhöht werden.

Die Gabe von Antiepileptika während der Schwangerschaft ist

nicht unproblematisch, da zumindest dem Phenytoin teratogene Wirkungen nachgesagt werden. Ein Absetzen der Antiepileptika bedeutet jedoch eine Gefahr für das Leben von Mutter und Kind. Folglich sollte man Epileptikerinnen im gebärfähigen Alter zu einem wirksamen Konzeptionsschutz raten.

Epileptiker müssen unter der Therapie regelmäßig laborchemisch überwacht werden, da Schädigungen des blutbildenden Systems (Erythrozyten, Leukozyten, Thrombozyten) entstehen können.

### 19.1.2 Antiepileptika

**Wirkungsweise und Anwendungsmöglichkeiten:** Die Wirkungsweise der Antiepileptika ist noch weithin ungeklärt. Sie dämpfen die Erregungsausbreitung in den Hirnzellen und unterdrücken somit die Krampfbereitschaft. Welche Antiepileptika sich zur Behandlung der verschiedenen Arten von Anfallsleiden bewährt haben, zeigt Tab. **17**.

**Unerwünschte Wirkungen:** Benzodiazepine können nach intravenöser Applikation eine Atemdepression zur Folge haben.

Die orale Langzeitanwendung von Clonazepam wird oft durch eine bronchiale Hypersekretion limitiert, die zu einer Reduktion der Dosis

Tabelle 17 Anfallsarten, Manifestationsalter und eine Auswahl gebräuchlicher Antiepileptika (nach Poeck)

| Anfallsart | Alter | Antiepileptika |
|---|---|---|
| BNS-Krämpfe und myoklonisch-astatische Anfälle | Säuglinge und Kleinkinder | ACTH (Clonazepam [Rivotril]) |
| Pyknolepsie | Schulkinder | Ethosuximid (Pyknolepsinum) Valproinsäure (Ergenyl) Phenobarbital (Luminal) |
| Impulsiv-Petit-Mal | Jugendliche | Primidon (Mylepsin) Ethosuximid (Pyknolepsinum) |
| Partielle komplexe Anfälle | | Carbamazepin (Tegretal) Phenytoin (Zentropil) |
| Generalisierte Anfälle | | Phenytoin (Epanutin) Primidon (Mylepsin) Phenobarbital (Luminal) Carbamazepin (Tegretal) |
| Status epilepticus | | Clonazepam (Rivotril) intravenös Diazepam (Valium) intravenös Phenytoin (Epanutin) intravenös |

oder zum Absetzen des Medikamentes führt. Zusätzlich treten Somnolenz, Ataxien und Hypotonien auf.

Carbamazepin kann zentralnervöse Störungen wie Doppelbilder, Nystagmus, Ataxie, Müdigkeit, Geh- und Schlafstörungen sowie Cholestase, allergische Hauterscheinungen und Knochenmarksdepressionen zur Folge haben.

Ataxie, Sedierung, Allergie, Ataxie und verwaschene Sprache sind unerwünschte Wirkungen des Phenobarbitals.

Als unerwünschte Wirkungen stehen auch beim Primidon Apathie, Somnolenz, Kopfschmerzen und Ataxien im Vordergrund. Primidon hemmt die Folsäurewirkung, was zu einer Anämie führen kann.

Die Liste der unerwünschten Wirkungen des Phenytoins ist groß. Ataxien, die nach längerer Anwendung letztlich auf morphologischen Veränderungen im Kleinhirn beruhen, werden ebenso provoziert wie Knochenmarksschädigungen (Anämie, Granulozytopenie) und Zahnfleischhyperplasien. Ebenso wurde von Leberschäden, Polyneuropathien und Osteomalazien (Knochenentkalkungen) berichtet. Phenytoin soll teratogen wirken, deshalb ist gerade bei einer Langzeitanwendung von Phenytoin ein Konzeptionsschutz notwendig. Zwischen Phenytoin und Antikonzeptiva bestehen jedoch Wechselwirkungen, so daß die Wirkung von beiden unsicher wird. Deshalb wird den Epileptikerinnen im gebärfähigen Alter oft zum Intrauterinpessar geraten.

Die Einnahme von Ethosuximid kann gastrointestinale Störungen zur Folge haben. Singultus, allergische Reaktionen, extrapyramidale Störungen sowie zerebrale Erregungszustände wurden ebenfalls beschrieben.

Unerwünschte Wirkungen der Valproinsäure sind Störungen des Blutbildes (Thrombopenien) und Beschwerden im Magen-Darm-Trakt. Hinzu kommen Gerinnungsstörungen, toxische Hepatopathie, akute Enzephalopathie, Haarausfall und teratogene Wirkungen.

## 19.2 Parkinsonismus

Hauptsymptome der Parkinsonschen Erkrankung sind Rigor, Tremor und Akinesie. Als Ursache dieser Erkrankung nimmt man eine verminderte Stimulation von Dopaminrezeptoren in den basalen Hirnabschnitten Substantia nigra, Globus pallidus und Hypothalamus an. Das beim gesunden Menschen in diesen Hirnarealen vorherrschende Gleichgewicht der Aktivität cholinerger und dopaminerger Rezeptoren ist beim Parkinson-Kranken gestört: Es überwiegt die Aktivität cholinerger Rezeptoren. Die überwiegende Aktivierung cholinerger Rezeptoren verhindert das funktionsgerechte Arbeiten der genannten Hirnareale, so daß sie ihrer Aufgabe, der Kontrolle, Modifikation und Feinabstufung willkürlicher Bewegun-

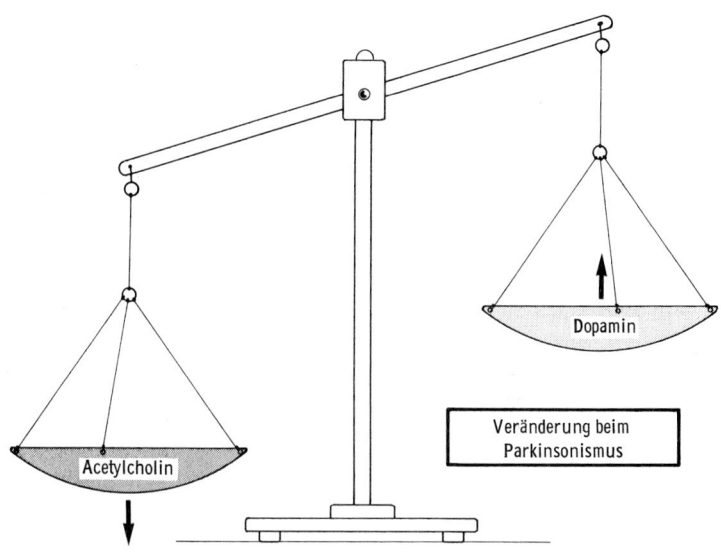

gen, nicht mehr nachkommen können (Abb. **30**). Folgerichtig therapiert man den Parkinsonismus damit, daß man das Gleichgewicht der Rezeptorenaktivität wiederherzustellen versucht, indem man die Dopaminrezeptoren stimuliert und/oder die cholinergen Rezeptoren in ihrer Aktivität unterdrückt.

### 19.2.1 Dopaminrezeptorenstimulierende Substanzen

#### 19.2.1.1 Levodopa
(Brocadopa, Larodopa, Madopar)

**Wirkungsweise:** Dopaminrezeptoren sprechen auf Dopamin an. Es wird jedoch einer Vorstufe des Dopamins, dem Levodopa, der Vorzug gegeben, weil nur Levodopa in der Lage ist, die Blut-Hirn-Schranke zu überwinden. Bevor das Levodopa die Blut-Hirn-Schranke überwinden kann, besteht die Gefahr, daß es durch Enzyme in peripheren Organen abgebaut wird. Um einen vorzeitigen Abbau des Levodopas in peripheren Organen zu verhindern, kombiniert man es mit einer Subtanz, die den Abbau von Levodopa hemmt. Eine solche Kombination liegt in dem Medikament Madopar vor (Levodopa + Benserazid). Unter der Therapie mit Levodopa bessern sich bei manchen Patienten Akinesie und Rigor, wodurch ein Weg zur besseren Pflege und für eine Resozialisierung geebnet wird.

**Unerwünschte Wirkungen:** Unter der Monotherapie mit Levodopa sind Tachyarrhythmien, Blutdruckkrisen, Brechreiz und Magenschmerzen zu befürchten, weil Levodopa in den peripheren Organen zu Dopamin abgebaut wird. Pychotische Entgleisungen sind möglich. Mit den erwähnten Hemmstoffen lassen sich die unerwünschten Wirkungen vermeiden, so daß das Medikament auch bei Patienten mit Erkrankungen von Lunge und Kreislauf anwendbar ist.

### 19.2.1.2 Bromocriptin (Pravidel)

**Wirkungsweise:** Diese Substanz stimuliert zentral die Dopaminrezeptoren. Sie bessert die Symptome der Parkinsonschen Erkrankung, wird aber nur bei therapieresistenten Fällen angesetzt, weil die Nebenwirkungen schwerwiegend sind.

**Unerwünschte Wirkungen:** Von Brechreiz, ängstlicher Agitiertheit, Halluzinationen und Schlafstörungen berichteten die Patienten. Als besonders unangenehm erwiesen sich plötzlich auftretende Bewegungsstarren und Störungen des Gleichgewichtes.

### 19.2.2 Anticholinerg wirkende Substanzen
Biperiden (Akineton), Metixen (Tremarit)

**Wirkungsweise:** Diese Substanzen hemmen die Wirkung des Acetylcholins an seinen zerebralen Rezeptoren, deren Aktivität beim Parkinson-Kranken überwiegt. Besonders die Symptome Rigor und Tremor können sich bessern.

**Unerwünschte Wirkungen:** Tachyarrhythmie, Mundtrockenheit, Mydriasis, Unruhe und Harnverhalt sind Nebenwirkungen, die nach Einnahme von zentral wirkenden Anticholinergika bei manchen Patienten zu registrieren sind. Zu beachten ist auch ein nicht zu unterschätzendes Suchtpotential.

Zudem kann ein zentral anticholinerges Syndrom (ZAS) auftreten. Acetylcholin hat für differenzierte zerebrale Funktionen wie z.B. Bewußtsein, Denken, Fühlen usw. eine große Bedeutung. Eine Hemmung der zerebralen Acetylcholinrezeptoren kann deshalb zur Bewußtlosigkeit (ruhige Form des ZAS) oder zur deliranten Unruhe (erregte Form des ZAS) führen. Die Kenntnis dieses Syndroms hat deshalb große Bedeutung, weil es rasch durch die Gabe des zentral stimulierenden Acetylcholinabkömmlings Physostigmin therapierbar ist: Der Patient wird noch während der Injektion von Physostigmin bewußtseinsklar oder, wenn er delirant war, ruhig und adäquat reagierend.

## 19.2.3 Amantadin

(Amantadin-ratiopharm, PK-Merz)

**Wirkungsweise:** Amantadin, primär als Mittel gegen Viren getestet (s. S. 263), konnte insbesondere nach intravenöser Applikation die Symptome des Parkinson-Kranken günstig beeinflussen. Man vermutet, daß Amantadin Dopamin in den basalen Hirnarealen freisetzt und dadurch eine Stimulation der dopaminergen Rezeptoren im Gehirn bewirkt. Eine Besserung des Symptoms Akinesie wird registriert.

**Unerwünschte Wirkungen:** Bekannt wurden bisher Leber- und Nierenfunktionsstörungen sowie Verwirrtheitszustände als Folge der Amantadinmedikation.

## 19.3 Delir

Ein Delir kann nach langjährigem Alkoholmißbrauch bei abruptem Alkoholentzug, nach Absetzen einer Langzeitmedikation (z. B. pharmakologisch bedingtes Delir auf Intensivstationen), als Folge eines Schädel-Hirn-Traumas oder als Folge einer zerebralen Hypoxie auftreten (z. B. bei Herzinsuffizienz). Der Patient ist bewußtseinsgetrübt, zeitlich und örtlich nicht orientiert, hochgradig motorisch unruhig, hat oft Wahnideen und Halluzinationen (sieht z. B. Mäuse), schwitzt und ist tachykard. Neben der Behandlung der Grunderkrankung (z. B. Digitalisierung bei Herzinsuffizienz) ist, da der delirante Patient vital gefährdet ist, eine konsequente Ruhigstellung des Patienten notwendig.

### 19.3.1 Clomethiazol (Distraneurin), Haloperidol (Haldol)

**Wirkungsweise:** Die Ruhigstellung des Patienten erreicht man am besten durch die intravenöse Applikation von Haloperidol. Dazu ist eine hohe Dosierung notwendig. Der Patient sollte mehrere Tage schlafen, damit sich sein Gehirn erholen kann. Gelingt dies durch die Gabe von Haldol nicht ausreichend, so sollte der Patient über eine Magensonde Distraneurin erhalten, bis er schläft. Zur Regeneration der zentralen Funktionen hat sich auch die Gabe von Vitamin-B-Präparaten als günstig erwiesen, da besonders bei Alkoholikern meist ein Mangel vorliegt.

Unter konsequenter Anwendung dieses Therapieregimes wird der Patient in der Regel nach mehreren Tagen bewußtseinsklar.

**Unerwünschte Wirkungen:** Haldol kann in hohen Konzentrationen zu einem medikamentösen Parkinsonismus führen. Er ist mit Akineton rasch zu beheben.

Die enterale Applikation von Distraneurin ist nebenwirkungsarm. Die bronchiale Sekretion kann zunehmen. Dies zwingt dazu, den Patienten mehrfach am Tag endotracheal abzusaugen. Die intravenöse Applikation von Distraneurin ist dagegen sehr gefährlich, weil rasch eine zentral bedingte Atemlähmung auftreten kann, die schon in mehreren Fällen zum Tod des Patienten geführt hat. Deshalb sollte diese Therapie nur auf Intensivstationen durchgeführt werden.

# 20 Psychische Erkrankungen

Exogene Psychosen (symptomatische Psychose und organisches Psychosyndrom) sowie endogene Psychosen aus dem schizophrenen Formenkreis sind einer Therapie mit Neuroleptika zugänglich.

Bei endogenen Depressionen setzt der Psychiater Antidepressiva, bei bestimmten Patienten zur Prophylaxe weiterer depressiver Phasen auch Lithium ein.

Zur Distanzierung in Krisensituationen neurotischer Erkrankungen oder psychopathischer Entwicklungen gibt es zahlreiche Medikamente, wenn auch letztendlich zur Heilung psychotherapeutische Verfahren notwendig sind. Besonders häufig werden Tranquilizer verordnet.

Um die Wirkungsweise der Psychopharmaka verstehen zu können, muß man die Funktion der Neurotransmitter kennen. Neurone im Gehirn sind über Synapsen miteinander verbunden (Abb. 31). Die Informationsübertragung über den Neuriten erfolgt auf elektrische Weise, die Informationsübertragung an der Synapse über Neurotransmitter. Diese werden in der präsynaptischen Nervenendigung im Vesikel gespeichert und auf einen elektrischen Impuls hin in den Synapsenspalt freigesetzt. Die Neurotransmitter reagieren nun an der postsynaptischen Membran mit einem Rezeptor, der die Information in Form eines elektrischen Impulses weitergibt. Neurotransmitter sind beispielsweise Noradrenalin, Acetylcholin, Serotonin, Dopamin und Gamma-Aminobuttersäure (GABA). Während die erstgenannten exzitatorisch wirken, hemmt GABA die Impulsweiterleitung (inhibitorischer Neurotransmitter).

## 20.1 Neuroleptika

Phenothiazine, z. B. Levomepromazin (Neurocil), Perazin (Taxilan); Thioxanthene, z. B. Chlorprothixen (Truxal, Taractan), Flupentixol (Fluanxol); Butyrophenone, z. B. Haloperidol (Haldol), Pipameron (Dipiperon), Benperidol (Glianimon); andere, z. B. Clozapin (Leponex), Sulpirid (Dogmatil).

**Wirkungsweise:** Neuroleptika haben psychische, motorische und vegetative Wirkungen. Beim gesunden Menschen hemmen die Neuroleptika den Antrieb und das Interesse, verursachen Müdigkeit und emotionale Indifferenz.

Der psychotische Patient leidet unter Störungen des Denkens,

Fühlens und Wollens, Wahnbildungen, Gedankeneingebungen und -entzug; dies empfinden manche Patienten als qualvoll, die meisten haben jedoch keine Krankheitseinsicht. Neuroleptika nehmen dem Patienten die Wahnideen, dämpfen die Halluzinationen, mindern Gedankeneingebungen und Gedankenentzug.

Man unterscheidet Neuroleptika mit stark antipsychotischem Effekt, wie z. B. Haloperidol, von solchen, die eine mehr sedierende Wirkungskomponente haben, wie z. B. Promethazin. Die stark antipsychotisch wirkenden Neuroleptika haben nur einen geringen sedierenden, die schwach antipsychotisch wirksamen einen stark sedierenden Effekt. Haloperidol ist das Mittel der Wahl bei akuten psychotischen Krankheitsbildern; zur Langzeittherapie eignen sich Flupentixol (Fluanxol) und Clozapin (Leponex).

Über die molekularen Wirkungsmechanismen der Neuroleptika gibt es mittlerweile weitgehend gesicherte Erkenntnisse. Neuroleptika besetzen die Dopaminrezeptoren im Gehirn. Dopamin hat im Gehirn Neurotransmitterfunktion. Dopaminrezeptoren kommen vor allem in den basalen Ganglien vor. Die Blockade der Dopaminrezeptoren durch Neuroleptika führt zu einer überschießenden Synthese von Dopamin und einem rascheren Abbau. Folge davon ist eine Dopaminverarmung im Gehirn. Auf dieser Grundlage lassen sich vor allem die Wirkungen, aber auch die unerwünschten Wirkungen (Parkinsonismus s. S. 248, Dyskinesien) erklären (Abb. **31**).

**Unerwünschte Wirkungen:** Neuroleptika verursachen unwillkürliche Bewegungen insbesondere der Hände und der mimischen Muskulatur, was man unter dem Begriff „Dyskinesie" zusammenfaßt. Zusätzlich werden oft noch Zungen-, Schlund- und Blickkrämpfe beobachtet. Treten diese Dyskinesien in der Frühphase der Therapie mit Neuroleptika auf, so sprechen diese Dyskinesien gut auf das Antiparkinsonmittel Biperiden (Akineton) an. Die in manchen Fällen erst nach längerer Anwendung auftretenden Spätdyskinesien sind nahezu irreversibel, wenn sie nicht rechtzeitig erkannt werden. Unwillkürliche Lippenbewegungen oder ähnlich diskrete Symptome nach Langzeittherapie mit Neuroleptika müssen deshalb als Zeichen einer beginnenden Spätdyskinesie erkannt und sofort behandelt werden. Die Behandlung erfolgt durch Dosisreduzierung oder Umsetzen auf ein anderes Neuroleptikum und die Gabe von Biperiden. Frühdyskinesien und die schwer zu behandelnden Spätdyskinesien behindern den Patienten im alltäglichen Leben sehr; das Zittern der Hände erschwert die Nahrungsaufnahme; die Zuckungen im Gesicht und andere unwillkürliche Bewegungen der mimischen Muskulatur stören den Umgang mit den Mitmenschen. Von diesen Dyskinesien wird unterschieden ein medikamentöser Parkinsonismus mit den Symptomen Tremor, Rigor und Akinesie, der ebenso auf Therapie mit Neuroleptika folgen kann und auf Biperiden gut anspricht.

Psychische Erkrankungen 255

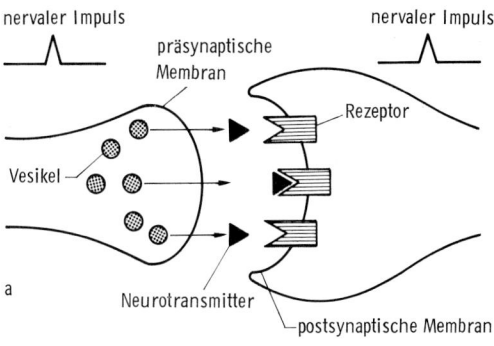

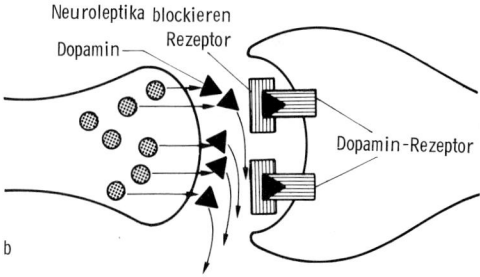

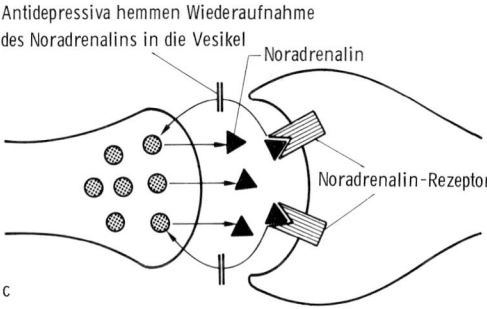

Abb. 31 Vorstellungen über die molekulare Wirkungsweise von Psychopharmaka an der Synapse. **a)** Prinzip der Erregungsübertragung durch Neurotransmitter (Erläuterungen s. Text); **b)** Wirkungsweise von Neuroleptika (S. 253); **c)** Wirkungsweise von Antidepressiva (S. 256).

Von diesen unerwünschten Wirkungen wird wiederum die Akathisie unterschieden, eine neuroleptikabedingte Unruhe im ganzen Körper. Der Patient ist von dieser inneren Unruhe getrieben, läuft ständig auf und ab und kann immer nur kurz an einem Ort verweilen. Akathisien sprechen kaum auf Biperiden an; meist muß die Dosis vermindert werden, wenn die Akathisie als zu störend empfunden wird. Manchmal ist auch ein Behandlungsversuch mit hochdosiertem Promethazin (Artosil) erfolgreich.

Vegetative Nebenwirkungen betreffen vor allem das Herz-Kreislauf-System (Blutdruckabfall und Neigung zum orthostatischen Kollaps) und das blutbildende System; eine mögliche Schädigung der Blutzellbildung macht Blutbildkontrollen notwendig.

**Verhalten der Neuroleptika im Körper:** Neuroleptika werden oral gut resorbiert und schnell genug ausgeschieden, so daß es zu keiner Kumulation kommen kann. In der Leber metabolisiert, werden die überwiegend an Plasmaproteine gebundenen Neuroleptika über die Niere ausgeschieden. Zur Langzeittherapie eignen sich insbesondere Neuroleptika mit Depotwirkung. Da die Langzeittherapie bei fehlender Krankheitseinsicht nicht unproblematisch ist, empfiehlt sie sich nur bei Patienten, die zuverlässig ihre Medikamente einnehmen, eine orale Medikation; bei jenen, bei denen eine regelmäßige Einnahme nicht sicher ist, eignet sich besser eine intramuskuläre Applikation des Medikamentes im Abstand von 14 Tagen, z. B. Fluanxol.

Mit der Neuroleptikatherapie ist die Möglichkeit der sozialen Integration chronisch Schizophrener möglich. Sie ersetzt jedoch nicht Sozio- und Beschäftigungstherapie.

## 20.2 Antidepressiva

### 20.2.1 Trizyklische Antidepressiva

Amitriptylin (Saroten), Imipramin (Tofranil), Desipramin (Pertofran)

**Wirkungsweise:** Die antidepressive Therapie orientiert sich an bestimmten Zielsymptomen. Zu den Zielsymptomen zählen depressive Stimmung, Antriebsarmut und Angstzustände. Alle Antidepressiva wirken stimmungsaufhellend; was Antrieb und Angstzustände betrifft, so gibt es jedoch Unterschiede. Deshalb gibt es für verschiedene Gruppen von Antidepressiva unterschiedliche Indikationen: Antidepressiva vom Amitriptylintyp wirken stimmungsaufhellend und angstlösend. Antidepressiva vom Imipramintyp nehmen eine Mittelstellung ein: Sie wirken stimmungsaufhellend, steigern den Antrieb und wirken angstlösend. Antidepressiva vom Desipramintyp steigern den Antrieb und bessern die depressive Stimmung.

Antidepressiva haben beim Gesunden, der nur manchmal flüchtige Mißstimmungen beklagt, ausschließlich unerwünschte Effekte, jedoch keine antidepressiven Wirkungen. Sie wirken allerdings bei Schlafstörungen manchmal besser als Benzodiazepine.

Bei Patienten mit endogener Depression mangelt es im Gehirn am Neurotransmitter Noradrenalin. Dieser wird normalerweise präsynaptisch in Vesikeln gespeichert, auf einen Nervenimpuls hin ausgeschüttet und dann wieder rasch in die präsynaptischen Vesikel aufgenommen. Die trizyklischen Antidepressiva hemmen nun die Wiederaufnahme von Noradrenalin in die präsynaptischen Vesikel, erhöhen dadurch die Konzentration im Synapsenspalt und führen dadurch zu einer adäquaten Stimulierung des postsynaptischen Rezeptors. Auf diese Weise wird der Mangel an Noradrenalin ausgeglichen (Abb. **31**).

**Unerwünschte Wirkungen:** Agitiertheit, Schlafstörungen und erhöhte Krampfbereitschaft können Folge einer Therapie mit Antidepressiva sein. Vegetative Effekte wie Mundtrockenheit, Mydriasis, Tachykardie, orthostatische Dysregulationen treten häufig schon vor dem erwünschten psychischen Effekt auf. Da die Patienten in dieser Phase bereits eine Antriebssteigerung erfahren, aber noch nicht den stimmungsaufhellenden Effekt, sind sie suizidgefährdet. Gleichwohl sind die unerwünschten Wirkungen nicht voraussehbar und von Mensch zu Mensch verschieden. Da bei der Therapie mit Antidepressiva Myokardschäden bekannt wurden, sind routinemäßig EKG-Kontrollen angezeigt.

### 20.2.2 Tetrazyklische Antidepressiva
Mianserin (Tolvin)

**Wirkungsweise:** Das tetrazyklische Mianserin hat ebenfalls eine antidepressive Wirkung, unterscheidet sich aber von den trizyklischen Antidepressiva durch seine chemische Struktur. Tetrazyklische Antidepressiva haben deutlich schwächere kardiotoxische und anticholinerge Wirkungen.

### 20.2.3 Monoaminooxidasehemmer (MAO-Hemmstoffe)
Tranylcypromin (Parnate)

**Wirkungsweise:** Hemmstoffe des Enzyms Monoaminooxidase, wie z. B. Tranylcypromin, erhöhen die Konzentration von Noradrenalin im Gehirn. Man vermutet, daß dies die biochemische Grundlage ihrer klinisch nachweisbaren angstnehmenden und stimmungsaufhellenden Wirkung ist. MAO-Hemmstoffe sind aber nur noch selten im Gebrauch; sie finden Anwendung insbesondere dann, wenn Aktivitätsverlust und Initiativlosigkeit im Vordergrund stehen und trizyklische Antidepressiva versagen. MAO-Hemmstoffe sollten nur in Kombination mit einem Neuroleptikum verabfolgt werden, wie z. B. im Kombinationspräparat Jatrosom.

**Praktischer Hinweis:** Bei gleichzeitigem Genuß tyraminhaltiger Lebensmittel (stark gereifte Käsesorten, Fischzubereitungen, bestimmte Arten von Rotwein) kann es unter der Therapie mit MAO-Hemmern über eine Freisetzung von Noradrenalin aus den Ganglien zu einem Anstieg des Blutdrucks kommen.

## 20.2.4 Lithium
(Quilonum, Lithium-Aspartat)

**Wirkungsweise:** Die endogene Depression zeigt einen phasenhaften Verlauf. Diese Phasen können depressiv oder manisch oder wechselnd, d. h. manisch-depressiv, sein; bei vielen Kranken kommt es nur zu depressiven Phasen, bei manchen nur zu manischen. Die Häufigkeit von depressiven, von manischen und wechselnd manisch-depressiven Phasen vermag Lithium zu mindern und im Verlauf zu lindern. Der ursächliche Wirkungsmechanismus blieb bislang unbekannt. Die Erfolgsquote einer Lithiumtherapie liegt bei 70–90%.

**Unerwünschte Wirkungen:** Feinschlägiger Tremor, Appetitverlust, Durst, Müdigkeit sind unerwünschte Wirkungen in der Anfangsphase; in der Dauerbehandlung kann es zu Gleichgewichtsstörungen, euthyreoter Struma, Hautveränderungen und Nierenschädigungen kommen. Von diesen unerwünschten Wirkungen lassen sich nur der Tremor mit β-Blockern und die lithiumbedingte Struma mit Thyroxin behandeln.

**Verhalten des Medikaments im Körper:** Lithium wird oral gut resorbiert; eine starke individuelle Schwankungsbreite läßt sich jedoch nachweisen. Deshalb sind regelmäßige Kontrollen des Lithiumspiegels nötig, anfangs wöchentlich, später monatlich. Nierenerkrankungen erhöhen das Intoxikationsrisiko ebenso wie Infekte, Narkose und Operation. Vergiftungserscheinungen sind Tremor, Übelkeit, Ataxien und Psychosen. Die Therapie besteht in einer forcierten Diurese, Hämo- oder Peritonealdialyse.

## 20.3 Tranquilizer
Diazepam (Valium), Chlordiazepoxid (Librium), Clorazepam, Dikaliumclorazepat (Tranxilium), Oxazepam (Adumbran), Bromazepam (Lexotanil)

**Wirkungsweise und Anwendungsmöglichkeiten:** Bei den Tranquilizern handelt es sich um Beruhigungsmittel, die überwiegend aus der Reihe der Benzodiazepine stammen. Neben anxiolytischen (angstreduzierenden), sedativ-hypnotischen Eigenschaften haben Benzodiazepine muskelrelaxierende, amnestische und antikonvulsive Eigenschaften (S. 77f). Die Bedeutung der Benzodiazepine liegt heute leider vor allem im Indikationsbereich Schlafstörung. Bedauerlicherweise wird oft verkannt, daß Schlafstörungen oft psychische Konflikte zugrunde liegen, die durch die Benzodiazepine nicht gelöst, deren Lösung nur aufgeschoben wird. Problematisch ist, daß die Benzodiazepine auch zu einer Abhängigkeit führen können. Deshalb setzt der verantwortungsvolle Arzt die Tranquilizer nur kurzfristig in Krisen- und Belastungssituationen ein, mit dem Ziel, den Patienten gesprächs- oder psychotherapeutisch zu betreuen, sobald er wieder in ruhigeres Fahrwasser gekommen ist. Ihre feste Indikation haben die Benzodiazepine in akuten Notfallsituationen wie Herzinfarkt oder bei einer Lungenembolie, selbstverständlich auch in Situationen, die jeden Menschen belasten: Narkose, Operation (Prämedikation).

**Unerwünschte Wirkungen:** Dazu zählen Hang over, Entzugssyndrome nach Absetzen, Abhängigkeit (S. 78). Insbesondere die Abhängigkeitsgefahr wird oft unterschätzt. Deshalb: Wenn Tranquilizer, dann nur kurzfristig unter ärztlicher Kontrolle! Die muskelrelaxierende Wirkung kann sich in Artikulationsstörungen und „weichen Knien" äußern. Patienten, die Benzodiazepine erhalten, sollten davor gewarnt werden, ein Auto zu fahren, ein Flugzeug zu fliegen und an sich schnell bewegenden Maschinen zu arbeiten.

## 21 Erkrankungen durch Viren, Bakterien, Pilze, Protozoen und mehrzellige Parasiten

S. Reichenberger

Unser Organismus vermag vielerlei Kleinstlebewesen, meist Einzeller zu ertragen, in Schranken zu halten und als Kommensalen mit „durchzufüttern". Manche jedoch schädigen den Körper und rufen als Krankheitserreger Symptome hervor.

Den Erregergruppen lassen sich entsprechende Therapeutika gegenüberstellen:
Viren: antivirale Medikamente,
Bakterien: Bakteriostatika und bakterizide Medikamente,
Pilze: Antimykotika,
Protozoen: Antiprotozoenmittel,
Parasiten: Medikamente gegen Parasiten.

### 21.1 Antivirale Chemotherapie

Viren dringen in Zellen ein und nützen zu ihrer Vermehrung deren Stoffwechsel. Dieser Umstand macht es äußerst schwierig, das Viruswachstum selektiv zu hemmen, ohne die Zelle zu schädigen.

Um die einzelnen Schritte des Vermehrungszyklus von Viren zu verstehen, sind die Schritte im folgenden vereinfacht dargestellt:

1. Adsorption: Das Virus haftet sich an die Zelloberfläche an.
2. Penetration: Das Virus dringt mit seinem genetischen Material in die Zelle ein.
3. Reproduktion: Das genetische Material wird synthetisiert, wobei der Stoffwechsel der Zelle für die Reproduktion und Neusynthese herangezogen wird. RNA-Viren benötigen eine reverse Transscriptase, die ihr Genmaterial in eine „DNA-Sprache" übersetzt, die die Zelle dann bearbeiten kann. DNA-Viren bedienen sich einer DNA-Polymerase für die Reduplikation ihres Genmaterials. In der Reifungsphase werden die einzelnen Bestandteile zu neuen Viruspartikeln zusammengefügt.
4. Freisetzung: Das neugebildete Virus wird freigesetzt, die Zelle geht zugrunde.

## 21.1.1 Hemmung der reversen Transcriptase
Zidovudin [Azidothymidin = AZT] (Retrovir)

**Wirkungsweise und Anwendungsmöglichkeiten:** Zidovudin gilt heute als wichtige medikamentöse Hilfe bei der symptomatischen HIV-Infektion (human immunedeficiency virus), also bei der AIDS-Erkrankung (aquired immunedeficiency syndrome = erworbenes Immundefektsyndrom). Die Substanz ähnelt den Nucleinsäurebausteinen. Sie hemmt die reverse Transcriptase, die den genetischen RNS-Code des Virus für die Replikation in eine „DNA-Sprache" übersetzt, und verursacht auch DNA-Kettenabbrüche. Der DNA-Kettenabbruch führt dazu, daß das Virus keine Proteine mehr bilden kann. Damit ist es nicht mehr lebensfähig. Krankheitssymptome bessern sich und die Überlebenszeit verlängert sich.

**Verhalten des Medikaments im Körper:** Zidovudin wird gut resorbiert; die orale Bioverfügbarkeit liegt bei 60% −65%. Auch eine intravenöse Präparation steht zur Verfügung. Die Dosierung erfolgt meist in einen Vierstundenrhythmus.

**Unerwünschte Wirkungen:** Etwa 45% der Behandelten entwickeln eine Anämie und Granulozytopenie. Als weitere Nebenwirkungen können auftreten: Muskelschmerzen, Muskelschwäche, Kopfschmerzen, Übelkeit, Schlaflosigkeit, Krampfanfälle, Enzephalopathie und Neuropathie.

## 21.1.2 Einbau von Nucleinsäurenanaloga in die DNA
Acyclovir (Zovirax), Vidarabin (Vidarabin Thilo Salbe),
Trifluridin (TFT Thilo)

**Wirkungsweise und Anwendungsmöglichkeiten:** Wie bei Zidovudin handelt es sich auch bei Acyclovir um ein Nucleinsäureanalogon. Virale Enzyme phosphorylieren die Substanz und ermöglichen so einen Einbau in DNA-Ketten mit der Folge eines Kettenabbruchs. Acyclovir wird eingesetzt bei Herpes-simplex-Virus-Infektionen, besonders bei immunsupprimierten Patienten oder bei einer Herpesenzephalitis. Auch schwere Varizellen-zoster-Infektionen lassen sich beeinflussen. Die Acyclovirbehandlung von Eppstein-Barr-Virus-Infektionen (infektiöse Mononukleose) gilt noch nicht als gesicherte Indikation. Acyclovir verstärkt den Zidovudineffekt auf die AIDS-Erkrankung (s. 21.1.1). Auch Vidarabin führt als „falsche" Nucleinsäure zu einem DNA-Kettenabbruch. Es wirkt gut bei der Herpes-simplex-Infektion und auch beim Herpes zoster (bei Patienten mit unterdrückter Immunabwehr). Trifluridin hemmt ebenfalls die virale DNA-Synthese und eignet sich zur lokalen Applikation bei einer Herpes-simplex-Keratitis.

**Verhalten des Medikaments im Körper:** Bei der lokalen Anwendung von Acyclovir (als Salbe oder Gel) kommt es kaum zur Resorption. Eine orale Bioverfügbarkeit von 15% −30% genügt oft schon für einen therapeutischen Effekt. Die intravenöse Applikation (am besten als einstündige Kurzinfusion) garantiert hohe Serumspiegel. Die Dosierungsintervalle betragen in der Regel 8 Std. für die intravenöse Gabe, 4 für die orale (mit nächtlicher Lücke) und 3 für die lokale Anwendung. Vidarabin eignet sich für die lokale Applikation. Für die intravenöse Anwendung benötigt man große Flüssigkeitsmengen zum Lösen der Substanz und eine konstante Zufuhr als Infusion über 12−24 Std.

**Unerwünschte Wirkungen:** Reizerscheinungen und Brennen bei der lokalen Anwendung gehen wohl auf Zusatzstoffe zurück. Bei der oralen Anwendung beobachtet man selten Übelkeit, Erbrechen oder Kopfschmerzen. Mit der intravenösen Applikation und den so ermöglichten höheren Konzentrationsspitzen verbinden sich ernstere Nebenwirkungen: Phlebitis, Hautausschlag, Übelkeit, Hypotonie, Hämaturie, Enzephalopathie. Vidarabin kann bei systemischer Anwendung Hautausschlag, Schwäche, Hypokaliämie, reduziertes Harnvolumen, Ataxie, Tremor, Schmerzen, Benommenheit, psychotische Erscheinungen und eine Knochenmarksdepression hervorrufen.

### 21.1.3 Hemmung der viralen DNA-Polymerase
Ganciclovir (Cymeven)

**Wirkungsweise und Anwendungsmöglichkeiten:** Auch Ganciclovir gleicht einer Nucleinsäure. Es wird phosphoryliert und konkurriert mit den korrekten Kernbausteinen um den Einbau in die DNA, führt zum DNA-Kettenabbruch und hemmt die virale DNA-Polymerase. Als Indikationen gelten Cytomegalievirusinfektionen (Retinits mit drohender Erblindung, seltener Colitis, Ösophagitis, Pneumonie bei AIDS-Patienten oder bei medikamentöser Immunsuppression [Unterdrückung der Immunabwehr]).

**Verhalten des Medikaments im Körper:** Wegen der ungenügenden oralen Bioverfügbarkeit kommt nur die intravenöse Anwendung in Betracht, als Kurzinfusion über eine Std., meist zweimal täglich.

**Unerwünschte Wirkungen:** Die schweren Nebenwirkungen beschränken die Anwendung auf sehr kritische Fälle. Eine Knochenmarksdepression betrifft vor allem die Granulozyten und die Thrombozyten, seltener die Erythropoese. Das Nervensystem kann mit Kopfschmerzen, Übelkeit, Erbrechen, Verhaltensänderungen, Psychosesymptomatik, Krämpfen und Coma reagieren. Bisweilen kommt es zu einer Leberschädigung oder zu ansteigenden Nierenretentionswerten (Kreatinin ↑ , Harnstoff ↑ ). In Tierversuch erwies sich Ganciclovir als teratogen und mutagen.

## 21.1.4 Hemmung der DNA-Polymerase und der reversen Transcriptase
Foscarnet (Foscavir)

**Wirkungsweise:** Foscarnet hemmt die DNA-Polymerase und die reverse Transcriptase, kann also auf DNA- und RNA-Viren einwirken. Herpes-Viren, Cytomegalieinfektionen und HIV-Infektionen sprechen auf die Substanz an. Bei den Unverträglichkeitsreaktionen sind Polyurie und Polydipsie, Anämie und zerebrale Affektionen (Krämpfe) hervorzuheben.

## 21.1.5 Einbau fehlerhafter DNA-Bausteine
Idoxuridin (Iducutit)

**Wirkungsweise und Anwendungsmöglichkeiten:** Wird der abgewandelte Kernbaustein Idoxuridin in die DNA eingebaut, so erweist sie sich als vulnerabel und verursacht, da nicht korrekt abzulesen, Proteinfehlsynthesen. Im Vordergrund steht die lokale Anwendung bei Herpes-simplex-Keratitiden.

## 21.1.6 Behinderung der Viruszusammensetzung
Amantadin (PK-Merz)

**Wirkungsweise und Anwendungsmöglichkeiten:** Amantadin hemmt die Virusbildung. Bei einer Influenza-A-Exposition soll sich, prophylaktisch eingesetzt, ein hoher Manifestationsschutz ergeben, in den ersten zwei Tagen eines symptomatischen Influenzainfektes läßt sich der Krankheitsverlauf abschwächen. (Die Substanz erweist sich auch als nützlich bei der Therapie des Parkinsonsyndroms, S. 251). Es stehen oral und intravenös anwendbare Präparationen zur Verfügung.

**Unerwünschte Wirkungen:** Gelegentlich kommt es zu Schlaflosigkeit und Konzentrationsstörungen. Bei vorbestehender Epilepsie, psychiatrischen Erkrankungen, zerebrovaskulärer Insuffizienz können sich Symptome verstärken.

## 21.1.7 Immunmodulation
Interferon (Roferon)

**Wirkungsweise:** Interferone gehören zu den körpereigenen Abwehrstoffen. Sie modulieren die Immunantwort, hemmen die Viruspenetration in die Zelle, die Virusgenomfreigebung, die RNA-Synthese, die virale Proteinsynthese, die Virussynthese aus den Bausteinen und die Virusfreisetzung aus der Zelle. Besondere Bedeutung besitzt Interferon derzeit bei der Behandlung von chronischen Hepatitiden (und in der Onkologie, s. S. 313).

## 21.2 Bakteriostatika und bakterizide Medikamente (Antibiotika)

Bakterien können als intrazelluläre und extrazelluläre Erreger Erkrankungen bewirken. Wichtige Unterschiede im Stoffwechsel von Wirtsorganismus (Mensch) und Mikroorganismen erlauben einen medikamentösen Angriff auf pathogene (krankheitserregende) Keime. Werden die Erreger abgetötet, so spricht man von „Bakterizidie", tritt lediglich ein Wachstumsstillstand ein, von „Bakteriostase". Eine Reihe von antibakteriellen Wirkstoffen leiten sich von mikrobiellen Stoffwechselprodukten ab (mit denen sie ihr Terrain gegen andere Mikroben sichern); man nennt sie „Antibiotika" (im engeren Sinne). Von „Chemotherapeutika" spricht man, wenn die antimikrobiellen Präparate „künstlich" (ohne Vorbild in der Natur) synthetisiert werden. Heute sind die Unterschiede verwischt, und der Name Antibiotika steht für alle antibakteriellen Medikamente.

„Schmalspektrumantibiotika" wirken nur gegen eine kleine Gruppe von Erregern, „Breitspektrumantibiotika" decken ein breites Erregerfeld ab. Die gezielte (Schmalspektrum-)Therapie wirkt in ihrem Bereich meist besonders effektiv und vermeidet Störungen der physiologischen Mikroflora besser, eine breit angelegte Therapie besitzt eine höhere Trefferwahrscheinlichkeit bei unbekanntem Erreger. Erregernachweis und Resistenzprüfung (Antibiogramm, Resistogramm) erscheinen daher stets wünschenswert; Therapie nach Erfolg und nach Erfahrung entsprechen aber häufig dem allein klinisch Machbaren.

Aus Gründen eines geringeren Therapierisikos zieht man auch eine antibakterielle Monotherapie vor, doch nötigen klinische Umstände bisweilen zur Antibiotikakombination: unerläßliche breite antibiotische Abdeckung bei unbekanntem Erreger, Mischinfektionen, synergistische Wirkung bei unterschiedlichen Einzeleffekten, Vermeidung von Resistenzentwicklungen durch antibiotische Kombinationen.

Von einer Erregerresistenz spricht man, wenn Keime sich bei klinisch praktikablen Antibiotikakonzentrationen noch vermehren. „Primäre Resistenz" bedeutet, daß sich Keime von vorneherein nicht vom jeweiligen Antibiotikum beeinträchtigen lassen; eine „sekundäre Resistenz" entwickelt sich unter einer Antibiotikatherapie durch die Selektion unempfindlicher Bakterienstämme. Als „Kreuzresistenz" bezeichnet man das gleichzeitige Auftreten von Bakterienresistenzen gegenüber mehreren Antibiotika mit ähnlicher chemischer Struktur oder ähnlichem Wirkmechanismus.

Als allgemein anerkannte Antibiotikaindikation gelten bakterielle Infektionen. In besonderen Fällen erscheint auch eine Antibiotikaprophylaxe angezeigt:

- bei kontaminationsgefährdeten Operationen (etwa in der Colonchirurgie),
- bei streng keimfrei durchzuführenden Operationen (etwa bei Hüftgelenksendoprothesen),
- bei Herzvitien und künstlichen Herzklappen für größere therapuetische und diagnostische Eingriffe (etwa Endoskopien), zur Endokarditisprophylaxe.

Besondere Probleme bereitet die Antibiotikatherapie
- in der Schwangerschaft, da eine Fruchtschädigung auftreten könnte,
- in der Neugeborenenperiode und im Kindesalter, da Dosiskorrekturen zu beachten sind,
- im hohen Lebensalter, wegen der häufigen Multimorbidität, wegen häufig atypischer, protrahierter, rezidivierender oder chronischer Krankheitsverläufe (bei nachlassender Abwehrkraft) und wegen oft schlechterer Verträglichkeit der Medikamente,
- bei Lebererkrankungen, da einige Antibiotika leberschädigende Nebenwirkungen aufweisen,
- bei renaler Insuffizienz, da Eliminationsprobleme oft eine Dosisanpassung verlangen.

### 21.2.1 Penicilline

Die Entwicklung der Penicilline geht auf die Beobachtung Alexander Flemings zurück, daß Staphylokokken durch einen Schimmelpilz in ihrem Wachstum gehemmt werden.

#### 21.2.1.1 Basispenicilline
Penicillin G (Penicillin „Grünenthal"), Procain-Penicillin G (Hydracillin), Benzathin-Penicillin G (Tardocillin), Clemizol-Penicillin G (Hydracillin), Penicillin V (Beromycin, Isocillin, Megacillin), Propicillin (Baycillin), Azidocillin (Syncillin)

**Wirkungsweise und Anwendungsmöglichkeiten:** Penicilline wirken bakterizid auf proliferierende Keime: Sie hemmen die Zellwandsynthese. Als empfindlich gelten vor allem grampositive und gramnegative Kokken (Pneumokokken, Streptokokken, Gonokokken, Meningokokken, Staphylokokken, letztere schon mit überwiegend resistenten Stämmen), dazu Spirochäten, Diphtheriebakterien, Clostridien. Viele Erkrankungen der Atemwege sprechen auf Penicilline an, Tonsillitiden, Scharlach, Erysipel, Gonorrhö, Lues, Meningitiden, Endokarditiden.

**Verhalten der Medikamente im Körper:** Penicillin G wird parenteral (intramuskulär und intravenös) verabfolgt. Die Ausscheidung erfolgt vorwiegend renal, so rasch, daß teilweise 4- bis 6stündliche Applikationsintervalle einzuhalten sind. Zusätze wie Benzathin, Procain, Clemizol führen für die intramuskuläre Gabe zu einer Resorptionsverzögerung und zu einem länger anhaltenden hohen Medikamentenspiegel. Erst Molekülmodifikationen (im Penicillin V, im Propicillin, im Azidocillin) machen Penicillin säurestabil und damit geeignet für die orale Applikation.

**Unerwünschte Wirkungen:** Als häufigste unerwünschte Wirkungen gelten allergische Reaktionen von Hautausschlägen bis hin zum allergischen Schock. Häufig besteht eine Kreuzallergie mit anderen Penicillinen. Besonders die lokale Anwendung von Penicillinen an Haut und Schleimhäuten begünstigt die Sensibilisierung. Neurotoxische Reaktionen mit Krampfanfällen können besonders bei der intrathekalen Applikation auftreten. Stets beachte man auch die zusätzliche Elektrolytbelastung vor allem bei hohen Penicillindosen (Penicilline werden als Natrium- oder Kaliumsalze zubereitet!).

### 21.2.1.2 Penicillinasefeste Penicilline

Oxacillin (Stapenor), Dicloxacillin (Dichlor-Stapenor), Flucloxacillin (Staphylex), Temocillin (Temopen), Clavulansäure (in Augmentan mit Amoxicillin, in Betabactyl mit Ticarcillin), Sulbactam (in Unacid mit Ampicillin in Combactam als Monosubstanz)

**Wirkungsweise und Anwendungsmöglichkeiten:** Einige Bakterienstämme, vor allem bei den Staphylokokken, inaktivieren Penicillin (und verwandte Antibiotika) durch ein spezielles Enzym: die Penicillinase oder Betalactamase. Dieses Schutzenzym vermag aber einige Penicilline nicht anzugreifen: die penicillinasefesten Penicilline. Diese besitzen daher hier ihre Hauptindikation. Temocillin erweist sich als stabil vor allem gegen die Betalactamase gramnegativer Bakterien, bei denen die klassischen „Penicillinasefesten" Schwächen aufweisen. (Wegen dieser Einschränkung nennt man sie auch Staphylokokkenpenicilline.) Einen vielversprechenden Weg geht die Betalactamasehemmung mit Clavulansäure und Sulbactam. Die Substanzen stehen als Kombinationspräparate, neuerdings auch als Monosubstanz zur Verfügung.

**Verhalten der Medikamente im Körper:** Die Staphylokokkenpenicilline (Oxacillin, Dicloxacillin, Flucloxacillin) lassen sich parenteral und oral applizieren, Temocillin nur parenteral.

**Unerwünschte Wirkungen:** Die Nebenwirkungen entsprechen in etwa denen anderer Penicilline.

### 21.2.1.3 Breitspektrumpenicilline

Ampicillin (Binotal), Amoxicillin (Amoxypen), Bacampicillin (Ambacamp), Mezlocillin (Baypen), Piperacillin (Pipril), Apalcillin (Lumota)

**Wirkungsweise und Anwendungsmöglichkeiten:** Das Wirkungsspektrum von Ampicillin entspricht weitgehend dem von Penicillin G. Neu erschließt die Substanz Enterokokken, Hämophilus, Listerien, Campylobacter und – unterschiedlich gut – Salmonellen, Shigellen, Kolibakterien und zum Teil Proteus. Ampicillin und seine Abwandlungen erfuhren daher weite Verbreitung bei Infektionen der Luft-, Gallen- und Harnwege, vor allem bei „blinder" Therapie (ohne Austestung). Mezlocillin löst wegen seines noch breiteren Spektrums mit Proteus, Klebsiella, Enterobacter und weiteren gramnegativen Keimen häufig auch Pseudomonas Ampicillin in diesen Indikationen vielfach ab. Piperacillin zeigt oft eine noch stärkere Pseudomonaswirksamkeit. Apalcillin ähnelt dem Piperacillin mit noch entschiedenerer Pseudomonasbetonung. Die Breitspektrumpenicilline erweisen sich durchwegs nicht als betalactamasestabil.

**Verhalten der Medikamente im Körper:** Ampicillin läßt sich parenteral und oral einsetzen. Noch besser resorbiert werden freilich Amoxycillin und Bacampicillin. Mezlocillin, Piperacillin und Apalcillin stehen nur zur parenteralen Applikation zur Verfügung.

**Unerwünschte Wirkungen:** Penicillintypisch stehen Allergien im Vordergrund. Häufiger wird das Darmmilieu beeinträchtigt bis hin zu Enteritiden. Einen Anstieg der Leberlaborparameter sieht man bisweilen bei Mezlocillin, Piperacillin und Apalcillin.

### 21.2.1.4 Pseudomonaspenicilline

Carindacillin (Carindapen), Azlocillin (Securopen)

**Wirkungsweise und Anwendungsmöglichkeiten:** Pseudomonas stellt einen gegen viele Antibiotika resistenten Problemkeim dar. Azlocillin übertrifft in der Pseudomonaswirksamkeit vor allem auch die modernen Breitspektrumpenicilline.

**Verhalten der Medikamente im Körper:** Carindacillin für die orale Applikation erreicht nur im Urin therapeutische Konzentrationen (und wird entsprechend wenig eingesetzt). Azlocillin steht nur für die parenterale Anwendung zur Verfügung.

**Unerwünschte Wirkungen:** Sie ähneln denen anderer Breitspektrumpenicilline.

## 21.2.2 Cephalosporine

Cephalosporine haben mit den Penicillinen die Betalactamstruktur gemeinsam. (Glücklicherweise besteht gleichwohl meist keine Kreuzallergie.) Sie gewinnen immer größere Bedeutung in der Antibiotikatherapie.

### 21.2.2.1 Basiscephalosporine

Cefazolin (Gramaxin), Cefazedon (Refosporin),
Oralcephalosporine: Cefalexin (Ceporexin), Cefadroxil
(Bidocef), Cephaclor (Panoral), Cefradin (Sefril)

**Wirkungsweise und Anwendungsmöglichkeiten:** Cephalosporine hemmen wie Penicilline die Zellwandsynthese und wirken in der Wachstumsphase der Bakterien bakterizid. Im Wirkungsspektrum liegen vor allem Kokken einschließlich vieler Staphylokokken, sogar vieler Penicillinasebildner, sowie viele gramnegative Stäbchen. Zu den in der Regel resistenten Arten gehören Proteus, Pseudomonas, Enterokokken, Hämophilus. Indikationen ergeben sich vor allem in der präoperativen Prophylaxe, bei Penicillinallergie, und bei – außerhalb des Krankenhauses erworbenen – Wundinfektionen und Pneumonien. Die Oralcephalosporine dieser Gruppe zeigen eine durchwegs schwächere Wirksamkeit.

**Verhalten der Medikamente im Körper:** Die Basiscephalosporine eigneten sich zunächst nur für die parenterale Anwendung. Erst Molekülabwandlungen führten zu oral einsetzbaren Präparaten.

**Unerwünschte Wirkungen:** Allergien treten seltener auf als bei den Penicillinen. Gelegentlich sieht man allergische Neutropenien (Abfall der neutrophilen Granulozyten [Teil der weißen Blutkörperchen]). Vor allem bei eingeschränkter Nierenfunktion empfiehlt sich bisweilen eine Vitamin-K-Substitution, um einen Quickwertabfall zu verhindern (oder zu beheben). Bisweilen steigen die Leberwerte an. Bei den Oralcephalosporinen beobachtet man zudem gastrointestinale Unverträglichkeitserscheinungen.

### 21.2.2.2 Intermediärcephalosporine

Cefuroxim (Zinacef), Cefamandol (Mandokef), Cefotiam
(Spizef) Oralcephalosporin: Cefuroximaxetil (Zinnat)

**Wirkungsweise und Anwendungsmöglichkeiten:** Auch diese Cephalosoprine sind weitgehend betalactamasestabil. Die Aktivitätszunahme gegenüber den Basiscephalosporinen betrifft vor allem die gramnegativen Stäbchen. Hämophilus wird besonders gut erfaßt. Zu den resistenten Keimen gehören Enterokokken, Pseudomonas, Mykoplasmen, viele Staphylokokkenstämme. Häufig werden die Substanzen dieser Gruppe bei Pneumonien, bei Harnwegsinfekten, bei Wund- und Gewebsinfektionen eingesetzt.

**Verhalten der Medikamente im Körper:** Nach oraler Gabe erfolgt eine unvollständige Resorption lediglich beim Cefuroximaxetil; bei allen anderen kommt nur die parenterale Anwendung in Betracht.

**Unerwünschte Wirkungen:** Alkoholunverträglichkeit und Vitamin-K-sensible Gerinnungsstörungen beobachtet man vor allem beim Cefamandol. Bei allen dreien ist ein leichter Anstieg der Leberlaborwerte festzustellen. Beim Oralcephalosporin dieser Gruppe treten weicher Stuhl und Durchfall auf.

### 21.2.2.3 Cephalosporine mit hochgradiger Betalactasestabilität

Cefoxitin (Mefoxitin), Cefotetan (Apatef), Latamoxef (Moxalactam)

**Wirkungsweise und Anwendungsmöglichkeiten:** Die Betalactasestabilität erschließt viele Staphylokokkenstämme, aber auch gramnegative Stäbchen, Kolibakterien, Proteus, Klebsiellen. Eine Pseudomonaswirksamkeit fehlt; Latamoxef erfaßt einige Stämme. Grampositive Keime werden oft weniger gut gehemmt als von den älteren Cephalosporinen. Die Aktivität bei Anaerobiern läßt die Gruppe geeignet erscheinen für die antibiotische Therapie bei Gangrän, Phlegmone, Abszeß, abszedierender Pneumonie.

**Verhalten der Medikamente im Körper:** Wieder kommt nur die parenterale Applikation in Betracht.

**Unerwünschte Wirkungen:** An möglichen Nebenwirkungen sind die Auslösung von Blutungen, Alkoholunverträglichkeit und Erhöhung der Leberlaborparameter zu erwähnen.

### 21.2.2.4 Breitspektrumcephalosporine

Cefotaxim (Claforan), Ceftriaxon (Rocephin), Ceftizoxim (Ceftix), Cefmenoxim (Tacef), Cefoperazon (Cefobis), Ceftazidin (Fortum) Oralcephalosporine: Cefixim, Cefetamet

**Wirkungsweise und Anwendungsmöglichkeiten:** Das breite Wirkungsspektrum macht diese Substanzen geeignet für die ungezielte Therapie lebensbedrohlicher Infektionen (Sepsis, Pneumonie, Osteomyelitis, Gewebeinfektionen, urologische Infektionen). Von möglichen Problemkeimen werden erfaßt Hämophilus, Klebsiellen, Proteus. Lücken bestehen z.T. bei den Staphylokokken, vor allem bei Pseudomonas (mit Ausnahme des Cefoperazons und des noch besser wirksamen Ceftazidins), Enterokokken, Legionellen, Mykoplasmen, Anaerobiern.

**Verhalten der Medikamente im Körper:** Es kommt nur die parenterale Therapie in Betracht, eigentlich schon wegen des zugrundeliegenden stets schweren Krankheitsbildes. Ceftriaxon besitzt eine so lange Halbwertszeit, daß oft eine tägliche Einmalgabe genügt, während bei den Cephalosporinen sonst meist 8stündliche Applikationsintervalle eingehalten werden. Oralcephalosporine dieser Gruppe befinden sich noch in der Entwicklung.

**Unerwünschte Wirkungen:** Mögliche Blutgerinnungsprobleme betreffen Cefmenoxim und Cefoperazon. Die übrigen seltenen Unverträglichkeiten ähneln denen bei anderen Cephalosporinen.

### 21.2.2.5 Pseudomonascephalosporin
Cefsulodin (Pseudocef)

**Wirkungsweise und Anwendungsmöglichkeiten:** Gehemmt werden oft Staphylokokken, Pneumokokken, Gonokokken, doch liegt der Anwendungsschwerpunkt bei den Pseudomonasinfektionen.

**Verhalten des Medikaments im Körper:** Die Substanz eignet sich nur für die parenterale Applikation; es empfiehlt sich eine intravenöse Kurzinfusion.

**Unerwünschte Wirkungen:** Die Nebenwirkungen entsprechen denen anderer Cephalosporine. Insbesondere die Nierenfunktion bedarf der Überwachung.

### 21.2.3 Weitere Betalactamantibiotika

### 21.2.3.1 Imipenem/Cilastin (Zienam)

**Wirkungsweise und Anwendungsmöglichkeiten:** Imipenem hemmt die Zellwandsynthese und wirkt bakterizid. Sein sehr breites Wirkungsspektrum schließt Enterokokken, Pseudomonas, Hämophilus, Gonokokken, Pneumokokken, Staphylokokken mit ein, auch wenn sie Betalactamasen bilden. Reistent sind vor allem Mykoplasmen und Legionellen. Als Indikationen gelten schwere Infektionen, Mischinfekte und eine nachgewiesene Empfindlichkeit der Erreger.

**Verhalten des Medikaments im Körper:** Die Substanz steht nur für die Kurzinfusion zur Verfügung. (Bei zu schneller i.v. Gabe sind Kreislaufschwächen möglich.) Der Cilastinzusatz senkt die Nephrotoxizität und verhindert die allzu rasche renale Inaktivierung.

**Unerwünschte Wirkungen:** Bisweilen sieht man gastrointestinale Reaktionen wie Übelkeit und Erbrechen dazu, Thrombophlebitiden, Allergien, Krämpfe, Tremor, Verwirrung, Somnolenz, Schwindel. Selten kommt es zu hämatologischen Störungen: Eosinophilie, Leukozytopenie, Thrombozytopenie. Gelegentlich beobachtet man ansteigende Leberwerte und Nierenfunktionsstörungen.

### 21.2.3.2 Aztreonam (Azactam)

**Wirkungsweise und Anwendungsmöglichkeiten:** Zellwandsythesestörung und Bakterizidie gehören auch hier zum typischen Muster eines Betalactamantibiotikums. Vorwiegend richtet sich der Angriff auf gramnegative Erreger wie Pseudomonas, Enterobacter, aber nicht gegen Anaerobier wie Bacteroides.

**Verhalten des Medikaments im Körper:** Das Medikament muß parenteral verabfolgt werden.

**Unerwünschte Wirkungen:** Die Nebenwirkungen gleichen denen anderer Betalactamantibiotika: Allergien, Hautreaktionen, gastrointestinale Störungen, selten Anämie, Thrombozytopenie, Gerinnungsstörung, manchmal Thrombophlebitis.

### 21.2.4 Aminoglykoside

Gentamicin (Refobacin), Tobramycin (Gernebcin), Sisomicin (Extramycin), Netilmicin (Certomycin), Amikacin (Biklin), Spectinomycin (Stanilo) Neomycin (Bykomycin), Paromomycin (Humatin)

**Wirkungsweise und Anwendungsmöglichkeiten:** Aminoglykoside hemmen die ribosomale Proteinsynthese der Bakterien – ein bakterizider Effekt, der sich nicht nur in der Proliferationsphase, sondern auch in der bakteriellen Ruhephase geltend macht. Sie wirken besonders gut gegen Staphylokokken, gegen Enterobakterien, gegen Enterobacter, Klebsiellen, Proteus, Yersinien sowie auch gegen Pseudomonas. Wenig Erfolg erringen sie gegen Streptokokken, Hämophilus und Anaerobier. Sie eignen sich zur gezielten und ungezielten Therapie bei schweren Infektionen, bei Sepsis und Endokarditis, bevorzugt in der Kombinationstherapie mit einem (Breitspektrum-)Penicillin oder einem Cephalosporin. Bei Harnwegsinfekten genügt oft eine Monotherapie. Amicacin inaktiviert Bakterien weniger als andere Aminoglykoside; es gilt daher als Reservemedikament für ansonsten aminoglykosidresistente Stämme. Beim eher schwach wirksamen Spectinomycin interessiert klinisch nur die gute Wirkung auf Gonokokken (Einmalbehandlung möglich).

**Verhalten der Medikamente im Körper:** Aminoglykoside werden bei oraler Applikation kaum resorbiert; für die systemischen Effekte benötigt man daher die parenterale Applikation. Die orale Gabe von Aminoglykosiden (Neomycin, Paromomycin) reduziert die Keimzahl im Darm (z. T. – nicht unwidersprochen – noch eingesetzt vor großen Darmoperationen) und ergänzt die Therapie des Coma hepaticum. Des weiteren gibt es Präparationen für die lokale Anwendung (Kapseln, Ketten, Verbände).

**Unerwünschte Wirkungen:** Zu den möglichen Nebenwirkungen gehören eine Vestibularisschädigung mit Schwindel, Nystagmus, Ohrenklingen und Hörstörungen, eine Nephrotoxizität bis hin zu akuten Tubulusnekrosen, Allergien, sehr seltene neuromuskuläre Störungen von Parästhesien bis zum Atemstillstand. Bei der oralen Applikation spielen die systemischen Nebenwirkungen, es sei denn bei sehr lange während der Anwendung, kaum eine Rolle; doch treten Durchfälle auf.

### 21.2.5 Tetracycline

Tetracyclin (Hostacyclin), Oxytetracyclin (Terramycin), Demclocyclin (Ledermycin), Rolitetracyclin (Reverin), Doxycyclin (Vibramycin, Vibravenös), Minocyclin (Klinomycin)

**Wirkungsweise und Anwendungsmöglichkeiten:** Tetracycline wirken bakteriostatisch durch Hemmung der bakteriellen Proteinsynthese. Im Wirkungsspektrum liegen Streptokokken, Pneumokokken, Meningokokken, Gonokokken, Spirochäten (Lues), Yersinien, Hämophilus, Pseudomonas, Vibrionen (Cholera) sowie auch sogenannte atypische Bakterien wie Mykoplasmen, Chlamydien (Ornithose, Lymphogranuloma inguinale), Rickettsien (z. B. Fleckfieber). Enterokokken, Staphylokokken (reagieren noch am besten auf Minocyclin), Klebsiellen, Enterobacter, Kolibakterien, Salmonellen, Shigellen reagieren meist ungenügend, Pseudomonas und Proteus gar nicht. Indikationen ergeben sich bei Infektionen der Atemwege, bei Bronchitiden, bei atypischen interstitiellen Pneumonien (Mykoplasmen), bei der Akne vulgaris und bei bestimmten Infektionskrankheiten (Brucellose, Leptospirose, Pest und anderen), aber nicht bei Meningitiden und – im Gegensatz zu veralteten Auffassungen – auch nicht bei bilären Infektionen.

**Verhalten der Medikamente im Körper:** Tetracyclin und Oxytetracyclin werden weniger gut resorbiert als Demeclocyclin, Doxycaclin zu etwa 75% und Minocyclin nahezu vollständig. Rolitetracyclin steht nur zur intravenösen Applikation zur Verfügung, Tetracyclin, Oxytetracyclin, Minocyclin nur für die orale, Doxycyclin für die orale und die intravenöse Anwendung. Daneben gibt es zahlreiche Zubereitungen für die Lokaltherapie (Oxytetracyclin, Chlortetracyclin [Aureomycin]). Die Halbwertszeit fällt so lang aus, daß nach einer Zweimalgabe am ersten Tag zur Aufsättigung oft als Erhaltungsdosis die einmal tägliche Gabe genügt (mit Ausnahme von Minocyclin).

**Praktischer Hinweis:** Die gleichzeitige Einnahme mit einer Mahlzeit, vor allem mit Milch oder mit Antazida, beeinträchtigt die Resorption erheblich. Doxycyclin (Vibramycin, Doxycyclin 100 ratio) sollte nicht im Liegen, sondern stets im Sitzen mit Flüssigkeit eingenommen werden, da sonst die Gefahr von Ösophagusulzerationen besteht.

**Unerwünschte Wirkungen:** Gastrointestinale Nebenwirkungen reichen vom gefürchteten Ösophagusulkus bei Tablettenverhalt oder Hiatushernie (Reflux) über Stomatitis, Glossitis, Ösophagitis, Proktitis zu Diarrhöen und zur bedrohlichen Enterokolitis. Leberschädigungen treten vor allem bei einer Überdosierung auf. Eine Photosensibilisierung beobachtet man in erster Linie beim Demeclocylcin, seltener bei anderen Tetracyclinen. Allergien bis zum Schock und zur allergischen Knochenmarksschädigung sind sehr selten. Bei Kleinkindern kann sich (schon im Uterus bis etwa zum 7. Lebensjahr) eine Gelbfärbung der Zähne mit Schmelzdefekten und Kariesanfälligkeit zeigen. Intrakranielle Drucksteigerungen und zentraler Schwindel gelten als selten. Mögliche Nierenschädigungen betreffen vor allem vorgeschädigte Organe.

### 21.2.6 Makrolide

Erythromycin (Erythrocin), Josamycin (Wilprafen), Roxythromycin (Rulid), Spiramycin (Rovamycin)

**Wirkungsweise und Anwendungsmöglichkeiten:** Makrolide hemmen die ribosomale bakterielle Proteinsynthese und erreichen in therapeutischen Konzentrationen nur eine bakteriostatische Wirkung. Als empfindlich gelten Streptokokken, Pneumokokken, Keuchhustenerreger, Chlamydien, Rickettsien, Gonokokken, Treponemen (Lueserreger). Makrolide übernehmen vielfach die Rolle eines „Ersatzpenicillins" bei Penicillinallergie. Infektionen des Respirationstrakts stellen eine besonders wichtige Indikation dar, zumal auch atypische Pneumonien durch Mykoplasmen und Legionellen gut auf Makrolide ansprechen. Spiramycin wirkt manchmal besser als die Muttersubstanz Erythromycin gegen Staphylokokken. Es läßt sich auch bei Toxoplasmose einsetzen. Die Abwandlungen bringen durchwegs keine entscheidenden Vorteile gegenüber Erythromycin.

**Verhalten der Medikamente im Körper:** Die intravenöse (nur als besondere Präparation intramuskuläre) und die orale Applikation kommen in Betracht.

**Unerwünschte Wirkungen:** Einige Patienten verspüren leichtere gastrointestinale Störungen. Es kann allerdings auch zu schweren Kolitiden kommen. Allergien sind selten. Leberbeeinträchtigungen sieht man vor allem bei Vorschädigungen. Die intravenöse Gabe führt häufig zur Phlebitis. Von der intramuskulären Applikation rät man wegen ihrer Schmerzhaftigkeit ab.

## 21.2.7 Sulfonamide

Sulfadiazin (Sulfadiazin-Heyl), Sulfalen (Longum), Sulfamethoxazol-Trimethoprim [= Co-Trimoxazol] (Bactrim, Eusaprim), Tetroxoprim-Sulfadiazin (Sterinor), Trimethoprim (Trimono)

**Wirkungsweise und Anwendungsmöglichkeiten:** Sulfonamide sind bakteriostatisch wirkende antibakterielle Chemotherapeutika. Sie hemmen verschiedene Fermente, in erster Linie aber die Folsäuresynthese, in der Kombination mit Trimethoprim an zwei verschiedenen Stoffwechselschritten. Die Wirkung der Monosulfonamide auf Streptokokken, Pneumokokken, Meningokokken, Chlamydien gilt als leidlich gut, die auf Koli, Klebsiellen, Hämophilus, Pseudomonas, Staphylokokken, Enterokokken, Gonokokken als eher gering. Eine Indikation für ihren Einsatz ergibt sich nur noch selten (Trachom, Nokardiose). Durch die Kombination mit Trimethoprim erweitert sich die Wirksamkeit zum echten Breitspektrumantibiotikum mit Ausnahme von Treponemen, Rickettsien, Leptospiren, Pseudomonas. Doch nimmt der Anteil resistenter Erreger inzwischen wieder zu. Harnwegsinfekte, Prostatitis, Typhus, Paratyphus, andere Salmonellosen und Enteritiden (Shigellen, Cholera) und Atemwegsinfektionen gelten als Indikationen. Weitere Therapiemöglichkeiten eröffnet die Wirksamkeit auf Protozoen (Pneumocystis carinii [Zuordnung fraglich], Malaria, Toxoplasmose) (S. 285 f). Trimethoprim als Monosubstanz besitzt eine Zulassung für die Behandlung unkomplizierter Harnwegsinfekte.

**Verhalten der Medikamente im Körper:** Die gute Resorption erlaubt durchwegs eine orale Therapie. Für Co-trimoxazol stehen auch parenterale Zubereitungen zur Verfügung, die für eine einstündige Infusion zu verdünnen sind. Die Ausscheidung erfolgt größtenteils über die Nieren.

**Unerwünschte Wirkungen:** Es kommen Allergien vor, zum Teil mit Fieber. Eine Photosensibilisierung kann zum Lyell-Syndrom (Epidermolyse; lebensbedrohliches Krankheitsbild, bei dem die ganze Haut sich schält!) führen. Die Gefahr einer Nierenbeeinträchtigung besteht vor allem bei Vorschädigungen und bei mangelnder Flüssigkeitszufuhr. Zu einer Hepatose kommt es vor allem bei Früh- und Neugeborenen (Kernikterus!). Blutbildungsstörungen treten nur selten auf. Als Kontraindikationen für Co-Trimoxazol gelten die megaloblastäre Anämie durch Folsäuremangel, schwere Lebererkrankungen, Schwangerschaft und der 1. Lebensmonat.

## 21.2.8 Gyrasehemmer

### 21.2.8.1 Bakteriostatische Gyrasehemmer

Nalidixinsäure (Nogram), Pipemidsäure (Deblaston), Cinoxacin (Cinobactin)

**Wirkungsweise und Anwendungsmöglichkeiten:** Chemotherapeutika vom Typ der Gyrasehemmer stören – durch Blockierung der Gyrase – den DNA-Stoffwechsel der Bakterien erheblich. Empfindlich reagieren die meisten gramnegativen Stäbchen wie Kolibakterien, Klebsiellen, Proteus. Nalidixinsäure gilt als schwächster Vertreter dieser Gruppe. Nur Pipemidsäure entfaltet eine gewisse Pseudomonasaktivität und eine schwache Staphylokokkenwirkung. Ansonsten beeinflussen diese Medikamente grampositive Keime nicht. Als Indikationen gelten unkomplizierte Harnwegsinfekte. Die neueren Gyrasehemmer verdrängen inzwischen diese älteren Präparate.

**Verhalten der Medikamente im Körper:** Diese Substanzen werden bei der üblichen oralen Gabe rasch, aber nicht vollständig resorbiert. Die Ausscheidung erfolgt im Urin, zu einem großen Teil in wirksamer Form. Nur im Urin bauen sich therapeutische Konzentrationen auf.

**Unerwünschte Wirkungen:** Noch am häufigsten treten gastrointestinale Beschwerden auf. Selten nur kommt es zu Allergien, Hauterscheinungen oder Störungen des Zentralnervensystems. Zerebrale Arteriosklerose und Epilepsie gelten als wichtige Kontraindikationen, ebenso Glucose$_6$-Phosphatdehydrogenase-Mangel (Favismus mit Hämolysen) sowie das erste Schwangerschaftsdrittel und relativ schwere Leber- und Nierenschäden.

### 21.2.8.2 Bakterizide Gyrasehemmer

Norfloxacin (Barazan), Ofloxacin (Tarivid), Ciprofloxacin (Ciprobay), Enoxacin (Gyramid), Rosoxacin (Winuron)

**Wirkungsweise und Anwendungsmöglichkeiten:** Der Wirkmechanismus der neueren Gyrasehemmer entspricht durchaus dem der älteren, doch fallen die Effekte stärker aus. Norfloxacin wirkt gegen die meisten Erreger einer Harnwegsinfektion, vor allem gegen gramnegative Stäbchen einschließlich Pseudomonas. Ofloxacin und Ciprofloxacin weisen ein sehr breites Spektrum auf und erfassen fast alle grampositiven und gramnegativen Bakterien, wobei Ciprofloxacin bei den gramnegativen Stäbchen als stärker gilt. Neben der gezielten Anwendung bei Organinfektionen bleiben als Hauptindikationen Harnwegsinfekte. Enoxacin besitzt zwar ein ähnlich breites Spektrum wie Ofloxacin und Ciprofloxacin, aber eine insgesamt schwächere Wirksamkeit besonders bei Streptokokken, Pneumokokken, Enterokokken, Pseudomonas, Enterobacter und Klebsiellen. Rosoxacin wird als Gonokokkenmittel angeboten. Weitere Präparate dieser Reihe werden bald folgen.

**Verhalten der Medikamente im Körper:** Norfloxacin wird noch ausreichend resorbiert. Maximale Konzentrationen entstehen im Urin. Ofloxacin eignet sich für die orale und die parenterale Applikation. Die Gewebediffusion gilt als gut. Hohe Konzentrationen werden wiederum im Urin erreicht. Auch Ciprofloxacin steht für die orale und die parenterale Anwendung zur Verfügung. Die Konzentration im Urin fällt etwas geringer aus.

**Unerwünschte Wirkungen:** Gastrointestinale Beschwerden stehen an erster Stelle. Zentralnervöse Störungen gelten als besonders bedenklich, da das Reaktionsvermögen beeinträchtigt sein kann. Allergien und Leberreaktionen treten nur selten auf.

### 21.2.9 Nitroimidazole

Metronidazol (Clont), Tinidazol (Simplotan), Ornidazol (Tiberal), Nimorazol (Esclama)

**Wirkungsweise und Anwendungsmöglichkeiten:** Nitroimidazole hemmen die Nucleinsäuresynthese bei anaeroben Bakterien und üben eine stark bakterizide Wirkung aus. Nimorazol gilt als etwas schwächer, die anderen behaupten sich als etwa gleichwertig. Sie gewinnen zunehmende Bedeutung in der Therapie von Abszessen von Peritonitiden, Entzündungen im Bereich des Beckens, Puerperalsepsis und fieberhaftem Abort. Daneben entfalten die Nitroimidazole eine Aktivität gegen Protozoen: Entamöben, Lamblien, Trichomonaden.

**Verhalten der Medikamente im Körper:** Es stehen vaginale (lokale), rektale, orale und parenterale (für die intravenöse Kurzinfusion) Präparationen zur Verfügung.

**Praktische Hinweise:** Unter Metronidazol kommt es oft zu einer (harmlosen) rotbraunen Urinverfärbung. Meist besteht eine ausgeprägte Alkoholintoleranz.

**Unerwünschte Wirkungen:** Übelkeit, Erbrechen, Diarrhö und Metallgeschmack gehören zu den unangenehmen Nebenerscheinungen. Bisweilen klagen die Patienten über Haut- und Schleimhautentzündungen, über Juckreiz und über Zystitisbeschwerden. Neuropathien und zentralnervöse Störungen bis hin zu Bewußtseinsstörungen und Krämpfen treten nur bei längerer Anwendung auf. (Eine Therapiedauer von 10 Tagen sollte nicht überschritten werden.) Erkrankungen des Zentralnervensystems, Bluterkrankungen und das erste Schwangerschaftsdrittel sowie schwere Lebererkrankungen z. B. akute und chronische Hepatitis, gelten als Kontraindikationen.

## 21.2.10 Selten eingesetzte Antibiotika

### 21.2.10.1 Chloramphenicolgruppe

Chloramphenicol (Paraxin), Thiamphenicol (Urfamycine)

**Wirkungsweise und Anwendungsmöglichkeiten:** Die Antibiotika dieser Gruppe hemmen die bakterielle Proteinsynthese und wirken bakteriostatisch auf grampositive und gramnegative Bakterien und viele Anaerobier. Als empfindliche Keime erweisen sich unter anderem Chlamydien, Mykoplasmen, Rickettsien (Fleckfieber) und Salmonellen. Schwerste septische, meningitidische Salmonelleninfektionen gehören immer noch zu zunehmend seltener auftauchenden Chloramphenicol- oder Thaimphenicolindikationen.

**Verhalten der Medikamente im Körper:** Die lokale, die orale und die parenterale Anwendung sind möglich.

**Unerwünschte Wirkungen:** Eine aplastische, oft irreversible Anämie, Neutropenie, Thrombozytopenie oder Panzytopenie gilt als gefährlichste Nebenwirkung des Chloramphenicols und hat diese Substanzen fast völlig aus dem therapeutischen Repertoire verdrängt. Eine besonders starke, oft letale Unverträglichkeit kann sich bei Neugeborenen entwikkeln (Gray-Syndrom). Beim Thiamphenicol erweisen sich die Knochenmarksdepressionen meist als reversibel.

### 21.2.10.2 Lincosamide

Lincomycin (Albiotic), Clindamycin (Sobelin)

**Wirkungsweise und Anwendungsmöglichkeiten:** Lincosamide beeinträchtigen die bakterielle Proteinsynthese. Lincomycin gilt als schwächer wirksam und als von Clindamycin weitgehend abgelöst. Bisweilen ergeben sich Indikationen bei Staphylokokken- und Anaerobierinfektionen. Wegen der guten Knochengängigkeit gelten Osteomyelitiden als denkbare Indikationen.

**Unerwünschte Wirkungen:** Bei den Nebenwirkungen sind mögliche Leberschädigungen und vor allem schwerste Enterokolitiden hervorzuheben.

### 21.2.10.3 Glykopeptidantibiotika

Vancomycin (Vancomycin), Teicoplanin (Targocid)

**Wirkungsweise und Anwendungsmöglichkeiten:** Glykopeptidantibiotika behindern den Bakterienzellwandaufbau und wirken bakterizid. Gramnegative Keime erweisen sich durchwegs als resistent; aber Staphylokokken, Streptokokken, Enterokokken, Pneumokokken und Clostridien sprechen gut an. Teicoplanin gilt als noch aktiver als das ältere Vancomycin. Septische Infektionen, insbesondere mit anderweitig resistenten Staphylokokken gelten als Indikationen. Als wichtige Indikation sei noch die pseudomembranöse (oft antibiotikainduzierte) Enterokolitis, durch Clostridien hervorgehoben.

**Verhalten der Medikamente im Körper:** Die Glykopeptidantibiotika werden kaum resorbiert. Die orale Applikation bleibt daher für die pseudomembranöse Enterokolitis vorbehalten. Ansonsten gilt die intravenöse Anwendung als Standard.

**Warnhinweis:** Bei rascher intravenöser Injektion von Vancomycin können Histaminfreisetzung, Schock und Herzstillstand eintreten.

**Unerwünschte Wirkungen:** Zu den Nebenwirkungen gehören Allergie, Ototoxizität, Neutropenie und Thrombopenie. Unter Teicoplanin treten Nebenwirkungen seltener auf.

### 21.2.10.4 Harnwegsdesinfizienzien
Nitrofurantoin (Furadantin), Nifuratel (Inimur)

Nitrofurantoin wirkt vorwiegend bakteriostatisch durch Enzymhemmung im Kohlenhydratstoffwechsel von Bakterien. Die meisten der üblichen Erreger von Hanrwegsinfekten werden erfaßt. Die Substanz wird nahezu vollständig resorbiert. Therapeutisch wirksame Spiegel bauen sich nur in den ableitenden Harnwegen auf. Bei einer Parenchymbeteiligung (Pyelonephritis) reicht die Wirksamkeit nicht mehr aus. Deshalb und wegen möglicher schwerer Nebenwirkungen (Allergie, gastrointestinale Unverträglichkeit, Neuropathie, Hepatopathie, Lungenödem, Lungenfibrose) geht die Verwendung zurück. Nifuratel wirkt zudem gegen Candida und Trichomonaden. Bedenken wegen möglicher Nebenwirkungen sind auch hier geltend zu machen.

### 21.2.10.5 Verschiedene selten gebrauchte Antibiotika

Fusidinsäure (Fucidine) eignet sich als Reservemedikament bei Staphylokokkeninfektionen.

Fosfomycin (Fosfocin) bietet sich bisweilen als Ersatz bei Allergien gegen Penicilline und Cephalosporine an.

### 21.2.11 Lokalantibiotika

Einige Antibiotika werden ausschließlich oder vorwiegend lokal appliziert.

Bacitracin (Batrax) wirkt vorwiegend auf grampositive Bakterien und wird oft als Kombinationspräparat mit Neomycin eingesetzt (Nebacetin).

Tyrothricin (Tyrosur) steht als bakterizider Puder zur Verfügung.

Polymyxine (Colistin, Polymyxin B) wirken bakterizid auf gramnegative Bakterien. Wegen der Neuro- und Nephrotoxizität bei systemischer Anwendung sollten diese Medikamente allenfalls noch zur Lokaltherapie verwendet werden.

Aminoglykoside wie Kanamycin, Neomycin, Paramomycin, Mupirocin eignen sich zur Lokaltherapie. Neomycin und Paromomycin haben besondere Bedeutung für die Darmsterilisation und für die Therapie der hepatischen Enzephalopathie (S. 198f).

### 21.2.12 Chemotherapeutika gegen Mykobakterien (Tuberkulostatika)

Robert Koch entdeckte 1882 das Mycobacterium tuberculosis als Erreger der Tuberkulose, der „Schwindsucht", wie man damals sagte, eines Krankheitsbildes, dem man bis in unser Jahrhundert hinein weitgehend hilflos gegenüberstand. Dies änderte sich erst mit der Entdeckung und der Fortentwicklung der Tuberkulostatika und vor allem mit der Hebung des allgemeinen Lebensstandards und der Hygieneverhältnisse. Aufgrund dieser Entwicklung glaubte man, daß die Tuberkulose überwunden sei. Heute gewinnt die Tuberkulose neue Bedeutung: die natürliche Immunisierung, früher schon in der Kindheit erworben, findet kaum noch statt. Die Pädiater zeigen Zurückhaltung bei der BCG-Impfung; größere weiträumige Mobilität, neue soziale Randgruppenbildungen, Abwehrschwächen durch Alkohol und Drogen und die Immunschwächeerkrankung AIDS bereiten das Feld für ein neuerliches Aufkommen dieser Krankheit, vielfach mit atypischen Verläufen und auch von atypischen Mykobakterien hervorgerufen.

Mit den Fortschritten der Tuberkulostatikaentwicklung ging die Bedeutung der Tuberkulosechirurgie zurück, wenngleich sich immer noch Indikationen für ein operatives Vorgehen ergeben (unklare Rundherde, nicht sanierbare Tuberkuloseherde u. a. m.).

Medikamentöse Tuberkulosetherapie bedeutet in aller Regel Kombinationstherapie, um eine ausreichende Wirkung zu erzielen und um schnelle Resistenzentwicklungen zu vermeiden.

Die Tuberkulostatika lassen sich einteilen in Medikamente der ersten Wahl und in Reservemedikamente (Tab. **18**).

### 21.2.12.1 Isoniazid (Tebesium)

**Wirkungsweise und Anwendungsmöglichkeiten:** Isoniazid beeinträchtigt die bakterielle Nucleinsäure- und Mycolsäuresynthese. Konzentrationsabhängig wirkt es bakteriostatisch oder bakterizid. Die Wirksamkeit beschränkt sich auf Mycobacterium tuberculosis. Hier entfaltet Isoniazid freilich sehr starke Effekte, so daß es in kaum einem Kombinationsschema fehlt.

# Spezielle Arzneimittellehre

Tabelle 18  Tuberkulostatika

| Wirkstoff | | Wirkungsweise | Erreger |
|---|---|---|---|
| Isoniazid | 1. Wahl | bakterizid | typische Mykobakterien |
| Rifampicin | 1. Wahl | bakterizid | auch atypische Mykobakterien |
| Ethambutol | 1. Wahl | bakteriostatisch | auch atypische Mykobakterien |
| Streptomycin | 1. Wahl | bakterizid | typische Mykobakterien |
| Protionamid | 1. Wahl | bakteriostatisch | auch atypische Mykobakterien |
| Pyrazinamid | 1. Wahl | bakterizid | typische Mykobakterien |
| Capreomycin | Reserve | bakteriostatisch | typische Mykobakterien |
| Gyrasehemmer | unklar | bakterizid | auch atypische Mykobakterien |

**Verhalten des Medikaments im Körper:** Isoniazid eignet sich für die orale, die parenterale, die lokale, selbst die intrathekale Applikation. Die Liquorgängigkeit gilt als gut.

**Unerwünschte Wirkungen:** Zentralnervöse Störungen und periphere Neuritiden (Schwindel, Kopfschmerzen, Benommenheit, Unruhe, Krämpfe, Optikusneuritis) treten häufiger bei alten Menschen, Diabetikern, Alkoholkranken und Langsaminaktivierern oder bei hoher Dosierung auf. Durchaus schon prophylaktisch empfiehlt sich die Gabe von Vitamin $B_6$. Bisweilen sieht man Transaminasenanstiege, selten aber auch bedrohliche Hepatitiden. Gastrointestinale Störungen, Allergien, Blutbildungsstörungen und Blutungsbereitschaft treten gelegentlich auf.

### 21.2.12.2 Rifampicin (Rimactan)

**Wirkungsweise und Anwendungsmöglichkeiten:** Rifampicin hemmt die bakterielle RNA-Polymerase und wirkt bakterizid auf proliferierende Keime. Neben der Hauptindikation bei den Tuberkelbakterien gewinnt Rifampicin zunehmend (bei Resistenzen gegen herkömmliche Therapeutika) Bedeutung als Antibiotikum für grampositive Keime: Staphylokokken, Enterokokken, Gonokokken, Meningokokken, Bacteroides, Legionellen sowie für (gramnegative) Hämophilusbakterien. Atypische Mykobakterien und Lepraerreger gelten als mäßig empfindlich.

**Verhalten des Medikaments im Körper:** Die orale und die parenterale Anwendung sind möglich.

**Unerwünschte Wirkungen:** Transaminasenanstiege normalisieren sich auch bei fortgesetzter Therapie meist wieder, doch wurden auch letale Leberdystrophien beobachtet. Zu den schwerwiegenden zum Tode führenden Komplikationen gehört auch eine Nephritis mit Nierenversagen. Gastrointestinale Störungen, Hautsymptome, Neutropenie und

Thrombopenie gelten als selten. Als zentralnervöse Nebenwirkungen sind Schwäche, Ataxie, Sehstörungen und Schmerzen aufzufassen.

**Praktische Hinweise:** Der Konzeptionsschutz durch Ovulationshemmer wird unter Rifampicin unsicher. Biweilen beunruhigt eine harmlose Rotfärbung des Urins durch Rifampicin die Patienten.

### 21.2.12.3 Ethambutol (Myambutol)

**Wirkungsweise und Anwendungsmöglichkeiten:** Myambutol wirkt bakteriostatisch auf proliferierende Keime. Neben den Tuberkelbakterien sprechen auch einige atypische Mykobakterien an.

**Verhalten des Medikaments im Körper:** Die Resorption nach oraler Gabe erfolgt zu 70% −80%.

**Unerwünschte Wirkungen:** Selten kommt es zu Allergien, Gichtanfällen und vorübergehenden Leberstörungen sowie zentralnervösen Beeinträchtigungen und peripheren Neuritiden. Am meisten fürchtet man eine initial meist langsam rückbildungsfähige Sehnerventzündung.

### 21.2.12.4 Streptomycin (Streptomycin-Heyl)

**Wirkungsweise und Anwendungsmöglichkeiten:** Das Aminoglykosid Streptomycin entfaltet seine bakterizide Wirkung im Proliferationsstadium besser als im Ruhestadium der Bakterien. Verschiedene Kokken, Klebsiellen, Proteus, Pseudomonas, Brucellen, Pesterreger und eben Tuberkulosebakterien sprechen auf Streptomycin an, nicht aber atypische Mykobakterien.

**Verhalten des Medikaments im Körper:** Etablieren konnte sich nur die intramuskuläre Applikation. (Die Resorption nach oraler Gabe fiel miminal aus.)

**Unerwünschte Wirkungen:** Die Nebenwirkungen entsprechen im wesentlichen denen, die man von anderen Aminoglykosiden her kennt: Neurotoxizität mit Beeinträchtigung des Gehörs und des Gleichgewichtsorgans, nephrotoxische Wirkung, Histaminfreisetzung mit Parästhesien und Schwindel. Hepatotoxische Wirkungen, Augenmuskelschäden, und Knochenmarksdepression kommen sehr selten vor. Neuromuskuläre Blockaden können sich vital bedrohlich auswirken.

### 21.2.12.5 Protionamid (Ektebin)

**Wirkungsweise und Anwendungsmöglichkeiten:** Protionamid wirkt in therapeutischen Konzentrationen bakterizid auf Tuberkelbakterien und einige atypische Mykobakterien. Als besondere Indikation gilt die Resistenz gegen Isoniazid.

**Verhalten des Medikaments im Körper:** Die Resorption nach oraler Gabe erfolgt rasch.

**Unerwünschte Wirkungen:** Zu den Nebenwirkungen gehören Kopfschmerzen, Schwindel, Unruhe, Krämpfe bei Epileptikern, Hauterkrankungen, Leberschädigung, mögliche Hypoglykämien bei Diabetikern, Hypothyreose, Gynäkomastie und Menstruationsstörungen. Das B-Vitamin Pyridoxin soll Nebenwirkungen verhindern.

### 21.2.12.6 Pyrazinamid (Pyrafat)

**Wirkungsweise und Anwendungsmöglichkeiten:** Die bakterizide Wirkung beschränkt sich weitgehend auf humane Tuberkulosebakterien.

**Verhalten des Medikaments im Körper:** Resorption, Gewebegängigkeit und Liquorgängigkeit lassen sich als gut bewerten.

**Unerwünschte Wirkungen:** Als mögliche Nebenwirkungen kommen vor Ikterus, Gichtanfälle, Hyperglykämie.

### 21.2.12.7 Capreomycin (Ogostal)

Cepreomycin wirkt bakteriostatisch. Als Aminoglykosid oral nicht resorbiert, bleibt in der Regel nur die intramuskuläre Applikation. Bei den Nebenwirkungen sind Ototoxizität und Nephrotoxizität hervorzuheben.

### 21.2.12.8 Dapson (Dapson-Fatol)

Dapson findet Verwendung zur Therapie der Dermatitis herpetiformis. Daneben erscheint es in Kombinationsschemata zur Therapie der Lepra (ebenfalls einer Mykobakterienerkrankung). Als mögliche Nebenwirkungen kennt man Hämolysen, Methämoglobinbildung, Allergien, Magen-Darm-Störungen, Nierenschädigung und Neuropathien.

## 21.3 Antimykotika

Pilze gewinnen als Erreger von Krankheiten zunehmende Bedeutung. *Dermatomykosen* betreffen die Haut und ihre Anhangsgebilde; *systemische Mykosen* bedeuten einen invasiven Befall innerer Organe; eine Zwischenstellung nehmen *Schleimhautmykosen* ein, die sich an inneren Organen (z. B. Soorösophagitis) ohne primäre Invasivität entwickeln. Zudem kommen Pilze als harmlose Schmarotzer vor (z. B. Candida im Mundbereich).

Für die Entwicklung einer Pilzinfektion kommt Änderungen des Oberflächenmilieus, des inneren Milieus und einer verminderten Abwehrbereitschaft besondere Bedeutung zu. Zu prädisponierenden Faktoren für einen pathogenen Pilzbefall gehören: Schwächung der Hautbarriere (z.B. nach Schwimmbadbesuch), Schwächung der Schleimhautbarriere, eingebrachte Fremdkörper (z.B. im Rahmen der Intensivtherapie, Herzklappenprothesen), Antibiotikatherapie, Stoffwechselerkrankungen (Diabetes mellitus), konsumierende Erkrankungen (Tuberkulose, Karzinome, Leukämien), Chemotherapie und die AIDS-Erkrankung.

### 21.3.1 Stark wirksame Antimykotika

#### 21.3.1.1 Polyene
Amphotericin B (Amphotericin B) (zur oralen Lokaltherapie: Ampho-Moronal)

**Wirkungsweise und Anwendungsmöglichkeiten:** Amphotericin B antagonisiert die Sterolsynthese und verändert damit die Permeabilität der Zytoplasmamembran. Die Substanz zeigt eine gute Wirksamkeit bei Kandidose, Aspergillose, Mukormykose, Sporotrichose, Kryptokokkose, Histoplasmose, Blastomykose, erweist sich aber als unwirksam gegen Dermatophyten (Hautmykoseerreger).

**Verhalten des Medikaments im Körper:** Die fehlende Resorption macht man sich bei der oralen bzw. lokalen Therapie von (z.B. oroösophago-gastro-intestinalen) Mykosen zunutze. Für eine systemische Wirksamkeit benötigt man eine Infusion über je wenigstens 6 Std. Dauer.

**Unerwünschte Wirkungen:** Zum Teil schwerste Nebenwirkungen verlangen eine kritische Indikationsstellung: Thrombophlebitis an der Einstichstelle, Fieber, Schüttelfrost, Erbrechen, Kreislaufkollaps, Anämie, Thrombopenie, Krämpfe, Paresen, Rhythmusstörungen, vor allem aber eine – nur anfangs reversible – Nierenschädigung. Zur Sicherheit beginnt man meist mit einer niedrigen Dosis und steigert über einige Tage bis zur therapeutischen Dosis. Besonders wichtig scheint die Verhinderung einer häufigen Hyponatriämie zu sein.

#### 21.3.1.2 Pyrimidine
5-Fluorocytosin (Ancotil)

**Wirkungsweise und Anwendungsmöglichkeiten:** Die Pilzzelle wandelt 5-Fuorocytosin in das Zytostatikum 5-Fluorouracil um und hemmt sich damit selbst. Candida, Cryptococcus, Aspergillus sprechen gut an. Histoplasma, Blastomyces, Coccidioides, Mukor finden sich nicht im Wirkspektrum. Meist wird diese Substanz bei schweren Organmykosen mit Amphotericin B kombiniert.

**Verhalten des Medikaments im Körper:** Die Resorption bei oraler Applikation genügt. Daneben kommt die intravenöse Anwendung (Kurzinfusion) in Betracht.

**Unerwünschte Wirkungen:** Zu den möglichen Nebenwirkungen gehören Blutbildschädigungen, ein Anstieg der Leberlaborparameter, selten gastrointestinale Störungen und zerebrale Erscheinungen bis hin zu Halluzinationen.

### 21.3.2 Nebenwirkungsärmere Antimykotika
Imidazole: Miconazol (Daktar), Ketoconazol (Nizoral), Fluconazol (Diflucan), Clotrimazol (Canesten), Econazol (Epi-Pevaryl, Gyno-Pevaryl)

**Wirkungsweise und Anwendungsmöglichkeiten:** Miconazol besitzt ein breites Wirkungsspektrum unter Einschluß von Dermatophyten, Candida, Aspergillus, Histoplasma, Coccidioides und sogar grampositiven Bakterien. Mit Ketaconazol liegt ein vergleichbar breites Antimykotikum vor. Wegen der besseren Verträglichkeit stellen beide oft eine Alternative zum Amphotericin B dar. Fluconazol zeigt eine gute Wirkung gegen Dermatophyten, Candida und Cryptococcus.

**Verhalten der Medikamente im Körper:** Alle Imidazole eignen sich zur Lokaltherapie. Typische Lokaltherapeutika sind Clotrimazol und Esconazol. Miconazol oral entfaltet nur lokale Wirkungen. Für systemische Effekte bedarf es der intravenösen Applikation. Ketoconazol wird oral gut resorbiert (und steht parenteral nicht zur Verfügung). Vom Fluconazol gibt es orale und parenterale Präparationen.

**Unerwünschte Wirkungen:** Thrombophlebitis, Allergien, Erbrechen, Diarrhö, Fieber, bei rascher Injektion auch Tachykardie und Arrhythmie treten möglicherweise beim Miconazol auf. Beim Ketoconazol kommen gelegentlich Kopfschmerz, Schwindel, Somnolenz sowie Leberschäden, eine Hemmung der Cortisol- und Testosteronproduktion oder eine Knochenmarksdepression hinzu.

### 21.3.3 Antimykotika gegen oberflächliche Mykosen
#### 21.3.3.1 Systemisch zu applizierende Oberflächenantimykotika
Griseofulvin (Likuden)

**Wirkungsweise und Anwendungsmöglichkeiten:** Grisefulvin beeinflußt den Guaninstoffwechsel der Pilze und wirkt fungistatisch. Betroffen sind Trichophyten und Epidermophyten; das heißt, die Substanz eignet sich für die Behandlung von Mykosen der Haut und ihrer Anhangsgebilde, nicht aber für systemische oder potentiell systemische Erreger (wie etwa Candida, Aspergillus usw.).

**Verhalten des Medikaments im Körper:** Griseofulvin wird oral appliziert, wirkt also auf systemischem Weg oberflächlich. Die selektive Einlagerung in das Keratin der Haare, der Nägel, der Haut führt dort zu hohen Wirkstoffkonzentrationen. Erst das langsame Wachstum dieser Gebilde führt die Substanz an die Oberfläche; dies bedingt die lange Therapiedauer.

**Unerwünschte Wirkungen:** Nebenwirkungen treten auch bei langfristiger Anwendung selten auf. Bisweilen finden sich Kopfschmerzen, Schwindel, Sehstörungen, Alkoholintoleranz, Allergie, Neutropenie, Albuminurie und Störungen der Spermatogenese.

### 21.3.3.2 Lokalantimykotika

Antimykotika wie Amphotericin oder Imidazole, die sich systemisch und lokal anwenden lassen, wurden schon besprochen. Einige Antimykotika aber bleiben allein der Lokaltherapie vorbehalten.

### 21.3.3.2.1 Nystatin (Moronal), Natamycin (Pimafucin)

Nystatin weist ein breites Wirkungsspektrum auf, ähnlich dem Amphotericin B; Natamycin eignet für Candida, Trichophyton und Mikrosporon. Beide eignen sich nur für die lokale Therapie, Nystatin besonders für Kandidosen des Verdauungstraktes. Da die Wirkstoffe nicht systemisch angewandt werden, gilt die Gefahr von Nebenwirkungen als gering.

### 21.3.3.2.2 Ciclopiroxolamin (Batrafen), Naftifin (Exoderil), Tolnaftat (Tonoftal)

Diese Breitspektrumantimykotika beeinflussen Dermatophyten und candidaähnliche Pilze, Naftidin zum Teil sogar Bakterien. Tolnaftat wirkt nicht gegen Candida.

## 21.4 Antiprotozoenmittel

### 21.4.1 Medikamente gegen Malaria

Die Malaria bleibt bis heute die Infektionskrankheit, die, weltweit gesehen, die meisten Opfer fordert. Durch die weltweite Mobilität müssen wir auch bei uns damit rechnen, Malariafällen zu begegnen – obwohl der Infektionszyklus der Erreger, der Plasmodien, tierischer Einzeller, an die Übertragung durch bestimmte (hier nicht vorkommende) Mücken (Anopheles) gebunden ist. Zunehmende Resistenzentwicklung erschwert die Therapie (Tab. **19** u. **20**).

Tabelle 19  Malariaarten

| Erreger | Malariaart | Krankheitsverlauf |
|---|---|---|
| Plasmodium falciparum | Malaria tropica | maligner Spontanverlauf<br>Rezidive möglich durch Blutformen |
| Plasmodium vivax | Malaria tertiana | benigner Spontanverlauf<br>Rezidive häufig durch Gewebeformen |
| Plasmodium ovale | Malaria tertiana | milder Spontanverlauf<br>Rezidive häufig durch Gewebeformen |
| Plasmodium malariae | Malaria quartana | benigner Spontanverlauf<br>Rezidive möglich durch Gewebeformen |

Tabelle 20  Malariatherapie

| Prophylaxe der Erstinfektion | Gewebeformenmedikamente: | Pyrimethamin |
|---|---|---|
| Rezidivprophylaxe | Gewebeformenmedikamente: | Primaquin, Pyrimethamin |
| Anfallstherapie | Blutformenmedikamente: | Chloroquin, Chinin, Pyrimethamin, Sulfone, Tetracycline |
| Übertragungsprophylaxe | Gametozytenmedikamente: | Primaquin, Chloroquin, Chinin |

### 21.4.1.1 Chloroquin und seine Abkömmlinge

Chloroquin (Resochin), Hydroxychloroquin (Quensyl)

**Wirkungsweise und Anwendungsmöglichkeiten:** Diese Medikamente wirken im akuten Anfall gegen Erythrozytenformen von P. vivax und P. falciparum (sowie gegen Gametozyten von P. vivax). Zur Prophylaxe genügen niedrigere Dosen. (Weitere Indikationen für diese Präparate ergeben sich bei Erkrankungen des rheumatischen Formenkreises, s. S. 241).

**Verhalten der Medikamente im Körper:** Chloroquin steht für die orale und die parenterale Applikation zur Verfügung, Hydroxychloroquin nur für die orale.

**Unerwünschte Wirkungen:** Zu den Nebenwirkungen gehören gastrointestinales Unwohlsein, Juckreiz, Kopfschmerzen, Sehstörungen. Vorerkrankungen des Verdauungstraktes, der Leber, des Blutes und des

Nervensystems gelten als zumindest relative Kontraindikationen. Hydroxychloroquin soll weniger Nebenwirkungen aufweisen.

### 21.4.1.2 Pyrimethamin und Verwandte

Pyrimethamin (Daraprim), Trimethoprim (Trimono), Sulfadoxin + Pyrimethamin (Fansidar), Proguanil

**Wirkungsweise und Anwendungsmöglichkeiten:** Diese Wirkstoffgruppe beeinträchtigt den Folsäurestoffwechsel der Plasmodien. Die Kombination mit einem Sulfonamid (Sulfadoxin) verstärkt diesen Effekt. Pyrimethamin eignet sich für die Prophylaxe. Bei akuten Schüben wirkt die Kombination mit einem Sulfonamid stärker. Als weitere Indikation gilt die Toxoplasmose. Proguanil, in Deutschland nicht im Handel, wirkt prophylaktisch und therapeutisch (gegen P. vivax) und behindert die Entwicklung von Plasmodiengameten in der Mücke, unterbricht also die Infektionskette.

**Unerwünschte Wirkungen:** Hautausschläge, gewöhnlich harmlos, und Blutbildungsstörungen (folsäuresensibel) gehören zu den Nebenwirkungen. Dem Sulfonamidanteil schreibt man ernstere Hautschäden, Allergiereaktionen und Leberschädigungen zu.

### 21.4.1.3 Mefloquin (Lariam)

**Wirkungsweise und Anwendungsmöglichkeiten:** Mefloquin eignet sich für die Behandlung des akuten Malariaschubes und für die Prophylaxe, vorwiegend gegen vielfachresistente Stämme von P. falciparum.

**Verhalten des Medikaments im Körper:** Als üblich gilt die orale Applikation.

**Unerwünschte Wirkungen:** Übelkeit, Erbrechen und Bauchschmerzen oder Schwindel treten nur selten auf.

### 21.4.1.4 Primaquin

**Wirkungsweise und Anwendungsmöglichkeiten:** Primaquin wirkt gegen Gewebeformen und Gametozyten und vermag eine Vivax- und Ovale-Malaria komplett auszuheilen, also Rezidive zu verhindern. Kaum aktiv gegen Blutformen, benötigt es stets Partner gegen die Blutschizonten, um den akuten Schub abzufangen.

**Verhalten des Medikamentes im Körper:** Nach oraler Applikation erfolgt eine nahezu vollständige Resorption.

**Unerwünschte Wirkungen:** Selten kommt es zu abdominellen Schmerzen. Beobachtet wurden auch leicht Anämien und Zyanosen durch eine Methämoglobinämie sowie Leukozytosen, weitaus weniger oft Granulozytopenien bis Agranulozytosen. Nebenwirkungen betreffen Menschen schwarzer Hautfarbe oft stärker, nicht zuletzt wegen eines hier häufigeren erythrozytären Enzymmangels (Glukose-6-Phosphat-Dehydrogenase-Mangel) mit induzierbaren Hämolysen.

### 21.4.1.5 Chinin (Chininum Buchler)

**Wirkungsweise und Anwendungsmöglichkeiten:** Die Hauptwirkung richtet sich gegen Blutformen der Plasmodien. Gegen anderweitig resistente Stämme bleibt oft nur der Rückgriff auf dieses sehr alte Malariamedikament. Chinin wirkt zudem zentral analgetisch und antipyretisch.

**Verhalten des Medikaments im Körper:** Es kommt die orale und die parenterale (intramuskuläre oder intravenöse) Anwendung in Betracht.

**Unerwünschte Wirkungen:** Zu den Nebenwirkungen gehören Ohrenklingeln, Hörstörungen, Schwindel, Kopfschmerzen, Übelkeit, Diarrhö, Sehstörungen bis hin zur Optikusatrophie. Bei kardialen Vorschädigungen können Herzrhythmusstörungen auftreten (Verwandtschaft mit dem Chinidin). Intravenöse Injektionen rufen bisweilen einen prompten Blutdruckabfall hervor. Symptome einer Myasthenia gravis können sich dramatisch verstärken.

### 21.4.1.6 Antibiotika: Sulfonamide, Sulfone, Tetracycline

Sulfadiacin und Sulfadoxin, aber auch Tetracyclin und Doxycyclin, eignen sich, gewöhnlich als Kombinationspartner anderer Malariamittel, zur Behandlung mehrfachresistenter Plasmodienstämme.

### 21.4.2 Mittel zur Therapie weiterer Protozoeninfektionen

### 21.4.2.1 Trichomonadeninfektionen

Trichomonadeninfektionen werden überwiegend beim Geschlechtsverkehr übertragen. Sie führen bei der Frau zur Kolpitis, beim Mann zur Urethritis. Als Therapie der Wahl gilt Metronidazol (S. 276), grundsätzlich mit Behandlung auch des – vielleicht symptomlosen – Sexualpartners.

### 21.4.2.2 Toxoplasmose

Man kennt angeborene Toxoplasmoseerkrankungen mit Gehirnbeteiligung, Hepatosplenomegalie und Ikterus. Viele Erregerträger bleiben klinisch erscheinungsfrei. Die Krankheit manifestiert sich bei einer allgemeinen Abwehrschwäche, etwa bei Tumorpatienten, besonders bei Lymphomerkrankungen, bei medikamentöser Immunsuppression und, heute mit zunehmender Bedeutung, bei AIDS-Patienten mit Enzephalitis, Chorioretinitis, Pneumonie, Myokarditis, Lymphadenopathie und weiteren Organbeteiligungen. Für die Therapie eignen sich Pyrimethamin (S. 286) und Sulfonamide (S. 274). Beide greifen in den Folsäurestoffwechsel der Erreger ein. Meist empfiehlt sich die Kombination mit einem Folsäurepräparat zum Schutz des Wirtsorganismus. In Betracht kommen auch Clindamycin (S. 277) und Roxythromycin oder Spiramycin (S. 273).

### 21.4.2.3 Pneumocystis-carinii-Infektion

Die Zuordnung von Pneumocystis carinii zu einer der großen Erregergruppen (Tier- oder Pflanzenreich) läßt sich nicht mit letzter Sicherheit treffen. Auch Pneumocystis carinii gehört zum schlimmen Gefolge der AIDS-Erkrankung. Es entwickeln sich Pneumonien mit progredienter respiratorischer Insuffizienz. Eine therapeutische Hilfe darf man sich von einer hochdosierten Co-Trimoxazoltherapie (S. 274) erwarten, von einer Kombination mit Dapson, von Difluoroornithin (in der Prüfung), von Trimentrexat (verwandt mit dem Zytostatikum Methotrexat) – kombiniert mit einem Folsäurepräparat – und von Pentamidin, das wegen seiner Nephrotoxizität und der Auslösung von Hypoglykämien und Hypotonien das Mittel der letzten Wahl ist.

### 21.4.2.4 Amöbenerkrankungen

Die Amöbiasis kann als harmlose Darmbesiedlung auftreten, als schwerste Amöbenruhr mit blutigen Durchfällen, Darmperforationsgefahr, kritischem Allgemeinzustand und als abszedierender Organbefall (Leberabszeß). Als wichtigste Medikamente gelten die Imidazole mit dem Hauptvertreter Metronidazol (S. 276), der auch gegen andere Darmprotozoen wie Lamblien oder Balanitiden wirksam ist.

Weitere seltene Protozoenerkrankungen und ihre Behandlung müssen der Spezialliteratur entnommen werden.

## 21.5 Medikamente gegen Wurmerkrankungen

Weltweit (vor allem in südlichen Ländern) gesehen, stellen menschenpathogene Würmer (z. B. Schistosomen) eine erste Plage dar. Bei uns gelten Erkrankungen durch einen Wurmbefall als Rarität. Bisweilen rufen Askariden (Spulwürmer), Oxyuren (Madenwürmer) oder Trichuren (Peitschenwürmer) oder Taenien (Bandwürmer) Darmsymptome hervor. Trichinen können schwerste Krankheitserscheinungen (Befall von Myokard und Zentralnervensystem) hervorrufen. Zu einem Organbefall (Parasitenzyste vorwiegend in der Leber) kommt es auch durch Echinococcen (Hundebandwürmer). Über die Therapiemöglichkeiten informiert Tabelle **21**.

## Spezielle Arzneimittellehre

Tabelle 21  Therapie von Wurmerkrankungen

| Erreger | Therapie | Nebenwirkungen | Alternativen, Ergänzungen |
|---|---|---|---|
| Ascaris | Pyrantel (Helmex) | Diarrhö, Übelkeit, Erbrechen | Mebendazol |
| Oxyuris | Pyrantel (Helmex) | Diarrhö, Übelkeit, Erbrechen | Mebendazol |
| Trichuris | Mebendazol (Vermox) | Diarrhö, Bauchschmerzen | Albendazol |
| Taenia | Niclosamid (Yomesan) | gute Verträglichkeit | Praziquantel (Cesol) |
| Trichinella | Mebendazol (Vermox) | Diarrhö, Bauchschmerzen | Ivermectin, u. U. Corticoide |
| Echinococcus | Mebendazol (Vermox) | Diarrhö, Bauchschmerzen | Albendazol, Operation |

## 22 Allergische und immunologische Erkrankungen: immunmodulierende und immunsupressive Therapie

Das Abwehr- und Immunsystem des Körpers soll körpereigene und fremde, potentiell krankheitserregende Strukturen erkennen und die schädlichen Stoffe abwehren und unschädlich machen. Eine Fehlregulation im Abwehr- und Immunsystem kann Krankheiten hervorrufen. Man spricht von Allergien, wenn körperfremde (an sich harmlose) Substanzen das Abwehrsystem in unnötiger Weise auf den Plan rufen (z. B. Allergiereaktion der Nasen- oder Bronchialschleimhaut gegen ungefährliche Blütenpollen: „Heuschnupfen" (Rhinitis allergica, s. auch S. 157) bzw. Asthma bronchiale) und bezeichnet die schädigende, unangemessene Attacke körpereigener Strukturen als Autoimmunerkrankungen (z. B. Lupus erythematodes, chronische Polyarthritis). Auch der „physiologisch korrekte" Angriff gegen Fremdgewebe gewinnt bei entsprechender klinischer Situation bedrohlichen Krankheitscharakter: bei der Abstoßungsreaktion nach Organtransplantationen. Verschiedenste Substanzen stehen zur Modulation der Immunantwort zur Verfügung.

### 22.1 Histaminantagonisten

Promethazin (Atosil), Clemastin (Tavegil), Pheniramin (Avil), Dimetinden (Fenistil), Astemizol (Hismanal), Mebhydrolin (Omeril), Terfenadin (Teldane), Loratadin (Lisino), Cetirizin (Zyrtec), Betahistidin (Aequamen), Meclozin (Bonamine), Dimenhydrinat (Monotrean), Cimetidin (Tagamet), Ranitidin (Sostril)

**Wirkungsweise und Anwendungsmöglichkeiten:** Spezifische Immunreize (Antigen-Antikörper-Reaktionen) lösen oft gleichartige Krankheitsantworten des Organismus aus, da unspezifische Reaktionsketten angestoßen werden. Diese Reaktionsabfolgen steuern zu einem großen Teil Gewebehormone wie etwa das Histamin, das z. B. aus Mastzellen freigesetzt wird. Histamin wirkt über spezifische Rezeptoren, Typ 1–3, wobei Typ 3 bisher eher wissenschaftliche Bedeutung zukommt, während sich 1 und 2 durch spezifische Antagonisten beeinflussen lassen (Tab. **22** u. **23**).

$H_1$-Rezeptor-Antagonisten lindern die Symptome bei allergischer Rhinitis, Konjunktivitis, Urtikaria und anderen allergischen Hauterscheinungen. Auch nichtallergische Juckreizerkrankungen sprechen oft auf $H_1$-Rezeptor-Antagonisten an. In Kombination mit $H_2$-Rezeptor-

## Tabelle 22  Histaminwirkungen

| Symptom | Histaminwirkung vermittelt über den $H_1$-Rezeptor | Histaminwirkung vermittelt über den $H_2$-Rezeptor |
|---|---|---|
| Blutdruckabfall | Arteriolendilatation | Arteriolendilatation, Venolendilatation |
| Ödem | Venolenkontraktion, Venenkontraktion, Steigerung der Endothelpermeabilität | |
| bronchiale Obstruktion | Bronchokonstriktion | |
| Juckreiz | Nervendepolarisation | |
| Ulkuskrankheit | | Magensäuresekretion |
| zentralnervöse Symptome | Stimulation (Dämpfung) | |

## Tabelle 23  Histaminantagonisten

| Antagonisten-Angriffsort | $H_1$-Rezeptor-Antagonist | $H_2$-Rezeptor-Antagonist |
|---|---|---|
| (vorwiegend) zentral: sedierend | Promethazin, Clemastin | |
| vorwiegend/ausschließlich peripher | Astemizol, Terfenadin | Ranitidin, Famotidin |

Antagonisten (Cimetidin, Ranitidin) lassen sich manchmal angioneurotische Ödeme und andere schwere Allergieerscheinungen noch in den Griff bekommen. bzw. prophylaktisch abwenden (Kontrastmittelzwischenfall). Doch sei für das Larynxödem an Adrenalin (Suprarenin) und an die rechtzeitige Intubation erinnert und für den allergischen Schock an das Adrenalin, die Infusionstherapie und die intensivmedizinischen Maßnahmen. Nur geringe Effekte sind von den $H_1$-Rezeptor-Antagonisten auch beim Asthma zu erwarten. Weitere Indikationen für $H_1$-Rezeptor-Antagonisten sind Schwindel, Übelkeit, Erbrechen, „Reisekrankheit" (Betahistidin, Meclozin, Dimenhydrinat) sowie Schlafstörungen (Diphenhydramin [Sekundal]).

**Verhalten der Medikamente im Körper:** $H_1$-Rezeptor-Antagonisten werden gut resorbiert. Nach oraler Applikation werden maximale Serumspiegel in 2–3 Std. erreicht; die Wirkung hält etwa 4–6 Std. an. Präparationen für die intravenöse Anwendung stehen zur Verfügung (Promethazin, Clemastin, Pheniramin), ebenso Zubereitungen für die externe Anwendung als Salben oder Gele (Pheniramin, Dimetinden, Chlorphenoxamin, Clemastin).

**Unerwünschte Wirkungen:** Die systemische Anwendung der herkömmlichen $H_1$-Rezeptor-Antagonisten bewirkt eine Sedierung; dies unterdrückt oft in erwünschter Weise psychische Reaktionen auf die Allergieerscheinungen, beeinträchtigt aber zumeist die Alltagsaktivitäten, die Vigilanz, die Verkehrstüchtigkeit und die Alkoholverträglichkeit. Weitgehend ausgenommen davon sind moderne Antihistaminika wie Astemizol und Terfenadin. Bisweilen stellen sich gastrointestinale Unverträglichkeitserscheinungen und Appetitverlust ein. Dies ist bei den „Reisemedikamenten" (Betahistidin, Meclozin) weniger der Fall; beim Astemizol ist eher eine Appetitsteigerung und Gewichtszunahme zu beobachten. Die älteren Antihistaminika (nicht aber Astemizol und Terfenadin) entfalten auch antimuskarinische (vagolytische) Effekte mit Mundtrockenheit, Reizhusten und Miktionsstörungen. Blutdruckabfall, Kopfschmerzen und Allgemeinschwäche treten eher bei der Einnahme älterer Antihistaminika auf. Antihistaminika verwaschen natürlich die Aussagefähigkeit von Allergietests. Zudem können sich auch gegen diese symptomatisch antiallergisch wirksamen Stoffe Allergien entwickeln, vor allem bei lokaler Anwendung.

**Anmerkung:** Einen Schlüssel zur Behandlung allergischer Erkrankungen sollte die Kenntnis des Allergens bieten. Manchmal erweist sich eine Expositionsprophylaxe als praktikabel. Oder der Organismus lernt im Rahmen einer Desensibilisierungsbehandlung (langsam gesteigerte Allergenexposition) die unglückliche Allergiereaktion zu vermeiden. Medikamente bleiben gleichwohl häufig der einzig gangbare therapeutische Weg.

## 22.2 Glucocorticoide

**Wirkungsweise und Anwendungsmöglichkeiten:** Glucocorticoide werden in der Nebennierenrinde produziert und mit einem morgendlichen Sekretionsgipfel in das Blut abgegeben. Sie binden sich an einen Zytosol-(Zellplasma)rezeptor, der sich an den Zellkern anlagert und dort die Geninformation für die Bildung spezifischer Proteine freilegt, die dann die Corticoidwirkung vermitteln. Glucocorticoide verbessern die Ansprechbarkeit der Katecholaminrezeptoren (z. B. der $\beta_2$-Rezeptoren beim Asthma mit der Folge einer Bronchialdilatation und einer besseren mukoziliaren Clearance). Sie unterdrücken die Leukozytenmigration in Entzündungszonen und hemmen vor allem die Aktivität von Lymphozyten (denen eine zentrale Bedeutung z. B. bei der Abstoßungsreaktion und bei Autoimmunerkrankungen zukommt). Sie unterdrücken z. B. den Tumornekrosefaktor, Interleukin, Prostaglandine und Leukotriene, Kollagenase und allgemein die Fibrosierung. Sie stabilisieren Zellmembranen und minimieren so die Freisetzung von Entzündungsmediatoren. Sie reduzieren die Kapillarpermeabilität, so daß die entzündliche Exsudation abnimmt. Für die membranstabilisierende Wirkung darf man einen Soforteffekt ohne den Umweg über Proteinsynthesen annehmen.

Das Anwendungsspektrum der Glucocorticoide reicht von der Substitutionstherapie (beim Morbus Addison) über immunologisch vermittelte bzw. entzündliche Erkrankungen wie Arthritis, chronische Polyarthritis, rheumatisches Fieber (rheumatische Karditis), Glomerulonephritiden, nephrotisches Syndrom, Kollagenerkrankungen (wie Lupus erythematodes), Allergien, Asthma, chronische Bronchitis, Leber- (autoimmune Hepatitis) und Darmerkrankungen (Morbus Crohn, Colitis ulcerosa) bis zum Hirnödem und zur unterstützenden Therapie in der Onkologie. Hinzu kommen Indikationen in der Dermatologie vor allem zur lokalen Applikation.

Neben dem natürlichen Steroid Hydrocortisol (zur Substitution) kommen pharmakologische Abwandlungen zur Anwendung, die sich in ihrer Wirkstärke und in ihrem Nebenwirkungsprofil unterscheiden.

Als wichtige Dosierungsschemata lassen sich herausstellen:

- kontinuierliche Therapie (Dauerinfusion, kurzzeitig),
- Depottherapie (meist intramuskulär, stets problematisch),
- intermittierende Therapie (mehrere Einzeldosen, kurzzeitig),
- Bolustherapie (Einzelapplikationen, oft hochdosiert),
- ultradiane Therapie (morgens höhere Dosis als abends),
- zirkadiane Therapie (nur eine Morgendosis, physiologieähnlich),
- alternierende Therapie („Doppeldosis" jeden zweiten Tag).

Die alternierende und die zirkadiane Dosisverteilung, selten auch die ultradiane Therapie (aufgrund der bisweilen niedrigen Gesamttagesdosis), beeinträchtigen den endogenen Cortisolrhythmus noch am wenigsten; nur gelegentlich zwingt die Krankheitssymptomatik eine ganz und gar unphysiologische Dosisverteilung auf.

**Verhalten der Medikamente im Körper:** Es stehen Glucocorticoide zur lokalen, zur oralen und zur intravenösen Anwendung zur Verfügung. Eine Sofortwirkung – auch im Hinblick auf die Membraneffekte – kann man freilich auch von der intravenösen Darreichungsform nicht erwarten, da die Corticoide – aus Gründen der Löslichkeit – nur als Prodrugs (Vorstufen der eigentlichen Wirksubstanz) vorliegen und erst aus ihrer (Ester-)Bindung freigesetzt werden müssen – über eine Zeit von etwa 5–25 Minuten. Für die rezeptorvermittelten Reaktionen kommt eine weitere Anlaufzeit hinzu. (Dies bedeutet, daß man in kritischen Notsituationen kaum je auf die Glucocorticoide allein bauen kann.)

**Unerwünschte Wirkungen:** Glucocorticoide unterdrücken den Regelkreis der Cortisolsekretion. Nach dem unvermittelten Absetzen einer längerwährenden hochdosierten Corticoidtherapie stellen sich Hypokortizismussymptome ein: Depression, Allgemeinschwäche, Kreislaufschwäche, Fieber, (Hypoglykämie), Arthralgie und Myalgie. Die

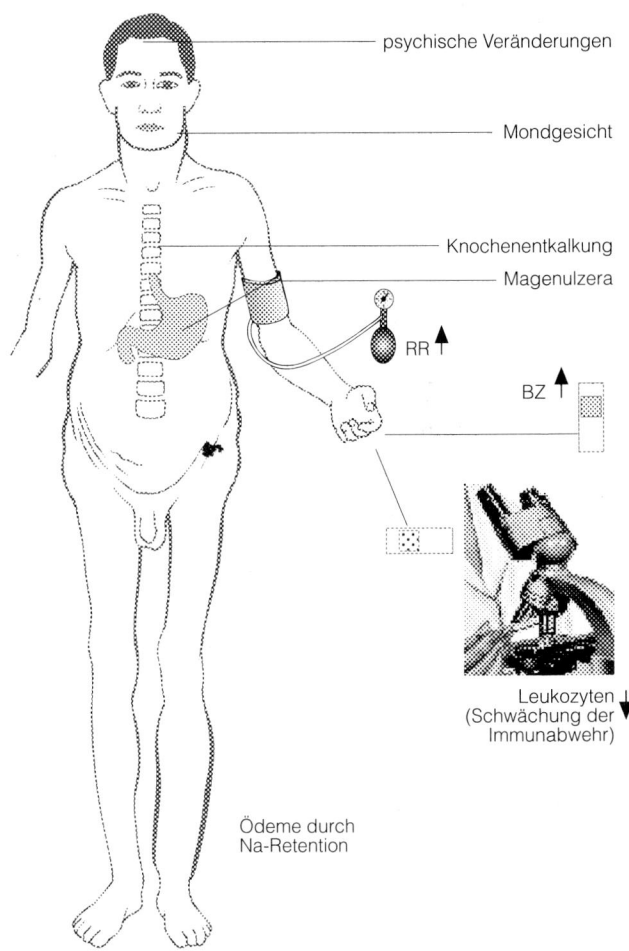

Abb. **32** Unerwünschte Wirkungen nach Langzeitbehandlung mit Cortikoiden

Grundkrankheit kann sich drastisch verschlechtern. Corticoide werden daher nach längerer Therapiedauer langsam in ihrer Dosis reduziert, „ausschleichend" abgesetzt. Mineralcorticoide Eigenschaften der Steroide zeichnen für Kochsalz- und Wasserretention, Ödeme, Elektrolytstörungen und Hypertonie verantwortlich. Zu den weiteren Nebenwirkungen gehören Hyperglykämie (Diät!), Katarakt, Leukozytose, subfebrile Temperaturen, Infektanfälligkeit, gastroduodenale Ulzera, Knochennekrosen, Osteoporose, Muskelschwund (vorbeugende Krankengymnastik!), Myopathie, Fettverteilungsstörungen („Stiernacken", „Vollmondgesicht"), Wachstumsstörungen bei Kindern, Akne, Verhaltensstörungen (Abb. 32). Die Nebenwirkungen sind weithin bekannt und bewirken zum Teil eine „Cortisonangst" beim Patienten und beim Therapeuten, so daß man heute schon fast wieder warnen möchte, wichtige Corticoidindikationen nicht zu versäumen.

## 22.3 Zytotoxische Wirkstoffe
Azathioprin (Imurek), Mercaptopurin (Puri-Nethol), Methotrexat (Methotrexat), Cyclophosphamid (Endoxan)

**Wirkungsweise und Anwendungsmöglichkeiten:** Viele Zytostatika verursachen eine Knochenmarksdepression und demzufolge eine Immunsuppression. Die Vorsubstanz (prodrug) Azathioprin wandelt der Körper zu Mercaptopurin um, einem Nukleotid ähnlich den Bausteinen der DNS (Desoxyribonucleinsäure) und der RNS (Ribonucleinsäure), so daß deren Aufbau und Aktion letztlich gehemmt werden. Methotrexat behindert den Stoffwechsel der Folsäure und auf diesem Weg wiederum den Aufbau von Nucleinsäuren, vorwiegend der DNS. Cyclophosphamid kann durch Alkylierung (Einbringen von Kohlenstoffgruppen) die DNS-Doppelstränge vernetzen und sie so für den Stoffwechsel und die Zellteilung unbrauchbar machen. Als wichtigste Substanz für dieses zytotoxische Therapieprinzip gilt Azathioprin, eingesetzt z.B. bei schwerer chronischer Polyarthritis, autoimmuner Hepatitis und anderen Autoimmunerkrankungen sowie zur Unterdrückung einer Abstoßungsreaktion nach Organtransplantationen. Methotrexat wird z.B. bei der chronischen Polyarthritis oder bei der Psoriasis eingesetzt. Cyclophosphamid kann zum Therapieregime, z.B. bei Wegenerscher Granulomatose, chronischer Polyarthritis, nephrotischen Syndrom und nach Knochenmarkstransplantationen gehören. Häufig sind diese Substanzen Teileelemente einer Kombinationstherapie.

**Unerwünschte Wirkungen:** Azathioprin bewirkt eine Leukopenie und Thrombozytopenie. Übelkeit und Erbrechen nötigen kaum je zum Therapieabbruch. Die potentielle Hepatotoxizität gewinnt bei Patienten mit vorbestehenden Leberschäden oder gar nach Lebertransplantationen besondere Bedeutung. Auch Methotrexat schädigt die Leber (namentlich in Kombination mit Alkoholgenuß) und kann zu Lungenfibrosen (Pneumonitis) führen. Bei Cyclophosphamid beobachtet man vor allem eine mögliche Knochenmarksdepression, hämorrhagische Harnblasenentzündungen, Haarausfall und selten eine Kardiotoxizität. Alle zytotoxischen Substanzen gelten als potentiell erbgutschädigend, als toxisch für die Leibesfrucht, als möglicherweise karzinogen und alle schwächen die Infektabwehr.

## 22.4 Mittel zur T-Lymphozyteninaktivierung
Cyclosporin (Sandimmun)

**Wirkungsweise und Anwendungsmöglichkeiten:** Cyclosporin hemmt Cyclophilin, ein Enzym des Peptidstoffwechsels und unterdrückt damit z.B. die Produktion von Interleukin und anderen Lymphokinen. Es beeinträchtigt so letztlich die T-Lymphozyten, also die zelluläre Immunabwehr. Cyclosporin gilt daher heute als wichtigstes Medikament, um Abstoßungsreaktionen nach Organtransplantationen (Leber, Niere, Herz) zu verhindern. Autoimmunerkrankungen wie chronische Polyarthritis, Glomerulonephretidien und chronische entzündliche Darmerkrankungen werden (in klinischen Studien) versuchsweise behandelt. Wieder überwiegt die Anwendung im Rahmen einer Kombinationstherapie.

**Unerwünschte Wirkungen:** Als Hauptrisiko gilt die Nephrotoxizität. Viele Patienten entwickeln eine Hypertonie. Auch neurologische Störungen treten auf, Tremor häufig, Krampfanfälle selten. Dosisabhängig steigen die Leberlaborwerte. Die Infektanfälligkeit nimmt zu, wenn auch weniger als bei anderen Immunsuppressiva. Zur Induktion von Malignomen, speziell von Lymphomen, kommt es wohl vorwiegend bei einer Kombination mit anderen Immunsuppressiva. Hirsutismus und Gingivahyperplasie nötigen kaum je zum Absetzen der Substanz.

## 22.5 Interferone
Interferon alpha (Roferon, Intron), Interferon beta (Fiblaferon), Interferon gamma (Polypheron)

**Wirkungsweise und Anwendungsmöglichkeiten:** Interferone gehören zu den körpereigenen unspezifischen Abwehrstoffen. Sie fördern die Leukozytenaktivität. Sie behindern das Eindringen von Viren in die Zelle, die Virusgenomreplikation, die virale Proteinsynthese, die Viruszusammensetzung und die Virusausschleusung, wobei die Hemmung der Virusproteinsynthese für die meisten Viren wohl den Haupteffekt darstellt. Alpha-Interferon wird eingesetzt bei Condylomata acuminata, bei der Haarzelleukämie, beim Kaposisarkom, bei schwersten Herpes-Zoster-Verläufen und – wohl die zur Zeit häufigste Indikation – bei der chronischen Hapatitis B, mit geringerem Erfolg bei der chronischen Hapatitis C. Beta-Interferon eignet sich ebenfalls für Condylomata acuminata, generalisierten Herpes zoster, Virusenzephalitiden und für undifferenzierte Nasopharynxkarzinome. Gamma-Interferon beeinflußt oft ansonsten schlecht ansprechende chronische Polyarthritiden.

**Verhalten der Medikamente im Körper:** Interferone stehen für die lokale Anwendung und für die parenterale Applikation (subkutan, intramuskulär) zur Verfügung.

**Unerwünschte Wirkungen:** Wie bei grippalen Infekten kann es zu Fieber, Schüttelfrost, Kopfschmerzen, Muskelschmerzen, Übelkeit, Erbrechen und Durchfällen kommen. Häufig findet sich auch eine Knochenmarksdepression mit niedrigen Leukozyten- und Thrombozytenzahlen. Als Ausdruck der Neurotoxizität gelten Müdigkeit, Verwirrtheit, Verhaltensstörungen, Anorexie, EEG-Abweichungen und Krampfanfälle. Nieren- und Herzschädigungen beobachtet man nur selten. Die Leberwerte steigen meist an. Häufig finden sich auch Lokalreaktionen an der Applikationsstelle.

## 22.6 Interleukin
Interleukin 2 (Proleukin)

Interleukin gehört ebenfalls zu den körpereigenen Immunmodulatoren und fördert die Lymphozytenaktivität. Es wird therapeutisch eingesetzt beim metastasierenden Nierenkarzinom. Die vielfältigen möglichen Nebenwirkungen (Nervensystem, Gastrointestinum, Herz, Nieren, Knochenmark) verlangen eine fundierte Indikationsstellung.

# 23 Maligne Erkrankungen

Eine Zelle durchläuft verschiedene Phasen eines Entwicklungszyklus:
- $G_1$ (engl.: gap = Lücke zwischen replikativen Phasen): vorbereitende Produktion von Proteinen und Nucleinsäuren,
- S (Synthesephase): DNA-Synthese, Verdoppelung des genetischen Materials, der DNA
- $G_2$: Vorbereitung der Zellteilung,
- M (Mitose): Teilung des genetischen Materials und der Zelle,
- $G_1$: neuerliche Vorbereitung auf eine DNA-Synthese oder
- $G_0$: Funktionsphase im Dienste des Gesamtorganismus als Endzustand der Zellentwicklung oder eingeschaltet zwischen neuerlichen Vermehrungszyklen.

*Malignes Wachstum* bedeutet, daß sich Zellteilung, Ausbreitung der Zellen im Gewebeverband, Funktionsleistung und Absterbeverhalten einer Zellpopulation nicht mehr den Bedürfnissen und der Kontrolle des Gesamtorganismus unterordnen.

Auch wenn sich für viele Tumoren lückenlose Kausalketten der Genese nicht aufzeigen lassen (und oft noch weniger erklärbar scheint, warum sich manche Organismen ungünstigen Einflüssen zu entziehen vermögen [„Repair"-Mechanismus]), so dürfen wir viele begünstigende Faktoren und Risikokonstellationen für eine Tumorerkrankung doch als richtig erkannt ansehen.

- *chemische Belastungen* („Karzinogene") durch Genußmittel (Rauchen), durch die belastete Umwelt, durch Fehlernährung (schlakkenarme Kost), durch Zytostatika,
- *physikalische Belastungen* (ionisierende „radioaktive" Strahlung),
- *Einwirkung von Viren* (z. B. „Onkoviren", Hepatitis-B-Viren),
- *genetische Disposition* („Krebsfamilien"),
- *erhöhte Anforderungen an die Regenerationsfähigkeit* (Fehlregeneration, z. B. bei chronischen Entzündungen),
- *präkanzeröse Gewebeveränderungen* (z. B. Darmpolypen),
- *verminderte immunologische Abwehrbereitschaft* gegen maligne transformierte Zellen (z. B. im hohen Alter),
- *hohes Lebensalter* (Kombination von Risikofaktoren, lange Exposition).

Es ergeben sich hieraus durchaus Ansätze für eine Krebsprävention (Nikotinverzicht, Umweltauflagen, Polypektomie) und für die Überwachung und Frühdiagnose und Frühtherapie.

## 23.1 Allgemeines zur Therapie maligner Erkrankungen

Die Therapie maligner Erkrankungen baut heute auf:

- die *Chirurgie* (mit dem Ziel einer Tumorentfernung oder Tumorverkleinerung oder mit palliativen Zielsetzungen [z. B. bei einem tumorbedingten Ileus: Operation]),
- *interventionelle Endoskopie* und weitere *internistische und radiologische Interventionen* (in der Regel mit palliativer Intention, z. B. endoskopische Gallenwegsendoprothesen, Pleurodese bei Pleuraergüssen, Embolisation von Tumorgefäßen),
- die *Strahlentherapie* (in kurativer und palliativer Absicht),
- die *Zytostatikatherapie* (mit kurativen und palliativen Zielsetzungen),
- die *Therapie mit Hormonen und Hormonantagonisten* (meist mit palliativer Intention),
- die *begleitende Therapie* (psychosoziale Unterstützung wie Anuspraeter-Schulung, antidepressive Einflußnahme, Schmerztherapie, Ernährungstherapie u. a. m.).

## 23.2 Therapie mit Zytostatika

### 23.2.1 Prinzipien der Therapie mit Zytostatika

Bei den Zytostatika gibt es (wie bei den antimikrobiellen Wirkstoffen) eine Einteilung in Chemotherapeutika („aus dem Reagenzglas") und Antibiotika („aus der Biosynthese") sowie andere natürliche Substanzen („Alkaloide"), doch setzt der klinische Sprachgebrauch durchwegs die Begriffe „Zytostatika" und (antitumoröse) „Chemotherapeutika" gleich.

Zytostatika hemmen das Zellwachstum und sollen maligne Zellen abtöten. Besonders empfindlich sind Zellpopulationen mit einer hohen Zellteilungsrate (z. B. hochmaligne Non-Hodgkin-Lymphome), während Tumoren mit einer niedrigen Zellteilungsrate sich als relativ zytostatikaresistent erweisen (z. B. kolorektale Karzinome).

**Nebenwirkungen** betreffen in besonderer Weise Zellen mit physiologisch schneller Abfolge von Teilungszyklen wie

- das blutbildende Knochenmark (Panzytopenie, Anämie, Leukopenie, Thrombopenie, Abwehrschwäche, Blutungsbereitschaft),
- den Magen-Darm-Trakt (Durchfälle),
- die Hautanhangsgebilde (Haarausfall).

Verständlicherweise werden auch solch komplexe Funktionen wie die Fortpflanzungsfähigkeit durch Zytostatika beeinträchtigt. Die Folgen sind: Infertilität, Teratogenität. Es empfiehlt sich daher ein effektiver Konzeptionsschutz für die Zeit der Behandlung und darüber hinaus.

Sehr häufig führt der Zellzerfall auch zu einem vermehrten Harnsäureangebot (Hyperurikämie, Gichtanfälle). Weitere substanzspezifische Nebenwirkungen kommen hinzu.

Der Zytostatikatherapie kommt eine wichtige Rolle zu:

- als *präadjuvante Chemotherapie* (zur Verbesserung der Operabilität oder Bestrahlbarkeit [Radiosensibilisierung]),
- als *adjuvante Chemotherapie* (zur Ausschaltung kleinster verbleibender Zellnester nach einer Operation oder Betrahlung),
- als *kurative Chemotherapie* (z. B. bei manchen Leukämien),
- als *aggressive kurative Chemotherapie* zusammen mit einer Knochenmarkstransplantation (z. B. bei manchen Leukämien),
- als Teil einer *kombinierten Antitumortherapie*, meist zusammen mit einer Radiatio (z. B. bei Hodgkin-Lymphomen),
- als *palliative Chemotherapie* bei nicht kurativ angehbaren Malignomen.

Bezüglich der Anwendungsweise von Zytostatika lassen sich unterscheiden:

- die *systemische Chemotherapie:* oral oder (häufiger) parenteral, in der Regel intravenös, auch über Portsysteme (operativ eingeführte intravenöse Zuleitungen mit einem Depot, das unter der Haut fixiert wird),
- die *regionäre Chemotherapie:* in tumorversorgende Arterien (ausnahmsweise möglich: Pfortader), z. T. kombiniert mit der Embolisation (Chemoembolisation), oft über Portsysteme,
- die *lokale Chemotherapie:* meist intrakavitär (z. B. in den Pleuraspalt),
- die *intratumorale Chemotherapie* (selten angewandt).

Lokal begrenzte Anwendungsweisen sollen eine hohe Wirkstoffkonzentration am Zielort erreichen, bei geringen systemischen Nebenwirkungen. Die systemische Therapie bringt oft stärkere Nebenwirkungen mit sich, erfaßt aber besser zunächst noch nicht erkennbare zusätzliche Krankheitsherde.

Im Hinblick auf die zeitliche Verteilung der Therapie bietet sich eine Einteilung an in:

- die *Dauertherapie*, mit meist niedrigen Einzeldosen, zur kontinuierlichen Suppression malignen Wachstums (z. B. bei manchen chronischen Hämoblastosen),
- die *Stoßtherapie*, häufiger eingesetzt, bei der auf eine (oft höher dosierte) Initialtherapie Therapiepausen und neuerliche Therapiezyklen folgen, um hohe Dosierungen zu ermöglichen und um durch die Pause in der Suppression stets möglichst viele Zellen in der besonders vulnerablen Replikationsphase zu treffen.

Eine Zytostatikatherapie läßt sich durchführen als:

- *Monotherapie* (selten geeignet, aber mit überschaubarem Nebenwirkungsprofil),
- *Kombinationstherapie* (häufiger eingesetzt, mit dem Nachteil einer kaum noch überblickbaren Vielfalt von Therapieschemata).

### 23.2.2 Hinweise zum Umgang mit Zytostatika

Der Umgang mit Zytostatika verlangt besondere Vorsicht und Sorgfalt. Der Zytostatikazubereitungsplatz sollte mit saugfähigem Folienschutzpapier (Einwegschutzlagen) abgedeckt sein. Das Tragen von Schutzkitteln mit langen Armen und Armbündchen, Plastikhandschuhen (kein Latex!), Mundschutz und Schutzbrille ist obligat. Am günstigsten wird die Zubereitung von Injektionen und Infusionen in Laminar-air-flow-Systemen vorgenommen. Eine kostengünstige Variante dieses Systems ist die „Medizinbox" (Abb. **33a** u. **b**). Die Kontaminationsgefahr ist besonders gegeben:

- wenn das Zytostatikum in Ampullen geliefert wird: Sie können leicht zersplittern, Verletzungen und Zytostatikakontaminationen hervorrufen;
- wenn das Zytostatikum als Pulver geliefert wird und vor der Applikation erst zubereitet werden muß: Beim Mischen kann es zur Aerosolbildung kommen, die Pflegeperson kann durch das Einatmen dieser Aerosole kontaminiert werden.

Am günstigsten ist es, wenn das Medikament als Fertigspritze vorliegt. Belüftungsfilter können die Aerosolbildung verhindern. Erfreulicherweise liefern verschiedene Firmen ihre Zytostatika mit einem kompletten Einmalzubereitungsset, so daß die Pflegeperson mit dem Medikament nicht mehr in Kontakt kommt. Auch wenn Handschuhe getragen worden sind, sollten die Hände nach dem Zubereitungsvorgang in jedem Fall gründlich gespült werden.

**Applikation:** Auch dabei sind Handschuhe zu tragen. Wenn Zytostatika verspritzt werden, so muß die Haut gründlich unter fließendem Wasser gespült werden, wenn das Auge betroffen ist, so muß 15 Minuten mit Wasser gespült und ein Augenarzt konsultiert werden.

**Entsorgung:** Stuhl, Urin, Erbrochenes und Speichel sind während der Therapie als kontaminiert zu betrachten. Diese Exkremente sowie das kontaminierte Einmalmaterial sind in gesonderten Vorrichtungen zu sammeln, die mit Plastiktüten ausgekleidet und deutlich als kontaminiertes Material gekennzeichnet sind. Auch die Schutzkittel bedürfen einer speziellen Entsorgung.

**Betreuung des Patienten:** Er verdient in dieser schwierigen Phase seiner Behandlung besondere Zuwendung von Pflegepersonen und Ärzten.

Maligne Erkrankungen 303

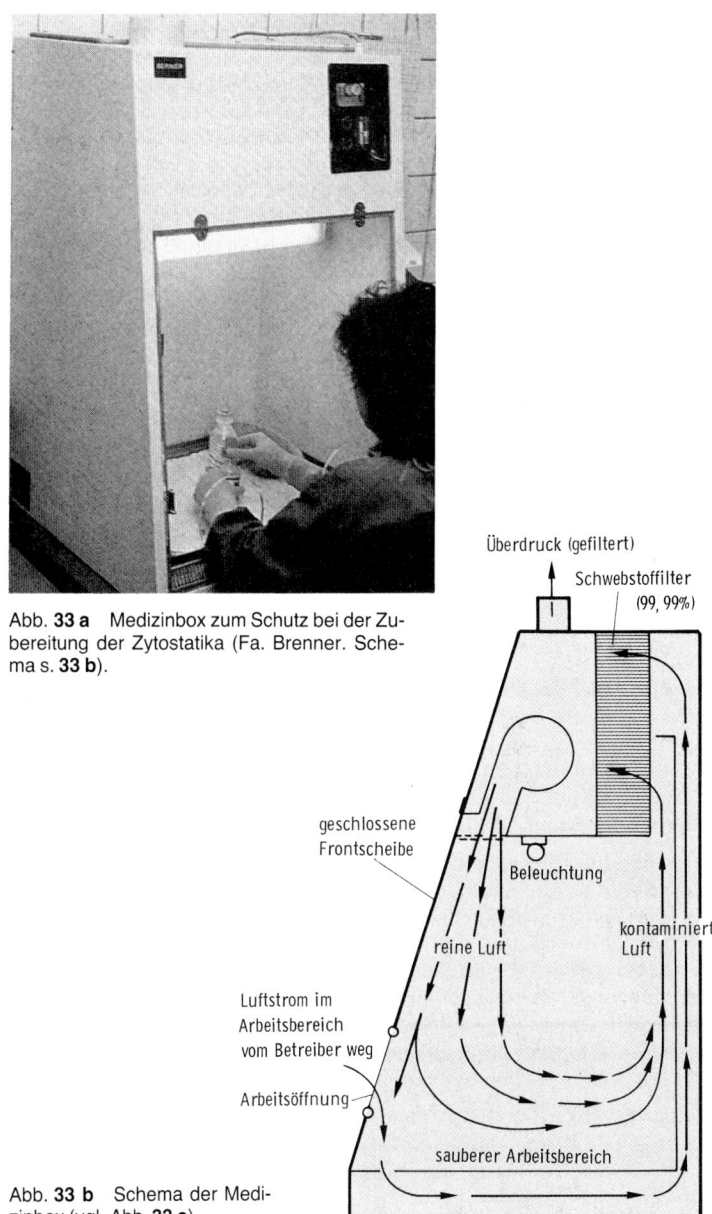

Abb. **33 a** Medizinbox zum Schutz bei der Zubereitung der Zytostatika (Fa. Brenner. Schema s. **33 b**).

Abb. **33 b** Schema der Medizinbox (vgl. Abb. **33 a**).

Darüber hinaus sind praktische Dinge zu beachten: Die intravenöse Applikation von Zytostatika führt oft zu Thrombose und Thrombosephlebitis. Mit Zunahme der Therapiedauer wird es immer schwieriger, punktierbare Venen zu finden. Sobald der Patient Schmerzen an der Einstichstelle verspürt, muß die Infusion sofort abgestellt und die korrekte intravenöse Lage des Zugangs überprüft werden. Nicht selten muß dann ein zentralnervöser Zugang gelegt werden. Heute werden häufig schon vor einer Zytostatikatherapie von außen durch die Haut leicht punktierbare intravenöse Portysteme durch einen kleinen chirurgischen Eingriff implantiert, um solchen Problemen zu entgehen.

Gegen das häufige Erbrechen unter Zytostatikatherapie sind symptomatische Maßnahmen angezeigt.

### 23.2.3 Die einzelnen Zytostatikagruppen

### 23.2.3.1 Alkylanzien

#### 23.2.3.1.1 Cyclophosphamidgruppe und Sulfonate

Cyclophosphamid (Endoxan), Ifosfamid (Holoxan), Trofosfamid (Ixoten), Melphalan (Alkeran), Chlorambucil (Leukeran), Busulfan (Myleran), Treosulfan (Treosulfan medac)

**Wirkungsweise und Anwendungsmöglichkeiten:** Alkylanzien reagieren phasenunspezifisch mit vielen Zellbestandteilen und stören die Zellfunktion. Die Alkylierung von DNA-Bausteinen beeinträchtigt die Funktionstüchtigkeit des genetischen Materials für die Proteinsynthese und die Zellteilung. Diese Substanzen finden sich häufig in Schemata gegen Leukämien und Lymphome und verwandte Erkrankungen (Plasmozytom) und gehören in viele Therapieregime gegen Mamma- und Ovarialkarzinome. Speziell das Endoxan entfaltet eine (bei manchen Autoimmunerkrankungen erwünschte) immunsuppressive Wirkung.

**Unerwünschte Wirkungen:** Die Unterdrückung des hämatopoetischen Systems und des Immunsystems kann erhebliche Probleme aufwerfen. Der Haarausfall, vor allem beim Cyclophosphamid, erweist sich häufig als reversibel, auch bei fortgesetzter Therapie. Bei der Frau besteht oft über Monate hinweg eine Amenorrhö, beim Mann findet sich oft die Spermatogenese beeinträchtigt. Übelkeit und Erbrechen gehören zu üblichen Nebenwirkungen. Eine sterile hämorrhagische Zystitis betrifft vor allem Cyclophosphamid sowie Ifosfamid und Trofosfamid. Acetylcystein und Mesna (Uromitexan) gelten als Schutzpräparate.

**Praktischer Hinweis:** Der Patient hat einen Anspruch auf Informationen über zu erwartende Nebenwirkungen. Eine Perücke sollte schon vor Beginn der Therapie ausgesucht und angemessen werden. (In der Regel kommen die Krankenkassen dafür auf.)

### 23.2.3.1.2 Altetramin (Hexamethylmelamin) und Thiotepa (Thiotepa „Lederle")

**Wirkungsweise und Anwendungsmöglichkeiten:** Beide Substanzen gehören zu den Alkylanzien. Beide gelten als effektiv beim Ovarialkarzinom. Thiotepa eignet sich für die lokale Anwendung, z. B. in der Harnblase. Zu den Nebenwirkungen gehören vor allem Knochenmarksdepression und Haarverlust.

### 23.2.3.1.3 Nitrosoharnstoffe
Nimustin (ACNU), Carmustin (Carmubris), Lomustin (Cecenu), Prednimustin (Sterecyt), Estramustin (Estracyt), Streptozocin

**Wirkungsweise und Anwendungsmöglichkeiten:** Man bezeichnet diese Alkylanzien als bifunktionell: Zwei Reaktionszentren erlauben die Ausbildung von Brücken zwischen DNA-Strängen und damit eine profunde Zytotoxizität, eine Beeinträchtigung der DNA-Entfaltung für die Transkription (Proteinsynthese) und die Reduplikation. Besonders häufig begegnen uns diese Substanzen in Therapieschemata gegen Hodgkin- und Non-Hodgkin-Lymphome und verwandte Erkrankungen. Sie können die Blut-Hirn-Schranke überschreiten. Dies macht sie geeignet für die Behandlung von Hirntumoren und Meningenbefall. Streptozocin besitzt eine besondere Aktivität gegen Pankreasinselzelltumoren und Karzinoide, Estramustin wird eigentlich nur beim Prostatakarzinom eingesetzt.

**Unerwünschte Wirkungen:** Die Nitrosoharnstoffe führen – mit Ausnahme des Streptozocins – zu einer Suppression des Knochenmarks, vorwiegend der Leukozytopoese und der Thrombozytopoese, zum Teil um Wochen verzögert. Zudem entwickeln sich Schäden an der Leber, am Zentralnervensystem und vor allem an den Nieren. Häufig treten Übelkeit und Erbrechen auf.

### 23.2.3.1.4 Dacarbazin (D.T.I.C.)

**Wirkungsweise und Anwendungsmöglichkeiten:** Dacarbazin wirkt als alkylierende Substanz und beeinträchtigt vor allem die RNA- und damit die Proteinsynthese. Als Hauptindikation gilt das maligne Melanom, daneben kommen noch Hodgkin-Lymphome oder Weichteilsarkome in Betracht.

**Unerwünschte Wirkungen:** Übelkeit und Erbrechen plagen den Patienten fast obligat. Die Knochenmarksdepression, meist leichtgradig, betrifft vorwiegend die Leukozyten und die Thrombozyten. Gelegentlich beobachtet man eine grippeähnliche Symptomatik, Leberschäden, Neurotoxizität, Hautveränderungen, Haarausfall.

### 23.2.3.1.5 Mitomycin (Mitomycin medac)

**Wirkungsweise und Anwendungsmöglichkeiten:** Als Alkylans bewirkt Mitomycin DNA-Brücken und unterdrückt die DNA-Synthese. Beim Magenkarzinom entfaltet es in Kombination mit anderen Wirkstoffen eine gewisse Palliation. Weitere Karzinome, Lymphome, Leukämien sprechen an, leider oft nur kurzzeitig.

**Unerwünschte Wirkungen:** Leukozytopenie und Thrombozytopenie imponieren als Hauptnebenwirkungen; hinzu kommen Übelkeit, Erbrechen, Diarrhö, Stomatitis, Dermatitis, Fieber. Neurologische Ausfälle, Hämolysen, Pneumonien und Nierenversagen gibt es in Einzelfällen oder bei sehr hohen Dosen.

### 23.2.3.2 Methylierende Substanzen
Procarbazin (Natulan)

**Wirkungsweise und Anwendungsmöglichkeiten:** Nach der Aktivierung im Stoffwechsel kommt es zur Methylierung der DNA mit der Folge von Chromosomenschäden, Chromosomenbrüchen und Translokationen. Außer der DNA werden weitere Zellstrukturen angegriffen. Besonders sensibel reagieren Hodgkin-Lymphome, aber auch Non-Hodgkin-Lymphome, Gehirntumoren, kleinzellige Bronchialkarzinome, maligne Melanome sprechen an. Zudem wirkt Procarbazin immunsuppressiv.

**Unerwünschte Wirkungen:** Leukozytopenie, Thrombozytopenie, Übelkeit und Erbrechen betreffen die Mehrzahl der Patienten. Sedativawirkungen werden verstärkt. Alkohol wird besonders schlecht vertragen. Wegen ihrer mutagenen Potenz kann die Substanz Leukämien auslösen.

### 23.2.3.3 Antimetaboliten
#### 23.2.3.3.1 Folsäureanaloga
Methotrexat (Methotrexat Lederle), Trimetrexat

**Wirkungsweise und Anwendungsmöglichkeiten:** Folsäure spielt eine wichtige Rolle bei der Synthese von Nukleotiden, den Bausteinen der DNA und der RNA, jedoch muß der Körper dies Vitamin erst enzymatisch in seine Funktionsform (Tetrahydrofolsäure) aktivieren. Folsäureantagonisten wie Methotrexat besitzen eine größere Affinität zum Schlüsselenzym dieses Vorgangs und blockieren so die Folsäureverwertung. Methotrexat besitzt besondere Bedeutung für die Therapie akuter lymphatischer Leukämie bei Kindern sowie beim leukämischen Meningenbefall. Als besonders wirksam gilt es auch beim Chorionkarzinom der Frau und anderen Trophoblastentumoren. Günstige Effekte erzielt es beim Osteosarkom, bei der Mycosis fungoides, bei Non-Hodgkin-

Lymphomen und bei verschiedenen Karzinomen, oft in einer Kombinationstherapie. Stellt man nach der Methotrexatanwendung Folinsäure (Rescuvolin) (die der Aktivierung nicht mehr bedarf) zur Verfügung, vertragen die Patienten sehr hohe Dosen dieses Folsäureantagonisten. Methotrexat entfaltet (wie andere Zytostatika) auch immunsuppressive Wirkungen, die bei der Behandlung autoimmuner Erkrankungen und von Abstoßungsreaktionen (Knochenmark) mit Erfolg genutzt werden.

**Unerwünschte Wirkungen:** Als Hautnebenwirkungen darf man die Knochenmarksdepression mit ernster Blutungsgefährdung und ulzerierenden Darmläsionen ansehen. Hohe Dosen können zum Nierenversagen führen. Als weitere mögliche Nebenwirkungen sind aufzuführen Haarausfall, Dermatitis, Pneumonitis und Leberschädigung bis zur Zirrhose.

### 23.2.3.3.2 Nukleotidanaloga

Nukleotidanaloga ähneln den Bausteinen der Nucleinsäuren, also den genetischen Informationssträngen der DNA oder den Proteinsyntheseanleitungen der RNA. Sie beeinträchtigen dementsprechend zentrale Stoffwechselfunktionen und wirken so zytostatisch.

### 23.2.3.3.2.1 5-Fluorouracil (Fluoro-uracil Roche), Floxuridin

**Wirkungsweise und Anwendungsmöglichkeiten:** 5-Fluorouracil wird in die DNA und in die RNA eingebaut. Dies stört vor allem die Proteinsynthese. Zuden hemmt 5-Fluorouracil (oder sein Reaktionsprodukt Floxuridin) über eine Enzymblockierung die Synthese des Nucleinsäurebausteins Thymidin und damit die DNA-Synthese. Die zusätzliche Gabe von Tetrahydrofolsäure (Rescuvolin, Leukovorin) begünstigt (für eine Reihe von Tumoren) die Entstehung von Hemmkomplexen. Als weiterer 5-Fluorouracil-Partner kommt (nach einer Reihe von Studien) Levamisol (mit einer immunstimulierenden Wirkung) in Betracht. 5-Fluorouracil gilt als wichtiges therapeutisches Agens gegen gastrointestinale Tumoren. Erfolgreich läßt es sich auch einsetzen gegen Mammakarzinome, Hepatome, Pankreaskarzinome und andere Karzinome. Oft tritt es als Kombinationspartner zusammen mit anderen Chemotherapeutika auf. In der Lokaltherapie hat es sich bei prämalignen Hautveränderungen und beim Basalzellkarzinom der Haut bewährt.

**Unerwünschte Wirkungen:** Anorexie und Übelkeit entwickeln sich unter 5-Fluorouracil sehr rasch, gefolgt von Stomatitis und Diarrhö, mit kritischem Verlauf, sobald generalisierte Schleimhautulzera auftreten. Zu einer Myelosuppression kommt es vor allem bei hochdosierten Bolusgaben.

### 23.2.3.3.2.2 Cytosinarabinosid (Alexan)

**Wirkungsweise und Anwendungsmöglichkeiten:** Cytosinarabinosid wird in die DNA eingebaut. Dies behindert die DNA-Kettenverlängerung. Auch wird ein DNA-Reparaturenzym gehemmt. Als Hauptindikationen gelten akute Leukämien, aber auch Non-Hodgkin-Lymphome.

**Unerwünschte Wirkungen:** Cytosinarabinosid supprimiert im Knochenmark alle drei Zellreihen. Gastrointestinale Nebenwirkungen, Leberfunktionsstörungen, Konjunktivitis, Dermatitis, Fieber besitzen meist weniger ernsten Charakter.

### 23.2.3.3.2.3 Mercaptopurin (Puri-Nethol)

**Wirkungsweise und Anwendungsmöglichkeiten:** Dies Nukleotidanalog beeinträchtigt den Stoffwechsel der Nucleinsäuren. Es wird sogar in die DNA eingebaut, wodurch DNA- und RNA-Synthese verhindert werden. Wichtige Anwendungsbereiche stellen akute Leukämien dar, wobei Kinder besser auf den Wirkstoff ansprechen als Erwachsene. Bei chronischen myeloischen Leukämien läßt sich oft eine Erhaltungstherapie mit Mercaptopurin durchführen. Dabenen wirkt Mercaptopurin immunsuppressiv, doch läßt es für diese Indikation in der Regel die Nachfolgesubstanz Azathioprin (Imurek) ab.

**Unerwünschte Wirkungen:** Eine Knochenmarksdepression entwickelt sich nur ganz allmählich. Übelkeit, Erbrechen und Anorexie plagen eine Reihe von Patienten. Ein Ikterus (z.T. mit Leberzellnekrosen) bildet sich nach dem Absetzen der Substanz gewöhnlich wieder zurück. Die Kombination mit Allopurinol kann die Toxizität von Mercaptopurin (auch von Azathioprin) erhöhen!

### 23.2.3.3.2.4 Thioguanin (Thioguanin-Wellcome)

**Wirkungsweise und Anwendungsmöglichkeiten:** Der Wirkungsmechanismus mit Beeinträchtigung des Nukleotidstoffwechsels, mit DNA-Einbau und Störung der DNA-Funktion ähnelt dem des Mercaptopurins. Als Hauptanwendungsgebiet erweisen sich wieder akute Leukämien (z.T. Thioguanin als Komponente in Kombinationsschemata). Gelegentlich wird die Substanz auch zur Immunsuppression eingesetzt.

**Unerwünschte Wirkungen:** Zu den toxischen Effekten rechnet man wieder die Knochenmarksdepression und gastrointestinale Erscheinungen.

### 23.2.3.3.3 Mittel zur Hemmung der Nukleotidsynthese
Hydroxyharnstoff (Litalir)

**Wirkungsweise und Anwendungsmöglichkeiten:** Hydroxyharnstoff hemmt ein Schlüsselenzym für den Aufbau von DNA-Bausteinen. Am besten sprechen chronische myeloische Leukämien an, weniger gut Nierenkarzinome, maligne Melanome, Mammakarzinome, Magenkarzinome.

**Unerwünschte Wirkungen:** Gastrointestinale Beschwerden, Hauterscheinungen, Haarausfall kommen nur vereinzelt vor. Als dosislimitierend erweist sich die Knochenmarkssuppression.

### 23.2.3.4 Mitoseblocker (Spindelgifte)
Vincristin (Vincristin Bristol), Vindesin (Eldisine), Vinblastin (Velbe)

**Wirkungsweise und Anwendungsmöglichkeiten:** Diese Pflanzenalkaloide binden sich an das Protein Tubulin und hindern es daran sich zu Mikrotubuli, wie sie für die Mitose gebraucht werden, zu polimerisieren. Neben diesem Haupteffekt auf die Zellteilungsspindel beeinträchtigen diese Substanzen auch andere mikrotubuliabhängige Zelleistungen (wie Bewegungen, Phagozytose, axonalen Transport). Vinblastin eignet sich für die Therapie von Hodentumoren, von Lymphomen, des Kaposi-Sarkoms, des Neuroblastoms sowie für Brustdrüsen- und Chorionkarzinome. Ähnliche Indikationen gelten für Vincristin, das lymphatische Leukämien sogar besser erfaßt. Vindesin beeinflußt ebenfalls Hodentumoren, Lymphome und akute Leukämien oder Blastenschübe, dazu Melanome, nichtkleinzellige Bronchialkarzinome, Speiseröhrenkarzinome.

**Unerwünschte Wirkungen:** Als Nebenwirkungen überwiegen beim Vinblastin myeolotoxische Effekte, beim Vincristin neurologische Probleme von der peripheren Neuropathie mit Gefühlsstörungen, Schwäche, Ataxie, Muskelkrämpfen und Schmerzen über eine autonome Neuropathie mit dem Hauptsymptom Obstipation bis zu zentralen Störungen mit geistiger Beeinträchtigung. Zum Haarausfall kann es bei beiden Substanzen kommen, ebenso zu einem Diabetes insipidus. Vindesin, die jüngste Substanz dieser Gruppe, ähnelt im Nebenwirkungsprofil dem Vincristin.

### 23.2.3.5 DNA-Spalter
Etoposid (Vepesid), Teniposid (VM 26-Bristol)

**Wirkungsweise und Anwendungsmöglichkeiten:** Diese Substanzen aktivieren ein Enzym, das DNA zu spalten vermag. Beide finden Verwendung bei Lymphomen, Etoposid zudem bei Leukämien, Bronchialkarzinomen, Hodentumoren, Ovarialkarzinomen und Chorionkarzinomen, Teniposid bei Hirntumoren und bei Blasenkarzinomen.

**Unerwünschte Wirkungen:** Zu den Hauptnebenwirkungen gehören Übelkeit und Erbrechen, reversibler Haarausfall und – dosislimitierend – eine Myelosuppression mit vorwiegender Leukopenie.

### 23.2.3.6 Hemmstoffe der DNA-Transkription

Nach ihrer Entwicklung aus Stoffwechselprodukten einfacher Pilze gehören diese Medikamente zu den Antibiotika.

#### 23.2.3.6.1 Dactinomycin (Lyovac-Cosmegen)

**Wirkungsweise und Anwendungsmöglichkeiten:** Dactinomycin bindet sich an die DNA und behindert in der Hauptsache die DNA-Transkription durch die RNA-Polymerase (also die DNA-Übersetzung für die Proteinsynthese). Als wichtigste klinische Anwendung für Dactinomycin gelten das Rhabdomyosarkom (Muskelsarkom) und Wilms-Tumoren (Nierentumoren bei Kindern). Hinzu kommen verschiedentliche Beiträge zu Kombinationsschemata bei anderen Sarkomen und Karzinomen.

**Unerwünschte Wirkungen:** Anorexie, Übelkeit und Erbrechen stellen sich rasch ein. Glossitis, periorale Ulzerationen, Proktitis und Durchfälle finden sich häufig. Als Hauterscheinungen sieht man Schuppung, Rötung, Haarausfall. Eine Panzytopenie (Verringerung der Zahl roter und weißer Blutkörperchen sowie der Blutplättchen) entwickelt sich etwa eine Woche nach der Therapie.

#### 23.2.3.6.2 Plicamycin (Mithramycin)

**Wirkungsweise und Anwendungsmöglichkeiten:** Plicamycin bindet sich in ähnlicher Weise an die DNA wie Dactinomycin und beeinträchtigt DNA- und RNA-Funktion. Hodenkarzinome stellen eine wichtige Indikation dar. Schon in niedrigen Dosen reagiert das Knochengewebe: Hyperkalzämische Krisen lassen sich abfangen. Es laufen Untersuchungen zum Einsatz der Substanz beim M. Paget (Ostitis performans: Schleichend beginnende Knochenveränderungen mit starker Verdikkung und Verkrümmung der Ober- und Unterschenkelknochen).

**Unerwünschte Wirkungen:** Die Toxizität betrifft vor allem das Knochenmark, Leber und Nieren. Als gemeinsamer Effekt resultieren vor allem ernste Blutungskomplikationen.

### 23.2.3.6.3 Daunorubicin (Daunoblastin), Aclarubicin (Aclaplastin), Doxorubicin (Adriblastin), Epirubicin (Farmorubicin), Mitoxantron (Novantron)

**Wirkungsweise und Anwendungsmöglichkeiten:** Wie andere zytostatische Antibiotika binden sich auch diese an die DNA und behindern nun nicht nur die Proteinsynthese, sondern auch die DNA-Verdoppelung. Zudem entstehen (wohl mit Ausnahme des Mitoxantrons) im Zusammenwirken mit dem Stoffwechsel Radikale und alkylierende Zwischenprodukte mit weiteren zytotoxischen Effekten. Daunorubicin und (das weniger lang bekannte) Aclarubicin erweisen sich als sehr effektvoll gegen akute Leukämien, ebenso Doxorubicin, ähnlich dem Mitoxantron, die darüber hinaus besser gegen Lymphome und andere solide Tumoren wirken, insbesondere gegen Mammakarzinome, gegen Sarkome, kleinzellige Bronchialkarzinome (Doxorubicin) und Leberzellkarzinome (Mitoxantron). Epirubicin besitzt seinen Wirkungsschwerpunkt bei den soliden Tumoren.

**Unerwünschte Wirkungen:** Stomatitis, gastrointestinale Beschwerden und Haarausfall folgen einer solchen Therapie für gewöhnlich, eine Myelosuppression (Knochenmarkssuppression) ist dosisabhängig. Als charakteristische Nebenwirkung für diese Medikamente läßt sich die Kardiomyopathie hervorheben, selten akut, meist als dosisabhängiges chronisches digitalisrefraktäres Herzversagen. Die neueren Entwicklungen (Epirubicin, Mitoxantron) entfalten weniger kardiotoxische Nebenwirkungen.

**Praktischer Hinweis:** Obligat empfiehlt sich eine regelmäßige kardiologische Überwachung: Klinik, EKG, Röntgen-Thorax, Echokardiogramm.

### 23.2.3.6.4 Bleomycin (Bleomycinum Mack)

**Wirkungsweise und Anwendungsmöglichkeiten:** Eigentlich handelt es sich um eine Mischung kaum unterschiedlicher Fermentationsprodukte. Bleomycin bindet sich an die DNA. Es induziert die Bildung freier Radikale, die DNA-Ketten-Trennungen hervorrufen. Besonders wirkungsvoll läßt sich die Substanz bei Hodenkarzinomen einsetzen, aber auch beim Plattenepithelkarzinom im Bereich von Kopf, Hals, Ösophagus, Haut, Urogenitaltrakt einschließlich Zervix, Vulva, Skrotum, Penis sowie bei Lymphomen.

**Unerwünschte Wirkungen:** Im Gegensatz zu anderen Zytostatika unterdrückt Bleomycin kaum das Knochenmark. Im Vordergrund stehen Schleimhautläsionen, Hyperpigmentation, Hyperkeratose, Juckreiz, Hautentzündungen, Haarausfall. Sehr unangenehm empfinden die Patienten Hypotonie, Hyperthermie, Kopfschmerzen, Übelkeit und Erbrechen. Als wirklich kritisch jedoch erweist sich die Gefahr der pulmonalen Toxizität mit schweren Lungenfibrosen.

### 23.2.3.7 Enzyme
L-Asparaginase (Crasnitin)

**Wirkungweise und Anwendungsmöglichkeiten:** Eine Reihe von neoplastischen Gewebe und Zellreihen können die Aminosäure Asparagin nicht mehr selbst herstellen, sondern sind auf die exogene Zufuhr angewiesen. Asparaginase baut diese Aminosäure ab; die malignen Zellen verarmen daran, müssen ihre Proteinsynthese drosseln und sterben ab. Am besten sprechen akute lymphoblastische Leukämien an, schon weniger gut andere Leukämien, Lymphome und maligne Melanome.

**Unerwünschte Wirkungen:** Anders als die meisten Zytostatika beeinträchtigt die Substanz Knochenmark, Mukosa des Verdauungstraktes und Haarfollikel kaum. Empfindlich gestört jedoch werden Albuminsynthese, Insulinproduktion (Hyperglykämie), Gerinnungsfaktoren (Thrombosen und Hämorrhagien). Selten reagieren Pankreas (Entzündung) und Zentralnervensystem (bis zum Koma). Da es sich um ein Fremdprotein handelt, muß auch mit allergischen Reaktionen gerechnet werden.

### 23.2.3.8 Platinkomplexe
Cisplatin (Platinex), Carboplatin (Carboplat)

**Wirkungsweise und Anwendungsmöglichkeiten:** Die Platinkomplexe reagieren mit der DNA und bilden Verknüpfungen innerhalb eines und zwischen verschiedenen Doppelsträngen aus oder koppeln Proteine an die DNA. Daneben greifen die Platinkomplexe aber auch andere Strukturen an. Diese Substanzen tauchen in Kombinationsschemata gegen Hoden- und Ovarialkarzinome auf, ebenso in Therapien gegen Endometrium- und Blasenkarzinome, gegen Karzinome im Kopf- und Halsbereich, gegen kleinzellige Bronchialkarzinome.

**Unerwünschte Wirkungen:** Beim Cisplatin steht die Nephrotoxizität im Vordergrund. Ausreichende Hydrierung und Anregung der Diurese (mit osmotischen Diuretika) reduziert die Nephrotoxizität. (Schutzsubstanzen werden erprobt.) Eine Ototoxizität wirkt sich aus als Ohrenklingeln und Hochtonhörstörung. Übelkeit und Erbrechen kommen fast regelhaft vor. Beim Carboplatin hingegen steht die Knochenmarkstoxizität mit vorwiegender Thrombopenie ganz im Vordergrund.

### 23.2.3.9 Mittel zur Modifikation der biologischen Reaktion auf einem Tumor

Interferon alpha (Roferon), Interleukin (Proleukin)

**Wirkungsweise und Anwendungsmöglichkeiten:** Diese Substanzen modifizieren die Immunantwort und unterstützen die zelluläre Tumorabwehr. Interferon eignet sich für die Behandlung der Haarzellenleukämie und beim Kaposi-Sarkom, Interleukin für Nierenkarzinome.

**Unerwünschte Wirkungen:** Die unerwünschten Wirkungen lassen sich als „grippeartig" zusammenfassen, doch schließt dies oft einen stark reduzierten Allgemeinzustand, Fieber, Arthralgien und Kreislaufschwächen mit ein (s. S. 297).

## 23.3 Therapie mit Hormonen, hormonartigen Substanzen und Hormonantagonisten

### 23.3.1 Glucocorticoide

Glucocorticoide wirken Thrombozytopenien und Hämolysen entgegen, wie sie Tumorerkrankungen (speziell Erkrankungen des lymphatischen Formenkreises) begleiten können. Sie bekämpfen entzündliche Reaktionen nach Strahlenbehandlungen ebenso wie strahlen- oder zytostatikabedingte Knochenmarksdepressionen. Glucocorticoide haben zudem einen unspezifisch stimulierenden Effekt bei schweren Krankheitszuständen mit Fieber, Appetitlosigkeit, Allgemeinschwäche und Antriebsarmut. Ferner supprimieren sie Lymphozyten und helfen in der Behandlung von akuten Leukämien und Lymphomen. Glucocorticoide gehören also aus vielfältigen Gründen häufig zum Behandlungskonzept bei malignen Erkrankungen (vgl. auch S. 293).

### 23.3.2 Aminoglutethimid (Orimeten)

Entwickelt als Antikonvulsivum zeigte sich schließlich, daß diese Substanz die adrenale Cortisolsynthese und die Synthese adrenaler Östrogene, kaum die der adrenalen Gestagene und Androgene hemmt. Dies läßt sich ausnützen bei der hormonablativen Therapie östrogensensibler Mammakarzinome. Um einen gegenregulatorischen ACTH-Anstieg zu unterbinden, bedarf es der Kombination mit einer Cortisolsubstitution. Diese benötigt man nicht bei der Therapie des Cushing-Syndroms. Lethargie, Sehstörungen, Müdigkeit und Ataxie verlieren sich meist nach einigen Wochen, Hautausschläge schon nach wenigen Tagen.

## 23.3.3 Gestagene

Gestagene erweisen sich als nützlich in der Therapie von Endometriumkarzinomen. Bisweilen reagieren auch Mammakarzinome, Prostatakarzinome und Nierenkarzinome günstig.

## 23.3.4 Östrogene

Manche Mammakarzinome sprechen – zumindest für eine begrenzte Zeit – gut auf eine Östrogentherapie an. Beim Prostatakarzinom lassen sich oft eindrucksvolle subjektive Besserungen erreichen: Schmerzerleichterung (bei Knochenmetastasen), Appetitsteigerung, Gewichtszunahme. Gastrointestinale Beschwerden erweisen sich meist als nicht schwerwiegend. Die Gynäkomastie kann den Patienten belasten (Prophylaxe: Mammavorbestrahlung). Eine Flüssigkeitseinlagerung wirkt sich kritisch bei vorbestehender Herzinsuffizienz aus. Die erhöhte thrombotische Aktivität kann akute Verschlechterungen bei vorbestehender Arteriosklerose bewirken (Myokardinfarkt, apoplektischer Insult).

## 23.3.5 Androgene

Mammakarzinome zeigen unter einer Androgentherapie oft eine Regression. Häufiger unter Östrogenen als unter Androgenen exazerbieren solche Karzinome freilich auch. Als weitere Nebenwirkungen für beide Hormone sei auf die Auslösung eines Hyperkalzämiesyndroms (bei Knochenmetastasen; krisenhafter Anstieg des Serumcalciums mit Adynamie bis zum Koma!!) hingewiesen.

## 23.3.6 Antiöstrogene
Tamoxifen (Nolvadex)

Antiöstrogene bewirken oft eine Tumorrückbildung bei sensiblen Mammakarzinomen. Die Kenntnis des Hormonrezeptorstatus des Tumors erleichtert (wie bei den anderen hormonellen Einflußnahmen) die Voraussage der Reaktion. Hitzewallungen, Übelkeit und Erbrechen gehören zu den häufigsten Nebenwirkungen. Seltener kommt es zu Störungen der Menstruationsblutung, vaginalen Blutungen, Dermatitis, vaginalem Juckreiz oder Tumorschmerzen. Das schon erwähnte Hyperkalzämiesyndrom kann auch hier auftreten.

## 23.3.7 Antiandrogene

Flutamid (Fugerel)
Dieses Antiöstrogen eignet sich für die Behandlung von Prostatakarzinomen. Brustschmerzen, Gynäkomastie und Laktation lassen sich durch eine Vorbestrahlung verhindern. Kardiovaskuläre oder gastrointestinale Nebenwirkungen gelten als selten, ebenso Leberschäden.

### 23.3.8 Gonadotropin-releasing-Hormon-Analoga

Initial stimulieren diese Steuerhormone die Freisetzung von Gonadotropinen (FSH und LH), doch stumpfen die entsprechenden Rezeptoren rasch ab und die Gonadotropin- und die Testosteron- bzw. Östrogenspiegel fallen ab. Praktisch genutzt werden diese Effekte bei der Therapie fortgeschrittener Prostatakarzinome.

# 24 Medikamente in der Anästhesie
F.-J. Kretz

Schmerzlosigkeit (Analgesie), die Dämpfung der vegetativen Reflexe, Muskelerschlaffung (Relaxation) und Bewußtlosigkeit sind die Ziele der Anästhesie, um dem Patienten eine schmerzlose operative Behandlung seines Leidens zu gewähren. Beim praktischen Vorgehen hat sich in der Anästhesie die Kombination von Inhalationsnarkotika, Injektionsnarkotika und Muskelrelaxanzien bewährt. Dadurch wird die Konzentration der Einzelsubstanzen niedrig gehalten; unerwünschte Wirkungen können dem Patienten erspart bleiben. Eine Alternative zur Allgemeinanästhesie sind Regionalanästhesieverfahren, bei denen nur die Körperregion betäubt wird, in der operiert wird.

## 24.1 Intravenöse Narkotika

### 24.1.1 Kurzwirkende Barbiturate
Thiopental (Trapanal), Methohexital (Brevimytal)

**Wirkungsweise:** Thiopental und Methohexital wirken nach i. v. Applikation schon nach 20–30 Sek. und versetzen den Patienten dosisabhängig in Bewußtlosigkeit. Eine analgetische Wirkung ist nicht nachzuweisen, die vegetativen Reflexe bleiben erhalten, die muskelerschlaffende Wirkung ist gering.

Kleine, wenig schmerzende Eingriffe wie Abszeßspaltung oder Abrasio sind nach der Injektion von kurzwirkenden Barbituraten möglich. Schmerzhaftere Eingriffe machen jedoch die Weiterführung der Narkose als Inhalationsnarkose oder Neuroleptanästhesie notwendig. Darum dienen die kurzwirkenden Barbiturate vorwiegend zur Narkoseeinleitung.

**Praktischer Hinweis:** Die Patienten empfinden nach der Injektion von Thiopental meistens einen Knoblauchgeschmack (Grund: Thiopental ist schwefelhaltig). Die intravenöse Injektion von Methohexital ist schmerzhaft.

Die versehentliche intraarterielle Injektion von Barbituraten führt fast immer zu einer Nekrose der betroffenen Extremität und zur Amputation. Bei versehentlicher intraarterieller Injektion muß deshalb folgendes beachtet werden:

1. Die intraarteriell liegende Verweilkanüle darf nicht gezogen werden.

2. Durch die Verweilkanüle muß physiologische Kochsalzlösung injiziert werden, um das arterienschädigende Mittel zu verdünnen.
3. Da die geschädigten Arterien zur Spastik neigen und dadurch die arterielle Versorgung des entsprechenden Gebietes (z. B. Hand) unmöglich wird, muß man versuchen, den Sympathikus über eine Plexusanästhesie zu blockieren, um die Gefäße zu erweitern und die Durchblutung zu verbessern.
4. Weitere Versuche einer medikamentösen Gefäßerweiterung (z. B. durch Hydergin) sollten unternommen werden.

Die Gefahr, in eine Arterie zu injizieren, ist am größten in der Ellenbeuge; deshalb legt der Anästhesist den venösen Zugang immer auf dem Handrücken.

**Verhalten der Medikamente im Körper:** Die kurzwirkenden Barbiturate wirken nach i. v.-Applikation schon nach 20–30 Sek.; die Wirkungsdauer beträgt beim Thiopental 8–10 Min., beim Methohexital 2–3 Min. Da die beiden Medikamente in der Leber abgebaut werden, kann ihre Wirkungszeit bei Leberfunktionsstörungen verlängert sein.

Die Substanzen sind auch bei normalen Organfunktionen noch 24 Std. nach der Injektion im Blut nachzuweisen. Deshalb ist für diese Zeit eine Verkehrstauglichkeit nicht gegeben.

**Unerwünschte Wirkung:** Nach der Injektion von kurzwirkenden Barbituraten ist mit einem Blutdruckabfall zu rechnen; der Blutdruck normalisiert sich jedoch meistens sehr schnell wieder. Manchmal beobachtet man auch einen Singultus, der als Vagusreflex zu interpretieren ist. Patienten mit Asthma bronchiale und chronischer Bronchitis reagieren auf kurzwirkende Barbiturate manchmal mit Bronchospasmus, Bradykardie und Asystolie. Auch Patienten mit Herzinsuffizienz sind für eine Narkoseeinleitung mit Barbituraten schlecht geeignet, weil dadurch die Herzinsuffizienz verstärkt wird.

### 24.1.2 Etomidat (Hypnomidate)

**Wirkungsweise:** Etomidat besitzt einen guten hypnotischen Effekt, läßt jedoch jeden analgetischen Effekt vermissen. Kreislauf und Atmung bleiben im wesentlichen unbeeinflußt. Deshalb hat sich das Etomidat zur Narkoseeinleitung bei Risikopatienten und Notfallpatienten bewährt. Zur Kurznarkose ist zusätzlich ein Analgetikum notwendig.

**Unerwünschte Wirkungen:** Störend wirkt sich ein grobschlägiges Zittern (Myoklonien) aus, das nach der Injektion von Etomidat oft zu registrieren ist. Die intravenöse Injektion von Etomidat schmerzt und hinterläßt manchmal Thrombophlebitiden. Stärkere Schmerzreize bei einer Kurznarkose mit Etomidat führen zu starken Blutdruck- und Pulsanstiegen, weil das Etomidat keine analgetische Wirkung besitzt. Etomidat hemmt die Cortisolsynthese in der Nebennierenrinde, was bei einer einmaligen Dosis unbedeutend ist. Für eine Langzeitapplikation scheidet das Medikament deshalb jedoch aus.

### 24.1.3 Ketamin (Ketanest)

**Wirkungsweise:** Ketamin hat eine starke analgetische Wirkung; die Bewußtlosigkeit ist nur oberflächlich. Die intravenös eingeleitete Ketaminnarkose tritt nach 1 Min. ein und hält 10 Min. an. Ketamin stimuliert den Sympathikus, weshalb Puls und Blutdruck ansteigen. Die Spontanatmung unterbleibt nur für kurze Zeit nach der Injektion; danach folgt eine kurzfristige, kompensatorische Hyperventilation. Die Reflexe im Hals-Rachen-Bereich bleiben erhalten, so daß eine Aspiration unwahrscheinlich wird. Trotzdem muß aber das Nüchternheitsgebot beachtet werden.

**Unerwünschte Wirkungen und praktischer Hinweis:** Die Patienten erzählen nach einer Ketaminnarkose oft von Angstträumen (Fall in die unendliche Tiefe; Mauern, die sich dem Patienten nähern und ihn zu erdrücken drohen) und wollen eine solche Narkose in Zukunft ablehnen. Die gleichzeitige Gabe eines Tranquilizers (z. B. Midazolam [Dormicum]) kann diese Angstträume verhindern. Ketamin kann auch intramuskulär verabfolgt werden. Unerwünschte Wirkungen sind weiterhin Hypersalivation (verstärkte Speichelbildung) und Laryngospasmus.

### 24.1.4 Benzodiazepine

Diazepam (Valium), Midazolam (Dormicum), Flunitrazepam (Rohypnol), Lormetazepam (Noctamid)

**Wirkungsweise und Verhalten des Medikaments im Körper:** Diazepam hat bei intravenöser Applikation einen rasch eintretenden, hypnotischen Effekt. Midazolam ist ihm in der hypnotischen Wirksamkeit überlegen. Ungünstig wirkt sich die lange Wirkdauer von Diazepam aus (Metabolite mit sedierendem Effekt sind noch nach 48 Std. nachweisbar). Midazolam hat nur eine kurze Wirkdauer (1–2 Std.) und bietet deshalb gegenüber dem Diazepam Vorteile. Flunitrazepam ist ein ebenfalls sehr stark wirkendes Benzodiazepin mit einer Wirkdauer, die zwischen Midazolam und Diazepam liegt (4–6 Std.). Lormetazepam ist dagegen schwächer wirksam bei vergleichbarer Wirkdauer wie Flunitrazepam. Benzodiazepine werden aufgrund ihrer sedierend-hypnotischen (beruhigend-schlafanstoßenden), anxiolytischen (angstreduzierenden) und amnestischen (erinnerungshemmenden) Wirkung häufig zur Prämedikation eingesetzt, in vielen Kliniken dann in höheren Dosen intravenös zur Narkoseeinleitung, besonders bei kardiovaskulären Risikopatienten.

**Unerwünschte Wirkungen:** Die Benzodiazepine haben nach intravenöser Applikation eine atemdepressive Wirkung. Mit einem kurzfristigen

Atemstillstand muß gerechnet werden und die Möglichkeit zur assistierten Beatmung gegeben sein.

## 24.2 Inhalationsnarkotika

### 24.2.1 Stickoxydul ($N_2O$, Lachgas)

**Wirkungsweise:** Lachgas wirkt gut analgetisch, nimmt dem Patienten aber erst dann das Bewußtsein, wenn sein Anteil in der Einatmungsluft 80% überschreitet. In diesem Falle bekäme der Patient aber weniger als 20% Sauerstoff und würde hypoxisch. Im Mischungsverhältnis Sauerstoff:Lachgas 1:2 wird Lachgas jedoch wegen seiner guten analgetischen Wirkung der Einatmungsluft beigegeben, gleich ob es sich um eine Inhalationsnarkose oder Neuroleptanästhesie handelt. Lachgas ist ein farb- und geruchloses Gas; es ist weder brennbar noch explosibel.

**Verhalten von Lachgas im Körper:** Lachgas flutet sehr schnell im Gehirn an und erreicht dort hohe Konzentrationen. Das Abatmen des Stickoxyduls am Ende einer Narkose, das genauso schnell erfolgt, kann zu einer Zyanose führen, weil durch das abflutende Lachgas der Gasaustausch in der Lunge gestört wird. Dieser Zustand, auch Diffusionshypoxie genannt, bessert sich jedoch rasch nach Zugabe von Sauerstoff.

**Unerwünschte Wirkungen:** Nachteilig erscheint allein die geringe narkotische Wirkung von Lachgas. Die Funktion der Organsysteme bleiben vom Lachgas im wesentlichen unberührt.

### 24.2.2 Halothan (Halothan Hoechst)

**Wirkungsweise:** Halothan ist ein starkes, rasch wirkendes Inhalationsnarkotikum mit schwacher analgetischer und muskelerschlaffender Wirkung. Die Wirkung des Gases kann man über spezielle Narkosegasverdampfer gut steuern. Die Schleimhäute des Bronchialbaumes werden in geringerem Ausmaß gereizt als durch Äther und Chloroform. Halothan besitzt zusätzlich noch einen bronchodilatierenden, d.h. bronchienerweiternden Effekt.

**Praktische Hinweise:** Verschiedene Untersuchungen gingen der Frage nach, ob die erhöhte Abortrate bei Anästhesistinnen und Schwestern, die täglich Halothan in den Operationssälen einatmen, durch Halothan bedingt ist. Obwohl die bisherigen Untersuchungen eine schädigende Wirkung von Halothan nicht nachweisen konnten, wurde vorsorglich schwangeren Ärztinnen und Schwestern untersagt, in Operationssälen zu arbeiten.

**Verhalten des Halothans im Körper:** Halothan flutet bei einer Konzentration von 1,5% im Einatmungsgasgemisch rasch an; die Erhaltungsdosis liegt meist bei 0,5–1,0%. Halothan wird zu 20% metabolisiert, der übrige Teil jedoch abgeatmet. Als Abbauprodukt des Halothans, das in der Leber abgebaut wird, entsteht vor allem die Trifluoressigsäure.

**Unerwünschte Wirkungen:** Halothan vermindert die Kontraktionskraft des Herzens. Deshalb fällt der Blutdruck ab. Adrenalin darf bei einem Patienten mit Halothannarkose nicht injiziert werden, da das Herz durch Halothan für Katecholamine sensibilisiert wird und schwere Rhythmusstörungen bis hin zu Kammerflimmern und Asystolie entstehen können. In seltenen Fällen kam es im Zusammenhang mit Halothannarkosen zu Leberschädigungen, die zu einem Leberversagen mit tödlichem Ausgang führten. Deshalb sollten wiederholte Halothannarkosen in kurzen Abständen und bei Patienten mit vorgeschädigter Leber vermieden werden.

### 24.2.3 Enfluran (Ethrane)

**Wirkungsweise:** Enfluran wirkt gut narkotisch und muskelrelaxierend. Weiterhin zeichnet sich das Enfluran im Vergleich zum Halothan durch eine etwas kürzere An- ud Abflutungszeit aus, was klinisch jedoch unbedeutend ist. Die Gefahr von Rhythmusstörungen nach Adrenalininjektion ist nach Enfluran geringer als bei Halothan. Auch nach Enflurannarkosen wurde über Leberschädigungen (Transaminasenerhöhung) berichtet.

### 24.2.4 Isofluran (Forene)

**Wirkungsweise:** Isofluran ist ein gut hypnotisches, schwach analgetisches und außerordentlich stark muskelrelaxierendes Inhalationsnarkotikum, dem Enfluran chemisch nahe verwandt. Die zusätzliche Gabe von Muskelrelaxanzien kann unterbleiben.

**Verhalten des Medikaments im Körper:** Isofluran flutet rasch an und wird nur in äußerst geringem Umfang metabolisiert (0,2%). Die Abflutungszeit ist ebenfalls kurz.

**Unerwünschte Wirkungen:** Die Herzmuskelkontraktilität wird durch Isofluran weniger beeinträchtigt als durch Halothan und Enfluran, der periphere Gefäßwiderstand nimmt jedoch stark ab, so daß es aus diesem Grund zu einem Blutdruckabfall kommen kann. Die niedrige Metabolisierungsrate ist keine Garantie dafür, daß es nicht zu einer Leberschädigung kommt. Bislang sind jedoch Schädigungen dieser Art nicht bekannt.

## 24.3 Medikamente zur Neuroleptanästhesie

### 24.3.1 Analgetika

Fentanyl (Fentanyl-Janssen), Alfentanil (Rapifen), Sufentanil

**Wirkungsweise:** Fentanyl hemmt die Schmerzempfindung in den subkortikalen Schmerzzentren, wie z. B. im Thalamus, sowie in jenen Teilen der Großhirnrinde, in denen die sensiblen Impulse aus der Peripherie registriert werden. Fentanyl wirkt demnach wie Morphin über Opioidrezeptoren (S. 74), seine analgetische Potenz ist jedoch etwa 70mal größer als die des Morphins. Außerdem wirkt es nur 30 Min. und ist deshalb auch wesentlich besser steuerbar als Morphin. Alfentanil wirkt auf gleiche Weise wie Fentanyl, seine Wirkung hält jedoch noch kürzer (5 Min.) an. Es eignet sich zur Analgesie bei kurzdauernden Eingriffen. Das gleiche gilt auch für Sufentanil, mit dessen Marktzulassung in Kürze zu rechnen ist.

**Verhalten des Medikaments im Körper:** Schon 1−2 Min. nach der i. v. Injektion sind die analgetische, aber auch die atemdepressorische Wirkung nachweisbar. Die Analgesie hält nach einmaliger Injektion dosisabhängig 20−30 Min. an; dann muß nachinjiziert werden. Eine in der postoperativen Phase ausreichende Analgesie empfinden die Patienten oft noch bis 40−50 Min. nach Operationsende. Ist die atemdepressive Wirkung am Ende der Operation noch nicht abgeklungen, so kann diese unerwünschte Wirkung antagonisiert werden. Zur Verfügung steht als Antagonist Narcanti, das allerdings nicht nur die Atemdepression, sondern auch die schmerzlindernde Wirkung aufhebt.

**Unerwünschte Wirkungen:** Wie jedes morphinartig wirkende Analgetikum führt Fentanyl zu einer Atemdepression, die eine Beatmung unumgänglich macht. Bei Langzeitanwendung, z. B. bei beatmeten Patienten, kann es zur Gewöhnung und nach Absetzen zu Entzugserscheinungen kommen. Für die Schwester ist es wichtig zu wissen, daß eine Atemdepression auch noch nach Stunden nach einer Narkose auf der Station auftreten kann und daß der Antagonist kürzer wirkt als das Fentanyl!

Die genannten unerwünschten Wirkungen gelten prinzipiell auch für Alfentanyl und Sufentanil.

### 24.3.2 Neuroleptika

Dehydrobenzperidol (DHB)

**Wirkungsweise:** DHB versetzt den Patienten in einen Zustand psychischer Indifferenzen. Erst in sehr hohen Dosen tritt Bewußtseinsverlust ein. In dem Zustand psychischer Indifferenzen empfindet der Patient oft ein Gleichgültigkeitsgefühl und einen Verlust von Antrieb; dies kann Angstzustände hervorrufen und für den Patienten sehr quälend sein. Im Rahmen einer Neuroleptanalgesie ist dies jedoch unbedeutend, denn in Kombination mit Einschlafmitteln und dem Analgetikum Fentanyl führt DHB zum Bewußtseinsverlust; zur Prämedikation ist DHB aber ungeeignet. Im peripheren Gefäßsystem blockiert DHB die α-Rezeptoren, was zu einer peripheren Gefäßerweiterung mit verstärkter Haut- und Nierendurchblutung führt. Am Herzen besitzt DHB einen antiarrhythmischen Effekt. Außerdem wirkt DHB stark antiemetisch (d. h. verhindert das Erbrechen).

**Verhalten des Medikaments im Körper:** DHB wirkt 2−6 Std.; nach intravenöser Injektion gelangt es in subkortikale Areale, wo es sich anreichert. Ein geringer Anteil der Substanz wird unverändert über die Niere ausgeschieden, der überwiegende Anteil in der Leber abgebaut.

**Unerwünschte Wirkungen:** Wie bei anderen Neuroleptika, so muß auch beim DHB mit extrapyramidalen Symptomen gerechnet werden, die sich jedoch nach Gabe von Biperiden (Akineton; S. 250) schnell bessern. Ansonsten hat DHB eine geringe toxische Wirkung. Da die psychische Indifferenz bei manchen Patienten paradoxerweise starke Angstzustände hervorruft, sollte der Anästhesist auf DHB bei der Prämedikation verzichten (DHB ist z. B. im Thalamonal enthalten) und ein Benzodiazepin verordnen.

## 24.4 Muskelrelaxanzien

### 24.4.1 Depolarisierende Muskelrelaxanzien
Succinylcholin (Lysthenon)

**Wirkungsweise:** Succinylcholin hemmt die Erregungsüberleitung vom Nerv zum Muskel an der motorischen Endplatte, indem es die postsynaptischen Rezeptoren, die normalerweise auf Acetylcholin reagieren, besetzt und die postsynaptische Membran depolarisiert. Da das Succinylcholin nicht so schnell abgebaut werden kann wie das Acetylcholin, bleiben die Rezeptoren besetzt, so daß die postsynaptische Membran depolarisiert bleibt und keine Impulse weitergeleitet werden können (Abb. 34). Gleichwohl ist die Wirkung des Succinylcholins kurz, so daß es nur zur Intubation benutzt wird. Einige Patienten haben jedoch einen Mangel an dem Enzym Cholinesterase, das üblicherweise das Succinylcholin abbaut. Die muskelrelaxierende Wirkung hält dann solange an, bis man entweder die Cholinesterase ersetzt oder die Restaktivität an Cholinesterase das Succinylcholin abgebaut hat. Dies kann Stunden bis Tage dauern; in dieser Zeit ist der Patient gelähmt, seine Atmung muß von einer Beatmungsmaschine übernommen werden. Zusätzlich muß er sediert werden, damit er die Lähmung nicht qualvoll erlebt.

**Praktischer Hinweis:** Noch Tage nach der Gabe von Succinylcholin empfinden viele Patienten Muskelkater. Um diesem Muskelkater vorzubeugen, injiziert der Anästhesist 2 mg Diallylnortoxiferin (Alloferin)

Medikamente in der Anästhesie 323

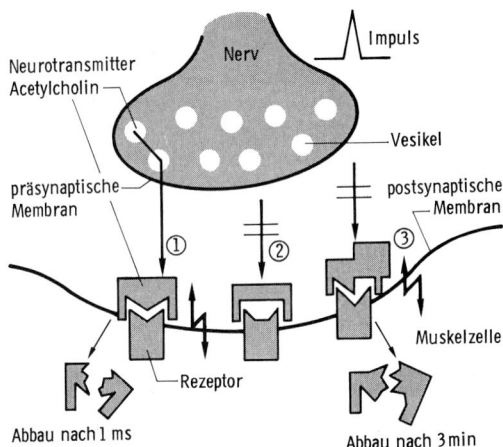

Abb. 34  Wirkungsweise der Muskelrelaxanzien.
① Acetylcholin wird durch einen Impuls aus den Vesikeln freigesetzt und führt zur Depolarisation.
② Nichtdepolarisierende Muskelrelaxanzien blockieren den Rezeptor, ohne zu depolarisieren.
③ Depolarisierende Muskelrelaxanzien blockieren den Rezeptor, nachdem sie depolarisiert haben.

oder 1 mg Pancuronium oder 1 mg Norcuron, bevor er Succinylcholin spritzt; dies nennt man Präcurarisierung.

**Unerwünschte Wirkungen:** Bei hohem Kaliumspiegel treten nach Succinylcholingabe Herzrhythmusstörungen auf. In diesem Falle verbietet sich die Gabe von Succinylcholin. Ein hoher Kaliumspiegel liegt meist bei Patienten mit Niereninsuffizienz, Verbrennungskrankheit, bei Langliegepatienten und bei Patienten mit Sepsis vor. Unerwünscht sind auch Bradyarrhythmien bei wiederholter Gabe von Succinylcholin, die bei Kindern oft registriert werden.

### 24.4.2 Nichtdepolarisierende Muskelrelaxanzien
Diallylnortoxiferin (Alloferin), Pancuronium (Pancuronium Organon), Vecuronium (Norcuron), Atracurium (Tracrium)

**Wirkungsweise:** Diallylnortoxiferin ist wie das Indianergift Curare ein stark wirkendes Muskelrelaxans, das die Rezeptoren der Muskelendplatte blockiert, ohne die Membran zu depolarisieren. Der nervale Impuls kann nicht mehr auf den Muskel übertragen werden; der Patient ist gelähmt. Pancuronium ist ein Muskelrelaxans, das chemisch aus einem Steroidgerüst besteht und in gleicher Weise wie Diallylnortoxiferin die Muskelendplatte blockieren kann, ohne zu depolarisieren. Seine Wirkung ist stärker als die des Diallylnortoxiferin, die Wirkdauer länger (30–40 Min). Der Wirkungsmechanismus von Vecuronium ist mit dem von Pancuronium identisch. Der Vorzug liegt in der kürzeren Wirkdauer (10–15 Min.)

Atracurium wirkt ähnlich kurz wie Norcuron und hat den Vorteil, daß es weder in der Leber abgebaut, noch über die Niere ausgeschieden, sondern organunabhängig in den Zellen metabolisiert wird.

**Verhalten der Medikamente im Körper:** Diallylnortoxiferin und Pancuroniumbromid werden über die Niere unverändert ausgeschieden, Vecuronium wird vorwiegend in der Leber metabolisiert, Atracurium organunabhängig metabolisiert. Eine am Ende der Operation noch nachweisbare muskelrelaxierende Wirkung kann mit Neostigmin (Prostigmin) oder Pyridostigmin (Mestinon) behoben werden.

**Unerwünschte Wirkungen:** Diallylnortoxiferin bewirkt eine Histaminfreisetzung, was zu einer peripheren Gefäßerweiterung und einem leichten Blutdruckabfall führt. Das gleiche gilt auch für das Atracurium; Pancuronium und Vecuronium sind nahezu nebenwirkungsfrei.

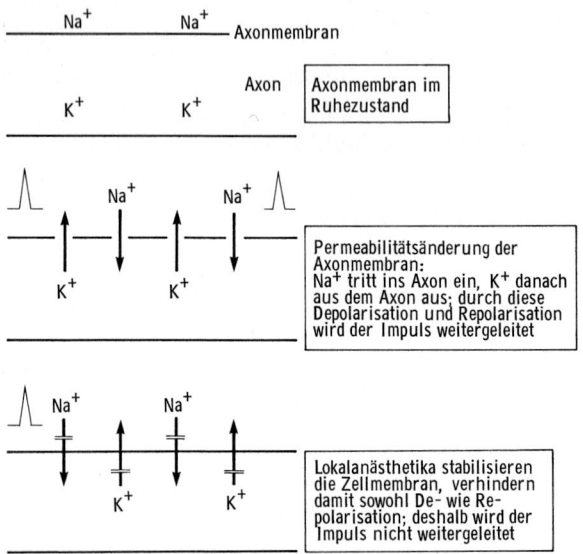

Abb. 35 Wirkungsweise der Lokalanästhetika.

## 24.5 Lokalanästhetika

**Wirkungsweise:** Schmerzen werden über die sensiblen Nervenfasern zum Rückenmark und von dort ins Gehirn weitergeleitet. Ihre Entstehung erfolgt auf zellulärer Ebene durch Depolarisation von Membranpotentialen. Natrium strömt dabei vom extrazellulären in den intrazellulären Raum. Lokalanästhetika hemmen die Weiterleitung dieses Impulses, indem sie die Membranen stabilisieren und den Natriumeinstrom unterbinden (Abb. 35). Man unterscheidet eine Oberflächen-, eine Infiltrations- und eine Leitungsanästhesie von einer intravenösen regionalen Anästhesie.

Bei der Oberflächenanästhesie wird das Lokalanästhetikum auf die Schleimhaut oder Haut gebracht; von dort diffundiert es zu den sensiblen Nervenendigungen.

Injiziert man ein Lokalanästhetikum in das subkutane Gewebe, so spricht man von einer Infiltrationsanästhesie.

Bei der Leitungsanästhesie umspritzt man einzelne Nerven, die dann die Schmerzimpulse nicht mehr weiterleiten. Bei den rückenmarksnahen Leitungsanästhesien injiziert man das Lokalanästhetikum in den Liquorraum (Spinalanästhesie) oder in den Periduralraum (Periduralanästhesie).

Legt man an einer Extremität eine Blutleere an und injiziert man in die Venen dieser Extremität danach ein Lokalanästhetikum, so erreicht man damit eine Anästhesie für 30–40 Min. Nach Eröffnung der Blutleere und dem Abfluten des Lokalanästhetikums verschwindet die Anästhesie sofort. Dieses Vorgehen nennt man eine intravenöse Regionalanästhesie.

**Unerwünschte Wirkungen:** Alle Lokalanästhetika werden ins Blut aufgenommen und können zu zahlreichen systemischen, unerwünschten Wirkungen führen.

1. Sie hemmen die Erregungsausbreitung im Herzen; Bradykardien sind keine Seltenheit, Asystolien kommen vor.
2. Sie heben primär die Erregungsschwelle der Nervenzellen im Gehirn. Durch die Hemmung kortikaler Zentren kann es jedoch zur Enthemmung untergeordneter Zentren und damit zu Krämpfen kommen.
3. Sie lähmen den peripheren Sympathikus, der die Gefäße verengt. Dadurch werden die Gefäße weit; ein Blutdruckabfall ist die Folge.
4. Sie führen in einigen Fällen zu allergischen Reaktionen.

Das wirksamste Mittel, um Zwischenfällen mit Lokalanästhetika vorzubeugen, ist Sauerstoff. Bei Krampfanfällen ist es zumindest wichtig die Sauerstoffzufuhr zu sichern. Das Mittel der Wahl zur Therapie des Krampfanfalles ist Diazepam.

Bei Bradykardien hilft Atropin, bei Blutdruckabfall Akrinor, ein Mittel, das die peripheren Gefäße wieder verengt.
Nach Allergien sollte man die Patienten vor der Lokalanästhesie befragen.

*Die einzelnen Lokalanästhetika*
Procain (Novocain) ist eines der ältesten Lokalanästhetika. Es wirkt bereits 5 Min. nach der Injektion, wird allerdings rasch abgebaut und wirkt deshalb nur 20–30 Min.

Tetracain (Gingicain) besitzt eine zehnfach stärkere Wirkung als Procain; die Toxizität ist allerdings auch zehnmal höher. Anwendung findet Tetracain nur noch als Oberflächenanästhetikum in der Augenheilkunde und bei Hals-Nasen-Ohren-Erkrankungen.

Als mittellang wirkendes Lokalanästhetikum ist Lidocain (Xylocain) für die Infiltrations- und Leitungsanästhesie das Mittel der Wahl. Auch für die Spinalanästhesie hat sich Lidocain bewährt. Lidocain wirkt sofort und hält 1–2 Std. an; es wird in der Leber abgebaut.

Utracain (Carticain) wirkt wie Lidocain bereits nach 2 Min.; seine Wirkung hält 3 Std. an. Angewandt wird es bei Spinal- und Periduralanästhesien, bietet jedoch hinsichtlich Analgesiequalität, Analgesiedauer, Wirkungseintritt und unerwünschter Wirkungen keinen Vorteil gegenüber dem Lidocain. Prilocain (Xylonest) wird langsamer resorbiert als Lidocain, hat aber eine geringere zentralnervöse Toxizität. Ungünstig ist, daß durch Prilocain die Transportfähigkeit der Erythrozyten für Sauerstoff beeinträchtigt werden kann (Methämoglobinbildung).

Etidocain (Duranest) ist das jüngste Lokalanästhetikum. Im Vergleich zum Bupivacain (Carbostesin) tritt seine Wirkung schneller ein, hält aber genauso lange an; seine Toxizität ist, soweit bis jetzt absehbar, geringer als die des Bupivacains. Bupivacain hält ca. 6–8 h schmerzfrei.

# 25 Infusionstherapie

*Prinzipien*

1. Die menschliche Körperzelle ist nur lebensfähig und funktionstüchtig in einer physiologischen extrazellulären Flüssigkeit.
2. Normalerweise reguliert der Körper die Zusammensetzung seines extrazellulären Flüssigkeitsraumes durch körpereigene Mechanismen.
3. Infusionstherapie und parenterale Ernährung dienen dazu, Krankheitszustände zu überbrücken, in denen eine körpereigene Regulation der extrazellulären Flüssigkeit und damit auch des intrazellulären Milieus nicht möglich ist.

*Vorbemerkungen:*

1. Zum extrazellulären Flüssigkeitsraum zählen der intravasale Raum, der 4% des Gesamtkörperwassers ausmacht, und der interstitielle Raum, der 15% des Gesamtkörperwassers umfaßt.
2. Der extrazelluläre Flüssigkeitsraum hat eine spezifische Zusammensetzung an Elektrolyten:

   | | | | |
   |---|---|---|---|
   | $Na^+$ | 140 mmol/l | $Cl^-$ | 103 mmol/l |
   | $K^+$ | 4 mmol/l | $HCO_3^-$ | 26 mmol/l |
   | $Ca^{2+}$ | 6 mmol/l | Protein | 16 mmol/l |
   | $Mg^{2+}$ | 6 mmol/l | Phosphate, Sulfate organische Säuren | ~1 mmol/l |

   Des weiteren ist die Osmolarität charakteristisch. Sie beträgt normalerweise 290 mosm/l. In die Osmolarität gehen die osmotischen Kräfte von Elektrolyten, Zuckern und Harnstoff ein.
3. Die Zusammensetzung der extrazellulären Flüssigkeit wird kontrolliert durch den Durstmechanismus, das Renin-Angiotensin-Aldosteron-System und das antidiuretische Hormon (ADH).
4. Änderungen im extrazellulären Flüssigkeitsraum führen zu Veränderungen des intrazellulären Milieus. Diese Veränderungen des intrazellulären Milieus können Funktionsunfähigkeit und dann ein Absterben von Zellen zur Folge haben, was den Organismus in lebensbedrohende Situationen bringen kann.
5. Eine Korrektur von Veränderungen im extrazellulären Flüssigkeitsraum durch Infusionstherapie ist aber nur dann notwendig, wenn:

   a) Körpervolumen fehlt,
   b) Flüssigkeitszufuhr notwendig ist,

c) Energiezufuhr notwendig ist,
d) Medikamente kontinuierlich zugeführt werden müssen,
e) Entgleisungen des Säure-Basen-Haushaltes ausgeglichen werden müssen

und dies nur nicht möglich ist, weil der Patient dazu auf oralem Wege nicht in der Lage ist, z. B. wegen:

a) Bewußtlosigkeit,
b) Operationen im Magen-Darm-Trakt,
c) Entzündungen im Magen-Darm-Trakt,
d) Schocksituationen,
e) katabolen Zuständen.

6. Die Infusionstherapie muß den Zustand des Patienten berücksichtigen. Sind Organsysteme bereits vor Einleitung der Infusionstherapie insuffizient, dann kann durch eine Infusionstherapie die Organschwäche verstärkt werden. So führt die unkritische Anwendung von Infusionen gleich welcher Art, zu einer Verstärkung der Herzinsuffizienz bei vorbestehender Herzschwäche, bei Ateminsuffizienz zu einer Verschlechterung der Atmungsfunktion und bei Niereninsuffizienz zu einer Überwässerung des Körpers mit der Gefahr von Lungen- und Hirnödem.

7. Besondere Sorgfalt muß bei der Infusionstherapie junger und alter Patienten walten. Bezogen auf ihr Körpergewicht haben Kinder einen höheren Gesamtwassergehalt, ältere Patienten einen geringeren Gesamtwassergehalt des Körpers. Außerdem zeigen ältere Menschen eine eingeschränkte Leistungsbreite ihrer Organsysteme.

8. Kontrolliert wird die Volumen- und Elektrolytsituation des Patienten an klinischen Zeichen und Laborparametern. Klinische Zeichen sind Zungenfeuchtigkeit, Hautdurchblutung, Hautturgor, Gewichtsveränderungen, Atemfunktion, Augenbulbustonus, Herz-Kreislauf-Parameter, Wachheitsgrad und Verhalten des Patienten.

*Laborparameter:*

Blut: Hämoglobin, Hämatokrit, Osmolarität, Säure-Basen-Haushalt, Elektrolyte ($Na^+$, $K^+$, $Cl^-$), Harnstoff, Kreatinin.
Harn: im 24-Std.-Urin
Elektrolyte, pH, Volumen
Osmolarität, spez. Gewicht.

9. Der tägliche Bedarf an Wasser und Elektrolyten beträgt beim Erwachsenen:

| | | | |
|---|---|---|---|
| Wasser | 30–40 ml/kg KG | Kalium | 1–2 mmol/kg KG |
| Natrium | 2–4 mmol/kg KG | Chlorid | 1–2 mmol/kg KG |

Ein zusätzlicher Bedarf an Wasser und Elektrolyten ergibt sich bei erhöhter Körpertemperatur durch Schwitzen. Er liegt bei ca. 500 ml Wasser pro Grad Temperaturerhöhung.

Man unterscheidet Infusionslösungen zur Deckung des Wasser- und Elektrolytbedarfs von Infusionslösungen zur parenteralen Ernährung. Erwähnenswert sind zudem noch Infusionslösungen zur Korrektur von Entgleisungen des Säure-Basen-Haushaltes.

## 25.1 Infusionslösungen zur Deckung des Wasser- und Elektrolytbedarfs

Zum Ersatz extrazellulärer Flüssigkeit werden verschiedene Infusionslösungen angeboten. Sie unterscheiden sich in ihrer Elektrolytzusammensetzung. Gleicht die Elektrolytkonzentration der Infusionslösung derjenigen im Blut, so spricht man von einer Vollelektrolytlösung. Beispiele für Vollelektrolytlösungen, deren Natriumgehalt bei 140 mmol/l, deren Kaliumgehalt bei 5 mmol/l und deren Chloridgehalt bei 100 mmol/l liegt, sind der Aufstellung am Ende des Abschnittes (s. u.) zu entnehmen.

Von Zweidrittellösungen spricht man, wenn der Natriumgehalt der Infusionslösung bei 100 mmol/l liegt. Sie werden meist mit einem Kaliumgehalt von 20 mmol/l, der das Vierfache des Blutnormwertes beträgt, angeboten (Beispiele s. u.). Halbelektrolytlösungen haben, wie die Bezeichnung schon vermuten läßt, eine Elektrolytkonzentration, die die Hälfte jener Elektrolytkonzentration beträgt, die im Blut vorliegt (Beispiele s. u.).

Den meisten genannten Lösungen sind zusätzlich als Kationen Calcium und Magnesium sowie als Anionen Lactat, Malat und Acetat beigegeben; die Konzentrationen liegen dabei meist im physiologischen Bereich. Voll-, Zweidrittel- und Halbelektrolytlösungen dienen zum Ersatz extrazellulärer Flüssigkeitsverluste. Welche Lösung Anwendung findet, entscheidet sich nach der Überprüfung der Serumelektrolyte. Außerdem finden diese Elektrolytlösungen als Trägerlösungen für Medikamente Anwendung.

Bei der Infusionstherapie mit Elektrolytlösungen besteht bei unsachgemäßen Zufuhrmengen die Gefahr der Überwässerung des Körpers. Eine behutsame Anwendung kann jedoch dieser Gefahr vorbeugen und Ödeme verhindern.

Die zügige Infusion von kaliumhaltigen Lösungen kann zu Herzrhythmusstörungen führen. Deshalb ist bei kaliumhaltigen Elektrolytlösungen darauf zu achten, daß sie nur mit der vom Arzt vorgeschriebenen Tropfgeschwindigkeit einlaufen. Die Gefahr von Herzrhythmusstörungen besteht nicht bei kaliumfreien Lösungen (s. folgende Beispiele).

*Beispiele von Infusionslösungen:*

Vollelektrolytlösungen
    Jonosteril
    Sterofundin
    Tutofusin
Zweidrittelelektrolytlösungen
    Jonosteril Na 100
    Normofundin
    Tutofusin OPS
Halbelektrolytlösungen
    Jonosteril HL 5
    Sterofundin HL 5
    Elomel HL 5 salvia
kaliumfreie Elektrolytlösungen
    isotonische Kochsalzlösung 0,9% salvia
    Normofundin SK
Aminosäurenlösungen
    Aminomel LX 10 salvia
    Aminosteril KE
bei Nierenerkrankungen
    Aminomel EAS salvia
    Aminosteril KE Nephro
bei Lebererkrankungen
    Aminofusin Hepar
    Aminosteril Hepa 8%
Kohlenhydratlösungen
    Glucose 5%, 10%, 20%, 40%
    Laevulose 5%, 10%, 20%, 40%
    Combisteril FGX (Fructose, Glucose, Xylit)
Fettemulsionen
    Intralipid 10% Vitrium
    Intralipid 20% Vitrium

## 25.2 Infusionslösungen zur parenteralen Ernährung

Ausgedehnte Operationen und Verletzungen sowie die damit verbundenen Schmerzen und Volumenverluste stellen für den menschlichen Körper eine große Belastung dar. Um diese Belastungen, auch Postaggressionssyndrom genannt, zu bewältigen, benötigt der Patient große Mengen an Energie.

Eine Energiezufuhr über den Magen-Darm-Trakt verbietet sich jedoch nach Operationen, Verletzungen und Entzündungen im Magen-Darm-Trakt sowie im Schockzustand. Deshalb wird eine parenterale Energiezufuhr notwendig. Die parenterale Ernährung hilft einen katabolen Zustand zu vermeiden, der dadurch charakterisiert wird, daß der Körper nicht Energie aus seinen Energiedepots mobilisiert, sondern zum Zwecke der Energiegewinnung wichtige körpereigene Proteine abbaut, was letztendlich zu einem Zusammenbruch des Stoffwechsels führt.

Die physiologische Nahrung setzt sich aus Eiweißen, Kohlenhydraten, Fetten, Vitaminen, Elektrolyten und Spurenelementen zusammen. Zur Deckung des Energiebedarfes tragen die Eiweiße mit 20%, die Kohlenhydrate mit 50% und die Fette mit 30% bei.

### 25.2.1 Aminosäurelösungen (Beispiele s. S. 330)

Aminosäuren sind Bausteine der Proteine. Man unterscheidet nichtessentielle von essentiellen Aminosäuren. Letztere kann der Körper nicht synthetisieren, sie müssen ersetzt werden. Erstgenannte können jedoch vom Körper aus Kohlenhydratabbauprodukten gebildet werden.

Berechnungen ergaben einen täglichen Bedarf von 1–2 g/kg Körpergewicht/Tag. Dieser Bedarf kann in der Postaggressionsphase, in deren Verlauf wesentlich mehr Proteine für den Zellaufbau produziert werden müssen, erheblich erhöht sein. Der Bedarf an Aminosäuren kann bis zu 3 g/kg Körpergewicht gesteigert sein (z. B. bei schweren Verbrennungen).

Nutzlos ist die Infusion von Aminosäuren ohne gleichzeitige Infusion von Energieträgern. Ohne begleitende Infusion von Energieträgern gehen die Aminosäuren sofort in die Energieverwertung ein und können dann nicht mehr zum Aufbau von Proteinen benutzt werden.

Eine Ausscheidungsstörung der Niere macht eine Reduktion der Aminosäurenzufuhr notwendig, da bei Niereninsuffizienz eine Ausscheidung der im Aminosäurestoffwechsel entstehenden Stickstoffverbindungen nicht mehr oder nur noch eingeschränkt möglich ist.

Die Infusion von Aminosäurelösungen muß auch einer Leberfunktionsstörung angepaßt werden, da der Harnstoffzyklus vorwiegend in der Leber stattfindet, bei unzureichender Leberfunktion kein Harnstoff mehr gebildet wird und Ammoniak als toxisches Abbauprodukt der Aminosäuren in hoher Konzentration im Blut erscheint.

### 25.2.2 Kohlenhydratlösungen (Beispiele s. S. 330)

Die Hälfte des Kalorienbedarfes soll durch Kohlenhydrate gedeckt werden. Der Stoffwechsel im Körper kennt zahlreiche Abbauwege für Kohlenhydrate. Glucose nimmt dabei eine zentrale Rolle ein. Doch gibt es eine maximale Dosierung für Glucose, die bei 0,75 g/kg Körpergewicht/Std. liegt. Überschreitet man diese Dosierung, so muß man aufgrund der osmotischen Wirkung von Glucose mit Bewußtseinsstörungen (Somnolenz, Koma) und einer forcierten Diurese rechnen. Außerdem ist die Glucoseverwertung in der Postaggressionsphase gestört. Dies macht eine ausreichende Energiezufuhr mit Glucose allein schwierig. Nach einer der jüngsten Bekanntmachungen des Bundesgesundheitsamtes soll die maximale Glucoseinfusionsgeschwindigkeit 0,25 mg/kg/Std. nicht überschreiten.

Deshalb hat man Kombinationszuckerlösungen hergestellt, in denen neben Glucose Fructose und Xylit enthalten sind (s. S. 330). Fructose und Xylit werden über unterschiedlich insulinunabhängige Stoffwechselwege abgebaut, erscheinen aber z. T. im Rahmen des Abbaus wieder als Glucose. Allerdings gibt es auch für Fructose (0,125 g/kg Körpergewicht/Std.) und Xylit (0,125 g/kg Körpergewicht/Std.) Maximalwerte in der Dosierung, da unter höherer Dosierung toxische Stoffwechselprodukte entstehen.

### 25.2.3 Fettemulsionen (Beispiele s. S. 330)

Fette haben den Vorteil, daß sie hohe Energieträger sind und eine hochkalorische Ernährung mit geringem Volumen möglich machen. Außerdem wird der für den Körper wichtige Bedarf an essentiellen Fettsäuren gedeckt. Fettemulsionen können über peripher-venöse Zugänge infundiert werden, da sie etwa die gleiche Osmolarität wie das Blut besitzen. Fettverwertungsstörungen zwingen zur Reduktion oder zum Absetzen der Fettemulsionen.

## 25.3 Infusionslösungen zur Korrektur von Entgleisungen des Säure-Basen-Haushaltes

Entgleisungen des Säure-Basen-Haushaltes, die mit einer pH-Erniedrigung einhergehen, nennt man Azidosen, solche, die mit einer Erhöhung des pH-Wertes einhergehen, Alkalosen. Azidosen und Alkalosen können metabolisch oder respiratorisch bedingt sein. Respiratorisch bedingte pH-Wert-Veränderungen werden durch Verbesserung der Atmungs- und Beatmungsfunktionen behandelt, metabolische pH-Wert-Veränderungen durch Infusion von Pufferlösungen.

Eine metabolische Azidose wird mit Natriumbicarbonat behandelt, das die überschüssigen $H^+$-Ionen bindet und in $H_2O$ und $CO_2$ zerfällt. Das entstandene $CO_2$ wird abgeatmet. Eine metabolische Alkalose hat als Ursache meist einen Kaliummangel. Kaliummangel im Blut bewirkt, daß Kalium aus der Zelle ins Blut abgegeben wird, um diesen Mangel zu beheben. Für jedes Kaliumion, das die Zelle ins Blut abgibt, nimmt sich jedoch die Zelle ein $H^+$-Ion aus dem Blut, wodurch dort eine verminderte $H^+$-Ionen-Konzentration entsteht, die durch einen erhöhten pH-Wert nachweisbar ist. Durch die Gabe von Kalium läßt sich damit die Alkalose beheben. Reicht diese Maßnahme nicht aus, so steht noch Argininhydrochlorid und 0,1 n-HCl-Lösung als Infusionslösung zum Ausgleich einer Alkalose zur Verfügung.

## 25.4 Infusionslösungen zum Volumenersatz, Transfusionen

Akuter Blutdruckabfall und Pulsfrequenzanstieg kennzeichnen den Volumenmangelschock. Volumen kann beispielsweise verlorengehen durch Blutungen nach außen oder nach innen in große Körperhöhlen, durch Plasmaeiweißverluste nach außen bei Verbrennungen oder nach innen bei Aszites und durch Verlust von Extrazellulärflüssigkeit nach außen beim Schwitzen oder nach innen, z. B. bei Pankreatitis. Bei diesen Volumenmangelzuständen ersetzt man den Verlust an Extrazellulärflüssigkeit durch Elektrolytlösungen, den Verlust an Plasma durch Plasmaersatzmittel oder durch Humanalbumin und den Verlust an Blut durch Plasmaersatzmittel, Plasmaeiweiß-Lösungen, Erythrozytenkonzentrate oder Vollblut.

### 25.4.1 Volumenersatz durch Elektrolytlösungen

Kleine Blutverluste bei Operationen oder nach Traumen bis zu 1000 ml kann man durch Elektrolytlösungen ersetzen. Liegt ein Mangel an Extrazellulärflüssigkeit wie bei langdauerndem Schwitzen vor, dann substituiert man die Verluste ebenfalls mit Elektrolytlösungen, bei deren Auswahl man sich an dem Serumelektrolytwert und am osmotischen Druck orientiert.

### 25.4.2 Volumenersatz durch Plasmaersatzmittel

Zu den Plasmaersatzmitteln zählen Gelatine-, Dextran- und Hydroxyäthylstärkepräparate. Mit Plasmaersatzmitteln infundiert man im Gegensatz zu den Elektrolytlösungen Volumen, das in der Blutbahn bleibt. Den früher häufiger angewandten Begriff Plasmaexpander verdient lediglich das Dextran; es zieht Gewebewasser in die Blutbahn und expandiert, d. h. vergrößert das intravasale Volumen. Die übrigen Plasmaersatzmittel ersetzen nur Volumen. Neben dem Volumenersatz schätzt man bei den Plasmaersatzmitteln die kolloidosmotische Wirkung und die verbesserten Fließeigenschaften des Blutes. Weniger begrüßenswert sind unerwünschte Wirkungen auf die Blutgerinnung, die man bei den Dextranen berücksichtigen muß, und allergische Reaktionen, die alle Plasmaersatzmittel hervorrufen können.

#### 25.4.2.1 Gelatine (Gelifundol, Haemaccel)

**Wirkungsweise und unerwünschte Wirkungen:** Gelatine besteht aus vernetzten Polypeptiden, die in einem mittleren Molekulargewicht von

30000 und in einer Konzentration von 3,5% (Haemaccel) sowie 5,6% (Gelifundol) vorliegen. Gelatine wirkt nur kurz (3–4 Std.) und wird über die Niere ausgeschieden. Es war bislang keine Beeinflussung der Blutgerinnung nachzuweisen. Eine Dosisbeschränkung gibt es nicht. Bei Gelatinepräparaten muß mit einer hohen Zahl allergischer Reaktionen (0,115%) gerechnet werden, die sich in Form von Exanthemen oder eines anaphylaktischen Schocks (0,038%) zeigen können. Ein anaphylaktischer Schock macht sich als Bronchospasmus, Blutdruckabfall und Tachykardie bemerkbar.

### 25.4.2.2 Dextrane (Macrodex, Rheomacrodex)

**Wirkungsweise und unerwünschte Wirkungen:** Dextrane sind Glucopolysaccharide, die beim Dextram 60 (Macrodex) in einem mittleren Molekulargewicht von 60000 und beim Dextran 40 (Rheomacrodex) in einem mittleren Molekulargewicht von 40000 vorliegen. Das Dextran 40 entzieht dem Gewebe Wasser, wodurch das intravasale Volumen expandiert. Die Wirkungsdauer beträgt beim hochmolekularen Dextran 6–8 Std., beim niedermolekularen 3–4 Std. Von Nachteil ist, daß die Dextrane die Thrombozytenfunktion beeinträchtigen und zusätzlich durch Beeinflussung der plasmatischen Gerinnung Gerinnungsstörungen bedingen können. Befürchtet wird ebenfalls ein Austrocknen des extrazellulären Raumes durch den Expandereffekt. Die Beeinträchtigung der Thrombozytenfunktion macht man sich zunutze, indem man Dextran 40 zur Thrombozytenaggregationshemmung und damit zur Thromboseprophylaxe einsetzt.

Gefürchtet sind die allergischen Reaktionen auf Dextrane (Häufigkeit insgesamt 0,032%), die schon nach einer Infusion von wenigen Millilitern in Form eines anaphylaktischen Schocks auftreten können. Die Häufigkeit eines solchen anaphylaktischen Schocks wird mit 0,008% angegeben. Diese Zwischenfälle zwingen zum sofortigen Infusionsstopp, der Applikation von Adrenalin (0,1 mg) und Prednisolon (1–2 g) intravenös. Das Anaphylaxierisiko läßt sich durch intravenöse Gabe niedermolekularer Dextrane (1 Ampulle Promit) vermindern: Die niedermolekularen Dextrane fangen die Antikörper ab. Die kleineren Moleküle bilden im Gegensatz zu den großen Molekülen keine ausgedehnten Komplexe.

**Praktischer Hinweis:** Blutgruppenbestimmungen sollten vor einer Therapie mit diesen Plasmaersatzmitteln durchgeführt werden, da Dextrane die Kreuzprobe stören.

### 25.4.2.3 Hydroxyäthylstärke (HAES, Plasmasteril)

**Wirkungsweise und unerwünschte Wirkungen:** Hydroxyäthylstärke liegt als Polysaccharidmolekül in einem mittleren Molekulargewicht von 450000 vor. Das Ferment Alpha-Amylase spaltet die Stärke, doch sind auch die Spaltprodukte noch volumenaktiv. Die lange Wirkungsdauer von 8–12 Std. findet darin ihre Erklärung.

Allergische Reaktionen (0,085%) kommen seltener vor als bei der Gelatine und häufiger als bei Dextranen. Anaphylaktische Schocks sind sehr selten (0,006%).

Ungeklärt ist allerdings, welche Folgen die Ablagerung der Hydroxyäthylstärke im RES (retikuloendotheliales System) des Menschen langfristig für die Immunabwehr haben kann.

### 25.4.3 Volumenersatz durch Plasmaeiweiße
(Biseko, Seretin, Humanalbumin-Biotest)

**Wirkungsweise:** Der physiologische Ersatz von Plasmaverlusten sind Plasmaeiweiße. Plasmaverluste bei Verbrennungen und Blutverluste größeren Ausmaßes, die aber noch keine Bluttransfusionen notwendig erscheinen lassen, sollten durch Plasmaeiweiße ersetzt werden, insbesondere dann, wenn in der posttraumatischen Phase eine Katabolie droht, die das Leben des Patienten gefährdet. Denn im Gegensatz zu den Plasmaersatzmitteln tragen die Plasmaeiweiße nicht nur zur Aufrechterhaltung des kolloidosmotischen Druckes bei, sondern dienen auch dem Transport von Hormonen, Medikamenten und Substraten.

**Praktischer Hinweis:** Humanalbumin ist bei 2–8 °C etwa 1–2 Jahre lagerbar.

**Unerwünschte Wirkungen:** Allergische Reaktionen auf Plasmaeiweiße sind beschrieben. Selbst durch verschiedene Verfahren der Sterilisation ist eine letztendliche Hepatitis- und AIDS-Sicherheit nicht gegeben.

### 25.4.4 Volumenersatz durch Blut

Sinkt nach größerem Blutverlust infolge eines Unfalls oder einer Operation der Hämoglobinwert unter 10 g% bei gleichzeitigem Volumenersatz durch Elektrolytlösungen und Plasmaersatzmittel, dann sollte Blut transfundiert werden, bei Patienten mit vorgeschädigtem arteriosklerotischem Gefäßsystem allerdings schon bei einem Hämoglobinwert von 12 g%. Das Blut bietet physiologischen Ersatz. Dies sollte jedoch den Blick dafür nicht verstellen, daß es nach Transfusionen von Blut immer noch in 0,1% der Fälle zu Hepatitiden kommt, die zu der Hepatitis B und in zunehmendem Maße zur Non-A-Non-B-Hepatitis (neuerdings Hepatitis C genannt) zählen, von denen 0,1% tödlich, 10–20% chronisch, unter Umständen bis zur Entwicklung einer Leberzirrhose verlaufen. Weiterhin können durch Frischblutkonserven Zytomegalie und Lues übertragen werden. In jüngster Zeit steht auch die Gefahr einer Übertragung von AIDS im Vordergrund. Die Eigenblutspende gewinnt deshalb erheblich an Bedeutung. Auf die Möglichkeit einer solchen

Eigenblutspende muß der Patient nach einem Urteil des Bundesgerichtshofes hingewiesen werden, wenn dies bei seiner Erkrankung möglich ist.

**Praktischer Hinweis:** Bei der Transfusion von Blut muß die serologische Identität von Spender und Empfänger in Kreuzproben überprüft werden. Der transfundierende Arzt ist verpflichtet, die Blutgruppe des Patienten vor der Transfusion im Operationssaal oder am Patientenbett zu überprüfen (Medtro-Karte). Nur der äußerste Notfall rechtfertigt die Transfusion von ungekreuztem Blut oder Blut von der Universalspendergruppe 0 rh negativ.

# 26 Desinfektion

Unter Sterilisation versteht man, einen Gegenstand von allen vermehrungsfähigen Keimen zu befreien. Desinfektion dagegen ist die gezielte Elimination bestimmter Mikroorganismen mit dem Ziel, ihre Übertragung in den menschlichen Organismus zu verhindern. Die Desinfektion ist ein Ersatzverfahren für die Sterilisation, wenn Materialien durch Sterilisation Schaden nehmen oder einer Sterilisation nicht zugänglich sind.

Indikationsgebiete der Desinfektionsmittel sind hygienische und chirurgische Händedesinfektion, Flächendesinfektion, Sputum-, Stuhl-, Urin-, Wäsche- und Instrumentendesinfektion. Die Entscheidung, welches Desinfektionsmittel zur Anwendung kommt, orientiert sich daran, welche Materialien zu desinfizieren sind, welche Einwirkzeiten erreicht werden müssen und welche Keime vorliegen.

Desinfektionsmittel sollten

- ein *breites Wirkungsspektrum* haben, vor allem sollten sie auch resistente Sporen abtöten;
- einen *raschen Wirkungseintritt* besitzen (eine halbe Minute bei Händedesinfektion bis wenige Stunden bei Instrumentendesinfektion);
- *irreversibel wirksam* sein: sie sollten die Bakterien zerstören;
- *zuverlässig wirken:* Die Wirksamkeit darf nicht durch Eiweiß (sog. Eiweißfehler) oder sonstige Substanzen (sog. Seifenfehler), in denen sich die Erreger befinden, gemindert werden;
- gute *Gewebeverträglichkeit besitzen*;
- die zu desinfizierenden *Materialien nicht schädigen*;
- *geruchsarm* sein;
- *preiswert* sein.

Am wichtigsten ist, daß der Mensch durch die verbleibenden Reste von Desinfektionsmitteln nicht geschädigt wird.

## 26.1 Desinfektionsverfahren

*Händedesinfektion:* Auf der Hand befinden sich Anflugkeime, die durch Berührung, Staub und Luft an die Hände gelangen. Die Keimübertragung durch die Hand von Arzt und Pflegepersonen ist der bedeutendste Übertragungsmechanismus von Keimen im Krankenhaus (infektiöser Hospitalismus, nosokomiale Infektion). Man unterscheidet hygienische und chirurgische Händedesinfektion.

Für die hygienische Händedesinfektion wird ein rascher Wirkungseintritt (eine halbe bis zwei Minuten) und eine Wirksamkeit gegen grampositive und gramnegative Keime gefordert. Als Mittel haben sich Alkohole bewährt. Sie können auf den Intensivstationen und im Operationssaal den praktischen Wandspendern entnommen werden.

Die chirurgische Händedesinfektion muß neben den Anflugkeimen auch die auf der Hand normalerweise vorkommenden Keime reduzieren. Auch die Mittel zur chirurgischen Händedesinfektion sind überwiegend auf Alkoholbasis aufgebaut. Die Einwirkzeit beträgt 5 Min.

*Instrumentendesinfektion:* Instrumente müssen nach Gebrauch und noch vor Reinigung zum Schutz von Pflegepersonen und Ärzten desinfiziert werden. Vor erneutem Gebrauch ist eine Sterilisation notwendig.

*Raumdesinfektion:* Hierzu wird im Regelfall Formaldehyd verdampft oder vernebelt. Die Einwirkdauer beträgt 6 Std.

*Wäschedesinfektion:* Dazu eignen sich neben der thermischen Desinfektion vor allem Formaldehyd und Chloramine.

*Sputum- und Fäkaliendesinfektion:* Auch hier steht die thermische Desinfektion im Vordergrund; Alternativen sind beim Sputum Chloramin oder Phenole, bei den Fäkalien Phenole, die aber jeweils nicht die Sporen abtöten.

## 26.2 Desinfektionsmittel

### 26.2.1 Alkohol

Isopropanol, N-Propanol (Sterillium), N-Propanol (Sagrosept)

**Wirkungsweise:** Alkohol wird in hohen Konzentrationen (50% bis 80%) angewandt. Das Wirkungsspektrum ist jedoch begrenzt (Bakterien und Tuberkelbakterien, aber keine Sporen und Viren), die Wirkungsweise davon abhängig, ob Wasser vorhanden ist: Die Bakterien müssen in Wassertropfen enthalten sein, in denen Alkohol gelöst ist. Alkohol ist leicht flüchtig und hinterläßt keine Rückstände. Die Einwirkdauer beträgt eine halbe bis eine Min., wichtigstes Anwendungsgebiet ist die Händedesinfektion.

**Unerwünschte Wirkungen:** Die Wirksamkeit von Alkohol wird durch Eiweiß beeinträchtigt. Alkohol wirkt zudem nicht gegen Sporen. In hohen Konzentrationen ist er entflammbar.

### 26.2.2 Phenole

2-Biphenylol, Chlorocresol, Benzyl-Chlorphenol (Sakrotan), Äthanol, 2-Propanol, 2-Biphenylol (Kodanspray)

**Wirkungsweise:** Das Spektrum ähnelt dem Alkohol, Phenole sind zusätzlich noch gegen Mykobakterien wirksam. Sie werden durch Eiweiß und sonstige Stoffe nicht in ihrer Wirkung beeinträchtigt.

### 26.2.3 Formaldehyd

**Wirkungsweise und unerwünschte Wirkungen:** Formaldehyd hat ein breites Wirkungsspektrum und eine sporentötende Wirkung. Die Wirksamkeit ist an die Gegenwart von Wasser gebunden und wird nicht von seiten des Milieus beeinflußt. Unerwünscht sind der penetrant stechende Geruch von Formaldehyd und die Möglichkeit einer Schleimhautreizung, insbesondere der Atemwege und der Augen.

### 26.2.4 Chlor und Chloramine

Chloramin (Chloramin 80)

**Wirkungsweise und unerwünschte Wirkungen:** Leitet man Chlorgas in Wasser, so entsteht unterchlorige Säure, die in ihrer undissoziierten Form stark bakterizid wirkt. Chlor wird zur Wasserentkeimung benutzt. Bei dem Chloramin wird Chlor langsam freigesetzt. Es hat ein ideales Wirkungsspektrum und wird zur Flächen-, Wäsche-, Sputum- und Händedesinfektion sowie zur Badewasserentkeimung eingesetzt. Unerwünscht sind chlorbedingte Konjunktivitiden.

### 26.2.5 Jodverbindungen

Polyvinylpyrrolidon-Jod-Komplex (Betaisodona-Lösung), Polyvinylpyrrolidon-Jod-Komplex, 2-Propanol (Braunoderm)

**Wirkungsweise und unerwünschte Wirkungen:** Jod ist bakterizid und fungizid wirksam, ohne daß der Wirkungsmechanismus bekannt wäre. Die Wirkung setzt rasch ein. Die Jodverbindungen werden zur Hautdesinfektion benutzt. Im Polyvidon-Jod ist das Jod hochmoleculargebunden und wird langsam abgegeben. In seltenen Fällen kann es zu einer Allergie kommen, bei Resorption größerer Jodmengen kann eine Schilddrüsenüberfunktion getriggert werden.

### 26.2.6 Quecksilberverbindungen

Phenylquecksilberacetat, 2-Propanol, 1-Propanol (Merfen-Tinktur), Merbromin (Mercuchrom)

**Wirkungsweise:** Quecksilberverbindungen wirken über eine Denaturierung von Proteinen. Hauptanwendungsgebiete sind die Wundbehandlung und -desinfektion sowie die Desinfektion bei Ulcera crura und Decubiti.

# 27 Vergiftungen

Im Vordergrund dieses Kapitels steht die Vergiftung mit Arzneimitteln – sei es suizidal oder akzidentell – und die Pharmakologie der Antidote, der sog. Gegengifte.

## 27.1 Verdachtsdiagnose „Vergiftung", Diagnostik und symptomatische Therapie

Die „Verdachtsdiagnose" Vergiftung ergibt sich aus Anamnese, Fremdanamnese, Medikamentenresten und -verpackung am Notfallort.

Die Sicherung der Vitalfunktionen Atmung und Herzkreislauf steht vor jeder weiteren Diagnostik. Dazu zählt bei der Vitalfunktion Atmung bekanntermaßen an erster Stelle das Freihalten der Atemwege. Bewußtlose Patienten, bei denen keine sicheren Schutzreflexe vorhanden sind, müssen bereits am Notfallort aus Gründen des Aspirationsschutzes intubiert werden. Die Endotrachealintubation ist bei bewußtlosen Patienten die entscheidende Voraussetzung zur Magenspülung. Bei Atemstillstand oder klinischen Zeichen einer Hypoventilation ist eine Beatmung angezeigt.

Bei vielen Intoxikationen kommt es durch die Toxine zu Kreislaufstörungen. Ursache ist entweder eine negativ inotrope Wirkung der Toxine, eine Beeinflussung des zerebralen Kreislaufzentrums oder eine peripher-vasodilatatorische Wirkung der Toxine (Gifte). Die Therapie besteht primär in einer vorsichtigen Substitution von Volumen (Elektrolytlösungen oder Plasmaersatzmittel) und der kardialen Stützung durch Katecholamine (Dopamin und Dobutamin, in schweren Fällen auch Adrenalin und Noradrenalin).

Zum Giftnachweis stehen Schnelltests zur Verfügung, die aber bei unklaren Intoxikationen durch umfassende diagnostische Untersuchungen (Blutspiegel der Medikamente bzw. Gifte; Nachweis des Giftes im Urin) ergänzt werden müssen.

Neben der symptomatischen Therapie kann am Notfallort, sofern das Intoxikationsmittel bekannt ist und ein Antidot zur Verfügung steht, eine spezielle Antidottherapie durchgeführt werden (s. u.).

## 27.2 Giftelimination

### 27.2.1 Giftbindung vor Resorption

Die Magenspülung ist die wichtigste Entgiftungsmaßnahme. Durch physikalische Bindung des Giftes im Magen-Darm-Trakt ist darüber hinaus eine effektive enterale Giftelimination möglich. Aktivkohle hat mit seiner ausgedehnten Oberfläche eine große Bindungskapazität. Bereits mit einer Einzeldosis von 30 g kann in den meisten Fällen die Giftaufnahme entscheidend vermindert werden. Ein Laxans beschleunigt die Ausscheidung des an die Aktivkohle gebundenen Toxins über den Fäzes. Bei fettlöslichen Substanzen eignet sich Paraffinum subliquidum, liegt eine Schwermetallvergiftung (z. B. Thallium im Rattengift) vor, so kann mit Hilfe von Komplexbildnern eine Resorption aus dem Magen-Darm-Trakt vermieden werden.

### 27.2.2 Giftelimination nach erfolgter Resorption

Die Vitalfunktionen aufrechtzuerhalten und darauf zu warten, bis der Körper die Toxine selbst ausgeschieden hat, reicht meist nicht aus, wenn der Patient große Giftmengen zu sich genommen hat oder die Gifte nur schwer aus dem Körper zu eliminieren sind. Zu den Entgiftungsverfahren nach erfolgter Resorption zählen:

- die *forcierte Diurese:* Sie ist nur bei hydrophilen oder dissoziierten Substanzen effektiv; bei Intoxikationen mit schwachen Säuren (z. B. Barbiturate) wird die Ausscheidung durch eine Alkalisierung des Urins, bei schwachen Basen (z. B. bei Morphin) durch Gabe von Azida beschleunigt. Es muß streng bilanziert werden, damit Lungen- und Hirnödem vermieden werden können. Kontraindiziert ist die forcierte Diurese bei Patienten mit kardiorespiratorischer Insuffizienz und selbstredend bei renaler Insuffizienz.
- *Hämodialyse:* Mit ihr ist eine rasche Giftelimination möglich, bei gleichzeitig bestehender Niereninsuffizienz auch eine effektive Therapie des Nierenversagens. Die Hämodialyse ist dennoch der Hämoperfusion meist unterlegen.
- *Hämoperfusion:* Bei diesem Verfahren wird Blut über einen extrakorporalen Kreislauf durch einen Filter geleitet, der aus beschichteter oder unbeschichteter Aktivkohle besteht. Die Giftstoffe werden an den granulierten Aktivkohlepartikeln absorbiert. Die Indikation zum Einsatz dieser effektiven Eliminationsmethode, bei der auch die nichtdialysablen Gifte entfernt werden können, wird klinisch (Verschlechterung der Organfunktion trotz Stabilisierungsversuchen und forcierter Diurese) und anhand von Blutspiegeln der Toxine gestellt (z. B. Luminal 100 µg/ml, Paracetamol 200 µg/ml, Digitoxin 80 ng/ml).
- *Plasmapherese:* Sie ist angezeigt bei stark eiweißgebundenen Toxi-

nen. Dazu wird Blut aus einer großlumigen Vene entnommen, in eine Zentrifuge geleitet und dadurch das toxintragende Plasma abgetrennt. Die Erythrozyten werden dem Patienten wieder zurückgegeben, zusammen mit Fremdplasma, das das abgetrennte toxintragende Plasma ersetzt.

## 27.3 Antidottherapie

### 27.3.1 Benzodiazepinintoxikation
Antidot: Flumazenil (Anexate)

**Vergiftungsmechanismen und klinische Symptome:** Benzodiazepine wirken über Benzodiazepinrezeptoren, die Untereinheiten des GABA-Rezeptors darstellen (S. 77). Klinisch auffällig werden Patienten mit Benzodiazepinintoxikation durch verwaschene Sprache, Somnolenz, Sopor und je nach Ausmaß der Intoxikation auch Koma. Der Muskeltonus ist hypoton, es kommt zu Atemdepression und Blutdruckabfällen.

**Wirkungsweise des Antidots:** Flumazenil (Anexate) ist ein Imidazobenzodiazepin, das mit dem Benzodiazepinrezeptor eine sehr enge Verbindung eingeht, andere Benzodiazepine verdrängt, selbst jedoch keine Wirkung am Benzodiazepinrezeptor entfaltet. Mit diesem neuen interessanten Wirkungsprinzip sind Benzodiazepinüberdosierungen in Anästhesie und Intensivmedizin sowie Benzodiazepinintoxikationen, letztere bereits am Notfallort, sicher, einfach und schnell zu behandeln. Intubation und Beatmung sowie Herzkreislauftherapie dürften sich in Zukunft bei Benzodiazepinintoxikationen erübrigen.

**Verhalten des Medikaments im Körper:** Die Halbwertszeit beträgt eine halbe Stunde, bei den langwirkenden Benzodiazepinen kann erneut Somnolenz, Sopor und Bewußtlosigkeit eintreten. Flumazenil ist wie fast alle Benzodiazepine lipidlöslich, liegt aber in einer mizillierten Form, injizierbar ohne Lösungsvermittler, vor. Der nur zu 50% an Plasmaproteine gebundene Antagonist wird über die Nieren ausgeschieden, aber über die Tubuli rückresorbiert. Die Metabolisierung erfolgt in der Leber. Der Antagonist ist oral, intramuskulär und intravenös applizierbar.

Bei der Dosierung muß man vorsichtig sein: mit 0,2 mg beginnen und dann die Dosis um jeweils 0,1 mg steigern, bis der Effekt erreicht ist, d. h. man muß die Dosis titrieren. Dadurch können unerwünschte Wirkungen vermieden werden.

**Unerwünschte Wirkungen:** Leichte unerwünschte Wirkungen sind innere Unruhe und Angst – bei schweren Überdosierungen können Krämpfe auftreten. Wenn die Dosis titriert wird, können diese unerwünschten Wirkungen vermieden werden.

## 27.3.2 Sedativa- und Hypnotikaintoxikation mit zentral-anticholinergem Syndrom
Antidot: Physostigmin (Anticholium)

**Wirkungsmechanismus und klinische Symptomatik:** Differenzierte zerebrale Leistungen wie Bewußtsein, Denken, Empfinden usw. werden über Acetylcholinrezeptoren vermittelt. Zahlreiche Sedativa und Hypnotika haben zentral-anticholinerge Wirkung: Neuroleptika (z.B. Diphenhydramin [Sekundal-D], Promethazin [Atosil]), Benzodiazepine (S. 77), weniger die Barbiturate. Besonders häufig treten zentral-anticholinerge Symptome bei einer Kombination dieser Mittel auf. Die Symptome bilden das zentral-anticholinerge Syndrom (ZAS), bei dem eine ruhige von einer erregten Form unterschieden wird (s. S. 250).

**Wirkungsmechanismus des Antidots:** Physostigmin überwindet im Gegensatz zu anderen Anticholinergika die Blut-Hirn-Schranke, es hemmt die Cholinesterase ebenso zentral im Zerebrum wie auch peripher. Dadurch wird der Abbau von Acetylcholin gehemmt, die Konzentration am Acetylcholinrezeptor steigt an, verdrängt die anticholinerg wirksamen Sedativa und Hypnotika vom Rezeptor. Der klinische Effekt zeigt sich darin, daß der Patient innerhalb von ein bis zwei Minuten aus seiner Bewußtlosigkeit aufwacht – sofern ein zentral-anticholinerges Syndrom (ZAS) vorlag.

**Unerwünschte Wirkung:** Der Effekt von Physostigmin auf Herz (Bradykardie!), Lunge (Asthmaanfall!) und Darm (Krämpfe, Hyperperistaltik!) kann sehr ausgeprägt sein. Vorkehrungen zur Therapie dieser unerwünschten Wirkungen müssen getroffen werden.

## 27.3.3. Paracetamolintoxikation
Antidot: N-Acetyl-Cystein (Mucolyticum „Lappe")

**Vergiftungsmechanismus und klinische Symptomatik:** Durch Kumulation lebertoxischer Abbauprodukte des Paracetamols werden schwere Leberzellschädigungen verursacht, die sich nach einem symptomlosen Intervall von ein bis zwei Tagen mit Abgeschlagenheit, Müdigkeit und Ikterus sowie laborchemisch in einer hämolytischen Anämie, einem Transaminasenanstieg, einer Hyperbilirubinämie und Störungen der plasmatischen Gerinnung zeigen. Ein foudroyantes Leberversagen ist möglich, das klinisch durch Leberkoma, laborchemisch durch Laktazidose, Hypoglykämie und schwere Gerinnungsstörungen gekennzeichnet ist. Gefährlich sind Einnahmen von Paracetamol über 15 g beim Erwachsenen und über 0,2 g/kg beim Kind.

**Wirkungsweise des Antidots:** N-Acetyl-Cystein kann, rechtzeitig gegeben (bis zu 12 Std. nach Intoxikation), diesen Leberschäden vorbeugen. Weitere Informationen über N-Acetyl-Cystein s. S. 159.

## 27.3.4 Digitalisvergiftung
Antidot: Digitalisantidot BM (s. S. 90).

## 27.3.5 Intoxikation mit Neuroleptika
Antidot: Biperidin (Akineton)

**Vergiftungsmechanismen und Wirkungsweise des Antidots:** Neuroleptika hemmen die Dopaminrezeptoren im Gehirn und stören damit das sensible Gleichgewicht zwischen cholinerger und dopaminerger Rezeptoraktivität. Daraus resultiert ein medikamentöser Parkinsonismus mit den Symptomen Rigor, Tremor, Akinesie (S. 248). Diese Symptomatik wird durch Biperidin noch während der intravenösen Applikation aufgehoben (S. 250). Eine Rezidivprophylaxe mit Biperidin ist angezeigt.

## 27.3.6 Intoxikation mit trizyklischen Antidepressiva

**Vergiftungsmechanismus und klinische Symptomatik:** Auch wenn kein spezielles Antidot zur Verfügung steht, sollte die Intoxikation der Schwere wegen besprochen werden. Im Vordergrund stehen neben den zentral-anticholinergen Effekten (Bewußtlosigkeit, Mydriasis), die anticholinergen Effekte auf das Herz: negativ-inotrope Wirkung, AV-Block, Tachyarrhythmie, Kammerflimmern, -flattern; im EKG: QT-Verlangsamung, T-Abflachung; periphere Widerstandsverminderung, (Blutdruckabfall) und auf die Haut: sie wird trocken-rot.

**Therapie der Vergiftung:** Wegen der lebensbedrohlichen AV-Blockierungen wird empfohlen, prophylaktisch einen Schrittmacher zu legen. Um den Blutdruck anzuheben, sollte vorsichtig Volumen und Angiotensinogen (Hypertensin) gegeben werden; auf Katecholamine sollte man verzichten, um die Tachyarrhythmie nicht zu verstärken. Digitalis ist kontraindiziert, solange noch kein Schrittmacher liegt, da die AV-blockierende Wirkung der trizyklischen Antidepressiva durch Digitalis verstärkt werden könnte. Die zerebrale Symptomatik spricht gut auf Physostigmin an (S. 342).

## 27.3.7 Pflanzenschutzmittelintoxikation
Antidote: Atropin, Obidoxim (Toxogonin)

**Vergiftungsmechanismus und Antidote:** Viele Pflanzenschutzmittel hemmen irreversibel die Cholinesterase. Es kommt zu einem massiven Anstieg des Acetylcholinspiegels, der zu einer Hypersekretion in den Bronchien, zu einer Hyperperistaltik im Magen-Darm-Trakt (Diarrhö!), zu einer Bradykardie und zu einer Myosis führt.

Das Antidot der Wahl ist das Anticholinergikum Atropin. Es hemmt die Wirkung von Acetylcholin am Rezeptor, allerdings sind dazu oft exorbitant hohe Mengen (100 mg und mehr) notwendig. Obidoxim ist eine Substanz, die in der Lage ist, die Cholinsterase wieder zu reaktivieren.

# Weiterführende Literatur

Kuschinsky, G., H. Lüllmann: Kurzes Lehrbuch der Pharmakalogie und Toxikologie, 12. Aufl. Thieme, Stuttgart 1989.
Lüllmann, H., K. Mohr, A. Ziegler: Taschenatlas der Pharmakologie. Thieme, Stuttgart 1990.
Simon, C., W. Stille: Antibiotika-Therapie in Klinik und Praxis, 6. Aufl. Schattauer, Stuttgart 1985.
Habermann, E., H. Löffler: Spezielle Pharmakologie und Arzneitherapie, 4. Aufl. Springer, Berlin 1983.
Füllgraf, G.: Pharmakotherapie – klinische Pharmakologie, 6. neubearb. Aufl. Fischer, Stuttgart 1986.
Forth, W., D. Henschler, W. Rummel: Allgemeine und spezielle Pharmakologie und Toxikologie. 5. neubearb. Aufl. Bibliographisches Institut, Mannheim 1987.
Ariëns, E. J., E. Mutschler, A. M. Simonis: Allgemeine Toxikologie. Thieme, Stuttgart 1978.
Der Arzneimittelbrief. Westkreuz-Verlag, Berlin.
Merkus, F. W. H. M.: Arzneimittel vor, während oder nach der Mahlzeit? Wissenschaftliche Buchgesellschaft, Stuttgart 1984.

# Sachverzeichnis

A

Abbokinase 143
Abführmittel 22, 18
– osmotische 184
– salinische 184
Abhängigkeit 67, 76, 78, 81
– Entwicklung 65
– physische 69
– psychische 69
Abklingquote 88
Abort 231
– fieberhafter 276
Abstillen 229
Abstoßungsreaktion nach Organtransplantation 297
Abszeß 269, 276
Acarbose 208
ACE-Hemmer 85, 97, 124, 127
Acebutolol 12, 103f, 121, 125
Acenocoumarol 146
Acerbon 99, 127
Acethropan 228
Acetol 237
Acetylcholin 10f
Acetylcholinmimetika 179
Acetylcholinrezeptoren 11
Acetylcystein 67, 159
– M-Acetylcystein 159
– N-Acetylcystein 343
Acetylsalicylsäure 14, 22, 39, 110ff, 136, 138, 187, 235
Aclaplastin 311
Aclarubicin 311
ACNU 305
Actilyse 110, 135, 143
Acyclovir 261
Acylierter Plasminogen-Streptase-Aktivatorkomplex (APSAC) 110
Adalat 105, 126, 131, 142, 191
ADEK-Falk 198
Adenosintriphosphat 142
ADH 96
Adrenalin 10, 12, 23, 43, 46, 90, 91, 113, 160

Adrenalin-/Noradrenalinrezeptoren 12
Adrenocorticotropes Hormon (ACTH) 228, 239, 247
Adriblastin 311
Adumbran 77, 258
Aequamen 291
Aerobin 162
Afonilum 162
Afterload 84, 99
Agar-Agar 182
Agarol 183
Agonisten 11, 12, 68
Agranulozytose 66, 228
AIDS 261
Ajan 72
Ajmalin 117f
Akathisie 256
Akinesie 250f
Akineton 21, 250f, 254, 344
Akkommodationsstörungen 48, 50, 78
Akne vulgaris 272
Akrinor 134
Akromegalie 229
Aktivkohle 341
Aktren 66
Albiotic 277
Albumin 198
Aldactone 124, 178
Aldocorten 230
Aldosteron 96, 230
Aldosteronantagonisten 96
Alexan 308
Alfentanil 53, 321
Alginsäure 173
Alimix 179
Alizaprid 178
Alkalose 14, 332
– metabolische 15
– respiratorische 15
Alkeran 304
Alkohol 20, 26, 27, 48, 76, 78, 80
Alkoholdelir 82
Alkoholmißbrauch 251
Alkylanzien 304

# Sachverzeichnis

Allergie 32, 35, 72, 291
Allergocrom Nasenspray 157
Alloferin 323
Allopurinol 21, 222
Alpha-Methyl-Dopa 50, 129
Alpha-Methylmedopa 50
Alpharezeptoren 12, 90
Alpharezeptorenblocker 13
– Elimination 29
Alpha$_1$-Antagonist 99
Alpha$_1$-Proteinasen-Inhibitor 167
Alpha$_1$-Rezeptoren 13
Alpha$_2$-Rezeptoren 13
Alpha$_2$-Stimulatoren 129
Alphablocker 128, 133
Alprenolol 22, 104
Altetramin 305
Aludrox 171
Aluminiumhydroxid 171, 245
Aluminium-Magnesium-Hydrat 171
Aluminium-Magnesium-Hydroxid 171
Aluminium-Magnesium-Hydroxid/ Calciumcarbonat 171
Aluminium-Magnesium-Silicathydrat 171
Aluminiumphosphat 171
Alupent 12, 91, 113f, 118, 147, 160
Amantadin 21, 251, 263
Amantadin-ratiopharm 251
Ambacamp 267
Ambroxol 159
Amenorrhoe 96
Amidonal 120
Amikacin 51, 271
Amilorid 96
Aminofusin Hepar 330
Aminogluthetimid 313
Aminoglykoside 38f, 271
Aminomel EAS salvia 330
Aminomel LX 10 salvia 330
Aminophenazol 67
p-Aminophenol 64
Aminosalicylat 189
– 4-Aminosalicylat 189
Aminosäurelösungen 330, 331
Aminosteril Hepa 8% 330
Aminosteril KE 330
Aminosteril KE Nephro 330
Amiodaron 117, 122
Amitriptylin 256

Ammoniak 331
Ammoniakelimination 199
Amnesie, anterograde 78
Amöbiasis 289
Amoxi-Wolff 22
Amoxicillin 164, 266f
Amoxypen 267
c-AMP 10f, 160
Amphetamin 53
Amphiolen 107
– Morphinum hydrochloricum 53
Ampho-Moronal 24, 283
Amphotericin B 283
Ampicillin 22, 29, 164, 266f
Amrinon 91
Amuno 21f, 35, 187, 222, 236
Anabolika 232
Analgesie 65ff, 316
Analgetika 21f, 39, 49, 65, 76, 80,
– Antirheumatika 49
– fiebersenkende 64
– morphinartige 69
– peripher wirkende 49, 65
– zentralwirksame 49, 67
Anämie 65, 150
– Eisenmangel 150f
– Folsäuremangel 150, 152
– Formen 150
– makrozytäre 153
– perniziöse 153
– renale 154
– sideroachrestische 153
Anästhesie 316
– intravenöse regionale 325
Anco 242
Ancotyl 283
Ancrod 140
Andriol 232
Androcur 233
Androgene 232, 314
Anexate 12, 199, 342
Anfälle, generalisierte 247
– myoklonisch-astatische 247
– partielle komplexe 247
Angina pectoris 102, 134
Angioplastie, transluminale 135
Angiotensin 96
Angiotensin-converting-Enzym-Hemmer (ACE-Hemmer) 85, 99, 124, 127
Antabus 27

Antagonil 105
Antagonismus 36
Antagonisten 11, 12, 36
– Calciumantagonist 101, 106, 124, 126
– Dopaminantagonist 178
– Gastrorezeptorantagonist 175
– Histaminantagonist 82, 291
– Muscarin$_1$-Rezeptor-Antagonist 175
– Serotoninantagonist 181
Antazida 15, 22, 24, 80, 171
Anthrachinonderivate 183
Anthrachinone 28
Anthranilsäurederivate 237
Antiandrogene 314
Antiarrhythmika 116
– Chinidintyp 118
– Lidocaintyp 120
– Propaphenontyp 120
Antiasthmatika 39, 51
Antibiogramm 264
Antibiotika 22, 38f, 51, 264
– Prophylaxe 264
– Therapie 265
– – Probleme 265
Antibiotika-Triplet-Therapie 177
Anticholinergika 181
Anticholium 343
Antidepressiva 48
– tetrazyklische 257
– trizyklische 50, 256
Antidiabetika 49
– orale 37, 38, 39, 208ff
Antidiarrhoika 185
Antidottherapie 342
Antiemetika 39, 180
Antiepileptika 39, 49f, 80, 247
Antiepileptikaspiegel 246
Antigen 52
Antigen-Antikörper-Reaktion 41
Antigestagene 230
Antihistaminika 14, 21, 39, 43, 49, 80, 167, 180
Antihypertensiva 36, 49, 124f
Antikoagulantien 37, 39
– orale 80, 146
Antikoagulation 138
Antikonvulsiva 50
Antikonzeptiva 37, 80, 231
Antimuscarinica 181

Antimykotika 282
Antiöstrogene 230, 314
Antiphlogistika 22, 64, 234ff
– nichtsteroidale 235ff
Antiphosphat 245
Antipyretika 64
Antirheumatika 39, 49, 234
Antithrombin 111
Antithrombin III 144f, 198
Antitussiva 158
Antra 176
Anturano 222
Anurie 95, 114
Anwendung, sublingual 24
Apalcillin 267
Apatef 269
Apothekenpflichtig 55
Applikation 46
– intraarterielle 17, 24
– intraartikuläre 24
– intramuskuläre 29
– intrathekale 24
– intravaginale 24
– intravenöse 16, 24
– lokale 23, 24
– orale 17, 21, 29
– parenterale 16
– peridurale 24
– rektale 23, 29
– subkutane 16
– sublinguale 29
Applikationsarten 16
Aprindin 117, 120
Aprotinin 155
APSAC (Eminase) 135, 143
Aptin 22, 104
Aquaphor 93
Arachidöl 33
Arachnoidsäure 42
Arbaprostil 175
Arelix 94, 124
Arelix RR 95
Arginin 199
Arginin-Ornithin 199
Argininhydrochlorid 15, 333
Aerobin 162
Arterenol 91, 109
Arteriosklerose 138
Arthrose 234
Arumil 96
Arwin 140

Arylessigsäurederivate 237
Arylpropionsäurederivate 238
Arzneiformen, feste 33
– flüssige 32
Arzneimittel 51
– Abforderung 55, 56
– Auflösungsgeschwindigkeit 20
– Applikation 59
– Aufbewahrung 55, 56
– Entwicklung 4, 5, 7
– Gesetz (AMG) 4, 35, 51, 54
– halbfeste 33
– Kennzeichnung 54
– Kommission 6
– Löslichkeit 20
– Mißbrauch 65
– Nebenwirkungen 41
– radioaktive 52
– Resorption 20
– Umgang 44 ff, 56
– Unverträglichkeit 41
– Verabreichung 55, 58
– Verschreibungspflichtige 55
– Wirkungen 9
L-Asparaginase 312
Aspergillose 283
Aspirin 21 f, 39, 110, 112, 138, 187, 235
ASS 235
Astemizol 49, 157, 167, 219 f
Asthma 91
– akuter Anfall 165
– Anfall 65
– bronchiale 164
– Extrinsic-Asthma 164
– Intrinsic-Asthma 164
Astonin H 134, 142, 230
Aszites 200
Ataxie 80
Atemdepression 65, 67, 69, 73 f, 78, 82
Atenolol 103 f
Atenos 160
Äthanol 339
Äthoxysklerol 24
Atosil 167, 180, 256, 291
Atracurium 323
Atropin 12, 48, 50, 89, 114, 117, 191, 344
Atrovent 163
Augeninnendruck 118
Augmentan 266
Auranofin 240

Auro-Detoxin 240
Ausfällungen 36
Autoimmunerkrankung 296
Autoimmunhepatitis, aggressive 196
Avil 291
Azactam 271
Azathioprin 190, 196, 241, 296
Azidocillin 265
Azidose 14, 332
– metabolische 15
– respiratorische 15
Azidothymidin (AZT) 260
Azlocillin 267
Aztreonam 271
Azulfidine 189


B

Babylax 183
Bacampicillin 267
Bacitracin 278
Bactrim 22, 164, 274
Bakteriostase 264
Bakterizidie 264
Baldrian-Phyton 79
Ballaststoffe 182
Balsalazin 189
Barazan 24, 275
Barbiturate 48, 78 ff, 316
– Mißbrauch 81
Basen, schwache 17
Basiscephalosporine 268
Basistherapeutika (chronische rheumatische Erkrankungen) 240
Batrafen 285
Batrax 278
Batroxobin 140
Baycaron 93
Baycillin 265
Baymycard 105
Bayotensin 105, 126
Baypen 267
Bechterewsche Erkrankung 234
Beclometason 157, 163, 167
Beconase Dosierspray 157
Beloc 36, 103 f, 125
Benperidol 253
Benserazid 250
Benuron 39, 66, 242
Benzathin-Penicillin G 265

Benzbromaron 222
Benzodiazepine 14, 48, 80, 318
– Mißbrauch 78
Benzodiazepinintoxikation 342
Benzodiazepinrezeptoren 77
Benzyclanhydrogenfumarat 141
Benzyl-Chlorphenol 339
Benzylalkohol 32, 34
Bepanthen 194
Bereich, subtherapeutischer 31
– therapeutischer 41
– toxischer 31
Beromycin 265
Berodual-Spray 163
Berotec 12, 91, 160
Beruhigungsmittel 76
Beta-Acetyldigoxin 86, 123
Betabactyl 266
Betablocker 36, 39, 50, 100, 103, 112, 117, 121
– kardioselektive Wirkung 103
Betadorm 82
Betahistidin 291
Betaisodona-Lösung 339
Betalactamase 266
Betalactasestabilität 269
Betamethason 190
Betapressin 104
Beta-Rezeptoren 90
Beta-Rezeptoren-Blocker 13, 36, 124f
Beta$_1$-Rezeptoren 12f, 103
Beta$_2$-Rezeptoren 12f, 160
Beta-Sympathomimetika 160ff
– Elimination 29
Betäubungsmittel 52, 68
– verordnung 52, 68
– verschreibung 53
Betaxolol 104
Bethanechol 179, 193
Betnesol Rectal-Instillation 190
Betradrenol 104
Bewußtlosigkeit 81
Bezafibrat 219
Bicarbonatputter 15
Bidocef 268
Bifiteral 184, 188, 199
Biguanide 209
Biklin 271
Binotal 267
Bioäquivalenz 19
Biotransformation 26

Bioverfügbarkeit 19
Biperiden 21, 250, 254, 344
2-Biphenylol 339
Bisacodyl 20f, 183
Biseko 335
Bisolvon 159
Bisoprolol 104
Blastomykose 283
Bleomycin 311
Bleomycinum Mack 311
Blocker 10, 12
Blut 335
Blut-Hirn-Schranke 26
Blutbild, rotes 150
Blutdruck 13
– Abfall 69
– Regulationsstörung, hypotone 133
– Steigerung 43, 142
Bluterkrankungen 150
Blutgerinnung 37
Bluthochdruck 48
– endokrinbedingter 124
– essentieller 124
– organischer 124
– renalbedingter 124
– Therapie 124
Blutspiegel 29f
Blutzubereitung 52
Blutzuckersenkung (s. Diabetestherapie)
BNS-Krämpfe 247
Bonamine 180, 291
Bonefos 244
Bradykardien 36, 67, 91, 117
Braunoderm 339
Breite, therapeutische 50
Breitspektrumantibiotika 264
Breitspektrumcephalosporine 269
Breitspektrumpenicilline 164, 267
Brenaldix 93
Brevimytal 316
Bricanyl 160
Brocadopa 249
Bromazepam 258
Bromharnstoffderivate 82
Bromhexin 159
Bromocriptin 229, 250
Bromoprid 178
Bronchialdilatation 161
Bronchialkarzinome, kleinzellige 306

Bronchitis 272
- akute 158
- bakteriell superinfizierte chronische 164
- chronische 159
Bronchospasmin 160
Bronchospasmolytika 160
Bronchospasmus 42, 64
Brucellose 272
Brufen 238, 242
BtMVV 52
Budesonid 157, 163, 167
Bumetamid 94
Bundesgesundheitsamt 6
Bunitrolol 104
Bupivacain 326
Bupranolol 104
Buprenorphin 53, 67, 72, 75, 107
Bursitis 234
Buscopan 191
Buserelin 229
Busulfan 304
Butazolidin 22, 27, 236
Butizid 93, 124
Butylscopolamin 191
Butyrophenone 253
Bykomycin 217, 271
Bypass-Operation 111

C

Calcifediol 244
Calciparin 144
Calcitonin 204, 243
Calcitriol 244
Calcium 243
Calcium Sandoz forte 242
Calciumantagonisten 101, 106, 124, 126
Calciumcarbonat 171, 187, 500
Calciumkanalblocker 106
Calsynar 204, 243
Campylobacter pyloris 169, 177
Canesten 284
Caolin 33
Capreomycin 280, 282
Captagon 53
Captopril 21, 50, 99, 127
Capval 158
Carazolol 104

Carbachol 193
Carbamazepin 38, 50, 247 f
Carbenoxolon 178
Carbimazol 228
Carbocistein 159
Carboplat 312
Carboplatin 312
Carbromal 82
Carbutamid 210
Carbuterol 160
Carcinil 230
Cardovar 128
Cardular 128
Carindacillin 267
Carindapen 267
Carmubris 305
Carmustin 305
Carrier 25
Carteolol 104
Catapresan 91, 129, 131, 187
Cecenu 305
Cedur 219
Cefadroxil 268
Cefalexin 268
Cefamandol 268
Cefazedon 268
Cefazolin 268
Ce-Ferro forte 151
Cefetamet 269
Cefixim 269
Cefmenoxim 269
Cefobis 269
Cefoperazon 269
Cefotaxim 269
Cefotetan 269
Cefotiam 268
Cefoxitin 269
Cefradin 268
Cefsulodin 270
Ceftazidim 269
Ceftix 269
Ceftizoxim 269
Ceftriaxon 269
Cefuroxim 268
Cefuroximaxetil 268
Celiprolol 104
Cephaclor 268
Cephalosporine 21, 39, 268
- mit Betalactasestabilität 269
Ceporexin 268
Certomycin 271

Certonal 191
Ceruletid 194
Cetirizin 291
Chargenbezeichnung 54
Chemotherapeutika 22, 264
Chemotherapie, antivirale 260
– intratumorale 301
– lokale 301
– regionäre 301
– systemische 301
Chenodesoxycholsäure 203
Chenofalk 203
Chinazolone 82
Chinidin 22, 50, 117f
Chinidin-Duriles 118
Chinin 288
Chininum Buchler 288
Chlamydien 272f
Chlor 339
Chloraldurat 82
Chloralhydrat 22
Chlorambucil 304
Chloramin 339
Chloramin 80 339
Chloramphenicol 27, 39, 277
Chlordiazepoxid 258
Chlorhydrat 82
Chlorocresol 339
Chloroquin 28, 240, 286
Chlorpromazin 22
Chlorprothixen 253
Chlorthalidon 93, 124
Cholangitis, chronisch destruierende nichteitrige(CDNC) 202
– primär sklerosierende (PSC) 202
Cholecalciferol 244
Cholera 187, 272, 274
Cholestabyl 197, 217
Cholestyramin 188, 197, 217
Cholinergika 193
Cholinesterase 322
Chondrose 234
Chorionkarzinom 306
Chronopharmakologie 46
Ciclopiroxolamin 285
Cilastin 270
Cimetidin 12, 14, 21f, 174, 291
Cinobactin 275
Cinoxacin 275
Ciprobay 275
Ciprofloxacin 275

Cisaprid 179, 183
Cisplatin 46, 312
Claforan 269
Clavulansäure 266
Clemastin 12, 14, 21, 291, 292
Clemizol-Penicillin G 265
Clenbuterol 160
Clexane 144
Clift 86
Clindamycin 22, 277
Clinium 118
Clobutinol 158
Clodronsäure 244
Clofibrat 219
Clomethiazol 22, 81, 251
Clonazepam 50, 247
Clonidin 49, 91, 129, 131, 187
Clont 276
Clopamid 93
Clorazepam 258
Clostebol 232
Clostridien 265
Clotrimazol 284
Clozapin 253f
Co-trimoxazol 164, 274
Cocain 53
Codein 158, 186
Codeinphosphoricum (Forte)-Kompretten 158
Codicept 158, 186
Coffein 49
Colchicin 221
Colchicum dispert 221
Colestid 188
Colestipol 188, 197, 217
Colfarit 112
Colifoam 190
Colimune 166
Colistin 278
Colitis ulcerosa 188
Colon irritabile 190
Coma hepaticum 199
Comafusin Hepar 199
Combisteril FGX (Fructose, Glucose, Xylit) 330
Complamin 141
Compliance 47
Compressi 33
Concor 104
Conducton 104
Condylomata acuminata

Contergan 38
Cordarex 122
Corindolan 104
Corrigast 191
Corticoide 38f, 43, 46, 157
Corticosteroide 46
Corticotropin 228
Cortisol 239
Corvaton 101, 147
Coumadin 146
Crasnitin 312
Cumarin 39
Cyclobarbital 79
Cyclophosphamid 241, 296, 304
Cyclopyrrolone 82
Cyclosporin 51, 190, 196, 297
Cymeven 262
Cyproteronacetat 233
Cytobion 153
Cytomegalieinfektion 262f
Cytosinarabinosid 308
Cytotec 175

D

Dacarbazin (D.T.I.C.) 305
Dactinomycin 310
Daktar 35, 284
Dalmadorm 77
Dapson 282
Dapson-Fatol 282
Daraprim 287
Darmerkrankungen 169, 190
Darminfektionen 188
Darmsterilisation 279
Dauerinfusion, subkutane 73
Daunoblastin 311
Daunorubicin 311
Deblaston 275
Deca-Durabolin 232
Decapepdyl 230
Decortin 22, 163, 167, 190
Decortin-H 239
Dedrogyl 244
Defibrase 140
Defibrillation 113, 117
Defibrinierung 139
Dehydrobenzperidol (DHB) 53, 181, 321
Dehydrocodein 158

Dehydroergotamin 193
D-Hypervitaminose 245
Delir 251
Delix 99, 127
Delphicort 239
Demclocyclin 272
Denan 216
Depasan 118
Dephenhydramin 82
Depolarisation 115
Depotwirkung 34
Depression 48, 294
– endogene 257
Dermatomykosen 282
Descensus testis 229
Desinfektion 337
– Hände 337
Desinfektionsmittel 338
Desinfektionsverfahren 337
Desmopressin 229
Develin 242
Dexamethason 239
Dextran 40 41, 136, 139, 145
Dextrane 334
Dextrin 33
Dextromoramid 53
Dextropropoxyphen 242
Diabetes 48
– insipidus 229
– mellitus 207
– Typ-I-Diabetes (juveniler) 207
– Therapie 19, 208ff
– Typ-II-Diabetes 207
Diallylnortoxiferin 323
Dialyse 45
Diarrhö 185
– chologene 188
– pankreatische 188
Diastole 91
Diazemuls 78, 108
Diazepam 77, 108, 165, 247, 258, 318
Diazoxid 132
Dibenzyran 133
Dichlor-Stapenor 266
Diclofenac 237
Dicloxacillin 266
Dicodid 53, 158
Dicumarol 21
Diffusion 25
– Hypoxie 319
Diflucan 284

Diflunisal 66, 242
Digimerck 86, 123
Digitalis 39, 41, 50, 85, 109, 117, 119, 123
- Intoxikation 89, 117
- Spiegel 87
- Toxizität 93
Digitalisantidot BM 344
Digitalisierung 86
Digitalisvergiftung 344
Digitoxin 86, 123
Digoxin 86, 88
Dihydergot 133, 193
Dihydralazin 50, 127, 131
Dihydroergotamin 133
Dihydroxydaluminiumnatriumcarbonat 171
Dikaliumclorazepat 258
Dilaudid 53
Dilaudid-Atropin 53
Diltiazem 105, 112, 117, 122, 126
Dilzem 105, 112, 126
Dimenhydrinat 180, 291
Dimetinden 291
Dinatriumcromoglicat 157, 166
Dipentum 189
Diphenhydramin 180
Diphenoxylat-Atropin 186
Diphenylhydan 28
Diphenylhydantoin 27, 117, 120
Diphos 244
Diphosphonate 244
Diphtheriebakterien 265
Dipidolor 53, 70
Dipiperon 253
Diprophyllin 162
Disopyramid 117 f
Disorat 104
Dissoziationsgrad 27
Distaltubulusdiuretika 93
Distigmin 193
Distraneurin 22, 81, 251
Disulfiram 27
Diurese, forcierte 341
Diuretika 85, 92, 124, 200
- Wirkungsort 94
Divertikulitis 190
Divertikulose 190
Dobutamin 90 f, 114
Dobutrex 90 f, 109, 114
Dociton 103 f, 121, 125, 193, 201

Dogmatil 253
Dolantin 53, 70, 107
Domperidon 12, 39, 178
L-Dopa 28
Dopamin 10, 12 f, 90 f, 109, 114
Dopamin Giulini 90
Dopaminantagonisten 178
Dopaminergika 13
Dopaminrezeptoren 248
Doppelblindstudie 6
Dopram 72
Doriden 27, 38
Dormicum 12, 318
Doryl 193
Dosierung 44
Doxapram 72
Doxazosin 128
Doxorubicin 311
Doxycyclin 22, 272
Dragees 33
Droperidol 181
Dulcolax 20 f, 183
Duodenalulzera 169
Duodenitis 169
Duranest 326
Durchblutungsstörung, arterielle 134
- venöse 142
Durchfallerkrankungen 185
Dusodril 141
Dusodril P 36
Duspatal 191
Dynothel 220
Dysarthrie 80
Dyskinesie 254
Dysphorie 67
Dyspnoe 84
Dytide H 97, 124


E

Ebrantil 129, 131
Econazol 284
EEG 79
Effekte, proarrhythmogene 120
Effektorstelle 9
Effortil 134
Eigenblutspende 335
Eisenmangelanämie 150 f
Eisenpräparate 22, 39
Eisensalz 20, 21, 22

Eisenstoffwechsel 151
Eisentherapie, orale 152
– parenterale 152
Folsäuremangelanämie 150, 152
Ektebin 281
Eldesin 309
Elektrolytbedarf 328 f
Elektrolyte 10, 37
Elektrolytlösung 333
– kaliumfreie 330
Elimination 37
– Geschwindigkeit 44
Elixiere 33
Elkapin 94
Elomel HL 5 salvia 330
Elotrans 186
Eminase 110, 135, 143
Emulsion 33
Enalapril 99, 127
Encainid 120
Endac 104
Endokarditis 265, 271
Endorphine 14
Endoskopisch retrograde Cholangiopankreatikoskopie (ERCP) 202
Endoxan 241, 296, 340
Energiebedarf 331
Enfluran 320
Enoxacin 275
Enoximon 91
Enprostil 175
Enteritis 274
Enterobacter 267
Enterokolitis, pseudomembranöse 278
Entgleisung, Säure-Basen-Haushalt 332
Entzugserscheinungen 74
Entzugssymptome 49, 69, 77 f, 81
Enzephalopathie, hepatische 198
Enzymhemmung 14, 27, 37
Enzyminduktion 26, 37, 80
Enzymsystem, mikrosomales arzneimittelabbauendes 26
Epanutin 27, 38, 247
Epi-Pevaryl 284
Epilepsie 48, 246
Epirubicin 311
Eppstein-Barr-Virus-Infektion 261
Erbrechen 41, 69, 179 f, 292
– zytostatikaindiziertes 179

Ergenyl 247
Erhaltungsdosis 31, 88
Erinnerungslücke 78
Erkrankungen, rheumatische 234
Ernährung, parenterale 330
Erosionen 169
Eryfer 151
Erypo 2000/4000 154
Erysipel 265
Erythrocin 179, 273
Erythromycin 179, 273
Erythropoietin 154
Erythrozytenflexibilität 139
Esclama 276
Esidrix 21, 93, 124
Esimil 131
Estracyt 305
Estramustin 305
Estulic 129
Etacrynsäure 94
Ethambutol 280 f
Ethanol 32
Ethosuximid 50, 247 f
Ethrane 320
Etidocain 326
Etidronsäure 244
Etilefrin 134
Etofibrat 219
Etomidat 317
Etoposid 309
Etoscol 160
Etozolin 94
Euglucon 210, 231
Eukodal 53
Euphorie 52, 67
Euphyllin 21, 147, 162
Eusaprim 164, 274
Euthyrox 224, 226
Evipan 79
Exanthem 41
Exitus 81
Exkretion 4, 27
Exlutona 231
Exoderil 285
Expektoranzien 159
Extrakorporale Stoßwellenlithothrypsie (ESWL) 202
Extrakte 33
Extramycin 271
Extrasystole 87, 91, 113
Extrasystolie 115

– supraventrikuläre 117
– ventrikuläre 117
Extrinsic-Asthma 164
Exzitation 67

F

Fäkaliendesinfektion 338
Famotidin 174, 292
Fansidar 287
Farmorubicin 311
Favistan 228
Feed-back-Mechanismus 225
Felden 238
Fenacverbindungen 237
Fenamate 236
Fenetyllin 53
Fenistil 291
Fenofibrat 219
Fenoterol 12, 91, 160
Fenoximon 91
Fentanyl 12, 53, 71, 321
Fentilin 105
Ferrlecit 151
Ferro sanol 151
Ferrum Hausmann 151
Fertigarzneimittel 52
Fertilitätsstörungen 229
Fettemulsion 330, 332
Fettlöslichkeit 80
Fiblaferon 297
Fibrin 111, 137
Fibrinogen 110, 137
Fibrinolyse 135, 143
– Hemmung 155
Fieber 65, 235, 294
– rheumatisches 234
Fiebersenkung 66
Filtration, glomuläre 27
Finalstadium 71
First-pass-Effekt 17, 20, 23 f, 68, 72, 106
Flecainid 120
Fleckfieber 272, 277
Floxuridin 307
Fluanxol 253 f, 256
Flucloxacillin 266
Fluconazol 284
Fludestrin 232
Fludilat 141

Fludrocortison 134, 142, 230
Flufenaminsäure 237
Fluget 242
Fluimucil 159
Flumazenil 12, 199, 342
Fluniget 66
Flunisolid, 163, 167
Flunitrazepam 12, 77, 318
Fluoborat 227
Fluoride 243
5-Fluorocytosin 283, 307
Fluorouracil 22
Fluorouracil-Roche 22, 307
Flupentixol 253 f
Flupirtin 72
Flurazepam 77
Flüssigkeitsraum, extrazellulärer 327
Flutamid 233, 314
Folsan 152
Folsäure 39
Folsäureanaloga 306
Fordiuran 94
Forene 320
Formaldehyd 339
Fortecortin 239
Fortral 53, 71
Fortum 269
Foscarnat 263
Fosfocin 278
Fosfomycin 278
Fragmin 144
Fraxiparin 144
Freinamen 2
Fresh-frozen-Plasma (FFP) 155, 198
Frühdyskinesie 254
Frühschwangerschaft
Fucidine 278
Fugerel 233, 314
Fulcin S 20 f
Furadantin 28, 278
Furosemid 94, 97
Fusidinsäure 278


G

GABA/Benzodiazepinrezeptoren 12
Gallaktorrhö 229
Gallenkoliken 69, 203
Gallensäure 183
Gallensäureblutspiegel 197

Gallensekretion 20
Gallensteinleiden 202
Gallenwegserkrankungen 194
Gallopamil 105, 117, 122
Gamma-Aminobuttersäure (GABA) 14, 77 79
Gancor 174
Gancyclovir 262
Gangrän 269
Gastrax 174
Gastripan 177
Gastritis 169
– atrophische 153
– Typ-A 169
– Typ-B 169
Gastroloc 176
Gastrorezeptorantagonist 175
Gastrozepin 21, 50, 175
Gaviscon 173
Gebrauchsinformation 58
Geburt 38
Gehirn 12
Gehörsturz 140
Gelatine 33, 34, 333
Gelbfärbung, Zähne 273
Gelenkerkrankungen, degenerative 234
– entzündliche 234
Gelifundol 333
Gelusil 171
Gemfibrozil 219
Generics 2
Genotropin 229
Gentamicin 38, 51, 271
Genußmittel 20, 26
Gerinnung, plasmatische 137
Gerinnungsfaktoren, Vitamin-K-abhängige 146
Gerinnungsstörung 154
Gernebcin 271
Gestagene 230, 314
Gevilon 219
Gewebeinfektion 269
Gicht 220
Gichtanfall, akuter 221
Gichtknoten 220
Gichtnephropathie 221
Giftelimination 341
Giftung 26
Gilurytmal 118
Glaukom 118

Glianimon 253
Glibenclamid 21, 210
Glibornurid 210
Glisoxepid 210
Glomerulonephritiden 43
Glucagon 213
Glucobay 208
Glucocorticoide 43, 163, 167, 230, 239, 293 f, 313
Glucophage retard 209
Glucose 5%, 10%, 20%, 40% 330
Glucotard 208
Glukagon 191
Glutethimid 27, 38
Glutril 210
Glycerin 32 f, 184
Glycerol 183
Glycilax 183
Glycylpressin 201, 229
Glykopeptidantibiotika 277
Goldsalze 240
Golytely 184
Gonadorelin 230
Gonadotropine 229
Gonokokken 270 f, 273
Gonorrhö 265
Goserelin Zoladex Implantat 230
Graduierung 41
Gramaxin 268
Gray-Syndrom 277
Grenzwerthypertonie 123
Griseofulvin 20 f, 284
Großhirn 64
Guanabenz 129
Guanafacin 129
Guanethidin 50, 131
Guar 208
Gynäkomastie 96
Gyno-Pevaryl 284
Gyramid 275
Gyrasehemmer 280
– bakteriostatische 275
– bakterizide 275


H

Haarzelleukämie 297
Haemaccel 333
HAES 334
HAES 10% 136

# Sachverzeichnis

Halbelektrolytlösung 329, 330
Halbwertszeit 44
Halcion 77
Haldol 12, 181, 251, 253
Haloperidol 12, 181, 251, 253 f
Halothan 319
Halothan Hoechst 319
Häm 81
Hämodialyse 341
Hämodilution 139
– hypervolämische 139
– isovolämische 139
Hämofiltration 85
Hämolysen 43
Hämoperfusion 90, 341
Hämophilie 155
Hämorrheologie 145
Handelsnamen 2
Hang-over 48, 77 f, 80
Harnsäure 220
Harnwegsdesinfizienzien 278
Harnwegsinfekt 269, 271, 274 f
Hauptwirkung 9
Hautreaktion 7
HCl 333
HCl-Lösung, verdünnt 15
Heitrin 128
Helicobakter pyloris 169, 177
Hemmung der Säuresekretion 174
Hepa Merz 199
Heparin 39, 46, 110, 138, 144
– niedermolekulares 144
Heparinisierung 144
Hepatitis 43
– A 194
– alkoholische 196
– B 194
– – chronische 195, 297
– – Impfstoffe 195
– C, chronische 195, 297
– chronische 195, 263
– D 194
– Non-A-non-B-Hepatitis 195
Hepatom 307
Hepatorenales Syndrom 200
Hepavax 195
Heptabarbital 79
Herpes-simplex-Keratitis 261 263
Herpes-simplex-Virus-Infektion 261
Herpes-Zoster 297 f
Herpesenzephalitis 261

Herz 13
– Auswurfleistung 86
– Reizleitung 86
Herzglycoside 86
Herzinfarkt 107, 134
Herzinsuffizienz 84, 90 ff, 98, 100
– Krisen 85
– Stufentherapie 84
Herzkrankheit, koronare 100
Herz-Kreislauf-Stillstand 112
Herzminutenvolumen 13, 99
Herzrhythmusstörungen 115 ff
– bradykarde 113
– tachykarde 115
Herzschrittmacher 44, 116
Hexamethylmelamin 305
Hexobarbital 79
Hexoprenalin 160
High-density-Lipoproteine (HDL) 215
Hilfsstoffe 34
Hinterstrangbahnen 64
Hirnödem 200
Hirntumor 305 f
Hirsutismus 96
Hismanal 49, 157, 167, 291
Histamin 12 f, 156, 291
Histamin-Antagonist 82, 291
$Histamin_1$-Antagonist 14, 29, 43, 180
$Histamin_2$-Antagonisten 14, 43, 29, 174
Histamin-Rezeptor 12 f
Histoplasmose 283
HIV 261, 263
HMG-CoA-Reduktase 216
Hodenkarzinom 310 f
Hodentumor 309
Hodgkin-Lymphom 305 f
Holopon 191
Holoxan 304
Hormone 224
Hörstörungen 38, 66, 272
Hostacyclin 22, 272
Humanalbumin 3,5 % 198
Humanalbumin 20 % 198
Humanalbumin 43
Humanalbumin-Biotest 335
Humanpharmakologische Prüfung 5
– – Phase I 5
– – Phase II 6
– – Phase III 6
– – Phase IV 6

Humatin 24, 199, 271
Hydracillin 265
Hydralazin 97, 99
Hydrochlorothiazid 21, 93, 97, 124
Hydrocodon 53, 158
Hydrocortison 230, 239
– Rektalschaum 190
Hydromedin 94
Hydromorphon 53
Hydroxyäthylstärke 145, 334
– niedermolekulare 139
Hydroxychloroquin 286
Hydroxyharnstoff 309
Hygroton 93, 124
Hyperglykämie 49
Hyperimmunglobuline 195
Hyperkaliämie 97, 244
Hyperlipidämie 215
Hyperphosphatämie 245
Hyperthyreose 226
Hypertonalum 132
Hypertonie 91, 123
– labile 123
– maligne 131
– manifeste 123
Hypertrichose 130
D-Hypervitaminose 245
Hypnomidate 317
Hypnotika 48, 76
Hypnotikaintoxikation 343
Hypoglykämie 49, 105, 294
Hypogonadismus, hypothalamischer 230
Hypokaliämie 93
Hypophyse 228
Hypoproteinämie 200
Hypothalamus 228
Hypothermie 81
Hypothyreose 226
Hypotonie 91
Hypoxie 82

I

Ibuprofen 66, 238, 242
Idiosynkrasie 42
IDL-Protein 216
Ifosfamid 304
Ildamen 118
Ileus, mechanischer 192
– paralytischer 192
Imeson 77
Imidazole 284
Imipramin 256, 270
Immunabwehr, Unterdrückung 262
Immunsuppressiva 51, 241
Imodium 186
Impfstoffe 52
Impfung 7
Impotenz 96
Impulsiv-petit-Mal 247
Imurek 190, 196, 241, 296
Indandion 28
Indapamid 93
Index, therapeutischer 81
Indikation 44
Indometacin 21 f, 187, 222, 236
Infektionen, Atemwege 267, 272, 274
– Darm 188
– Gallenwege 267
– Gewebe 269
– Harnwege 267, 269, 271, 274 f
– lebensbedrohliche 269
– nosokomiale 168
– Respirationstrakt 273
– schwere 270
– septische 277
– urologische 269
Infektiöse Mononukleose 261
Infiltrationsanästhesie 325
Influenzainfekt 263
Infusionslösungen 329
Infusionstherapie 327
Inhacort Dosieraerosol 163, 167
Inhalationsnarkotika 319
Inimur 278
Injektion, intraarterielle 316
– intramuskuläre 16
– intravenöse 16
Inkompatibilität 36
Inotropie, positive 85
Instrumentendesinfektion 338
Insuffizienz, chronisch venöse 148
Insulin 39, 210
– Therapie 212
Intal 166
Intal nasal Kapseln 157
Interferon 195, 263, 297
– alpha 195, 297, 313
– beta 297
– gamma 297

Interleukin 298, 313
Intermediärcephalosporine 268
Interstitielle Zellen stimulierendes Hormon (ICSH) 229
Intoxikation 81
- Benzodiazepin 342
- Digitalis 89, 117
- Hypnotika 342
- Neuroleptika 344
- Paracetamol 343
- Pflanzenschutzmittel 344
- trizyklische Antidepressiva 344
Intralipid 10% Vitrium 330
Intralipid 20% Vitrium 330
Intrinsic activity 10, 74, 104
Intrinsic-Asthma 164
Intron 297
Ipratropiumbromid 89, 117, 163
Irenat 227
Irritren 237
Ismo 21, 97, 101
Isocillin 265
Isofluran 320
Isoket 97, 101, 108, 191
Isoniazid 22, 279 f
Isopropanol 338
Isoproterenol 91
Isoptin 105, 112, 122, 126, 187
Isosorbiddinitrat 97, 101, 191
Isosorbidmononitrat 97, 101
Isotonische Kochsalzlösung 0,9% salvia 330
Isradipin 105
Itrop 117
Ixoten 304

## J

Jatropur 96
Jatrosom 257
Jatrox 177
Jectofer 151
Jetrium 53
Jod 224
Jodid 227
Jonosteril 330
Jonosteril HL 5 330
Jonosteril Na 100 330
Josamycin 273
Juckreiz 41
Juxtaglomeruläre Apparat 127

## K

Kalinor-Brausetabletten 93
Kalium 15, 46
Kaliumchlorid 22
Kaliumjodid 224
Kammerflattern 91
Kammerflimmern 90 f, 114
Kammertachykardie 117
Kandidose 283
Kaposisarkom 297, 309
Kapseln 34
Karaya Bismut 187
Karaya-Gummi 182
Kardiaka 22, 39
Kardioversion 113, 117
Karies 243
Kariesanfälligkeit 273
Karzinom, Bronchien 306
- Chorion 306
- Hoden 310 f
- Mamma 304, 307
- Nasopharynx 298
- Ovarien 304 f
- Pankreas 307
- Plattenepithel 311
- Prostata 230, 305
- Speiseröhre 309
Katadolon 72
Katecholamine 12, 43, 85, 90, 113
Katheter, intrathekal 73
Kerlone 104
Ketamin 318
Ketanest 318
Ketoconazol 22, 284
Ketonkörper 214
Ketotifen 157, 166
Keuchhustenerreger 273
Kieselgur 33
Kinderdosis 45
Klebsiella 267
Kleie 2000 mg 182
Klinomycin 21, 38, 164, 272
Klistiere 33
Klosterfrau Melissengeist 48
Knochenentzündungen 242
Knochenmetastasen 242
Koalin-Pectin 187
Koaprompt-H 187
Kochsalzretention
Kodanspray 339

Kohle-Compretten 187
Kohlenhydratlösungen 330 f
Koliken 190
Kolpitis 288
Koma 79, 81
– diabetisches 214
Kombetin 86
Kombinationspräparate 49, 124
Kompensan 170
Konakion 35, 147, 198
Konjunktivitis 291
Konservierungsmittel 41
Konservierungsstoffe 35
Kontraindikation 44
Konzentrationsgefälle 25
Konzeptionsschutz 37
Kooperation 47
Kopfschmerzen 65 f, 235
Koronarinfarkt 107
Körpergewicht 44
Körperhaltung 22
Körperhöhlen 68
Körperoberfläche 45
Körperverletzung 61
Krankenpflegehelfer/-in 60
Krankenpflegeschüler/-in 60
Kreatininwert 45
Krebsprävention 299
Kreislauf, enterohepatischer 19, 37, 90
Kreon 205
Kreuzprobe 336
Kreuzresistenz 264
Krise, hypertensive 131
Kryptocur 230
Kryptokokkose 283
Kumulation 31, 44, 48, 77
Kyerbnin 145, 198


L

Labetalol 50, 125, 131
Lachgas 319
Lachscalcitonin 243
Lactulose 184, 188, 199
Laevadosin 142
Laevulose 5%, 10%, 20%, 40% 330
Langzeitantikoagulation 111
Lanicor 86
Lanitop 21 f, 86, 123

Lariam 287
Larodopa 249
Läsionen, peptische 169
Lasix 94
– long 95
Latamoxef 269
Laxantien 39, 69, 181
Laxoberal 183
Laxopol 183
Leber 17, 24
Lebererkrankungen 194, 330
Leberfibrose 196
Leberschaden 197
Leberschädigung 320
Leberzirrhose 196
Leberversagen, akutes 196
– chronisches 196
– fulminantes 196
Ledermycin 272
Leinsamen 182
Leitungsanästhesie 24
Leitungsblock 115
Leponex 253 f
Leptospirose 272
Leukämie 154, 304
– akute 308, 311
– – lymphatische 306
– chronische myeloische 309
Leukeran 304
Leukopenie 43, 66
Leukoprorelin 230
Levallorphan 74
Levodopa 249 f
Levomepromazin 253
Levomethadon 53, 71
Lexotanil 258
Librium 258
Lichtschutz 57
Lidocain 22, 46, 50, 89, 109, 114, 117, 120, 326
Lidoflazin 117 f
Likuden 284
Lincomycin 277
Lincosamide 277
Lipanthyl 219
Lipide 17
Lipo-Merz 219
Lipophilie 80
Lipoprotein 215
Lipoproteinstoffwechsel 216
Liprevil 216

Liquemin 110, 138, 144
Liquidepur 183
Lisino 291
Lisinopril 99, 127
Litalir 309
Lithium 21, 39, 258
Lithium-Aspartat 258
Löffelmaße 32
Lokalanästhetika 325
Lokalantibiotika 24, 278
Lokalantimykotika 24, 285
Lokalantiphlogistika 24
Lomupren 166
Lomustin 305
Lonazolac 237
Longum 274
Lonolox 130
Loperamit 186
Lopirin 21, 127
Loratadin 291
Lorazepam 77
Lorcainid 117, 120
Lorfan 74
Lormetazepam 77, 318
Lösferron 151
Löslichkeitsverhalten 25, 26
Lösungen 32
Lösungsmittel 41
Lösungsvermittler 32
Lovastatin 216
Low-density-Lipoprotein (LDL) 215
Lues 265
Lueserreger 273
Lugolsche Lösung 227
Luminal 27, 79f, 247
Lumota 267
Lungenembolie 147
Lungenemphysem 167
Lungenfibrosen 168
Lungenödem 81, 95
Lurselle 220
Luteotropes Hormon (LH) 229
Lutrelef 230
Lutschtabletten 34
Lyell-Syndrom 274
Lymphogranuloma inguinale 272
Lymphom 154, 304
Lyovac-Cosmegen 310
Lyse, lokale 110
− systemische 110, 136

Lysthenon 322
Lytika 11f

M

Maaloxan 171
M-Acetylcystein 159
Macrodex 334
Madopar 249
Magen 12
Magenbeschwerden 41
Magen-Darm-Atonie 192
Magenerkrankungen 169
Magenkarzinom 306
Magenschleimhauttherapie 24
Magenulzera 169
Magnesiumsulfat 184
Makrolide 273
Malaria 274, 285
Malariatherapie 241
Maligne Erkrankungen 299
Mammakarzinom 304, 307
Mandocef 268
Mannit 184, 200
MAO-Hemmstoff 257
Marcumar 110, 112, 138, 145
Mastzellen 156
Maycor 101
Mebeverin 191
Mebhydrolin 291
Meclozin 180, 291
Medikamentenabbau 26
− Applikation 16ff
− Aufnahme 16, 20
− Bestimmung im Serum 50
− enzymhemmende 27
− enzyminduzierende 27
− Resorption 20
Medizinische Kohle 187
Medomin 79
Medtro-Karte 336
Mefenamin 242
Mefloquin 287
Mefoxitin 269
Mefrosid 93
Megacillin 265
Megaphen 22
Melanom, malignes 305
Melanosis coli 184
Melleril 22

# 364 Sachverzeichnis

Melphalan 304
Menier-Attacke 140
Meningitiden 265
Mepindolol 104
Meproscillarin 86
Meptazinol 71 f
Meptid 71
Merbromin 339
2-Mercapto-Äthan-Sulfonsäure 159
Mercaptopurin 190, 296, 308
Mercuchrom 339
Merfen-Tinktur 339
Mesalazin 189
Mesterolon 232
Mestinon 193, 324
Metabolisierung 4, 26
Metalcaptase 241
Metamizol 39, 66
Metenolon 232
Metformin 209
Methamphetamin 53
Methantelin 191, 193
Methaqualon 53, 82
Methohexital 316
Methotrexat 20, 296, 306
Methylcellulose 182, 186
Methylphenidat 53
Methylprednisolon 163, 167, 190 f
Methylthiouracil 228
Metildigoxin 86, 123
Metipranolol 104
Metixen 250
Metoclopramid 21, 178
Metoprolol 103 f, 125
Metronidazol 28, 190, 276
Mevastatin 216
Mevinacor 216
Mexiletin 22, 117, 120
Mexitil 22, 120
Mezlocillin 267
Mianserin 257
Miconazol 284
Microgynon 231
Midazolam 12, 77, 318
Mifepriston 230
Mikropille 231
Milid 175
Milrinon 91
Mimetika 9, 11 f
Mineralcorticoide 134, 230
Minipille 231

Minipress 99, 128
Minirin 229
Minocyclin 272
Minoxidil 124, 130
Miosis 67, 69
Mischinfektion 270
Misoprostaol 175
Mistabronco 159
Mißbildungen 38
Mithramycin 310
Mitomycin 306
– medac 306
Mitoxantron 311
Mixturen 32
Moduretik 124
Molsidomin 101, 147
Mono-Embolex NM 144
Monoaminooxidasehemmer (MAO-Hemmstoffe) 257
Monomack 101
Monotrean 291
Morbus Addison 230
– Bechterew 236
– Crohn 188
– Paget 242
– Waldenström 154
Moronal 285
Morphin 12, 14, 53, 65, 67 f, 107
– Antagonisten 14
Motilinagonisten 179
Motilium 12, 39, 178
Moxalactam 269
Moxaverin 191
Mucofalk 186
Mucolyticum "Lappe" 159, 343
Mucosolvan 159
Mukolytika 159
Mukormykose 283
Muscarin 11
Muscarin$_1$-Rezeptor-Antagonisten 175
Muskelendplatte 11
Muskelhartspann 234
Muskelrelaxantien 78, 322
– depolarisierende 322
– nichtdepolarisierende 323
Muttermilch 38
Myalgie 294
Myambutol 281
Myelose, funikuläre 153
Mykobakterien 279

Mykoplasmen 272, 277
Mykosen, systemische 282
Mylepsin 247
Myleran 304
Myocholin 179, 193
Myogelosen 234
Myokardinfarkt 100, 107
– Sekundärprophylaxe 112

N

N₂O 319
Na-Nitroprussid 97
Nabilon 53
N-Acetylcystein 343
Nachlast 84, 92 f, 99
Nachlastsenkung 69, 85, 93, 99
Nadisan 210
Nadolol 104
Naftidrofuryl-Hydrogenoxalat 136, 141
Nalbuphin 71 f
Nalidixinsäure 275
Naloxon 12, 14, 67, 74
Naltrexon 74
Nandrolon 232
Naphazolin 156
Naproxen 238
Narcanti 12, 74d, 321
Narcarizin 222
Narkoseeinleitung 316
Narkosemittel 48
Narkotika 39
– intravenöse 316
Nasivin 156
Nasopharynxkarzinom 298
Natamycin 285
Natrilix 93
Natrium-Calcium-EDTA 204
Natriumbicarbonat 15, 37, 91, 332
– 8,4% 114
Natriumdihydrogenphosphat 184
Natriumfluorid 243
Natriumhydrogencarbonat 184
Natriumjodid 224
Natriummonohydrogenphosphat 184
Natriumperchlorat 227
Natriumpicosulfat 183
Natriumsulfat 184
Natulan 306

Nebacetin 278
Nebennierenmark 12
Nebennierenrindeninsuffizienz 230
Nebenwirkungen 9, 36
– mutagene 38
– teratogene 38
Nedocromil 166
Nefopam 72
Nekrose
Nembutal 79
Neo-Gilurytmal 118
Neo-Morphazole 228
Neobiphyllin 162
Neomycin 199, 217, 271
Neos-Nitro N 142
Neostigmin 12, 193, 324
Neoteben 22
Nephrotoxizität 46, 95, 272
Nepresol 99, 127, 131
Nervensystem, parasympathisches 11
– sympathisches 11, 12
Netilmicin 271
Neuralgie 234
Neuritis 234
Neurocil 253
Neuroleptanalgesie 321
Neuroleptika 48, 75 f, 78, 80, 181, 253, 344
Neurotransmitter 13
– Funktion 253
Nicardipin 105
Niconacid 187
Nicotin 12
Nicotinsäure 141, 187, 219
Nieren 12, 27
Nierendurchblutung 114
Nierenerkrankungen 330
Niereninsuffizienz 45, 66, 88
Nierenversagen 81, 91
Nifedipin 105, 126, 131, 142, 191
Nifluminsäure 237
Niftifin 285
Nifuratel 278
Nikonacid 141
Nimodipin 105
Nimorazol 276
Nimotop 105
Nimustin 305
Nipride 98, 132
Nisoldipin 105
Nitrat 21, 85, 97, 100

Nitratsynkope 103
Nitrattoleranz 103
Nitrazepam 77
Nitrendipin 105, 126
Nitroderm TTS-Pflaster 101
Nitrofurantoin 28, 278
Nitroglycerin 97, 101, 191, 201
Nitroglycerinsalbe 142
Nitroharnstoffe 305
Nitroimidazole 276
Nitrolingual 97, 101, 147, 191, 201
Nitroprussid-Natrium 98, 132
Nizaditin 174
Nizax 174
Nizoral 22, 284
Nocatl 79
Noctamid 77, 318
Nogram 275
Nokardiose 274
Nolvadex 230, 314
Non-Hodgkin-Lymphom 305 f, 308
Noradrenalin 10, 12, 91
Norcuron 323
Norfenefrin 12, 91, 134
Norfloxacin 275
Normethadon 53
Normi-Nox 53, 82
Normofundin 330
– SK 330
Norpace 118
Noscapin 158
Notfall, hypertensiver 131
Notfall ABC 112
Notfallapplikationsweg 113
Novadral 12, 91, 134
Novalgin 39, 66
Novantron 311
Novocain 204, 326
Novocamid 118
Novodigal 86, 123
Novothyral 226
Nubain 71
Nystatin 285

O

Oberbauchbeschwerden 64
– funktionelle 190
Oberflächenanästhesie 325
Obidoxim 344
Obstinol 183
– mild 183
Obstipation 15, 69, 181
Obstruktion, bronchiale 160
Octetrotid 187
Ödeme 92
– subkutane 41
Ofloxacin 275
Ogostal 282
Ohrklingeln 66
Oleandromycin 179
Olsalazin 189
Omeprazol 176
Omeril 291
Ondansetron 181
Onko-HAES 139, 145
Onsukil 160
Ophthalmika 50
Opiate 39
Opioide 14, 67
– Agonisten 67
– – partielle 67
– Antagonisten 67
– – partielle 67
– Intoxikation 74
– Rezeptoren 12, 14, 67
Opium 53
Opiumtinktur 186
Optenyl 191
Opticrom 166
Optochinidin 22
Oralcephalosporine 268 f
Oralpädon 186
Orasthin 229
Orciprenalin 12, 46, 113 f, 117 f, 147, 160
Organfunktionsstörungen 50
Organtransplantation 297
Orimethen 313
Ornicetil 199
Ornidazol 276
Ornipressin 201
Ornith-Aspartat 199
Ornithin 199
Ornithose 272
Osmodiuretika 200
Osmofundin 200
Osmolarität 32, 327
Ösophagusvarizen 201
Ossin 243
Ostac 244

Osteodystrophia deformans 242
Osteomalazie 242
Osteomyelitis 242, 269, 277
Osteoporose 230, 242, 243
− transitorische 242
Osteosarkom 306
Ostitis 242
− deformans 242
Östrogene 230, 314
Osyrol Lasix 97
Otriven 156
Ovanon 231
Ovarialkarzinom 304 f
Ovulationshemmer 231
Oxacillin 266
Oxatomid 157, 166
Oxazepam 77, 258
Oxitropiumbromid 163
Oxprenolol 104
Oxycodon 53
Oxyfedrin 118
Oxymetazolin 156
Oxyphenbutazon 236
Oxypurinol 222
Oxytetracyclin 272
Oxytocin 229


P

Pancuronium 323
Pankreasinselzelltumor 305
Pankreaskarzinom 307
Pankreatan 205
Pankreatitis, akute 203
− chronische 205
Pankreon 205
Panoral 21, 268
Panpur 205
Panthenol 194
Pantocain 326
Panzytopenien 43
Panzytrat 205
Papaver somniferum 53
Papaverin 191
Para-Aminosalicylsäure 28
Paracetamol 39, 66, 242
Paracetamolintoxikation 343
Paracodin 158
Paraffin 33
Paraffinöl 183

− Kombinationen 183
Paraffinum subliquidum 341
Parasympathikus 103
Parasympatholytika 12, 163
Parasympathomimetika 12
Parathormon 243
Paratyphus 274
Paraxin 27, 277
Paridostigmin 12
Parkemed 242
Parkinsonismus 248
− medikamentöser 251
Parnate 257
Paromomycin 199, 271
Partusisten 91
Paspertin 21, 178
Pasten 33
Pastillen 34
Paverysat Bürger 53
Penbutolol 104
D-Penicillamin 22, 240 f
Penicillin 22, 39, 265
− Basis-Penicillin 265
− G 265
− penicillinasefestes 266
− V 265
Penicillinase 266
Pentazocin 53, 67, 71 f
Pentobarbital 53, 79 f
Pentoxifyllin 136, 140
Pepdul 174
Peranzin 253
Perfan 91
Periarthritis 234
Periduralanästhesie 325
Periduralkatheter 73
Peritonitis 276
Perniziöse Anämie 153
Pest 272
Pethidin 53, 70, 107
Pflanzenschutzmittelintoxikation 344
Pfortader 17 f, 24
Pfortaderhochdruck 201
pH-Effekt 65
pH-Wert 27
Phagozytose 25
Phanodorm 79
Phänomen der ersten Dosis 129
Phäochromozytom 133
Pharmakodynamik 9
Pharmakokinetik 16, 162

Pharmakokinetischer Sachverhalt 29
– – graphische Darstellung
Pharmakologie
Phenacetin 38, 66
Phenhydan 89, 120
Pheniramin 291
Phenmetrazin 53
Phenobarbital 27, 45, 50, 79 f, 247 f
Phenole 339
Phenolphthalein 28, 183
Phenothiazine 28, 39, 253
Phenoxybenzamin 133
Phenprocoumon 12, 110, 112, 138, 146
Phentolamin 133
Phenylbutazon 22, 27, 67, 236
Phenylhydantoin 38
Phenylquecksilberacetat 339
Phenytoin 38, 50, 89, 247 f
Phlegmone 269
Phosphalugel 171
Phosphodiesterasehemmer 85, 91, 162
Physostigmin 250, 343
Pilze 282
Pimafucin 285
Pindolol 12, 103 f, 125, 193
Pinozytose 25
Pipameron 253
Pipemidsäure 275
Piperacillin 267
Pipril 267
Pirem 160
Pirenzepin 21, 175
Piretamid 94, 124
Piritramid 53, 70
Piroxicam 238
Piroximon 91
Pitocin buccal 229
Pitressin 229
PK-Merz 21, 251, 263
Placebo 79
Planum 77
Plasmaeiweiß 335
Plasmaersatzmittel 333
Plasmaexpander 139
Plasmapherese 90, 341
Plasmaproteine 24, 37
Plasmasteril 334
Plasmin 110
Plasminogen 110
Plasmozytom 154
Plateauphase 115

Platinex 312
Plattenepithelkarzinom 311
Plazebo 6
Plicamycin 310
Pneumocystis-carinii 274
Pneumocystis-carinii-Infektion 289
Pneumonie 168, 269
– abszedierende 269
– atypische interstitielle 272
L-Polamidon 53
– C 53
Polamidon 71
Poliomyelitis 7
Polyarthritis, chronische 234
Polyene 283
Polyethylenglykol-Elektrolytlösung 184
Polymyxin 278
– B 278
Polyneuropathie 83
Polypheron 297
Polyvinylchlorid 34
Polyvinylpyrrolidon 34
Polyvinylpyrrolidon-Jodkomplex 339
Pooling, venös 97
Por 8 201
Porphyrie 81
– akute intermittierende 81
PPSB 198
PPSB-Komplex 147
Präcurarisierung 323
Pravasin 216
Pravastatin 216
Pravidel 250
Prazosin 50, 97, 99, 128
Prednimustin 305
Prednisolon 163, 167, 190, 239
Prednison 22
Preload 84
Prent 12, 103 f, 121, 125
Pres 99
Presinol 129
Prilocain 326
Primaquin 287
Primidon 247 f
Primobolan 232
Prinz-metal-Angina 106
Privin 156
Pro-Diaban 210
Probucol 220
Procain 204, 326

Procain-Penicillin G 265
Procainamid 50, 117f
Procarbazin 306
Procaterol 160
Procorum 105, 122
Profene 238
Progesteron 231
Proglumic 175
Proguanil 287
Prolastin 167
Proleukin 298, 313
Promethazin 167, 180, 254, 256, 291f
Promit 140, 334
Propafenon 117
Propallylonal 79f
1-Propanol 339
2-Propanol 339
N-Propanol 338
Propantelin 191
Propaphenon 120
Propicillin 265
Propranolol 103f, 121, 125, 193, 201
Propulsin 179, 183
Propycil 228
Propylenglycol 32, 34
Propylthiouracil 228
Prostaglandine 14, 64, 136, 141, 175
– E1 141
Prostaglandinsynthese 23, 42
Prostatakarzinom 230, 305
Prostatitis 274
Prostavasin 141
Prostigmin 12, 193, 324
Protamin 145, 211
Protaminchlorid 145
Proteinbildung 10, 50
Proteine 9, 17
Prothionamid 280f
Prothrombin 137
Protonenpumpenhemmer 176
Proviron 232
Proxen 238
Prüfung, humanpharmakologische 5
– tierexperimentelle 4
Pseudo-Lupus-erythematodes-generalisatus 43
Pseudocef 270
Pseudomonas 267
Pseudomonascephalosporin 270
Pseudomonasinfektionen 270
Pseudomonaspenicilline 267

Psychopharmaka 22, 39
– Wirkungsweise 255
Psychose, endogene 253
– exogene 253
Psychotherapie 76
Psyllium 182, 186
Psylliumhülsen 182
Psyquil 39, 181
Psyquil comp. 53
PTCA 107
Pubertas tarda 229
Puerperalsepsis 276
Puffertherapie 15
Pufferung 14
Pulmicort Dosieraerosol 163, 167
Pulmicort nasal 157
Pulver 33
Pulveres 33
Pumpe 73
Puraya 182
Puri-Nethol 190, 296, 308
Pyknolepsie 247
Pyknolepsinum 247
Pyrafat 282
Pyrazinamid 280, 282
Pyrazolderivate 64
Pyridostigmin 193, 324
Pyrimethamin 287
Pyrimidine 283

Q

Quaddeln 41
Quantalan 188, 197, 217
Quellmittel 182
Quensyl 286
Quickwert 146
Quilonum 21, 258

R

Rachitis 242
Radiojodtherapie 227
Ramipril 99, 127
Rampizin 280
Ranitidin 21f, 174, 192, 291
Rapifen 53, 321
Rastinon 210
Raum, interstitieller 327
– intravasaler 327

# Sachverzeichnis

Raumdesinfektion 338
Raynaud-Phänomen 142
Reabsorption, tubuläre 27
Reaktion, allergische 41
– anaphylaktische 41
– paradoxe 78, 81
– pseudoallergische 41
Reanimation 23, 91
Reasec 186
Rebound effect 105
Rebound-Phänomen 78, 81
Recaltrol 244
Rechtliche Fragen 59
Rechtsherzkatheter 98
Refluxösophagitis 169
Refobacin 271
Refosporin 268
Refraktärzeit 119
Regelan 219
Regitin 12, 133
Reisekrankheit 180, 292
Reizbildung, ektope 119
Reizbildungsstörung 115
Reizleitungsstörung 115
Rekombinant-Gewebe-(tissue-)Plasminogenaktivator (rtPA) 110, 135, 143
Relaxation 316
Releasing-Hormone 229
REM-Aktivität 79
REM-Phase 76
REM-Schlaf 79
Remivox 120
Renin 96, 127
Renin-Angiotensin-Aldosteron-System 99, 126
Repolarisation 115
Reproterol 160, 165
Reserpin 50, 130
Resistenz, primäre 264
– sekundäre 264
Resistogramm 264
Resochin 241, 286
Resorption 4, 16, 37
Retardwirkung 33
Retrovir 260
Reverin 272
Rezeptoren 9, 12
Rezeptortheorie 9
Rhabdomyolyse 217
Rhabdomyosarkom 310

Rheomakrodex 139, 145, 334
Rheumafaktoren 241
Rheumatismus
– Muskeln 234
– Weichteile 234
Rhinitis acuta 156
– allergica 156, 291
Rhythmusstörungen 89, 109
Ribosomen 10
Rickettsien 272 f, 277
Ridaura 240
Rifampicin 27 f, 38, 280
Rigor 250
Rimactan 27, 38, 280
Riopan 171
Ritalin 53
Rivotril 247
Rizinusöl 183
Rocephin 269
Rocmalat 199
Roferon 195, 263, 313
Rohypnol 12, 77, 318
Rolitetracyclin 272
Ronicol 219
Röntgenkontrastmittel 42
Ropheron 297
Rosoxacin 275
Rote Liste 7
Rötungen 41
Rovamycin 273
Roxatidin 174
Roxit 174
Roxythromycin 273
rtPA (Actilyse) 135, 143
Rückresorption 27, 37
Rulid 273
Rythmodul 118
Rytmonorm 120


S

Sagrosept 338
Sakrotan 339
Salben 33
Salbutamol 160
Salicylatanämie 235
Salicylate 64
Salicylismus 235
Salmonelleninfektion, meningitische 277

Salofalk 24, 189
Saltozin 93
Saltucin 124
Sanasthmyl 163, 167
Sandimmun 51, 190, 297
Sandostatin 187
Saroten 256
Sastridex 237
Sättigungsdosis 31, 88
Säure-Basen-Haushalt 14
Säurehemmung 176
Säuren 17
Säurepufferung 114
Scharlach 265
Schaukeltherapie 30
Schilddrüsenerkrankungen 224
Schilddrüsenfunktion 225
Schizophrenie 253
Schlafinduktion 83
Schlafmittel 37, 38, 76
– pflanzliche 79
Schlafstörungen 76, 292
Schlaganfall 139
Schlangengift 140
Schleifendiuretika 94
Schleimhautabschwellung 156
Schleimhautmykosen 282
Schmalspektrumantibiotika 264
Schmerz 64
– Karzinom 67, 72
– Kopf 65f, 235
– postoperativer 68
– somatischer 65
– viszeraler 65
– Zahn 65, 235
Schock 42, 90f, 112
– kardiogener 86
Schockzustand 17
Schüttelfrost 68
Schüttelpinselungen 32
Schwangerschaft 38, 44
Schwellendosis 44
Schwindel 292
Schwindelgefühl 41
Scophedal 53
Scoproderm TTS Membranpflaster 181
Scopolamin 181
Scopolaminum hydrobromicum 181
Secobarbital 53
Securopen 267
Sedativa 22, 48, 76

– Intoxikation 342
Sedierung 67
Sedovegan 180
Sefril 268
Sehstörungen 48, 50
Sekretion 37
– tubuläre 27
Sekundal-D 82
Selectol 104
Sensit 105
Seprefact pro injectione 230
Sepsis 269, 271
Sequilar 231
Sera 52
Seretin 335
Serotoninantagonisten (5-Hydroxy-tryptamin3-Rezeptoren-Antagonisten) 181
Serpasil 130
Serumkrankheit 43
Serumspiegel 50
Shigellen 274
Silomat 158
Simplotan 276
Simvastatin 216
Sinovula 231
Sintrom 146
Sinusbradykardie 105
Sinustachykardie 117
Sirup 33
Sisomicin 271
Sito-Lande 218
Sitosterin 218
Sobelin 22, 277
Solgol 104
Soltalex 20
Soltodol 186
Solubilisatoren 34
Solutio 32
Somatostatin 187, 201, 204, 229
Somatotropin 229
Sorbit 184
Sostril 174, 291
Sotalex 104, 122
Sotalol 20, 104, 122
Spaltprodukte 41
Spartein 118
Spätdyskinesie 254
Spectinomycin 271
Speiseröhrenkarzinom 309
Spinalanästhesie 325

Spiramycin 273
Spirochäten 265
Spironolacton 97, 124, 178
Spiropent 160
Spizef 268
Spondylarthrose 234
Spondylose 234
Sporotrichose 283
Sputumdesinfektion 338
ST-Senkung 86
Stammhirn 68
Stanilo 271
Stapenor 266
Staphylex 266
Stärke 34
Status asthmaticus 164
– epilepticus 247
Stauungsgastritis 84
Steal-Effekt 107, 142
Steranabol 232
Sterecyt 305
Sterilisation 337
Sterillium 338
Sterinor 274
Sterofundin 330
Sterofundin HL 5 330
Steroidhormone 230
Stickoxydul 319
Stilamin 187, 201, 3204
Stillperiode 40
Stillzeit 38
Stimulans 12
Streptase 110, 135, 143
Streptokinase 110, 135, 143
– Allergie 110
Streptomycin 280 f
Streptozocin 305
Stresson 104
Streßulkusprophylaxe 174
Strophanthin 86, 88
Struma 224
Stumex 224
Substitution 15
– Eiweiß 198
– Elektrolyte 186
– Flüssigkeit 186
Succinylcholin 322
Suchtgefahr 52
Sucralfat 22, 24, 173
Sudeck-Syndrom 242
Sulbactam 266

Sulfadiazin 274
Sulfadiazin-Heyl 274
Sulfadoxin + Pyrimethamin 287
Sulfalen 274
Sulfamethoxazol-Trimethoprim 274
Sulfasalazin 189
Sulfentanil 321
Sulfinpyrazon 222
Sulfonamide 38 f, 274, 288,
Sulfonate 304
Sulfone 288
Sulfonylharnstoffe 210
Sulpirid 253
Sultanol 160, 165
Suppositorien 33
Suprarenin 90 f, 109, 113, 160
Surfen 211
Surgam 238
Suspensiones cutaneae 32
Swan-Ganz-Katheter 98
Sybtocinon Spray 229
Sympathikomimetika 13
Sympathikus 103
Sympathikusinhibitionen 129
Sympatholytika 193
Sympathomimetika 160
Synacthen Depot 228
Syncillin 265
Synergismus 36

T

Tabletten 33
Tacef 269
Tacholiquin 159
Tachyarrhythmie 41
Tachykardie 103
Tachyphylaxie 156
Tagamet 12, 21 f, 174, 291
Tageszeit 46
Takus 194
Talg 32
Tambocor 120
Tamoxifen 230, 314
Tanderil 236
Tannalbin 187
Tanninalbuminat 187
Taractan 253
Tardocillin 265
Targocid 277

Tarivid 275
Taubheit 95
Tavegil 12, 21, 291
Tavor 77
Taxilan 253
Tebesium 279
Tegretal 247
Teicoplanin 277
Teldane 157, 167, 291
Telen 177
Telezepin 175
Temazepam 77
Temgesic 53, 72, 107
Temocillin 266
Temopen 266
Temserin 104
Tendinitis 234
Tendovaginitis 234
Teniposid 309
Tenormin 103 f
Tenoxicam 238
Tensobon 99
Terazosin 128
Terbutalin 160, 165
Terfenadin 157, 167, 291 f
Terlipressin 201, 229
Terramycin 272
Testolacton 232
Testosteronpropionat 232
Testosteronundecanoat 232
Testoviron 232
Tetracain 326
Tetracosactid 228
Tetracycline 20, 21, 22, 29, 38 f, 164, 272, 288
Tetroxotrim-Sulfadiazin 274
TFTThilo 261
Thalamonal 53, 322
Thalamus 64, 68
Thalidomid 38
Theodrenalin 134
Theophyllin 21 f, 43, 46, 51, 147, 160, 162
Therapeutische Breite 89
Therapie, antivirale 195
– fibrinolytische 110
– Leitlinien 85
Thiamazol 228
Thiamazolen 81
Thiamphenicol 277
Thioguanin 308
Thiopental 25, 316
Thioridazin 22
Thiosulfat 98
Thiotepa 305
Thioxanthene 253
Thiozyanat 98
Thrombin 137
Thrombinogen 111
Thrombinzeit 46
Thrombopenien 43
Thrombophlebitis 32, 35, 142, 148
Thrombophob 144
Thromboplastinzeit, partielle 46
Thrombose 32, 35
Thrombozyten 43
– Aggregation 138
– Aggregationsbildung 139
– – Pathophysiologie 139
– Aggregationshemmung 138
Thybon forte 226
Thymoleptika 76
Thyreoideastimulierendes Hormon (TSH) 225
Thyreostatika 38 f, 227 f
Thyrojod 200 224
Thyroxin 224
– D-Thyroxin 220
– L-Thyroxin 224, 226
Tiaprofensäure 238
Tiberal 276
Ticarcillin 266
Tierschutzbeauftragte 5
Tierschutzgesetz 5
Tierversuche 4
Tilade 166
Tilcotil 238
Tilidin 53, 70, 107
Timolol 104
Tinidazol 276
Tinkturen 32
Tinset 157, 166
Tobramycin 51, 271
Tocainid 117, 120
Tofranil 256
Tokolyse 91
Tolbutamid 210
Tolectin 237
Tolmetin 237
Tolnaftat 285
Tolvin 257
Tonoftal 285

Tonsillitiden 265
Tophi 220
Toxikologie 2
Toxine 26
Toxizität, akute 4
– chronische 4
Toxogonin 344
Toxoplasmose 273f, 287f
Trachom 274
Tracrium 323
Tramadol 71f
Tramal 71
Trandate 125, 131
Tranexamsäure 155
Tranquilizer 76, 258
Transbronchin 159
Transfusion 333
Transmitter 10
Tranxilium 258
Tranyclypromin 257
Trapanal 316
Trasicor 104
Trasylol 155
Tremarit 250
Tremor 250
Trental 140
Treosulfan 304
Treosulfan medac 304
Treponemen 273
Triamcinolon 163, 167, 239
Triamteren 96f
Triazolam 77
Trichomonadeninfektionen 288
Trifluperidol 193
Triflupromazin 181
Trifluridin 261
Trigastril 171
Trijodthyronin 224, 226
Trijodthyronin-Thyroxin 226
Trimazosin 128
Trimenon, 2. und 3. 38
Trimethoprim 274, 287
Trimetrexat 306
Trimono 274, 287
Trimoxazol 22
Trinitrosan 35, 101 108
Triperidol 193
Triptorelin 230
Trispuffer 15
Trofosfamid 304
Trolovol 22, 241

Truxal 253
Tuberkulose 279
Tuberkulostatika 39, 279
Tulobuterol 160
Tutofusin 36, 330
– OPS 330
Tyloxapol 159
Typhus 274
Tyrosur 278
Tyrothricin 278


U

Übelkeit 41, 69, 179f, 292
Überdosierungen 81
Überempfindlichkeitsreaktion 35
Überhang 78, 80
Übernahmeverschulden 60
Ubretid 193
Ugorol 155
Ulcogant 22, 173
Ulcus-Tablinen 178
Ulkus 65
Ulzera 15
Ulzerationen 65
Umverteilung 26
Unacid 266
Unguentum 33
Untersuchungen, pharmakodynamische 4
– pharmakokinetische
Urapidil 50, 129, 131
Urbason 163, 167, 190
Urethritis 288
Urfamycine 277
Uricostatika 222
Uricosurika 222
Urin, alkalischer 27
– Rotfärbung 28, 81
– saurer 27
– verfärbter 28
Urokinase 110, 135, 143
Ursodesoxycholsäure 202f
Ursofalk 202f
Urtikaria 291

## V

Vagantin 191, 193
Valdispert 79
Valium 77, 108, 247, 258, 318
- MM Roche 78
Valoron 53
- N 70, 107
Valproinsäure 50, 247f
Vancomycin 277
Varizellen-zoster-Infektion 261
Vascal 105
Vaseline 33
Vasodilatanzien 85, 97, 127, 130, 132
Vasodilatation 141
Vasodilatator 99
Vasopressin 201, 229
Vasopressin-Adiuretin ADH 229
Vecuronium 323
Vegetative Funktionen 78
Velbe 309
Venenreizung 78
Venenthrombose 142
Ventilat 163
Vepesid 309
Verapamil 105, 112, 117, 119, 122, 126, 187
Verbrauchskoagulopathie 155
Verfallsdatum 55, 57
Vergentan 178
Vergiftungen s. Intoxikation 340
Verkehr 48
Verkehrstüchtigkeit 48
Vermehrungszyklus von Viren 260
Verschlußikterus 19
Verschlußkrankheit, arterielle 139, 141
Verteilung 4, 24, 37
Vesparax 53
Viaben 178
Vibramycin 22, 164, 272
Vibravenös 38, 272
Vibrionen 272
Vidarabin 261
Vidarabin Thilo Salbe 261
Vigantol 244
Vinblastin 309
Vincristin 309
Vindesin 309
Virusenzephalitis 298
Virushepatitis, akute 195

Visken 12, 103f, 125, 193
Vitamin, A 19, 198
- B 251
- B12 39, 153
- - Mangel 153
- B6 153
- D 19, 198
- D 244
- E 19, 198
- K 19, 198
Vitamin-D-Mangel beim Kind 242
- des Erwachsenen 242
Vitamin-K-Antagonist 138
Vitamine, fettlösliche 19
Vitintra adult 198
VM 26-Bristol 309
Vollelektrolytlösung 329f
Volon 163, 167
Voltaren 237
Volumenersatz 333
- Blut
- Elektrolytlösung 333
- Plasmaeiweiß 335
- Plasmaersatzmittel 333
Volumensubstitution 43
Vomex A 180
Vorhofflattern 117
Vorhofflimmern 117
Vorlast 84, 92
Vorlastsenkung 69, 85, 97


## W

Wachs 33
Wachstumsstörungen 38
Warenzeichen, eingetragenes 2
Warfarin 146
Wechselwirkungen, pharmakodynamische 36
- pharmakokinetische 37
- pharmazeutische 36
Wehen 176
Weizenkleie 182
Wiederbelebung 113
Wilms-Tumor 310
Wilprafen 273
Wincoram 91, 109
Winuron 275
Wirkung, alpha-mimetische 71
- µ-agonistische 72

- muscarinartige 12
- mutagene 4
- teratogene 4
- toxische 41

Wirkungsmechanismus 10
Wismutcitrat 177
Wismutkolloide 177
Wismutnitrat 177
Wismutnitrat-Karayagummi 187
Wismutpräparate 24
Wismutsalicylat 177
Wismutsubsalicylat 187
Wundinfektion 269
Wurmerkrankungen 289
Wytensin 129

## X

X-Prep 183
Xanef 127
Xanthinolnikotinat 141
Ximovan 82
Xipamid 93
Xylocain 22 f, 89, 109, 114, 120, 326
Xylometazolin 156
Xylonest 326
Xylotocan 120

## Z

Zaditen 157, 166
Zähne 38
- Gelbfärbung 273

Zahnfleischhyperplasie 248
Zahnschmerzen 65, 235
Zantic 21 f, 174
Zäpfchen 33
Zentral-anticholinerges Syndrom = ZAS 250, 343
Zentropil 89, 247
Zidovudin 260
Zienam 270
Zinacef 268
Zink 211
Zinkoxid 32, 33
Zinnat 268
Zirrhose, primäre biläre (PBC) 202
Zocor 216
Zofran 181
Zollinger-Ellison-Syndrom
Zopiclon 82
Zovirax 261
Zulassungsnummer 55
2-Mercapto-Äthan-Sulfonsäure 159
Zweidrittelelektrolytlösung 329 f
Zyloric 21, 222
Zyrtec 291
Zytostatika 38 f
- Therapie 300
- Umgang 302